国家卫生健康委员会"十四五"规划教材

全国高等学校教材

供医学检验技术专业用

临床生物化学检验技术

第2版

主　　编　徐克前　王传新

副 主 编　刘新光　张　彦　程黎明

数 字 主 编　徐克前　王传新

数字副主编　刘新光　张　彦　程黎明

人民卫生出版社

·北 京·

图书在版编目（CIP）数据

临床生物化学检验技术 / 徐克前，王传新主编.
2 版. -- 北京 : 人民卫生出版社，2025.5. --（全国高等学校医学检验专业第七轮暨医学检验技术专业第二轮规划教材）. -- ISBN 978-7-117-37918-2

Ⅰ. R446.1

中国国家版本馆 CIP 数据核字第 2025P863L4 号

| 人卫智网 | www.ipmph.com | 医学教育、学术、考试、健康，购书智慧智能综合服务平台 |
| 人卫官网 | www.pmph.com | 人卫官方资讯发布平台 |

临床生物化学检验技术
Linchuang Shengwu Huaxue Jianyan Jishu
第 2 版

主　　编：徐克前　王传新
出版发行：人民卫生出版社（中继线 010-59780011）
地　　址：北京市朝阳区潘家园南里 19 号
邮　　编：100021
E - mail：pmph @ pmph.com
购书热线：010-59787592　010-59787584　010-65264830
印　　刷：人卫印务（北京）有限公司
经　　销：新华书店
开　　本：850 × 1168　1/16　　印张：26
字　　数：698 千字
版　　次：2015 年 3 月第 1 版　　2025 年 5 月第 2 版
印　　次：2025 年 6 月第 1 次印刷
标准书号：ISBN 978-7-117-37918-2
定　　价：89.00 元

打击盗版举报电话：010-59787491　E-mail：WQ @ pmph.com
质量问题联系电话：010-59787234　E-mail：zhiliang @ pmph.com
数字融合服务电话：4001118166　E-mail：zengzhi @ pmph.com

编委名单

新形态教材使用说明

　　新形态教材是充分利用多种形式的数字资源及现代信息技术，通过二维码将纸书内容与数字资源进行深度融合的教材。本套教材全部以新形态教材形式出版，每本教材均配有特色的数字资源，读者阅读纸书时可以扫描二维码，获取数字资源。

获取数字资源的步骤

① 扫描封底红标二维码，获取图书"使用说明"。

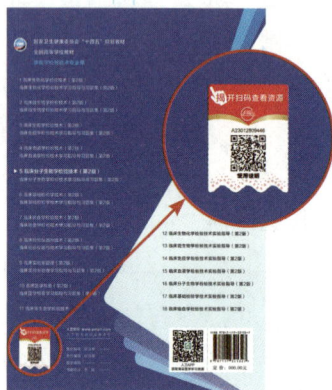

② 揭开红标，扫描绿标激活码，注册／登录人卫账号获取数字资源。

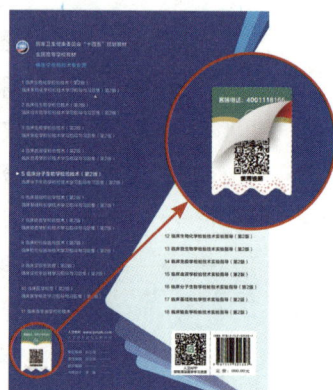

③ 扫描书内二维码或封底绿标激活码随时查看数字资源。

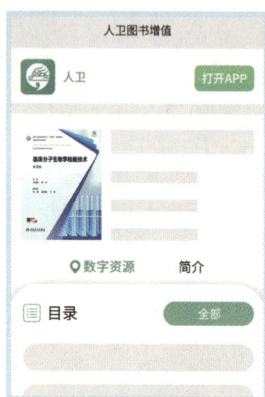

④ 登录 zengzhi.ipmph.com 或下载应用体验更多功能和服务。

扫描下载应用

客户服务热线 400-111-8166

读者信息反馈方式

　　欢迎登录"人卫e教"平台官网"medu.pmph.com"，在首页注册登录后，即可通过输入书名书号或主编姓名等关键字，查询我社已出版教材，并可对该教材进行读者反馈、图书纠错、撰写书评以及分享资源等。

4

全国高等学校医学检验专业第七轮暨医学检验技术专业第二轮规划教材

修订说明

我国高等医学检验专业建设始于20世纪80年代初,人民卫生出版社于1989年出版了第一套医学检验专业规划教材,共5个品种。至2012年出版的第五轮医学检验专业规划教材,已经形成由理论教材与配套实验指导和习题集组成的比较成熟的教材体系。2012年,教育部对《普通高等学校本科专业目录》进行了调整,将医学检验专业(五年制)改为医学检验技术专业(四年制),隶属医学技术类,授予理学学士学位。人民卫生出版社于2013年启动了新一轮教材的编写,在2015年推出了全国高等学校医学检验专业第六轮暨医学检验技术专业第一轮规划教材,对医学检验技术专业的发展起到了非常关键的引领和规范作用。

进入新时代,在推进健康中国建设,从"以治病为中心"向"以健康为中心"的转变过程中,医学检验技术专业的发展面临更多机遇与挑战。《国务院办公厅关于加快医学教育创新发展的指导意见》中明确指出,要推进医工、医理、医文学科交叉融合,加强"医学+X"多学科背景的复合型创新拔尖人才培养。党的二十大报告也提出,要加强基础学科、新兴学科、交叉学科建设。医学检验技术属于典型的交叉学科,医工、医理结合紧密,发展迅速,学科内容不断扩增,社会需求不断增加,目前开设本专业的本科院校已增加到160余所,广大院校对教材建设也提出了新需求。

为促进教育、科技、人才一体化发展,人民卫生出版社在与教育部高等学校教学指导委员会医学技术类专业教学指导委员会、全国高等医学院校医学检验专业校际协作理事会联合对第一轮医学检验技术专业规划教材的使用情况进行广泛调研的基础上,启动全国高等学校医学检验专业第七轮暨医学检验技术专业第二轮规划教材的编写修订工作。

本轮教材的修订和编写特点如下:

1. **坚持立德树人,满足社会需求**　从教材顶层设计到编写的各环节,始终坚持面向需求凝炼教材内容,以立德树人为根本任务,以为党育人、为国育才为根本目标。在专业内容中有机融入思政元素,体现我国医学检验学科40多年取得的辉煌成就,培育具有爱国、创新、求实、奉献精神的医学检验技术专业人才。

2. **优化教材体系,服务学科建设**　为了更好地适应医学检验技术专业教育教学改革,体现学科特点,提升专业人才培养质量,本轮教材将原作为理论教材配套的实验指导类教材纳入规划教材体系,突出本专业的技术属性;第一轮教材将医学检验专业规划教材中的《临床寄生虫检验》相关内容并入《临床基础检验学技术》,根据调研反馈意见,本轮另编《临床寄生虫学检验技术》,以适应院校教学实际需要。

3. 坚持编写原则，打造精品教材　本轮教材编写立足医学检验技术专业四年制本科教育，坚持教材"三基"（基础理论、基本知识、基本技能）、"五性"（思想性、科学性、先进性、启发性、适用性）和"三特定"（特定目标、特定对象、特定限制）的编写原则。严格控制纸质教材字数，突出重点；注重内容整体优化，尽量避免套系内教材内容的交叉重复；提升全套教材印刷质量，全彩教材使用便于书写、不反光的纸张。

4. 建设新形态教材，服务数字化转型　为进一步满足医学检验技术专业教育数字化需求，更好地实现理论与实践结合，本轮教材采用纸质教材与数字内容融合出版的形式，实现教材的数字化开发，全面推进新形态教材建设。根据教学实际需求，突出医学检验学科特色资源建设、支持教学深度应用，有效服务线上教学、混合式教学等教学模式，推进医学检验技术专业的智慧智能智育发展。

全国高等学校医学检验专业第七轮暨医学检验技术专业第二轮规划教材共 18 种，均为国家卫生健康委员会"十四五"规划教材。将于 2025 年出版发行，数字内容也将同步上线。希望广大院校在使用过程中能多提供宝贵意见，反馈使用信息，为第三轮教材的修订工作建言献策，提高教材质量。

主编简介

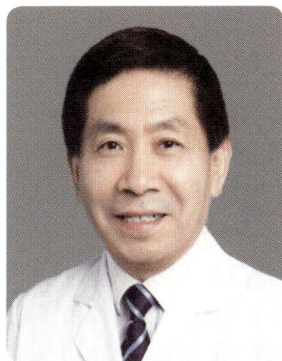

徐克前

男，1965 年 5 月出生于湖南桃源。中南大学二级教授，博士研究生导师。现任中南大学湘雅医学院医学检验系主任，湘雅三医院临床检验诊断学教研室主任，湖南省免疫检测工程技术研究中心主任，湖南省普通高校校企合作创新创业教育基地负责人。兼任中国高等教育学会医学教育专业委员会医学检验教育学组组长，中华医学会检验医学分会教育学组委员，中国生物化学与分子生物学会常务理事，湖南省生物化学与分子生物学学会理事长，湖南省医学教育科技学会医学检验教育专业委员会荣誉理事长，《中南大学学报（医学版）》等期刊编委等。

从事医学检验教学、科研和临床工作近 40 年。首批国家级一流本科专业（医学检验技术）建设点负责人，首批国家级一流本科课程"临床生物化学检验"负责人。主编教材与专著 11 部，副主编 10 部，参编 50 余部。研究方向为分子诊断学、DNA 损伤与修复。主持完成了国家"重大科学仪器设备开发"重点专项子课题、国家自然科学基金面上项目、湖南省自然科学基金项目等 20 余项科研课题，10 余项教改课题。近 5 年发表论文 30 余篇，培养博士、硕士 100 余名，获"宝钢优秀教师奖"。

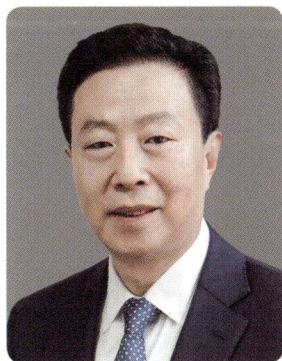

王传新

男，1963 年 5 月出生于山东莱芜。医学博士，山东大学二级教授，博士研究生导师。"长江学者奖励计划"特聘教授，吴阶平 - 保罗·杨森医学药学奖获得者，泰山学者攀登计划专家，卫生部有突出贡献中青年专家，享受国务院政府特殊津贴专家。现任山东大学检验医学创新技术研究院院长，山东省医学检验临床医学研究中心主任。兼任中华医学会检验医学分会主任委员，中国医师协会检验医师分会副会长，《中华检验医学杂志》总编辑等。

从事教学工作 40 余年，长期承担山东大学临床医学本科（含长学制）及研究生"实验诊断学"等教学工作。作为主编或副主编参与国家规划教材、住院医师规范化培训规划教材及试题编写等，获评山东省优秀研究生指导教师。长期致力于肿瘤标志物与肿瘤早期诊断研究，近年主持国家重点研发计划项目、国家自然科学基金重大科研仪器研制项目等重大课题。获得国家发明专利 19 项，以通信作者发表 SCI 论文 100 余篇。以第一完成人获教育部高等学校科学研究优秀成果奖（科学技术）技术发明奖一等奖 1 项、中华医学科技奖一等奖 1 项、山东省科学技术奖科学技术进步奖一等奖 2 项。

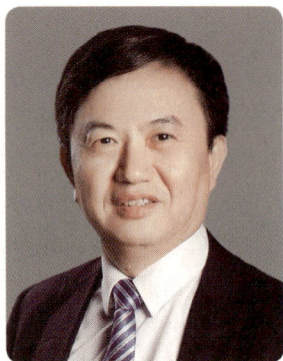

刘新光

男，1964年10月出生于江西九江。博士，二级教授。享受国务院政府特殊津贴专家。广东医科大学原副校长，现任生物化学与分子生物学研究所所长。兼任教育部高等学校医学技术类教学指导委员会委员，全国高等院校医学检验专业校际协作理事会副理事长，广东省本科高校医学技术类专业教学指导委员会副主任委员。

从事教学工作40年。担任国家级一流本科专业（医学检验技术）负责人，担任国家级一流本科课程"生物化学与分子生物学"和广东省系列在线开放课程"临床生物化学检验技术"课程负责人。主编、副主编教材17部。主持国家自然科学基金面上项目5项，发表SCI论文120余篇，作为第一完成人获广东省科学技术奖2项，作为第一完成人获广东省高等教育教学成果奖一等奖2项。获全国模范教师称号、广东省高等学校教学名师奖。

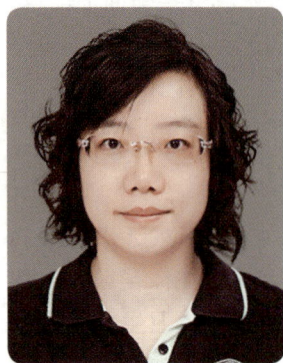

张 彦

女，1968年9月出生于重庆。重庆医科大学教授，博士研究生导师。全国高等院校医学检验专业校际协作理事会生化检验、分子生物学检验、检验仪器及实验室管理学组常务理事，重庆市生物化学与分子生物学会监事会监事长，重庆市医学会检验分会委员。担任国家自然科学基金通信评审专家、教育部学位与研究生教育发展中心学位论文评审专家。

从事教学工作33年，为重庆市高校中青年骨干教师，临床检验诊断学国家级教学团队主要成员，参与编写教材近30部。主持国家自然科学基金项目3项。

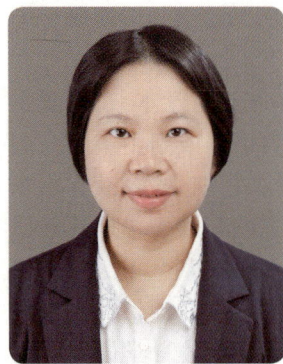

程黎明

女，1975年12月出生于湖北黄石。华中科技大学三级教授，博士研究生导师。现任华中科技大学同济医学院附属同济医院检验科主任，兼任中国医师协会检验医师分会第五届委员会委员，中国医院协会临床检验专业委员会第六届委员会委员，湖北省中西医结合学会第一届检验医学专业委员会主任委员，《中华检验医学杂志》《临床检验杂志》等编委。

从事检验教学工作20余年。长期承担华中科技大学医学检验技术专业本科生及研究生教学工作，参与国家规划教材、住院医师规范化培训试题编写等工作。从事生物标志物的临床与实验研究，主持多项国家级课题，发表核心期刊及SCI论文60余篇，以第一完成人获湖北省科学技术进步奖1项。

前　言

　　临床生物化学检验技术是采用化学和生物化学技术及方法对人体体液标本进行检测，了解人体生理、病理状态下物质组成和代谢改变，为疾病的预防、诊断、治疗和预后判断提供决策依据的学科，它是医学检验技术专业的主干专业课程。

　　课程是教学的核心，是人才培养的根本。教材作为课程的重要组成，发挥着基础性的作用。教材和课堂教学质量是中国高等教育高质量发展的关键因素。本教材在编写过程中，始终坚持"价值塑造、知识传授、能力培养和智慧启迪"的人才培养理念，始终坚持"以人民健康为中心"的思想，服务全生命周期健康管理，采用"以疾病的发病机制为基础，以临床生物化学检验技术和检验项目为重点，以常见疾病的生物化学实验诊断为目标"的编写思路，实现教材由"说实事"向"讲过程"转变，引导课堂教学由传授知识向启迪智慧转变，着力培养医学检验技术专业学生的批判性思维、创新思维及临床实践能力和创新能力。

　　本教材共四篇二十三章。首次对学科知识体系进行了系统梳理，将其分为临床生物化学检验原理和技术、代谢物质的生物化学检验、器官－系统功能评价的生物化学检验和其他类型的生物化学检验等四篇。第1版教材共二十一章，本次修订将第四章和第五章合并，并新增内容组成第四章临床生物化学检验基本技术；新增第六章非蛋白含氮化合物的生物化学检验、第十九章肿瘤的生物化学检验和第二十三章老年疾病的生物化学检验。

　　在教材内容方面，本次修订适当增加了疾病机制和临床应用的部分，确保疾病机制、检验项目和临床应用三方面的知识形成知识链和知识体系，培养学生检验与临床结合的能力；检验项目按照生化及生理、检测方法、参考区间和临床意义进行编排，便于学生理解和掌握；教材整合了临床生物化学检验的研究原理和方法，并将其作为主线贯穿整个教材，培养学生的高阶思维；教材中引入了一些新的概念和理念，如还原论、体外诊断、在体诊断、计量学、标准化、循证检验医学和异生素等，培养学生的哲学思维和学科交叉融合的能力；为了强化关键核心技术在学科发展中的关键作用，教材新增了临床生物化学检验相关技术，引入了一系列新技术，如质谱技术、生物传感技术、微流控技术和大数据与人工智能技术，培养学生的技术创新意识和能力。

　　本教材的出版形式有突破和创新，增加了数字资源内容，结合《临床生物化学检验技术实验指导》（第2版）和《临床生物化学检验技术学习指导与习题集》（第2版），形成立体化的新形态教材，满足数字化和智能化时代教与学的需要。

　　本次修订得到了编写组全体成员及全国兄弟院校同道们的热情关心和大力支持，特别是山东大学和广州中医药大学分别承担了编写会和定稿会的组织工作。全体编委秉承"尺寸课本，国之大者"的信念，认真负责，如期完成了修订工作，在此一并表示衷心的感谢！由于时间紧、任务重，本教材如有不当之处，敬请广大师生和读者不吝赐教，惠以指正。

徐克前　王传新

2025 年 4 月

目 录

第一篇 临床生物化学检验原理和技术

第二篇　代谢物质的生物化学检验

第三篇　器官 - 系统功能评价的生物化学检验

第四篇　其他类型的生物化学检验

第一章　绪　论

> **通过本章学习,你将能够回答下列问题:**
>
> 1. 什么是临床生物化学检验技术?它与哪些学科密切相关?
> 2. 临床生物化学检验学科的理论基础是什么?有何优点和局限性?
> 3. 哪些技术促进了临床生物化学检验的发展?
> 4. 阐述临床生物化学检验的研究范围和方法。
> 5. 论述临床生物化学检验在医学中的作用。
> 6. 通过查阅文献,展望临床生物化学检验的发展趋势。
> 7. 如何学好本门课程?

临床生物化学检验技术是采用化学和生物化学技术及方法对人体体液标本进行检测,了解人体生理、病理状态下物质组成和代谢改变,为疾病的预防、诊断、治疗和预后判断提供决策依据的学科。它是临床检验中最大的亚专科,也是医学检验技术专业的主干专业课程。

临床生物化学检验技术是一门交叉学科,与许多学科密切相关。它是从化学发展起来的,早期就是利用化学分析的方法检测体液中的有机物、无机物和离子,因此也被称为临床化学(clinical chemistry)。生物化学是用化学的原理和方法研究生命现象的学科。生物化学研究发现了大量生物分子,如蛋白质、酶、激素、脂类、糖类、维生素和微量元素等,并应用于生物化学检验,因此也被称为临床生物化学(clinical biochemistry)。病理生理学是研究疾病的病因、发病机制,注重研究患病机体的代谢和功能变化的学科,它为疾病的防治提供理论和实验依据,疾病病理生理机制的阐明提供了许多有价值的诊断标志物,因此也被称为化学病理学(chemical pathology)。诊断学是运用问诊、体格检查、影像检查和实验室检查等获得的信息对疾病进行诊断的一门学科。研究发现,临床诊断的依据中 70%～80% 来自临床实验室,而临床生物化学检验提供大量的定量信息协助临床决策。此外,临床生物化学检验技术还与计量学、自动化和信息科学等学科密切相关。

第一节　临床生物化学检验技术发展历史及现状

一、学科溯源

生命是自然界独特的存在,生机说在人类发展历程中有着悠久的历史,例如中医的"精、气、神",西方传说中的"灵魂"。生机说(vitalism)认为生命的运作不仅仅依循物理、化学定律,而且具有自我决定的能力,即生命力(life force),因此生物体内代谢过程和体外分析之间存在着巨大鸿沟,体外检测无法反映生命体的状况。直到 1828 年,德国医师 Wohler 利用一系列无机化合物成功合成了有机化合物尿素,从而推翻了当时阻碍医学发展的"生命力"学说。他认为所有的自然现象(包括生命)均遵循物理和化学定律,因此体外检测可以反映体内代谢,即通过把高级运动形式还原为低级运动形式,把复杂的事物分解为最基本的组成部分来进行研究和解释事物的一种观点和方法论,被称为还原论(reductionism),这是临床生物化学检验学科的理论基础和方法论。

在实验研究方面,早期科学家采用经典的物理和化学手段(如蒸发、提取、沉淀、称重等)分析血液和尿液成分,随后研究血液和尿液成分与疾病的关系。英国著名化学家 Boyle 敏锐观察到健康人和患者的实验检测结果存在差异,而且这种差异有助于疾病的诊断,是历史上涉及"参考区间"理念的第一人。1852 年德国物理学家 Beer 提出比尔定律和 1870 年法国发明家 Duboscq 发明比色计大大推动了临床生物化学检验的发展,人们开始利用比色法分析血液、尿液中的成分。随着尿液、血液分析结果在进行临床诊断时被医师所接受,临床生物化学检验逐步取得了公信力。

1896 年,美国约翰斯•霍普金斯大学医学院首任院长 Welch 建立了第一个医院临床实验室。20 世纪初 Folin 在哈佛大学医学院建立了临床化学实验室,并在 1908 年提出应该培养临床实验室的专门人才,即"临床化学家"。1918 年,Lichtwitz 首先出版德文版的《临床化学》(*Klinische Chemie*)。之后,1932 年美国医师 Peters 和美国临床化学家 Van Slyke 出版《定量临床化学》,书中全面总结了人体体液成分分析的进展,标志着临床生物化学学科的正式形成。

我国临床生物化学检验的发展开始于 20 世纪 20 年代,吴宪教授在北京协和医院成立生物化学科,开展了血液生物化学分析的系列研究,他首创用钨酸除去血液样品中所有蛋白质。他改进测定血糖的方法,建立了著名的 Folin-Wu 法,建立了用少量血液标本(大约 10ml)同时检测血液中尿素、肌氨酸、肌酐、尿酸和葡萄糖等多种成分的方法,改变了当时仅一次尿酸测定就需耗血 25ml 的局面。另外,他还对血液气体与电解质的平衡和蛋白质变性进行了研究。吴宪教授的研究工作大大促进了我国临床生物化学检验的发展,堪称本学科领域的奠基人。

二、学科发展现状

技术的进步推动着临床生物化学检验的发展,早期是化学分析技术,随后是生物分析技术,近年来主要是自动化和信息化技术,同时质量管理思想和计量学理论也不断渗透到学科发展中(表 1-1)。

表 1-1 临床生物化学检验发展历程中重要的技术和仪器

技术和仪器	时间	发明者 / 应用者
比色计	1870 年	Duboscq J.
尿液肌酐定量测定	1904 年	Folin O.
容积式 CO_2 气体测量仪	1917 年	Van Slyke D.
质谱仪测定同位素	1919 年	Aston F. W.
火焰光度计	1947 年	Hald P.
纸电泳分离蛋白	1950 年	Durrum E. L.
原子吸收光谱	1955 年	Walsh A.
全自动生化分析仪	1957 年	Skeggs L.
即时检验技术、干化学技术	1957 年	Free A. H.
放射免疫分析	1959 年	Yalow R., Yalow A.
计算机应用	1968 年	Sunderman F. W. Jr.
单克隆抗体技术	1975 年	Köhler G., Milstein C.
大分子质谱分析	1988 年,1989 年	Tanaka K., Fenn J. B.
电荷耦合器件(CCD)和离子选择场效应晶体管(ISFET)传感器	2010 年	Rothberg J.

（一）光学技术开创了临床生物化学检验的历史

1886 年，Jaffe 发现碱性条件下肌酐与苦味酸反应形成红色化合物。1904 年，Folin 首次应用 Jaffe 反应检测尿液中的肌酐。1919 年，Folin 和吴宪将其进一步改进用于测定血液肌酐，由此形成了分光光度法。目前，紫外 - 可见分光光度法仍然是应用最广泛的临床生物化学检验方法。此后，荧光光谱法、火焰光度法、原子吸收光谱法、比浊法、化学发光法、电化学发光技术的广泛应用大大促进了临床生物化学检验的发展。目前，质谱分析仪和核磁共振波谱法的应用正在改变临床生物化学检验的面貌。

（二）生物学技术助力临床生物化学检验的发展

1. 酶分析技术　1908 年，德国柏林大学 Wohlgemuth 首先以淀粉作为底物与碘进行呈色反应定量检测尿液中的淀粉酶，并将淀粉酶作为急性胰腺炎的诊断指标。随后又有血清碱性磷酸酶和脂肪酶的测定，但是囿于当时方法学存在的困难，临床应用进展缓慢。直到20 世纪 50 年代，酶活性浓度测定方法的建立以及乳酸脱氢酶、转氨酶与疾病关系的发现，促进了临床酶学研究。目前，酶分析技术已经成为一种主流的临床生物化学检验技术，其应用主要有两个方面：第一，以酶为分析对象，根据需要对体液中的酶和同工酶的含量或酶活性进行测定，称为酶分析法；第二，利用酶的特点，以酶作为分析工具或分析试剂，用于测定体液样品中代谢物（如葡萄糖、胆固醇、甘油三酯等）的浓度，称为酶法分析。

2. 免疫分析技术　体液中蛋白质或者多肽的分析具有重要的临床意义，但是由于血液中含量低而面临检测技术的困境。1959 年，Yalow 发明放射免疫分析法测定血液胰岛素。放射免疫分析法检测灵敏度极高，可以达到 $10^{-8} \sim 10^{-6}$ g/L 水平，能快速准确地测量激素、酶、维生素、药物和数百种其他物质的浓度，使许多疾病的诊断、治疗成为可能。1977 年 Yalow 因开发"多肽类激素的放射免疫分析法"获得诺贝尔生理学或医学奖。1975 年，剑桥大学科学家 Köhler 和 Milstein 发明单克隆抗体技术，并共同获得了 1984 年诺贝尔生理学或医学奖。目前，利用抗原 - 抗体反应的高特异性，与荧光法、比浊法和化学发光法等高灵敏度方法相结合形成了一系列新的技术，如时间分辨荧光免疫分析、免疫比浊法和化学发光免疫分析。这些方法的建立大大提高了临床生物化学检测的特异度和灵敏度，为临床生物化学检验项目的增加作出了贡献。

3. 生物传感技术　生物传感技术是电子信息技术与生物医学交叉的产物。血压计、温度计、血糖仪等主要是基于传感器的早期应用，成本低，应用广泛。传感器的微型化使血管内参数（如血压、温度、流速、血糖、血氧）的直接连续监测成为可能。近年来最重要的突破是生物亲和型传感器已获得商业成功，它利用生物体内存在互相亲和性的物质（如抗体 - 抗原、酶 - 底物、植物凝集素 - 糖链、激素 - 受体、亲和素 - 生物素等），将具有生物亲和性物质的一方固定在高分子膜上，或直接固定在敏感电极上，用于分子识别。此外，利用免疫传感器、DNA 芯片进行免疫、遗传诊断已用于活体测试。总之，生物传感技术在疾病的早期诊断、快速诊断、床边监护、在体监测等方面具有广阔的应用前景。

（三）自动化和信息化技术改变了临床生物化学检验的面貌

美国发明家 Skeggs 发现生物化学检验中存在加样、加试剂、混匀、保温、检测、数据处理等许多重复性的工作，基于"凡是重复性工作均可自动化"的理念，1957 年他设计了连续流动式分析装置，并将其商业化，推出了世界第一台自动生化分析仪 AutoAnalyzer I（图 1-1）。后来，又陆续发明了离心式自动生化分析仪和分立式自动生化分析仪，目前分立式自动生化分析仪已经成为临床应用的主流。1968 年，计算机首次被引入自动生化分析仪，随后大量专用软件被设计并应用，可用于仪器控制、试剂管理和质量控制，将分析结果与患者临床信息相结合，辅助临床决策和临床咨询。除了分析中的自动化和信息化，分析前样本处理和分析后样本保存也被自动化，甚至形成了全实验室自动化（total laboratory automation，TLA），可以将样本预处理系统、生化分析仪、免疫分析仪、血液分析仪、血凝分析仪和样本后处理系统等整合在一条流水线上，打造一个现代化、标准化、系统化的新型实验室（图1-2）。自动化技术和信息化技术的结合大大促进了临床生物化学检验分析效率的提高、成本的降低和标准化水平的提升，改变了临床生物化学检验的面貌。

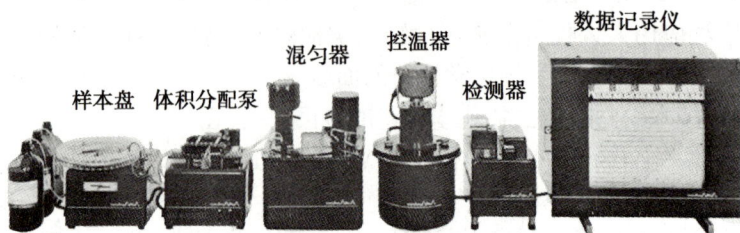

图 1-1　世界第一台自动生化分析仪 AutoAnalyzer Ⅰ

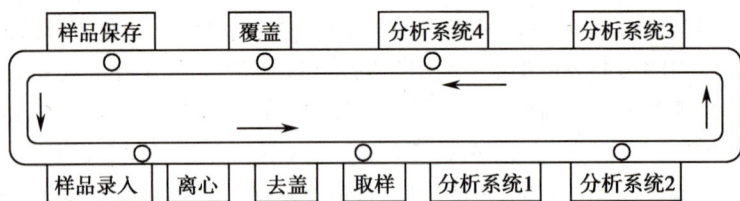

图 1-2　全实验室自动化系统

第二节　临床生物化学检验技术研究范围与研究方法

一、研究范围

临床生物化学检验技术的研究内容主要集中在以下三个方面。

（一）疾病的病因和分子机制研究

疾病种类很多，按照世界卫生组织2019年颁布的《国际疾病分类》第11版（ICD-11），大约有 55 000 个与损伤、疾病和死因有关的条目。疾病不同，其病因和分子机制各异。通过疾病生物化学机制的研究，不仅可以从分子水平认识疾病，还可以发现健康和疾病时生物化学物质的变化规律，为健康管理和疾病诊疗提供生物化学标志物（表1-2）。

表 1-2　人体疾病分子机制与生物化学标志物

疾病	主要病因	分子机制	相关生物化学标志物
苯丙酮尿症	苯丙氨酸羟化酶基因突变	苯丙氨酸不能转变成为酪氨酸	苯丙氨酸、苯丙氨酸羟化酶
急性心肌梗死	心脏供血不良	心肌细胞死亡	肌钙蛋白
1 型糖尿病	自身免疫等	胰岛 β 细胞功能严重受损	自身抗体、胰岛素
急性肝炎	病毒、乙醇、药物等	肝细胞受到破坏	转氨酶

（二）生物标志物的临床应用评价

生物标志物（biomarker）是指可以指示人体系统、器官、组织、细胞及亚细胞结构或功能的改变或可能发生改变的生化指标。通过疾病分子机制的阐明可以获得大量与疾病相关的生物标志物，但是必须通过临床应用评价才能变为检验项目。临床应用评价包括方法性能评价、诊断性能评价、循证医学评价和价 - 效评价等，通过全面的临床应用评价可明确生物标志物的临床价值。

（三）生物化学检验新技术的研发

临床生物化学检验的飞速发展得益于新技术的研究和应用。目前，质谱自动化检测技术、生物传感技术、微流控技术、可穿戴检测技术、纳米检测技术、单分子检测技术、高通量检测技术、组学和空间组学检测技术等已经成为研究的热点，它们与大数据技术和人工智能技术结合必将产生许多新的颠覆性技术，大大促进临床生物化学检验的发展。

二、研究方法

（一）体外诊断方法

目前，还原论方法是科学研究的基础，人类对于生命的认知也基于还原论方法，基于原子认识生命，基于物理学和化学的方法研究生命，从其潜在的生物化学和分子过程来解释所有生命现象，而临床生物化学检验的本质是通过生化分子的检测反映人体的健康和疾病状态。理想状态下，应该进行在体检测（in vivo testing），但是目前直接测定人体内物质仍有困难，主要通过从人体获取的标本（如血液、尿液、脑脊液等）进行离体检测（in vitro testing），因此形成的诊断方法称为体外诊断（in vitro diagnosis，IVD），它是指通过体外标本的检测间接反映人体的健康和疾病状态。目前，体外诊断已经成为一个重要的研究方法和研究思路。

（二）分析生物化学方法

分析生物化学（analytical biochemistry）是研究和分析生物样本中的生化成分的方法。它使用多种技术对生物分子进行分离、鉴定、定量和功能表征。临床生物化学检验涉及许多人体体液中的活性物质，其检测分析不仅与浓度有关，而且与物质的活性和结构相关。例如，酶的检测大多是测定其活性，利用酶的催化反应建立了平衡法和速率法。另外，有些物质的检测利用了酶与底物、抗原与抗体、配体与受体的亲和性，其分子结构也会影响检测结果。

（三）计量学研究方法

计量学（metrology）是研究测量及其应用的学科。临床生物化学检验主要与化学计量密切相关，它是在不同空间和时间内测量同一量时保证其量值统一的基本研究方法，涉及测量误差和测量不确定度的评价，采用参考物质来进行量值传递和溯源，以及通过参考测量程序、标准参考数据和参考实验室建立量值传递和溯源体系。

（四）循证检验医学方法

循证检验医学（evidence-based laboratory medicine，EBLM）是指在医学检验中采用最佳证据，以协助对患者的诊疗作出最佳决策。它一方面强调生物化学检验指标的诊断性能评价，即开展诊断性试验；另一方面，采用大样本的随机对照临床试验和系统性评价或荟萃分析方法获得循证医学证据。

（五）质量控制方法

临床生物化学检验为定量检测，而且仅仅进行一次样品检测即发检验报告，这对检测质量提出了巨大的挑战。为了满足临床需求，围绕减少误差和控制误差而建立了一系列质量控制方法，主要包括室内质量控制和室间质量评价等；此外，还有一系列保证检测质量的管理方法，如《医学实验室 质量和能力要求》（ISO 15189:2022）、精益管理等。

第三节　临床生物化学检验技术在医学中的作用

医学是关于健康和疾病的科学。其核心问题有两个：一是如何理解健康和保持健康；另一个是如何理解疾病和有效地治疗疾病。生命体是一个由活性物质组成的化学体，其组成成分包括核酸、蛋白质、脂类、糖类、维生素、水及无机盐等。正常的生物化学代谢是健康的基础，而所有的疾病均有生物化学物质和代谢的改变，因此可以通过检测生物化学物质来判断机体是处于健康还是疾病状态（图 1-3）。临床生物化学检验项目数量众多，临床常用的有 600 种左右，有明确临床价值的项目超过 1 000 种。临床生物化学检验可以单个项目使用，还可以以项目组合（panel）形式用于临床。例如，电解质 4 项（E4A）包括钾离子、钠离子、氯离子和钙离子；基础代谢组合（basic metabolic panel，BMP）包括 8 个检验项目，即钠离子、钾离子、氯离子、钙离子、碳酸氢盐、尿素、肌酐、葡萄糖。此外还有肝功能组合、肾功能组合和血脂组合等。

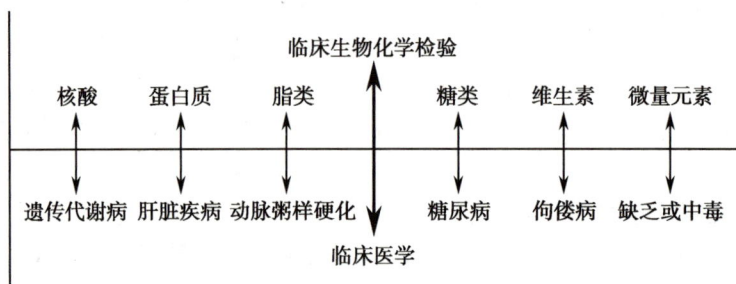

图 1-3　临床生物化学检验与临床医学的关系

一、在疾病筛查及风险评估中的作用

筛查试验（screening test）是运用快速简便的实验检查或其他手段，自表面健康的人群中发现可能患病者。筛查试验不是诊断试验，其主要作用是早期发现那些处于无症状期或临床初期的可疑患者，以进行早诊断、早治疗。例如，甲胎蛋白用于原发性肝细胞癌的筛查，前列腺特异性抗原用于前列腺癌的筛查；另外，一些实验诊断指标能够提示发生某种疾病的风险程度，因此可以用于疾病发生风险评估。如超敏 C 反应蛋白用于心血管疾病的风险评估，其血液浓度 $<1.0mg/L$ 为低风险；$1.0\sim3.0mg/L$ 为中度风险；$>3.0mg/L$ 为高度风险。

二、在疾病诊断中的作用

有些实验诊断指标可以用于疾病的直接诊断，如空腹血糖和口服葡萄糖耐量试验可用于糖尿病的诊断。有些可用于鉴别诊断，如血清碱性磷酸酶、丙氨酸转氨酶与胆红素的同时测定有利于黄疸的鉴别诊断；降钙素原的检测有助于鉴别是细菌感染还是病毒感染。大部分实验诊断指标用于疾病的辅助诊断，如肝功能试验、肾功能试验、肿瘤标志物等。

三、在疾病治疗监测中的作用

临床生物化学检验一般以血液、尿液作为标本，取样简单，创伤小，能够很好地监测治疗效果。在治疗监测时，一般需要连续测定某一指标，如糖类抗原 15-3（CA15-3）测定在乳腺癌治疗监测中具有较好的作用（图 1-4）。

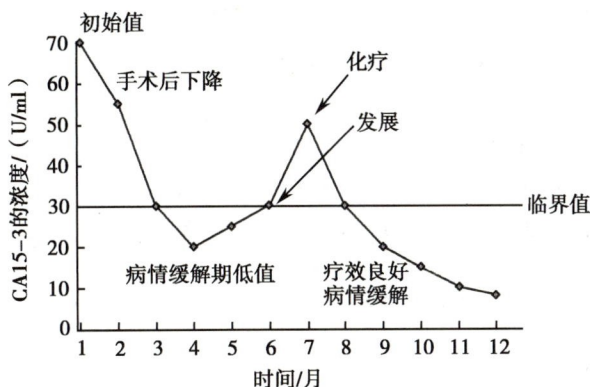

图 1-4 CA15-3 对乳腺癌的治疗监测

四、在治疗方案制订中的作用

实验诊断对临床制订治疗方案也非常重要。由于存在个体差异，一种治疗方法可能对某些人有效，而对另一些人完全没有作用，所以需要根据检验结果对不同个体制订不同的治疗方案，此即所谓的个体化医学。对于乳腺癌患者，如果雌激素受体和孕激素受体均为阴性，那么内分泌治疗（如他莫昔芬）则是无效的。

五、在疾病预后判断中的作用

预后（prognosis）是根据病情发展过程和后果，预计其发展变化和最终结果。它既包括判断疾病的特定后果，也包括提供时间线索，研究预后的目的是认识疾病发展过程的规律。一般来说，肿瘤标志物的基础水平越高，越可能处于癌症晚期，预后会比较差。例如糖类抗原 125（CA125）可用于卵巢癌患者的预后判断，手术及治疗前 CA125 的血清浓度越高，患者的预后就越差。此外，雌激素受体和孕激素受体也能反映乳腺癌的预后，如果两者均为阴性，即使 CA15-3 不高，预后也较差，复发机会较高，治疗效果不好。

第四节 临床生物化学检验技术发展趋势

临床生物化学检验已经对临床诊断产生了巨大的影响，其发展趋势体现在以下几个方面。

一、由体外诊断向在体诊断转变

目前，临床生物化学检验采用体外诊断的策略。近年来，生物传感技术、分子探针技术和微芯片技术发展迅速，生物传感器、分子探针和微芯片可以植入体内，对人体生理生化指标进行连续监测，实现了在体诊断（in vivo diagnosis）。例如，利用植入式葡萄糖传感器连续监测葡萄糖浓度。

二、由临床实验室向全时空转变

目前实验诊断只能在医疗机构的临床实验室进行，对于突发灾难、疫情暴发现场诊断，以及急性心肌梗死、脑卒中、大出血等急性发作疾病的快速诊断无能为力，这对人类健康造成巨大隐患。但是，随着即时检验（POCT）技术、大数据技术和人工智能技术的发展，芯片实验室（lab on a chip）和可穿戴检验设备（healthcare wearable device）成为可能，实验诊断将超越时空,实现随时随地进行,而且可能融入人们的日常生活,全时空监测人体健康状况,大大促进人类健康。例如,微流控技术(microfluidic technology)是一种在微米尺度空间中精确操纵微纳米流体的技术,目前已经用于急诊生化的快速检测;利用小便池整合尿液葡萄糖和白蛋白的检测,已经可以用于监测血糖和肾性病变;智能手表即将具有完全无创的血糖监测功能;纳米体外诊断(nano IVD)技术是基于纳米材料开发的 IVD 技术,它具有高灵敏性、高特异性及易便携等特点,展现出广泛的应用前景。

三、由"治已病"向"治未病"转变

《黄帝内经》已有"上工治未病"的表述。"未病"是指现在没有、未来可能发生的疾病。随着组学技术的发展,包括基因组学、蛋白质组学、代谢组学和标本组学(血清/血浆组学、尿液组学和脑脊液组学)的发展,结合大数据和人工智能技术,实验诊断不仅可以诊断疾病,还可以预测疾病的发生,我国古代先贤"治未病"的思想将变为现实。

第五节 本书的主要内容和使用方法

一、编写思路和主要内容

本书采用"以疾病的发病机制为基础,以临床生物化学检验技术和检验项目为重点,以常见疾病的生物化学实验诊断为目标"的编写思路进行编写,形成"疾病机制→检验项目→临床应用"的学科逻辑线。希望改变医学检验技术专业学生只知道检验项目,而不知道检验项目从何而来、如何应用的现状,提升他们的岗位胜任力,实现教材由"重知识"到"重能力和重临床"的转变,使基础、检验和临床有机结合,更加满足现代医学检验行业的要求。

本书对学科知识体系进行了系统梳理,首次将教材分为四篇,即临床生物化学检验原理和技术、代谢物质的生物化学检验、器官-系统功能评价的生物化学检验和其他类型的生物化学检验;首次归纳了本学科的主要原理和重要技术;为了适应人口老龄化,增加了"老年疾病的生物化学检验";恢复了"肿瘤的生物化学检验",并调整了相关知识归属,使之更符合学科规律。

除了《临床生物化学检验技术》(第 2 版),还有配套的数字资源和《临床生物化学检验技术实验指导》(第 2 版)可供教师和同学们选用。此外,还专门编写了《临床生物化学检验技术学习指导与习题集》(第 2 版)供同学们课外参考。

二、学习重点和方法

(一)以常见疾病为线索进行学习

本书介绍了近 60 种临床常见疾病,应该掌握其临床生物化学机制,并明确临床生物化学检验在疾病诊疗中的作用。

(二)以生物化学检验项目为线索进行学习

本书重点介绍了约 300 个常见生物化学检验项目,涉及医学基础到临床应用的各个方面,重点掌握每个项目的生理生化基础、测定方法和临床意义,特别是检验项目的技术原理应该引起重视。

(三)理论与实践相结合进行学习

临床生物化学检验是一门实践性非常强的学科,理论学习一定要与实践结合起来。临床生物化学检验的实践内容主要包括两个方面,一个是临床实验室的动手能力,这是检验

结果准确性的保证,是学生学习的重点;另一个是初步的临床咨询能力,即具有与临床相结合的能力和服务临床的意识。

本章小结

　　临床生物化学检验是对体液进行生化分析,以帮助诊断和治疗疾病,它是医学检验中最大的分支学科。临床生物化学检验涉及的检验项目数量多,质量要求高,主要为定量检测,在疾病的诊断和治疗中发挥着重要作用。

　　回顾临床生物化学检验的发展历史,一个重要启示是技术创新的关键和核心作用。光学分析技术、生物学技术、自动化和信息技术推动了学科的发展和进步。目前,组学技术、纳米技术、微流控技术、生物传感技术、分子探针技术、微芯片分析技术、大数据和人工智能技术正不断塑造临床生物化学检验的新面貌。随着技术的创新,生物化学检验项目数量快速增加,其业态也正经历着革命性的变化,体外诊断产业和实验诊断行业发展迅速,展现出令人兴奋的前景。

(徐克前)

第一篇

临床生物化学检验原理和技术

第二章 临床生物化学检验方法性能评价

通过本章学习，你将能够回答下列问题：

1. 比较计量和测量的概念。
2. 阐明计量学在临床生物化学检验中的重要性。
3. 何为校准？何为溯源性？简述溯源链的结构及工作原理。
4. 比较测量误差和测量不确定度。
5. 方法性能评价包括哪些内容？如何设计试验全面评价一个检验方法的性能？
6. 简述精密度、正确度和准确度的异同。
7. 比较空白限、检出限及定量限的概念，分别说明其临床含义。
8. 何为质量目标？如何设定质量目标？
9. 临床实验室质量控制是如何实现控制测量误差的？

临床生物化学检验是对体液中的物质浓度进行定量测定，测量准确是关键。计量学是研究测量的学科，它确保不同临床实验室检测结果的准确性和一致性，临床生物化学检验属于计量学范畴。凡是定量检测就会产生误差，如何评价和控制测量误差是医学检验工作者需要持续关注的问题。临床实验室在开展新的检验项目之前，必须进行方法性能评价，并判断该方法性能指标是否满足已经设定的质量目标，从而满足临床需要。本章重点介绍计量学相关的概念，以及如何评价检验项目的方法性能。

第一节 计量学基本概念

一、计量和测量

（一）计量

计量（metering）是实现单位统一、确保量值准确可靠的活动。计量包含科学技术、法律法规和行政管理层面的活动，其目的是保证计量单位统一和量值准确可靠。计量具有 4 个特性：准确性、一致性、溯源性和法制性。其中，准确性是基础，一致性是目的，溯源性是途径，法制性是保证。按照《中华人民共和国计量法》的规定，计量工作的重点是保障国家计量单位制的统一和保证全国量值的准确可靠。

计量学（metrology）是研究测量及其应用的学科。其研究范畴包括：①计量单位及其基准、标准的建立、复现、保存和使用；②计量与测量器具的特性和测量方法；③测量不确定度和误差理论及应用；④计量、测量人员的测量能力和检定、核准能力；⑤基本物理常数、标准物质等的理论和应用。

（二）测量

测量（measurement）是通过实验获得并可合理赋予某量一个或多个量值的过程。或者说，测量是通过实验取得定量信息的过程，目的是获得量值。临床生物化学检验中使用各种不同的检测系统或方法对样品中的目标分析物进行测定,并给出量值的过程,属于测量。

(三)计量和测量的区别与联系

计量和测量既有区别,也有密切联系。计量是关于测量的科学,但它不同于测量。测量是为确定量值而进行的全部操作,其目的是用数据描述事物。而计量是实现单位统一、保障量值准确可靠的活动,计量的目的是确保测量结果准确。准确性、一致性、溯源性和法制性是计量最重要的 4 个特征,而测量不一定具备以上这些特征。因此计量属于测量的一种,它源于测量而又严于测量。

二、参考物质

(一)参考物质的概念、分类和分级

1. 参考物质的概念 参考物质(reference material)是一类充分均匀,并具有一个或多个确定的特性值的材料或物质,用以校准测量系统、评价测量程序或为材料赋值。

2. 参考物质的分类 参考物质具有校准和评价测量系统这 2 个主要功能,因此参考物质又可分为校准物和正确度质控物。

(1)校准物:校准物(calibration material)又称校准品(calibrator),是在校准函数中其值被用作自变量的参考物质,用以校准测量系统或为材料赋值。

(2)正确度质控物:正确度质控物(trueness control material)是用于评价测量系统的测量偏倚的参考物质。

一种参考物质在一个测量程序或测量系统中既可以用作校准物,也可以用作正确度质控物,但不可同时用作校准物和正确度质控物。

3. 参考物质的分级 参考物质可分为一级参考物质和二级参考物质。

(1)一级参考物质:一级参考物质(primary reference material)是具有最高计量学特性的参考物质,由一级参考测量程序赋值。一级参考物质具有最小测量不确定度,一般是高度纯化的分析物,用于校准二级参考测量程序。

(2)二级参考物质:二级参考物质(secondary reference material)是由一种或多种二级参考测量程序定值的参考物质,一般具有与实际样品相同或相似的基质,主要用于量值传递。

因此,一级参考物质主要在参考实验室中使用,而二级参考物质在临床检验试剂溯源性的建立中发挥重要作用。一级和二级参考物质一般是经权威计量机构或行政机构认证的有证参考物质。有证参考物质(certified reference material,CRM)是指附有证书的参考物质,其一种或多种特性值由建立了溯源性的程序确定,使之可溯源到准确复现的表示该特性值的计量单位。有证参考物质每一种确定的特性值都有给定置信水平的不确定度,其表示方式为"参考值 ± 总不确定度"。有证参考物质和参考物质的区别是前者有明确的溯源性和不确定度要求。另有一类重要参考物质是国际约定校准物质,它们的量值不能溯源至国际单位制(SI)单位,但为国际约定,因而被广泛承认。

(二)参考物质的互换性和基质效应

参考物质的互换性(commutability)又称互通性、替换性等,指用常规方法和参考方法测量参考物质所得结果的数字关系,与上述方法测量实际临床样品所得结果的数字关系的一致程度。互换性是参考物质的重要属性,直接影响量值传递的正确性。

1. 参考物质缺乏互换性的原因

(1)分析物:制备参考物质时使用动物来源的样品或添加外源性分析物,分析物的存在形式不同导致参考物质缺乏互换性。如观察到互换性随着分析物浓度增大而变差,考虑互换性缺乏由分析物引起。

（2）基质效应：基质效应（matrix effect）指被测量以外的某种样品特性（简称影响量）对测量及被测量的值的影响。基质效应包括：①测量过程的非特异性：影响量本身产生测量信号。例如胆固醇测定中非胆固醇甾醇可引起胆固醇测定结果假性升高。②分析干扰：影响量本身不产生测量信号，但它增大或减小被测量的测量值。例如血清中还原性物质能够降低基于 Trinder 反应的葡萄糖、尿酸、胆固醇和甘油三酯酶法测定结果。

基质效应产生的原因主要包括：①参考物质的加工处理：参考物质一般采用与实际样品相同或相似的材料制备，但由于对分析物浓度的要求及贮存和运输等目的，需要对原料成分进行调整及处理（如添加外源性稳定剂、冻干、冰冻等）。经过处理的样品和新鲜样品的基质状态不同，因而存在不同程度的基质效应。②参考方法与常规方法的检测原理不同：参考方法采用公认可靠的测量原理，测量结果较少受基质状态的影响；常规方法针对实际临床样品设计，分析与临床样品不同的参考物质时，可表现出不同的分析能力，因而出现基质效应。基质效应可以通过回收试验来评估。

2. 参考物质互换性问题的处理

（1）选择基质与实际样品尽量接近的参考物质，如新鲜人血清或新鲜冰冻人血清。

（2）选择分析特异性较好、对基质不过分敏感的常规方法。

（3）进行量值溯源确认，判断参考物质的互换性是否影响量值传递的正确性。使用参考测量程序和经校准的常规方法同时分析足够数量、有代表性、分别取自不同个体的新鲜样品，每个样品进行双份重复测定，用线性回归等方法判断两种方法所得结果的一致性是否可以接受。

（4）参考物质的互换性不可接受时需进行修正（例如调整参考物质的赋值）或选择其他参考物质。

三、测量方法分级

临床生物化学检验方法通常根据其准确度与精密度的不同而分为三级。

（一）决定性方法

决定性方法（definitive method）也称为一级参考方法（primary reference method），是指准确度最高、系统误差最小，经过详细的研究，没有发现产生误差的原因或在某些方面不够明确的方法。目前仅有少数生化检验项目有决定性方法。目前认为可以作为决定性方法的有同位素稀释质谱法（ID/MS）、库仑法、重量法、滴定法和依数性测定（如冰点下降法）等。通常这类方法不直接用于鉴定常规方法的准确性，只用于发展及评价参考方法，与一级参考物质相互验证。其相当于一级参考测量程序。

（二）参考方法

参考方法（reference method）也称为二级参考方法（secondary reference method），是指准确度与精密度已经过充分证实、干扰因素少、系统误差与重复测定的随机误差相比可以忽略不计，有适当的灵敏度、特异度及较宽的分析测量范围的分析方法。参考方法可溯源到决定性方法。参考方法主要用于评价常规方法的性能，评价其误差大小、干扰因素并决定是否可以被接受；用于鉴定二级参考物质和为质控血清定值；用于商品试剂盒的质量评价。其相当于二级参考测量程序。

（三）常规方法

常规方法（routine method）是指性能指标符合临床或其他目的需要，有足够的精密度、准确度、特异度和适当的分析测量范围，而且经济实用的方法。常规方法主要供临床常规检验使用。

四、量值溯源

量值溯源（metrological traceability of measurement results）是指测量结果通过具有适当准确度的中间比较环节，逐级往上追溯至国家计量基准或国家计量标准的过程。为了实现常规检验结果的准确性及一致性，最有效的手段是建立和保证不同方法检验结果的计量学溯源性。

（一）基本概念

1. 校准 校准（calibration）指规定条件下，为确定测量仪器或测量系统所指示的量值，或实物量具（包括参考物质等）所代表的值，与对应的由标准所复现的量值之间关系的一组操作。临床检验中校准通常是指在规定条件下，通过测定已知浓度或活性的分析物（即校准品或标准品），建立试剂或仪器系统信号与分析物浓度或活性之间关系的过程。此过程得到的校准函数可确定仪器信号（y）和分析物浓度（x）之间的关系，即 $y=f(x)$；继而从其反函数 $x=f^{-1}(y)$（也称为测量函数）得到分析物的浓度。如果校准函数不能正确反映试剂或仪器系统信号与分析物浓度或活性之间的关系，检测方法将存在系统误差。

通过对临床生化检测系统的校准，可以将患者的测量结果与测量标准联系起来，溯源至国际计量组织规定的（或国际上约定的）参考测量程序和/或参考物质，甚至直至 SI 单位。

2. 溯源性 溯源性（traceability）指测量结果或标准量值的属性，使测量结果或标准量值通过一条不间断的校准链与给定的参考标准相联系。"不间断的校准链"又称溯源链，在临床检验中指计量学级别由低到高的、交替出现的测量程序和校准物，溯源链中的每一步比较都有给定的不确定度。"给定的参考标准"通常是国家标准或国际标准，可理解为参考物质或参考测量程序。测量结果与参考标准的联系可以是直接的，也可以通过中间测量程序和校准物间接进行，即溯源链可长可短。由于溯源链自上而下各环节的溯源性逐渐降低，而不确定度逐渐增加，所以需要尽量减少中间环节，使溯源链尽可能短。在建立溯源性时，从上至下的过程称为量值传递，由下而上的过程则称为量值溯源。

溯源性的类型：①溯源至 SI 单位。溯源链的顶端是 SI 单位（基本或导出单位）。SI 单位国际通用，不随时间和空间的变化而变化，是溯源链的最高等级。目前临床上仅 25～30 种化学定义明确的小分子化合物，如某些电解质、代谢物、甾体类激素、甲状腺激素等可以溯源至 SI 单位。②不能溯源至 SI 单位。多数临床检验项目因分析物（主要是生物大分子类物质）的复杂性（如混合物、异构体等），其一级参考测量程序的建立和一级参考物质的制备十分困难，溯源性只能停留在较低水平。包括有国际约定的参考测量程序和国际约定的参考物质；有国际约定的参考测量程序，但无参考物质，如某些凝血因子、血细胞、脂蛋白等；有国际约定的参考物质及定值方案，但无参考测量程序，如某些多肽激素、抗体、肿瘤标志物等；既无参考测量程序，也无参考物质，如某些肿瘤标志物等。这些项目只能溯源至国际约定参考物质或国际约定参考测量程序，甚至是制造商的校准物和/或测量程序。

3. 参考测量系统 实现溯源性的基础是参考测量系统（reference measurement system），简称参考系统（reference system），是由参考物质、参考测量程序（包括一级参考测量程序及二级参考测量程序）和参考测量实验室组成的测量系统。参考测量实验室（reference measurement laboratory）简称参考实验室，是运行参考测量程序、提供有给定不确定度的测量结果的实验室。对于同一检验项目，参考实验室形成网络并定期进行测量比对，以保证参考测量的有效性。目前国际上有参考实验室网络的检验项目包括胆固醇、酶催化活性、糖化血红蛋白等。

（二）溯源链的结构与工作原理

临床检验的量值溯源可以有不同模式，但其中心内容是使各测量方法的测量值与公认的标准发生联系。

1. ISO/DIS 17511:2020 溯源链 ISO/DIS 17511:2020 的 SI 单位溯源链（图 2-1）包含三个层次：最上层是由国际计量局、国家计量机构或经认可的参考实验室掌握的一级参考测量程序、一级参考物质和二级参考测量程序、二级参考物质；中间层为制造商；最下一层是终末用户（即临床实验室）。该溯源链描述了多层次、多水平相互交错的测量程序和参考物质/校准品，箭头方向指示相互关系。在每一级水平，图 2-1 左边的参考物质/校准品用于校准右边的测量程序，后者则为下一级参考物质或校准品定值。

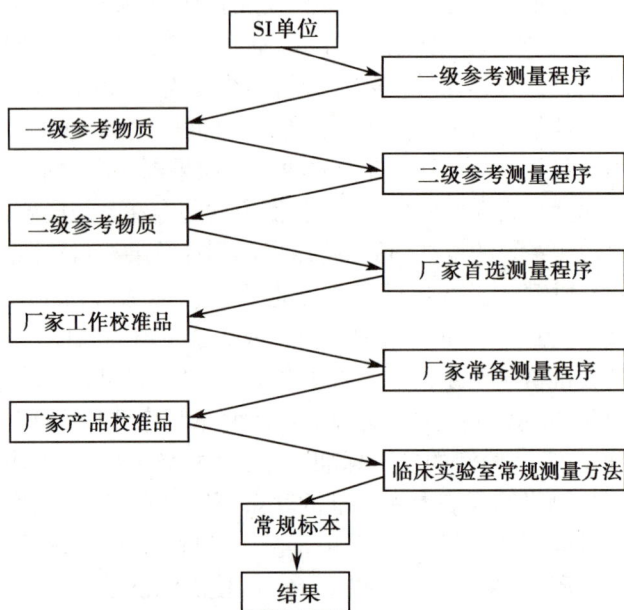

图 2-1 ISO/DIS 17511:2020 溯源图

以 ISO/DIS 17511:2020 的 SI 单位溯源链为例介绍溯源链的工作原理：①一级参考测量程序为一级参考物质定值并给出相应的不确定度。②（一个或多个）一级参考物质校准二级参考测量程序。③（一个或多个）二级参考测量程序为二级参考物质定值并给出测量不确定度。④（一个或多个）二级参考物质校准厂家首选测量程序，或厂家首选测量程序本身就是二级参考测量程序，由一级参考物质校准。⑤厂家首选测量程序为厂家工作校准品定值并估计其不确定度。⑥由厂家的一个或多个工作校准品或计量学上高一级的校准品来校准厂家常备测量程序。厂家常备测量程序接近常规测量方法，但测量不确定度较小。⑦厂家常备测量程序或任何计量学上更高一级的测量程序为厂家产品校准品赋值。⑧厂家产品校准品用于校准终末用户（临床实验室）的常规测量方法。⑨常规测量方法用于临床常规样品检测。通过上述不间断的溯源链，最终实现临床实验室常规检验结果的溯源性。

2. 美国国家标准与技术研究所（NIST）溯源链 NIST 溯源链对溯源原理的描述见图 2-2。此溯源链也分为三层：最高一层为各国的国家计量研究所建立的决定性方法；第二层是参考实验室发展的参考方法；最下一层是临床实验室使用的常规方法。NIST 溯源链的结构与 ISO/DIS 17511:2020 有些差异，但基本原理一致。图 2-2 中的决定性方法和参考方法相当于 ISO/DIS 17511:2020 中的一级和二级参考测量程序。

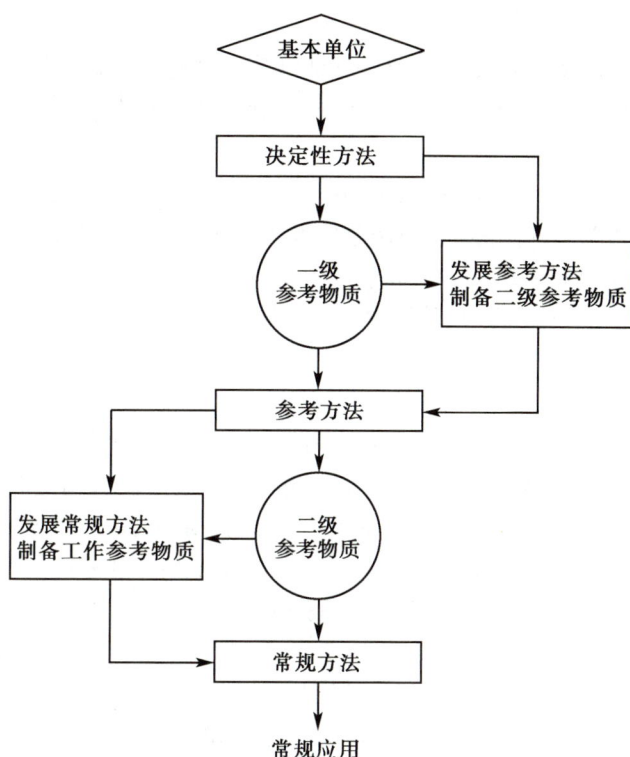

图 2-2 NIST 溯源图

五、标准和标准化组织

(一)标准的定义和分级

标准(standard)是指通过标准化活动,按照规定的程序经协商一致制定,为各种活动或其结果提供规则、指南或特性,供共同使用和重复使用的文件。通俗地说,标准是对事物的一种约束,是衡量质量和质量管理的尺度。

标准包括国家标准、行业标准、地方标准和团体标准、企业标准。国家标准分为强制性国家标准(GB)和推荐性国家标准(GB/T);行业标准、地方标准是推荐性标准。强制性标准必须执行,鼓励采用推荐性标准。国家鼓励团体标准、企业标准通过标准信息公共服务平台向社会公开。临床生物化学检验行业常见标准文件见表 2-1。

表 2-1 临床生物化学检验行业常见标准文件

级别	文件号	文件名称
国家标准	GB/T 22576.4—2021	医学实验室 质量和能力的要求 第 4 部分:临床化学检验领域的要求
行业标准	WS/T 402—2024	临床实验室定量检验项目参考区间的制定
行业标准	WS/T 403—2024	临床化学检验常用项目分析质量标准
行业标准	WS/T 408—2024	定量检验程序分析性能验证指南
行业标准	WS/T 409—2024	临床定量检测方法分析总误差的评估
行业标准	WS/T 414—2024	室间质量评价不合格原因分析
行业标准	WS/T 641—2018	临床检验定量测定室内质量控制

（二）标准化组织

标准化组织（standardizing organization）是以其他机构或个人作为成员组成的、从事标准化活动的机构。标准化组织可以分为国际标准化组织、区域标准化组织、行业标准化组织和国家标准化组织。

国际标准化组织（International Organization for Standardization，ISO）制定了一项专门针对医学实验室质量和能力的国际标准《医学实验室　质量和能力要求》（简称 ISO 15189），目前已经更新至 ISO 15189:2022。该标准从组织与管理、质量体系、文件控制、持续改进、人员、设施与环境、实验室设备、检验程序、结果报告等方面提出了医学实验室的管理和技术要求。

（三）标准化计划

在计量学术语中，在不同测量程序中达到等同或一致结果的校准过程，称为一致化。其中，受参考测量程序和/或参考物质支持的校准过程，能够使被测量溯源至 SI 单位，称为标准化。标准化计划由标准化组织发起，旨在实现检验结果的一致性和准确性。

标准化通常应具有完整的溯源链，包括参考测量系统（参考物质、参考测量程序、参考测量实验室）、制造商校准系统（制造商的最高级别校准品和相应的测量程序、工作校准品和相应的测量程序）以及常规检测系统，使检测结果的准确性可溯源到 SI 单位。以糖化血红蛋白 A1c（HbA1c）检测为例，1995 年国际临床化学与检验医学联合会（IFCC）成立 HbA1c 标准化工作组，推出了高效液相色谱-毛细管电泳法和高效液相色谱-电喷雾电离质谱法两种参考方法，同时制备了 HbA1c 和 HbA0 的参考物质，通过自上而下的校准（见图 2-2），实现了 HbA1c 的常规检测结果向 SI 单位溯源。这一过程使不同临床实验室检测 HbA1c 的结果具有一致性和准确性。

第二节　测量误差与测量不确定度

测量过程中由于随机误差和系统误差的存在，每个测量结果都具有一定的不可靠性，导致误差和不确定度的产生。测量误差与测量不确定度是计量学中两个相互关联又相互区别的概念。二者都用来衡量测量结果的可靠程度。其中，误差是反映测量结果对于真值的偏离程度；不确定度则表示测量结果的可信范围或置信区间。本节主要介绍与测量误差及不确定度有关的基本概念。

一、测量误差

测量误差（measurement error）简称误差（error），是指测量值与被测量的真值之差，表示测量结果对于真值（或可接受参考值）的偏离。临床检验中患者样品的检测多使用常规方法，并且是单次测定，结果必然存在误差。误差含有两个分量，分别称为随机分量和系统分量。

1. 随机误差　随机误差（random error）是指测量结果与重复性条件下对同一被测量进行无限多次测量所得结果的平均值之差。随机误差是由于不可预测的随机效应，使得被测量的重复测量结果产生变化。测量结果的随机误差不可消除，但是可以通过增加测量次数减少随机误差。随机误差由不精密度反映，用标准差或变异系数表示。

2. 系统误差　系统误差（systematic error）是指在重复性条件下，对同一被测量无限多次测量所得结果的平均值与被测量的真值（或可接受参考值）之差。它是独立于测量次数的，因此不能在相同的测量条件下通过增加测量次数的办法减小系统误差。系统误差由不正确度反映,用偏倚(bias,B)表示。系统误差包括:①恒定的系统误差:例如定量分析中没有考虑到试剂空白,或多点设备校准中的不准确性,在给定的测量值水平上可能是恒定的,但是也可能随着不同测量值的水平而发生变化;②不恒定的系统误差:在一系列分析中,影响因素在量上发生了系统的变化,例如,在进行化学分析时,一组样品的温度在逐渐升高,可能会导致结果的渐变。

3. 总误差 总误差(total error,TE)是反映测量结果准确度的指标,指某实验室用某方法在多次独立检验中分析某样品所得各个结果值与靶值之差,在一定置信区间内的最大值。总误差是随机误差和系统误差的总和。

总误差用以下公式表示:

$$TE = |B| + Z \times CV \qquad \text{式 2-1}$$

式中,B 为偏倚;CV 为变异系数;Z 值与选定的置信水平有关,通常选择 1.65(90% 置信水平)或 1.96(95% 置信水平),见图 2-3。

上述三项指标中总误差最重要,因为绝大多数临床实验室检验结果只经过单次测量,同时包含了随机误差与系统误差(即总误差)。在临床常规检验中,所选用的检测方法的总误差必须在临床可接受的水平范围内,也就是允许总误差(allowable total error,TEa)。

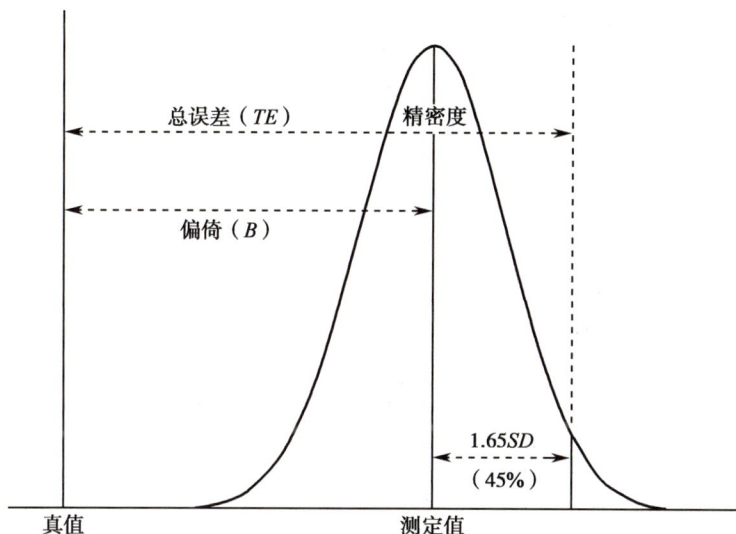

图 2-3 测量误差示意图

SD. 标准差。

二、测量不确定度

误差被定义为测量结果减去被测量的真值,但真值无法获得,虽然实际工作中可以使用"约定真值",但约定真值本身是具有不确定度的值;另外,由于随机误差、系统误差性质不同,在分析误差时需要合并考虑随机误差和系统误差,引起争议和困难。为了能够统一评价测量结果的质量,1963 年美国学者 Eisenhart 首次提出"测量不确定度"的概念。当前,测量不确定度的概念已经引入医学实验室。

测量不确定度(uncertainty of measurement)简称不确定度(uncertainty,U),是一个与测量结果相关联的非负参数,能够合理地表征被测量之值的分散性。被测量的测量结果可能出现的区间用 $X \pm U$ 表示,见图 2-4。不确定度是反映测量结果质量的指标,不确定度越小,测量结果的质量越高;不确定度越大,测量结果的质量越低。

例如，某患者血清葡萄糖测定值为 4.61mmol/L，通过测量不确定度的计算，得出其测量不确定度 U 为 0.33mmol/L，那么该患者血清葡萄糖（真值）肯定在（4.61±0.33）mmol/L 之间。

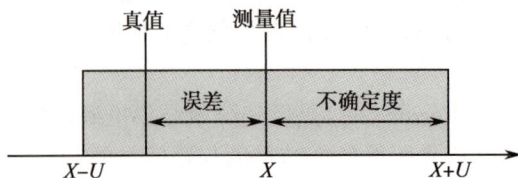

图 2-4　测量不确定度与真值和测量值之间的关系

第三节　检验方法的选择和方法性能评价

一、检验方法的选择

临床实验室在引入新的方法或修订旧的方法，并使之成为临床常规方法时，通常包含以下步骤：确定检测需求、选择或建立候选方法、设定质量目标、方法学评价、方法的实施、临床样本的常规检测、质量控制及结果报告等。如果新方法涉及自动分析仪的使用，还要包括自动分析仪特征参数的评价。

（一）确定检测需求

1. 临床需求　①了解临床医师对检验项目周转时间、临床应用等的要求；②了解临床医师对候选方法关键性能指标的要求；③对于诊断性试验，要充分了解候选方法的诊断灵敏度和特异度，必要时通过临床研究获取数据。

2. 方法的分析性能要求　重点关注候选方法精密度、正确度及准确度、检测能力、分析测量范围和分析特异性等性能指标。

3. 自动分析仪的性能要求　包括移液精密度、样本-样本间的携带污染、试剂批间变异、检测器的不精密度、第一个结果的报告时间、试剂机上稳定性、检测通量、仪器故障频度、平均维修时间等。

（二）候选方法的选择

实验室对候选方法的选择需要重点考察以下内容的可行性。

1. 根据方法性能选择　①方法的检测原理；②详细的操作程序；③试剂和校准品的组分、数量，容器开启前后的贮存要求（空间、温度、光照、湿度等）；④试剂和校准品的稳定性，包括货架寿命、开瓶稳定性及机上稳定性等；⑤样本要求，包括样本采集和运输条件、样本量的要求、所需抗凝剂和防腐剂、贮存条件等；⑥校准方法及校准频度；⑦质控材料及质控频度；⑧预期的分析性能，包括精密度、正确度、检测限、分析测量范围等；⑨方法的参考区间，包括制造商建立参考区间的详细信息，健康人与患者检测值的分布，以及实验室建立参考区间的必要性等。

2. 根据所需条件设备选择　①仪器的要求及局限性，例如是否具备开展新方法所需的仪器设备；如需购置新仪器，实验室是否有足够空间，地板负荷是否满足重型仪器的要求，是否满足仪器对电、水、排水系统及环境温、湿度的要求，仪器是否符合实验室安全用电指南，仪器的检测通量是否满足工作量要求等。②计算机平台及实验室信息系统的接口。③人员要求，技术人员的操作时间及技能要求，新方法对人员培训的要求是否易于达到，实验室人员是否足够。④产生的废弃物类型、数量及处理方法。⑤可能的危害、适当的安全预防措施及职业安全和卫生管理指南。⑥成本分析，包含校准、质控及人员成本等。⑦技术支持、供应品及售后服务的可及性。

实验室可通过多种途径了解候选方法，如查阅文献、咨询同行、参观使用候选方法的实验室、获取制造商的产品说明、与厂家技术人员进行充分讨论等。通过对上述因素的逐项评估，确定适当的候选方法，进行方法性能评价。

二、方法性能评价指标

方法性能评价（performance evaluation of methodology）是对一个检测系统或方法的技术性能进行全面评估的过程，旨在保证其准确性、可靠性、有效性以及符合相关法规和标准。对于配套检验系统，实验室需要进行性能验证（verification），验证的内容通常包括精密度、正确度和分析测量范围。对于自建系统以及超出预定使用范围或经修改的配套系统，实验室需要对其分析性能进行全面确认（validation），包括精密度、正确度、准确度、检测能力、分析测量范围、分析灵敏度、测量不确定度、分析特异性等。此外，虽然参考区间不是检测系统或方法固有的性能，但是实验室在引入新的或修订旧的检测系统或方法时，必须进行参考区间的评价。

（一）精密度

1. 基本概念 精密度（precision）是指在规定条件下获得的相互独立的测量结果之间的一致程度。精密度通常以"不精密度"来度量，后者可用反映测量结果离散程度的指标定量表示，如标准差（standard deviation，SD）和变异系数（coefficient of variation，CV）。标准差或变异系数越大，精密度越差。精密度仅仅与随机误差相关，与被测量的真值无关。

2. 类型 根据测量条件是否改变，精密度可分为重复性和复现性两种。

（1）重复性：重复性（repeatability）是指在相同测量条件下，对同一被测量物进行连续多次测量所得结果之间的一致程度，对应批内不精密度。

（2）复现性：复现性（reproducibility）是指改变测量条件后，同一被测量物的测量结果之间的一致程度。中间精密度（intermediate precision）是一个常用的复现性指标，指实验室内不同操作条件下，采用相同检测方法对同一被测量物进行多次重复测量所得结果之间的一致程度。不同操作条件包括不同的时间、操作者、校准品批号、试剂批号、仪器等，评价中间精密度时要规定改变和未改变的条件。

3. 精密度评价方法 精密度评价采用重复性试验。如果在一个批次内对同一样品进行多次重复测定可得到批内不精密度；如果在一系列批次中，每个批次均对同一样品进行多次重复测定，可以同时得到批内不精密度和批间不精密度；如果不同分析批分布在不同工作日，可以得到日间不精密度；根据批内、批间、日间不精密度可以计算得到总不精密度。对于配套系统，可以采用连续测定 5 天，每天一个分析批，每批两个浓度水平，每一个浓度水平样品重复测定 3 次的方案来验证精密度。而对自建系统以及超出预定使用范围或经修改的配套系统，则需要进行更多变异组分分析，可采用以下方式：20 个工作日，每日运行两个分析批，每批进行双份重复测定。

4. 精密度图 精密度往往取决于分析物的浓度。精密度图（precision profile）是以分析物浓度为横坐标，以 SD 或 CV 为纵坐标绘制的一条函数关系曲线。精密度图有以下几种典型表现：①对于测量值分布范围较窄的分析物（如电解质等），SD 常表现为一个较恒定的值（不依赖于分析物浓度），CV 随分析物浓度的变化而改变（低浓度时 CV 比较大，高浓度时 CV 比较小），见图 2-5a。②对于测量值分布范围较宽的分析物（如激素等），SD 通常随分析物浓度增高而变大，如果二者之间存在一定的比例关系，则 CV 可保持恒定，见图 2-5b。③更复杂的情况是，当分析物处于一个低浓度范围，SD 相对恒定，CV 随分析物浓度增高而变小（尤其是分析物浓度接近检测下限时，*CV*可能非常大）；当分析物浓度达到一个限值，*SD*随分析物浓度增高而变大，并存在一定的比例关系，此时*CV*变得恒定，见图2-5c。

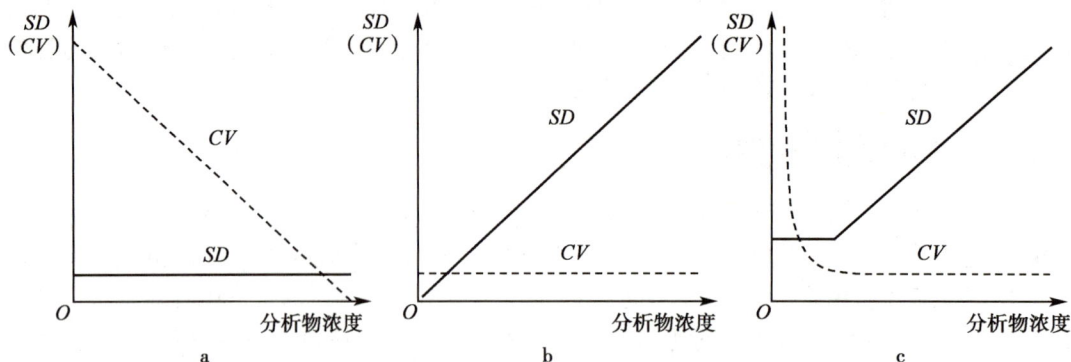

图2-5　分析物浓度与标准差（变异系数）关系图

实线表示分析物浓度与标准差（*SD*）关系图；虚线表示分析物浓度与变异系数（*CV*）关系图。

（二）正确度

1. 基本概念

（1）正确度：正确度（trueness）是指由大量（或无限次）测量结果得到的平均值与真值之间的一致程度。正确度是一个定性的术语，常用低、中、高表示。正确度使用大量测量结果得到的均值来消除或减少随机误差对结果的影响，反映的是系统误差。

（2）偏倚：偏倚（bias）指大量（或无限次）测量结果的平均值与真值之间的差异。正确度用偏倚来度量，偏倚可以用数字定量表示。

临床样品的"真值"很难获得，实际工作中常使用可接受参考值代替"真值"。可接受参考值可以是：①基于科学原理的理论值或确定值；②基于一些国家或国际组织实验工作的指定值或认证值；③基于科学或工程组织赞助下合作实验工作中的约定值或认证值；④如果上述条件均不能获得，就使用规定测量总体的均值（期望值）。

2. 正确度评价方法

（1）回收试验：回收试验（recovery test）是指当被分析试样的组分复杂、不完全清楚时，向试样中加入已知量的被测组分，然后测定、检查加入的组分能否定量回收，以判断分析过程是否存在系统误差的试验。回收试验是对照试验的一种。所得结果用百分数表示，称为百分回收率。其具体做法是：预先准备标准溶液作为A液。A液可以直接选用合适的高浓度参考物质，若无参考物质，也可用与被测量一致的纯品进行配制，配制时应采用重量法，以减小配制过程中的不确定度。选择合适浓度的临床样品作为B液。将不同体积的标准溶液A加入样品B中，配制成至少3个不同浓度的回收样品，覆盖待评价样品的测量区间。每个浓度重复检测3次。

回收量与"理论值"之比用百分率表示，即百分回收率（percentage recovery），计算公式如下。百分回收率越接近100%，检测的正确度越高。

$$R = \frac{C(V+V_0) - C_0 \times V_0}{V \times C_s} \times 100\%$$

式2-2

式中，*R*是百分回收率；*C*是将标准溶液A加入样品B后的检测浓度均值；V_0是样品B的体积；*V*是标准溶液A的体积；C_0是样品B的浓度；C_s是标准溶液A的浓度。

（2）方法比对试验：方法比对试验（method comparison test）是指在环境条件相同的情况下，相同的人员采用不同的检测方法对同一样品进行的检测，一般将待评价方法与参考方法或者公认方法进行比较。选取足够数量的新鲜患者血清样品，分别用参考方法和待评价的常规方法进行平行测定,并计算均值、标准差和置信区间。

采用回归分析得到两种方法的回归方程,并计算偏倚的置信区间。如果偏倚小于预期的可接受范围,则正确度可接受。

（3）已赋值的参考物质验证试验:至少选择两个浓度水平的定值标准物质,进行多次重复测定,计算均值并与给定的参考值进行比较,确定偏倚。定值标准物质可以是由参考方法定值的新鲜冰冻血清、具有互换性的有证参考物质、正确度质控物、厂家提供的正确度确认物等。某些情况下,室间质量评价或能力验证材料也被用来评价正确度,但这些材料中分析物的靶值为同组均值,不具有溯源性,其可靠性存疑。

（三）准确度

准确度（accuracy）指单次测量结果与真值的接近程度。如前所述,正确度反映系统误差的大小,精密度反映随机误差的大小,而准确度受正确度和精密度的双重影响,反映总误差。准确度是一个定性的术语,可以用测量不确定度来描述。

（四）检测能力

1. **基本概念** 检测能力（detection capability）是指检测系统或方法对低浓度分析物的分析能力,包含针对检测限低值附近的检测准确度进行评估的一组性能参数,即空白限、检出限及定量限。

（1）空白限:空白限（limit of blank, LoB）指在规定概率下,对无分析物样本检测的最大值。LoB 并非样品中实际分析物浓度,而是通过空白样品的重复测定得到的。LoB 测定方法:常以零浓度校准品或样本稀释液作为样本,重复测定 20 次,计算 20 次测量结果的平均值（M）和标准差（SD）,得出 $M+2SD$ 的值,然后再转换成浓度单位。

（2）检出限:检出限（limit of detection, LoD）也称检测低限（lower limit of detection）或最小检出浓度（minimum detectable concentration）,指在给定的显著性水平内,可以定性地从样品中检出的分析物的最低浓度。获得 LoD 的常用方法:①根据信号/噪声比（S/N ratio）计算（如高效液相色谱法等）:LoD = 3 × S/N;②根据标准曲线计算:LoD = 3.3 × σ/S(式中,S 为斜率;σ 为空白样本的标准差);③根据空白样本计算:LoD = LoB + 2SD。需要强调的是,"检出"是指"定性"检出,在检出限附近不能进行准确的定量。

（3）定量限:定量限（limit of quantification, LoQ）指满足声明的精密度和/或正确度,是在规定的实验条件下能够可靠定量的分析物的最低浓度。LoQ 必须考虑临床对精密度和/或正确度的要求,通常与一定的目标相联系,例如欧洲心脏病学会（ESC）和美国心脏病学会（ACC）等建议检测高敏心肌肌钙蛋白时将健康人群第 99 百分位数浓度可接受的不精密度定为 $CV \leqslant 10\%$。

多数情况下,LoB 小于 LoD,而 LoD 小于或等于 LoQ。检测结果≤LoB,结果应报告"未检出"或"浓度 < LoD";LoB < 检测结果 < LoD 或 LoD≤检测结果 < LoQ,结果应报告"检出,浓度 < LoQ",即样品中含有分析物,但不能提供可靠的定量结果;检测结果≥LoQ,可直接报告检测结果。

临床上常用的功能灵敏度（functional sensitivity）是指测定结果变异系数符合特定要求时的分析物浓度,可用 LoQ 取代。对于多种分析物,功能灵敏度是十分重要的概念。以促甲状腺激素（TSH）为例,方法学的改进提高了 TSH 检测的功能灵敏度(以 $CV \leqslant 20\%$ 为接受标准,第二代 TSH 试剂功能灵敏度为 0.1～0.2mIU/L;第三代为 0.01～0.02mIU/L;第四代为 0.001mIU/L),能准确检测低浓度 TSH,对甲状腺功能紊乱的诊断有重要意义。

2. **检测能力评价**

（1）LoB 和 LoD:分别通过空白样品或低值样品的重复测定获得。在不同实验条件下(不同时间、不同试剂批号等)对空白样品或低值样品进行多次重复测定,根据测定值的数据分布状态（正态分布或非正态分布）选择参数或非参数统计方法。如果默认Ⅰ类、Ⅱ类错误水平为5%（$\alpha = \beta = 0.05$），那么LoB为空白样品测定值的第95百分位数，LoD为95%的测定值高于LoB的样品浓度。

（2）LoQ：预先选择一个靶浓度作为试验LoQ，并根据该浓度制备多个低值样品。分别在不同条件下（不同时间、不同试剂批号等）进行多次重复测定，计算不精密度（变异系数或标准差）、偏倚或总误差等。如果满足既定目标，该浓度即为此检测系统或方法的LoQ。

（五）分析测量范围及临床可报告范围

1. 基本概念

（1）分析测量范围：分析测量范围（analytical measurement range）又称为测量区间（measuring interval）或可报告范围（reportable range），是指在不进行任何稀释、浓缩或其他预处理等情况下，测量程序直接测量样品，测量结果不精密度和偏倚在允许范围内的分析物的浓度（或活性）范围。它是由定量限（LoQ）和检测上限（upper limit of quantification）构成的封闭区间，在此区间内，经过系列稀释的样品中分析物的测量值与其实际浓度（或活性）呈线性比例关系。另一个临床实验室常用的术语"线性范围"（linear range），是指测量值与预期的分析物浓度（或活性）呈直线关系的范围。线性范围和分析测量范围是不同组织或专业团体对检测系统或方法在一定范围内给出可靠检测结果能力的描述，表述方式不同但内在含义一致。

（2）临床可报告范围：临床可报告范围（clinically reportable range）是指样品经过稀释、浓缩或其他预处理，以扩展直接分析测量下的分析物浓度（或活性）范围。对于临床可报告范围大于分析测量范围的检测项目，需要进行最大稀释度试验，以确定临床可报告范围的上限，并结合LoQ来确定该项目的临床可报告范围。

2. 线性评价 线性评价是将样品进行系列稀释，或使用（具有已知值/已知关系的）线性评价材料，对测定值与指定值（或稀释后的理论值）进行回归分析，评价该方法能准确报告的最低、最高浓度（或活性）范围，即建立定量测定方法的分析测量范围（线性范围）。多种方法可用于线性评价，一个简单做法是将样品进行系列稀释后目测检测结果和预期值之间是否呈线性关系（目测法）。正式的线性评价应当基于统计学方法，其中最常用的是多项式回归方法。将线性评价测定的数据分别通过一次方、二次方及三次方进行拟合，得到一次、二次或三次多项式，判断各级多项式的系数是否具有统计学意义，得到最适多项式。

线性偏离（deviation from linearity，DL）也称非线性程度，指某组数据被评价为非线性时，在相应浓度处最适多项式（二次或三次）与一次多项式（线性）拟合模型的差值。如果数据拟合的最佳形式为直线（一次多项式），或数据拟合的最佳形式并非直线（二次或三次多项式），但线性偏离小于具有临床意义的临界值（如允许总误差），并且数据有较高的精密度，就认为该方法（在给定范围内）具有临床可接受的线性关系。

（六）分析灵敏度

1. 基本概念 分析灵敏度（analytical sensitivity）是指被测组分浓度或含量改变1个单位时所引起的分析信号的变化，它反映检测系统或方法辨别微小分析物浓度差异的能力。

2. 分析灵敏度评价 分析灵敏度可以用校准曲线的斜率来评价，其中横坐标为浓度，纵坐标为测量信号。除了校准曲线的斜率，分析灵敏度还取决于检测系统或方法的精密度，斜率越大、方法的精密度越高，分析灵敏度越高。

（七）分析特异性与干扰

1. 基本概念 分析特异性（analytical specificity）是指检测系统或方法不受样品中存在的潜在干扰物或干扰因素（如脂血、溶血、胆红素、抗体、分析物的代谢物或降解产物、抗凝剂、防腐剂等）的影响时，测定目标分析物浓度的能力。干扰（interference）是指因样品特性或其他成分影响，分析物浓度出现有临床意义的偏差。

在检测药物浓度时，分析特异性常受到其代谢物的影响，必要时可同时检测母体药物及其代谢物。在多肽及蛋白类分析物的检测中，不同检测系统或方法使用的抗体常针对不同的抗原决定簇，抗体特异性的差异可能导致测定结果的显著差异。内源性抗体（嗜异性抗体、人抗鼠抗体、类风湿因子等）的干扰也是不容忽视的问题，加入内源性抗体阻断试剂或绘制稀释曲线（至少两个稀释浓度）有助于发现假阳性结果。

2. 干扰评价

（1）方法及原理

1）配对差异试验：选取不同浓度的患者样品，将样品分割成测试组和对照组。向测试组样品中分别加入不同类型的潜在干扰物，干扰物浓度通常为临床样品中可出现的最高浓度，对照组中加入等体积不含干扰物的溶剂。分别测定分析物浓度，确定配对样品中差异有统计学意义的干扰物。

2）剂量效应试验：将含有高浓度干扰物的样品和不含干扰物的样品（样品中分析物浓度相同）按比例混合，制备一系列含有不同浓度干扰物的样品（一般为 5 个浓度）。分别测定分析物浓度，通过回归分析明确干扰物剂量效应，确定有临床意义的干扰物浓度水平。

3）利用患者样品进行偏倚分析：选择 2 组患者样品，一组可能存在潜在干扰物（测试组样品），一组无干扰物（对照组样品），每组 20～40 个样品。分别用待评价方法与参考方法或比较方法（具有低干扰性、高特异性）进行重复测定，比较两种方法测定结果之间的差异。若测试组有差异，对照组无差异，提示测试组样品中存在潜在干扰物。如两组均无显著差异说明不存在干扰。

在进行干扰评价前需要确定可接受的干扰标准。干扰标准（interference criteria）是指在某分析物浓度水平，相对于真值可接受的最大干扰结果（最大允许偏差），该偏差可能影响医师的医疗决定。干扰标准的建立可以基于生物学变异、分析变异或医师的临床经验。

（2）干扰的处理：干扰物对检测结果的影响可通过一些方法进行补偿或修正，以尽量减少干扰对特定患者群体的影响。例如对常见的内源性干扰物（如脂血、溶血、胆红素等），可通过样品预处理、样品空白、血清基质校准或数学修正等方法减少干扰效果。如果怀疑检验结果的严重偏差可能由干扰物引起，实验室需要采取以下措施：①收集资料，调查是否存在干扰；②告知医师干扰可能导致不可靠的结果；③尽可能使用分析特异性高的方法。

（八）参考区间

1. 基本概念 临床医师通常会将患者的检验结果与参考区间进行比较，用于疾病诊断、生理功能评估和治疗管理。参考区间（reference interval）是指在特定条件下，对健康人群中抽样的个体进行某个检验项目测定，其测定值分布的一个区间，通常采用包括抽样的95%的参考个体组成参考区间。

参考区间可分为双侧参考限和单侧参考限。双侧参考限是由参考下限和参考上限组成的区间，用"参考下限～参考上限"表示。如果呈正态分布，可用均值 ±1.96 标准差表示；如果呈偏态分布，则用百分位数区间 P2.5～P97.5 表示。单侧参考限是仅仅由参考下限或者参考上限组成的区间，临床常见的是参考上限（upper reference limit, URL），参考区间表示为"≤参考上限"。最常用的是95%参考上限，根据不同的临床需要，可设定不同水平的参考上限，如 97.5%、99% 参考上限。例如，天冬氨酸转氨酶（AST）97.5% URL 为 35U/L。

需要注意的是，参考区间是一个统计学概念，是根据临床需要人为设定的。如果采用95% 的参考个体组成参考区间，那么有 5% 的健康人群排除在参考区间之外。参考区间是医师诊断的重要依据，检验报告必须注明参考区间。如果测定值在参考区间上限、下限附近，最好不要轻易判断为正常或异常，建议复查。

2. 参考区间的建立和验证

（1）参考区间的建立：从参考个体组成的参考人群中，选择一定数量的参考个体（至少120例）组成参考样品组，通过测定某个指标获得该组所有个体的检测结果（即参考值），经过统计处理获得参考值的分布状态（正态或偏态）并计算参考限。参考个体（reference individual）是依据临床对某个项目的使用要求确定入选标准后，选择的参与实验的个体。因此，根据临床应用目的不同，参考个体和参考区间可以与健康相关联，以区分个体的健康状况；也可以与其他生理或病理状况相关联，以反映人体所处的不同生理或病理过程。临床实验室所使用的参考区间通常是基于"健康"的参考个体，如果检测结果在参考区间内则视为"正常"，在参考区间外则视为"异常"。

（2）参考区间的验证：临床实验室可引用行业标准、指南、制造商提供的参考区间，或具有相同或相似检测系统的其他实验室所采用的参考区间，这些参考区间在应用于临床前，需要进行验证。一种做法是，选择至少20个参考个体进行检测，如果不超过10%的参考值落到已建立的参考区间之外，则验证通过；如果超过10%的参考值落在已建立的参考区间之外，需要重新验证，或必要时建立实验室自己的参考区间。应注意在验证参考区间时，参考个体的纳入与排除标准，所定义的分析前、分析中程序应与最初建立参考区间时一致。

参考区间受性别、年龄、环境、生活方式和种族等因素影响，理想情况下，临床实验室应建立符合本地人群特征的参考区间。但实际工作中，建立参考区间需要投入大量的人力、物力，费用昂贵，对于大多数临床实验室，参考区间的引用并验证更具可行性。实验室引入新的检测方法，或是方法发生重大变更后需要建立或验证参考区间。

第四节　质量目标设定与方法性能判断

在上述方法性能评价指标中，正确度与精密度尤为重要，二者决定了检验方法的准确度，而准确度是否满足临床需求，决定了该方法是否能够用于临床常规检验。临床实验室必须制订明确的分析质量目标，将待选方法的分析性能与质量目标进行比较，判断待选方法的性能是否可接受。

一、质量目标

质量目标（quality goal）又称质量规范（quality specification）、质量标准（quality standard）、分析目标（analytical goal）和分析性能目标（analytical performance goal）等，是指帮助临床医学决策所要求达到的质量水平。临床实验室常用质量目标来判断检测系统或方法分析性能是否可接受。

临床检验质量目标主要包括允许不精密度、允许偏倚和允许总误差。其中允许总误差最重要，它代表从临床使用角度所能接受的分析误差大小。

二、质量目标设定

（一）质量目标的设定方式

1999年国际理论与应用化学联合会（IUPAC）、国际临床化学与检验医学联合会（IFCC）及世界卫生组织（WHO）在瑞典斯德哥尔摩提出"全球检验医学分析质量规范设定策略"（即斯德哥尔摩协议）。协议提出了主要的分析质量目标的设定方式，并根据设定方式与临床需要相关的密切程度进行如下排序。

1. 通过评估分析性能对具体医学决定的影响来设定分析质量目标　这种方式将分析

性能直接与临床结果相联系，是最理想的质量目标设定方式。目前仅少数指标可采用这种设定方式，如接受胰岛素治疗的糖尿病患者的血糖、用于心血管病危险分析的血脂指标等。

2. 通过评估分析性能对一般医学决定的影响来设定分析质量目标 这种方式主要依据检验项目的生物学变异或临床医师的观点。其中基于生物学变异设定分析质量目标是目前广泛采用的方式。这种方式考虑了客观医学需要，是较理想的质量目标设定方式。

3. 专业建议或指南提出的分析质量目标 例如美国胆固醇教育计划（NCEP）提出血脂分析质量目标，要求胆固醇（TC）的允许不精密度、允许偏倚及允许总误差分别为3%、3%和9%。这类分析质量目标一般基于大量临床和实验室经验，充分考虑现有科学理论和当前实验数据，较为客观合理。

4. 国家法规或室间质量评价计划组织提出的分析质量目标 例如美国临床实验室改进修正案（CLIA）提出的允许总误差。这类质量目标的设定具有经验性和主观性，主要考虑大多数临床实验室能够达到的质量水平。我国的卫生行业标准列出了常见生物化学检验项目的分析质量目标（表2-2）。

表2-2 常见生物化学检验项目的分析质量目标列表

检验项目	允许不精密度 /%	允许偏倚 /%	允许总误差
钾	2.5	2.0	0.2mmol/L（≤3.3mmol/L）；6.0%（>3.3mmol/L）
钠	1.5	1.5	4.0%
氯	1.5	1.5	4.0%
钙	2.0	2.0	0.1mmol/L（≤2mmol/L）；5.0%（>2mmol/L）
磷酸根离子	4.0	3.0	10.0%
葡萄糖	3.0	2.0	0.21mmol/L（≤3mmol/L）；7.0%（>3mmol/L）
尿素	3.0	3.0	0.32mmol/L（≤4mmol/L）；8.0%（>4mmol/L）
尿酸	4.5	4.5	12.0%
肌酐	4.0	5.5	6μmol/L（≤50μmol/L）；12.0%（>50μmol/L）
总蛋白	2.0	2.0	5.0%
白蛋白	2.5	2.0	6.0%
总胆固醇	3.0	4.0	9.0%
甘油三酯	5.0	5.0	14.0%
高密度脂蛋白胆固醇	6.0	8.0	0.16mmol/L（≤0.8mmol/L）；20.0%（>0.8mmol/L）
低密度脂蛋白胆固醇	6.0	8.0	0.4mmol/L（≤2mmol/L）；20.0%（>2mmol/L）
总胆红素	6.0	5.0	2.4μmol/L（≤16μmol/L）；15.0%（>16μmol/L）
直接胆红素/结合胆红素	8.0	6.7	1μmol/L（≤5μmol/L）；20.0%（>5μmol/L）
丙氨酸转氨酶	6.0	5.0	6U/L（≤40U/L）；15.0%（>40U/L）
天冬氨酸转氨酶	6.0	5.0	6U/L（≤40U/L）；15.0%（>40U/L）
碱性磷酸酶	5.0	10.0	9U/L（≤50U/L）；18.0%（>50U/L）
淀粉酶	4.5	7.5	9U/L（≤60U/L）；15.0%（>60U/L）
肌酸激酶	5.5	5.5	15.0%
乳酸脱氢酶	4.0	4.0	11.0%
γ-谷氨酰转移酶	3.5	5.5	4.4U/L（≤40U/L）；11.0%（>40U/L）
α-羟丁酸脱氢酶	7.5	10.0	25.0%

资料来源：《临床化学检验常用项目分析质量标准》（WS/T 403—2024）。

5. 根据当前技术水平设定分析质量目标 多来源于室间质量评价或能力比对数据和文献资料显示的方法学研究结果。这类质量目标的设定基于能够达到的质量水平,并非临床所需要的质量水平。

在上述 5 种方式中,基于生物学变异的质量目标设定方式是目前临床检验领域普遍采用的方式。

(二)基于生物学变异设定质量目标

1. 基于生物学变异设定质量目标的优点 ①考虑了检验项目在疾病监测和疾病诊断两大方面的临床使用与医学需求;②有可利用的生物学变异数据库;③计算模型简便易懂;④与实验室大小或规模无关,适用于大多数检验项目和所有实验室。

2. 基于生物学变异设定质量目标的方法

(1)允许不精密度的设定:当检验项目用于疾病监测时,检验结果的总变异包含了分析前变异、分析变异(CV_A)和个体内生物学变异(CV_I)。忽略分析前变异,如果 $CV_A < 0.25CV_I$,检验结果总变异的增加不超过 3%;如果 $CV_A < 0.5CV_I$,检验结果总变异的增加不超过 12%;如果 $CV_A < 0.75CV_I$,检验结果总变异的增加不超过 25%。由此制订的允许不精密度的最低、适当和最佳质量目标分别为 $0.75CV_I$、$0.5CV_I$ 和 $0.25CV_I$。

(2)允许偏倚的设定:当检验项目用于疾病诊断时,需要将检验结果与参考区间进行比较。如果不考虑分析变异,参考区间的变异主要由个体内生物学变异和个体间生物学变异(CV_G)决定,即人群生物学变异 $(CV_I^2 + CV_G^2)^{1/2}$。分析偏倚(analysis bias, BA)主要影响临床诊断,相当于导致参考区间平移,从而引起人群的错误划分。如果 BA 小于 1/8 人群生物学变异,超出参考区间的人群增加不超过 2%;如果 BA 小于 1/4 人群生物学变异,超出参考区间的人群增加不超过 16%;如果 BA 小于 3/8 人群生物学变异,超出参考区间的人群增加不超过 34%。由此制订的允许偏倚的最低、适当和最佳质量目标分别是 $0.375(CV_I^2 + CV_G^2)^{1/2}$、$0.250(CV_I^2 + CV_G^2)^{1/2}$ 和 $0.125(CV_I^2 + CV_G^2)^{1/2}$。

(3)允许总误差的设定:根据总误差计算公式得到允许总误差的最低、适当和最佳质量目标。

(三)应用实例

以乳酸脱氢酶(LDH)为例介绍基于生物学变异的临床生物化学检验项目分析质量目标的设定及方法性能判断。

1. 设定质量目标 根据生物学变异数据库得到 LDH 的个体内生物学变异($CV_I = 8.6\%$)及个体间生物学变异($CV_G = 14.7\%$),计算人群生物学变异:$(CV_I^2 + CV_G^2)^{1/2} = (8.6\%^2 + 14.7\%^2)^{1/2} = (73.96\% + 216.09\%)^{1/2} = 17.03\%$。

(1)允许不精密度:①最低目标 $0.75CV_I$ 即 $0.75 \times 8.6\% = 6.45\%$;②适当目标 $0.5CV_I$ 即 $0.5 \times 8.6\% = 4.30\%$;③最佳目标 $0.25CV_I$ 即 $0.25 \times 8.6\% = 2.15\%$。

(2)允许偏倚:①最低目标 $0.375(CV_I^2 + CV_G^2)^{1/2}$ 即 $0.375 \times 17.03\% = 6.39\%$;②适当目标 $0.25(CV_I^2 + CV_G^2)^{1/2}$ 即 $0.25 \times 17.03\% = 4.26\%$;③最佳目标 $0.125(CV_I^2 + CV_G^2)^{1/2}$ 即 $0.125 \times 17.03\% = 2.13\%$。

(3)允许总误差(90% 置信水平):①最低目标 $0.75CV_I + 1.65 \times 0.375(CV_I^2 + CV_G^2)^{1/2}$ 即 $6.45\% + 1.65 \times 6.39\% = 16.99\%$;②适当目标 $0.5CV_I + 1.65 \times 0.25(CV_I^2 + CV_G^2)^{1/2}$ 即 $4.30\% + 1.65 \times 4.26\% = 11.33\%$;③最佳目标 $0.25CV_I + 1.65 \times 0.125(CV_I^2 + CV_G^2)^{1/2}$ 即 $2.15\% + 1.65 \times 2.13\% = 5.66\%$。

2. 根据质量目标进行方法性能判断 例如,A 实验室 LDH 的不精密度(CV)为 9%,偏倚 3%;B 实验室 LDH 不精密度(CV)为 2%,偏倚 8%。A、B 两个实验室检测 LDH 的方法性能是否可接受?

（1）计算：A 实验室的总误差（90% 置信水平）为 $3\% + 1.65 \times 9\% = 17.85\%$；B 实验室总误差为 $8\% + 1.65 \times 2\% = 11.30\%$。

（2）分析：A 实验室总误差 17.85%，超过允许总误差"最低目标"，方法性能不可接受，应舍弃；B 实验室总误差 11.30%，在"适当目标"之内，方法性能可接受。进一步分析显示，该方法虽然精密度性能较好（不精密度低于允许不精密度"最佳目标"），但偏倚为 8%，超过允许偏倚"最低目标"，实验室应查找原因，通过校准等措施改进正确度性能。

第五节 方法评价与质量控制

临床生物化学检验主要是定量测定，定量准确是关键。为了保证每一个临床实验室日常临床生物化学检验的准确性，必须进行质量控制。临床实验室质量控制主要包括两个方面：室内质量控制和室间质量评价。前者是对每一个检验项目的精密度进行监控，后者是对检验项目的正确度进行评价。因此，质量控制可以视为方法评价在临床生物化学检验日常工作中的最广泛应用。

一、精密度与室内质量控制

（一）基本概念

室内质量控制（internal quality control，IQC）是实验室人员按照一定的频度连续测定稳定样品中的特定组分，并采用一系列方法进行分析，按照统计学规律推断和评价本批次测量结果的可靠程度，以此判断检验报告是否可以发出，及时发现并排除质量环节中的不满意因素。

室内质控是临床实验室对检验方法的精密度进行评价的重要手段。利用一段时间室内质控结果的数据可以计算实验室所用方法的不精密度，以变异系数（CV）或者标准差（SD）表示。CV 的计算公式为：

$$CV(\%) = (\text{质控结果的标准差} / \text{质控结果的均值}) \times 100\% \qquad \text{式 2-3}$$

（二）方法及原理

室内质控是通过分析稳定的质控材料（与患者样品基质相同），并将其与期望值进行比较来进行的。期望值由具有上限和下限的可接受值的区间表示，称为控制限。实验室人员通过观察质控材料检测值是否超过控制限，来判断分析批是在控还是失控，以决定能否报告此分析批患者的检测结果。

1. 质控图绘制 20 世纪 50 年代初，Levey 和 Jennings 把应用于工业的质量控制方法引入临床实验室。他们用质控材料取代了样品抽样，使用质控图来描述和评估质控材料的检测结果随时间变化的分布，称为 Levey-Jennings 质控图（图 2-6）。

图 2-6 中的靶值和控制限是通过不同时间（一般应大于等于 20 天）重复测定稳定质控材料中的目标组分，计算平均值（$\bar{x}$）和标准差（SD）得到的。通过累积更多的质控数据（如 3~5 个月），可以获得更可靠的平均值和标准差。

2. 质控规则的使用 质控规则（control rule）是解释质控数据和判断分析批质控状态的标准。以符号 A_L 表示，其中，L 是控制限，A 代表超过控制限（L）的质控测定值的个数。临床常用的质控规则如下。

（1）1_{3s} 质控规则：表示一个质控测定结果超过 $\bar{x} \pm 3s$。

（2）2_{2s} 质控规则：表示两个连续质控测定结果同时超过 $\bar{x} + 2s$ 或 $\bar{x} - 2s$。

（3）R_{4s} 质控规则：表示同批两个质控测定结果的差值超过 $4s$，即一个质控测定结果超过 $\bar{x} + 2s$，另一个质控测定结果超过 $\bar{x} - 2s$。

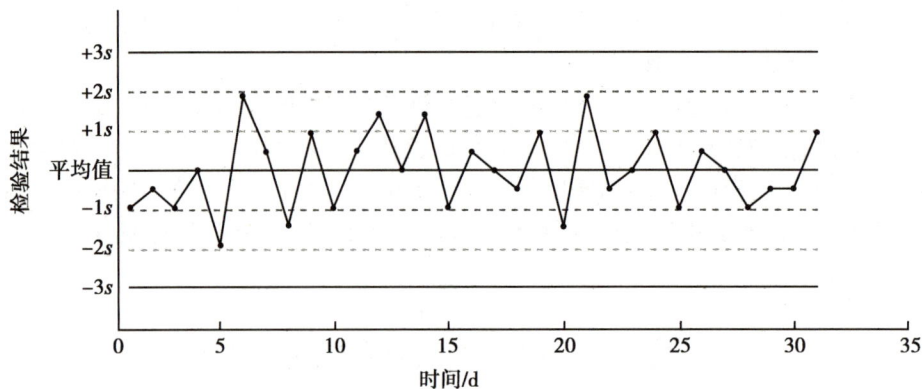

图 2-6　Levey-Jennings 质控图

（4）4_{1s} 质控规则：表示一个质控品连续四次测定结果都超过 $\bar{x}+1s$ 或 $\bar{x}-1s$，两个质控品连续两次测定结果都超过 $\bar{x}+1s$ 或 $\bar{x}-1s$。

（5）$10\bar{x}$ 质控规则：表示十个连续质控测定结果落在平均值的同一侧。

在实践中，常由 1_{3s} 或 R_{4s} 规则检出随机误差；由 2_{2s}、4_{1s}、$10\bar{x}$ 规则检出系统误差，当系统误差特别大时，也可由 1_{3s} 检出。

3. 失控处理　当质控结果显示失控时，应采取以下措施：①判断误差类型（随机误差或系统误差）；②分析查找原因；③针对原因采取纠正措施；④验证纠正措施的有效性，如采取的措施有效，则重新检测质控材料，质控结果应在控；⑤评估最后一次成功的质控活动后患者样品的检测结果，例如，重新检测上一次在控的质控与本次失控的质控之间患者的样品，判断此期间患者的检测结果是否可靠；⑥填写失控报告。

二、正确度与室间质量评价

（一）基本概念

室间质量评价（external quality assessment，EQA）是指室间质量评价组织将多个标本周期性地发放给临床实验室进行测定，将每一实验室的测定结果与同组其他实验室的结果或指定值进行比较，按照预先制订的准则评价参与实验室的能力。

室间质量评价是临床实验室对检验方法的正确度进行评价的重要手段。利用实验室的测定结果与同组结果的均值或指定值（统称为靶值），可以计算实验室所用方法的偏差，公式为：偏差（%）=（实验室测定结果－靶值）/靶值×100%。

（二）方法和原理

EQA 组织者（如国家卫生健康委临床检验中心）每年多次发放一系列样品到实验室，样品中目标分析物的浓度尽可能涵盖分析测量范围和临床决定值；临床实验室以与患者样品相同的方式进行检测，并将检测结果报告给 EQA 组织者；组织者将同组实验室的结果进行汇总，得到靶值，并根据可接受性标准（如同组均值 ±3 倍标准差）制订控制限。如果实验室的检测结果超出控制限，应分析原因并采取纠正措施，必要时采取相应的预防措施。

本章小结

计量学是研究测量及其应用的学科。测量是通过实验获得并可合理赋予某量一个或多个量值的过程。计量是为实现单位统一和保证量值准确可靠而进行的科技、法制和管理活动。为保证临床生物化学检验常规方法的准确性和一致性，需要实现计量学上的溯源性。溯源性有不同层级，最高层级是溯源至 SI 单位。校准在溯源性的建立中起重要作用，参考物质既可用作校准物,也可用作正确度质控物。无论是哪种用途,参考物质的互换性都将影响量值传递的正确性,因此要重视参考物质的互换性问题。测量误差是指测量结果对于真值(或可接受参考值)的偏离。测量不确定度是一个与测量结果有关的非负参数,能够合理地表征赋予被测量量值的分散性。测量误差和测量不确定度都是描述检验结果质量的指标,但二者又有所不同,测量误差是测量结果与靶值之差在一定置信区间内的最大值,而不确定度给出的是被测量的测量结果可能出现的区间。

选择常规方法用于临床检测需要考虑临床需求及方法的性能要求,入选的候选方法需要经过方法性能评估才可进入临床常规使用。评价方法性能的指标包括精密度、正确度、检测限、分析测量范围、分析灵敏度、分析特异性和干扰等。评估结果应当与分析质量目标(包括允许偏倚、允许不精密度和允许总误差)进行比较,以确定方法性能是否可接受。分析质量目标有5种主要的设定方式,其中,基于生物学变异的质量目标设定是目前被广泛接受的方式。

临床实验室应当对已开展的临床检验项目进行室内质量控制,绘制质量控制图,出现失控现象时,应当及时查找原因,采取纠正措施,并详细记录。临床实验室应参加室间质量评价,通过与同组的其他实验室的结果或指定值进行比较,按照预先制订的准则评价本实验室的能力。

(程黎明)

第三章　临床生物化学检验诊断性能评价

随着科学技术的进步与发展，用于疾病诊断的检验项目层出不穷，它们在疾病的诊断和治疗中发挥着越来越重要的作用。我们不仅要关注检验方法性能和检验结果的准确性，还需知晓检验项目的诊断性能，确保它对医疗决策的贡献和对患者诊疗的价值。通过临床诊断性能评价的研究，能够决定新检验项目是否可在临床上应用；明确检验项目在疾病的筛查、诊断和预后中的价值，确定检验项目的适用范围；依据循证检验医学的要求，为检验项目的临床应用提供最佳的证据，为制订临床实践指南提供依据。本章主要介绍有关检验项目诊断性能及评价的相关理论和知识。

第一节　分界值与临床决定值

临床在划分不同生理与病理状态时，以参考区间为基础，根据不同的临床目的（早期诊断、疾病治疗、疗效观察等），通过临床流行病学研究，把诊断灵敏度和特异度等指标放在适当水平而产生了分界值、临床决定值等概念，它们是检验结果用于临床决策的重要依据。

一、分界值

分界值（cut-off value）是指临床判断检验结果"正常"或者"异常"的界值，它来源于统计学的临界值。临界值（critical value）是指在统计检验中，为确定是否接受原假设而确立的接受域或拒绝域的分界值。

（一）分界值与诊断性能

目前，没有一个分界值能够完全区分"正常"和"异常"，"患者"与"非患者"检验结果的分布通常存在部分重叠，因此需要将根据分界值得到的判断与诊断的"金标准"进行比较，可能出现4种关系（图3-1）：①真阳性（true positive，TP）是指某项特异性检查结果阳性（表明有某病）而病理检查或其他公认可信的证据证实确实患有该病的情况；②假阳性（false positive，FP）是指某项特异性检查结果阳性（表明有某病），而病理检查或其他公认可信的证据证实没有患该病的情况；③真阴性（true negative，TN）是指某项特异性检查结果阴性（表明没有某病）而病理检查或其他公认可信的证据证实确实没有患该病的情况；④假阴性

（false negative，FN）是指某项特异性检查结果阴性（表明没有某病），而病理检查或其他公认可信的证据证实确实患有该病的情况。

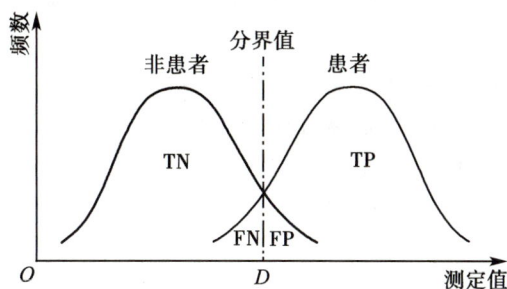

图 3-1　检验结果和患某病情况之间的关系

　　分界值的设定直接影响检验项目的诊断性能：①当非患者的分布与患者的分布无重叠，在其中间取一点（点 D）为分界值，这时假阳性＝假阴性＝0，这是一种罕见的理想情况，该分界值对疾病有完全准确的鉴别能力（图 3-2a）；②当非患者的分布与患者的分布完全重叠，在其中间取一点（点 D）为分界值，这时灵敏度＝特异度＝50%，此时其对疾病的鉴别没有价值；③许多检验项目的检测结果在非患者与患者的分布有交叉，当 D 向右移动，假阳性减少，假阴性增加，灵敏度降低，特异度增高；反之，当 D 向左移动，假阳性增加，假阴性减少，灵敏度增高，特异度降低（图 3-2b）。

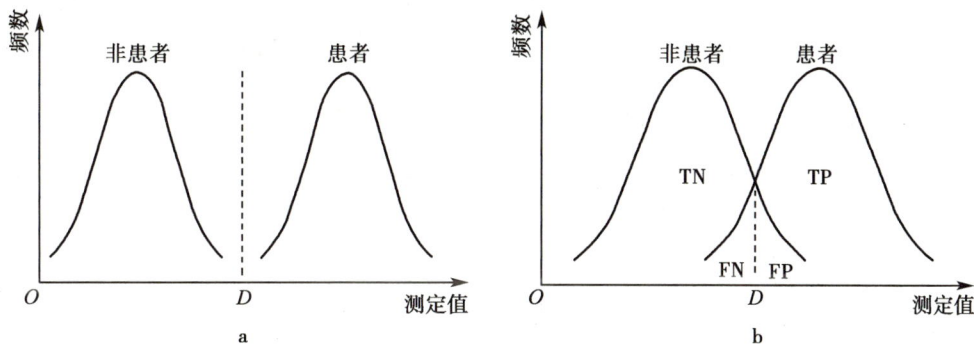

图 3-2　非患者和患者分布曲线

（二）分界值的选择

　　传统方法的过程一般是先初步确定几个分界值，分别计算真阳性、真阴性、假阳性、假阴性数值，进一步计算诊断灵敏度、诊断特异度等指标，最后根据早期诊断、疗效观察、流行病学调查等各种不同目的确定分界值。目前国际上公认推荐采用受试者操作特征曲线的方法选择分界值。

二、临床决定值

（一）临床决定值的概念

　　临床决定值（clinical decision limit，CDL）又称医学决定水平（medicine decision level，MDL），是指对疾病的诊断或治疗起关键作用的检验值，即临床按照不同病情给予不同处理的指标阈值，有助于临床决策。临床决定值可根据不同的疾病诊断要点和标准，以及不同的治疗要求和治疗方法的选择，而有多个设定的限值，临床医师在使用这些指标时能够根据不同的界限采取不同的处理方法和措施。

（二）临床决定值的确定

临床决定值的确定不但要根据健康人群参考值，也要根据无关疾病患者的参考值及相关疾病患者分型、分期的测定值，同时还要查阅文献资料及征询对实验诊断有丰富经验的医师的意见。图 3-3 描述了临床决定值与参考区间的关系，A 组是健康状况良好的人群，所得出的参考区间在两箭头之间。B 组是某种疾病的患者。DL1 为一决定值，此值的左侧可除外疾病；DL2 为另一决定值，该值的右侧数值可确信患者有疾病。

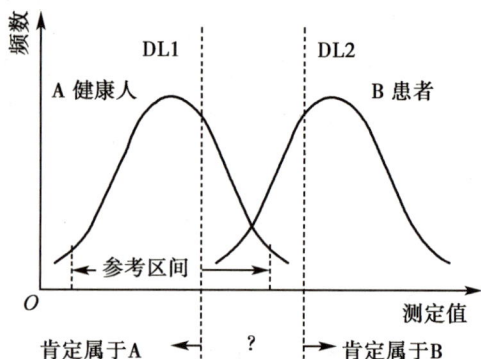

图 3-3　临床决定值与参考区间的关系

（三）临床决定值的作用

观察测定值是否高于或低于某一临床决定值，可提示医师在临床上应采取何种处理方式。临床决定值的作用主要体现在以下四个方面：①待诊值：提示需要制订进一步检查计划的界值；②确诊值：提示处于疾病或非疾病状态，决定是否采取治疗措施；③预后判断值：提示不良预后，需要制订相应的治疗措施；④危急值：提示可能存在严重的疾病或生命危险，需要采取紧急治疗措施。例如，HCO_3^- 的参考区间为 23～30mmol/L。当测定结果 ≤6.0mmol/L 时，通常伴有严重的代谢性酸中毒，估计血液 pH<7.1，属于临床急症抢救范围，提示必须采取适当的治疗措施；如果 $HCO_3^- ≥33mmol/L$，应考虑鉴别是代谢性碱中毒还是呼吸性酸中毒，要求结合临床并测定血气分析；如果 $HCO_3^- ≤20mmol/L$，也应结合临床寻找原因。因此，HCO_3^- 的临床决定值分别为 6.0mmol/L、20mmol/L 及 33mmol/L。

（四）危急值

危急值（critical risk value）是指提示患者个体或群体生命处于危险状态的检验结果，提示临床必须立即采取有效、适宜的治疗抢救措施，否则就有可能出现严重后果，失去最佳抢救机会。危急值属于临床决定值。

1. 危急值的类型　危急值有两种类型，一类是危及生命的极度异常的检验结果，例如成人的血糖 >22.2mmol/L 或 <2.2mmol/L、总钙 >3.50mmol/L 或 <1.75mmol/L 等都属于危急值，一般由医院根据实际情况自行发布；另一类是重大传染病的检验结果，一般由国家或者地方政府发布。

2. 危急值项目的选择　不同的实验室纳入的危急值项目差异很大，危急值项目的确定应该由医院行政管理部门组织相关科室专家协商确定。

3. 危急值界限的确定　其依据是：①根据种族、性别、年龄等人口统计学特点来设置不同亚组的分界值；②基于临床决定值，提出可能危急值界限；③基于医疗机构、不同专业科室的临床救治能力提出可能危急值界限；④危急值界限确认时应考虑基于本单位检测系统的生物参考区间；⑤以国家卫生健康委临床检验中心组织的全国性的现况调查为基础，建立危急值界限数据库，并按照统计结果制订分界值；⑥可参考公开发表的文献及循证医学的依据；⑦由医院行政管理部门组织相关科室专家协商确定，尤其是急诊科、重症医学科、麻醉科、心内科、呼吸科、肾内科、血液科和消化科等科室的医师，与检验科就不同部门具体危急值项目的界限设置进行讨论且达成共识，经医院行政管理部门签字认可并发布；⑧周期性地评估危急值界限，根据危急值发生频率及临床救治效果来调整分界值。

（五）临床决定值与参考区间的关系

无论参考区间还是临床决定值都是实验室提供信息的重要组成部分，用来支持临床检验结果的合理解释。参考区间来源于健康参考人群的数据分布，主要关注优化特异度（通常为95%），数据在参考区间以外并不一定代表患有疾病，而是可能提示需进一步进行临床随访和/或治疗。而临床决定值与特定疾病的诊断或不良临床结果的高风险相关，从而意味着需要采取有效的临床干预措施。临床决定值是针对不同的临床情况，同时考虑到灵敏度和特异度，基于具体的研究目的而制订的，其最佳限值可来源于受试者操作特征曲线得出的综合最佳灵敏度和特异度性能的折中阈值。根据不同的临床情况或拟解决的临床问题，可能存在多个不同水平的临床决定值。

第二节 临床检验项目的诊断性能评价方法和指标

临床检验项目的诊断性能评价采用完全不同于检验方法性能评价的方法，它是以临床流行病学研究为基础，对某种检验项目在某种疾病筛查、诊断和疗效监测等方面的价值进行评估的临床研究性试验。

一、临床检验项目诊断性能评价方法

（一）病例对照研究

病例对照研究是临床检验项目诊断性能评价常采用的方法，是指将待评价的检验项目与诊断"金标准"进行盲法比较，其基本步骤包括：①临床评价研究：在盲法的条件下，按照诊断"金标准"将研究对象分为病例组和对照组，再用待评价的检验项目将相同研究对象划分为阳性结果组和阴性结果组；②评价指标计算：综合两种试验的结果，计算诊断灵敏度、特异度、预测值等诊断性能评价指标。

（二）队列研究

在某些情况下，诊断试验无法同步获得"金标准"的诊断结果，只能采用队列研究设计对诊断试验的准确性进行评价。如经钼靶检查未提示乳腺结节为恶性结节的女性常常不会接受活组织病理检查，那么必须对其随访1～2年，观察诊断试验结果为阴性的人是否会在1～2年内被确诊为乳腺癌。

（三）随机对照试验

改善患者结局是诊断试验的最终目的，采用随机对照试验设计可以评估诊断试验对患者是否真正有用。将患者随机分为两组，一组进行待评价检验项目的检测并根据试验结果对患者进行相应处理，另一组患者不进行待评价检验项目检测，按常规方法治疗，最后比较两组患者的结局是否有差别。例如通过随机对照试验证明在急诊科进行床旁肌钙蛋白检测，大大缩短结果报告时间（从采血到获得结果不超过20分钟），缩短治疗前的等待时间，能有效提升临床疗效、改善疾病预后，目前许多医院急诊科已对急性胸痛患者常规进行肌钙蛋白床旁检测。

二、临床检验项目诊断性能评价试验设计要点

（一）诊断性能评价试验设计要点

现以病例对照研究方法为例，介绍诊断性能评价试验设计要点。

1. 确定研究目标 检验项目的临床评价首先必须清楚地阐明研究目标，包括：①被评价的检验项目是什么；②诊断试验观察的内容有哪些；③研究的临床意义何在；④是一个新检验项目，还是已应用的成熟检验项目；⑤是否已有类似检验项目或可以与之竞争的检验项目；⑥在研究期间，该检验项目可能会发生什么变化。

2. 选择研究对象

(1)确定纳入和排除标准:其原则是使纳入的对象能代表目标人群,即检验项目检查对象总体。

(2)研究对象分组:根据"金标准"将用于评价检验项目的受试对象分为病例组和对照组。检验项目评价属于内对照设置,在检验前不分组,整理资料时才按"金标准"分组。

1)病例组:是其总体的一个随机样本,可能影响试验结果的因素包括性别、年龄、疾病类型、病情等,病例组应能代表整个患病人群。病例组的疾病类型应包括各型病例,如典型和不典型病例,早、中、晚期病例,轻、中、重病例,有、无并发症病例,经过治疗与未经过治疗的病例。

2)对照组:被证实未患该病的其他病例或健康人,在可能影响检验项目结果的因素方面应与病例组有可比性。对照组应包括各种非该病患者,特别是与所研究的疾病容易混淆、需要鉴别的病种。

(3)确定抽样方法:为了获得满足研究目标的患者,不同的研究阶段需采用不同的抽样方法。如回顾性抽样法、随机抽样法等。

3. 确立诊断标准 诊断标准必须是"金标准"。"金标准"(gold standard)是指当前医学界公认的、诊断某种疾病最可靠的、在临床上能获得肯定结论的方法,临床诊断常用的"金标准"包括病理学诊断(如用活体组织检查诊断肿瘤)、影像学诊断(如用冠状动脉造影诊断冠心病)、外科手术所见、无特异诊断方法而采用国际公认综合诊断标准(如用 Jones 标准诊断风湿热)。如果所采用的"金标准"选择不当,会造成分类错误,从而影响诊断试验的正确度评价。

4. 估算样本含量 检验项目评价需要有足够的样本含量。病例组或对照组的样本含量可用公式计算法或查表法估计,但不论采用哪一种方法,均可参照下列参数估算:显著性水平值 α 一般取 0.05,容许误差值 W(或 δ)一般为 0.05~0.10,率的估计值 P 由灵敏度(病例组)和特异度(对照组)估计。一般诊断性研究的样本量不小于 100 例,特殊情况下样本量不小于 30 例。

5. 选择测量指标和确定测量方法

(1)选择测量指标:检验项目的诊断指标有主观指标、半主观指标和客观指标(如用仪器测量的数据)三类指标。观察指标要客观、特异,判断结果要标准明确、具体。

(2)测量方法应标准化:所谓标准化指要有具体的规定、明确的标准,如详细描述诊断方法及材料等。

(3)同步盲法测量:将病例组或对照组样本用"金标准"与待评价诊断方法进行同步盲法测量比较。同步是指同时间、地区、人群,"金标准"和被评价的试验一般要同步进行。盲法即试验操作者不知道谁患病,谁未患病;医师也不知道谁的结果是阳性,谁的结果是阴性;测量在不了解其他情况下进行。

6. 选定分界值,计算评价指标

(1)选定分界值:可采用的方法包括统计学方法(包括正态分布法和百分位数法)、受试者操作特征曲线法、两组分布交叉法、Youden 指数法等。

(2)计算评价指标:包括诊断准确性、诊断概率指标等。

(3)数据处理:使用统计软件可直接计算受试者操作特征曲线下面积、选择的分界值以及分界值处的灵敏度和特异度等。

7. 临床性能指标分析和比较 若检验项目所要诊断的疾病目前已经有其他诊断项目,一般会对新、旧项目的诊断性能展开比较。

8. 防止偏倚

（1）偏倚防止：在诊断性能评价的各个环节均应防止偏倚。如选择可靠的"金标准"以及严格地选择研究对象，以避免选择偏倚；在相同的条件下盲法同步地测试所有研究对象，以避免检测偏倚。

（2）均衡性检验：均衡性指两种诊断方法或两组之间只有在基础参数、实验条件各方面均衡一致时才有可比性，如受试对象的基础参数指种族、性别、年龄、体重、血压等。当样本数目很大时，只要严格按照随机化方法抽样及分组，即可大体做到均衡。当样本数目很小时，则要求提高样本的均一性和采用随机的配对分配或多组分配方法。

（二）诊断性能评价研究案例

心型脂肪酸结合蛋白（heart-type fatty acid binding protein，H-FABP）是一种心脏中的小胞质蛋白，具有高度心脏特异性，可以采用胶乳增强免疫比浊法对其进行定量测定。那么，H-FABP 临床价值如何呢？在临床应用前，必须对其进行诊断性能评价。下面以采用病例对照研究方法评价 H-FABP 对急性心肌梗死（AMI）的诊断性能为例进行介绍。

1. 确定研究对象和纳入排除标准 纳入以急性胸痛症状为主诉就诊于医院急诊科及心内科门诊的患者，包括重型、轻型病例以及未经治疗的患者。排除外伤、肌肉病变、内分泌疾病及肾功能不全者。

2. 确定"金标准" 以 WHO 发布的 AMI 诊断标准作为"金标准"将上述纳入的急性胸痛症状患者区分为 AMI 确诊患者与非 AMI 患者。以下三者具备其二可确诊为 AMI：①急性胸痛症状；②心电图示坏死性 Q 波，或者 ST 段抬高或压低；③心肌标志物出现开始升高而后降低的典型变化过程。

3. 确定抽样方法 采用简单随机抽样。

4. 确定样本含量 估计检测指标的灵敏度为 0.9，特异度为 0.8，检验水准 α 取双侧 0.05，允许误差取 0.1。根据公式计算获得所需要的最低阳性样本例数为 35，最低阴性样本例数为 61。

5. 标本的采集与检测 患者接诊后立即采血，采血 5ml，置于含促凝剂采血管中，及时分离血清，测定肌钙蛋白与肌红蛋白，剩余血清分装冻存在 −20℃冰箱中备用以检测 H-FABP。测量采用单盲原则，检验人员在未知被测标本所代表患者的确诊诊断的前提下完成所有的定量检测工作。

6. 数据处理 计算 H-FABP 的诊断性能评价指标，如诊断灵敏度、特异度、准确度等。

7. 与已有的心肌标志物比较 将 H-FABP 的诊断准确性指标与肌钙蛋白及肌红蛋白进行比较。

三、临床检验项目诊断性能评价指标

检验项目依据结果的报告形式，可分为定性试验和定量试验。定性试验结果依据临界值可分为阳性和阴性结果；定量试验结果为一系列连续的计量数据，这些数据也可被所设定的分界值划分为两个部分，判断为阳性和阴性结果。在诊断性能评价试验中，将待评价检验项目的结果与"金标准"的判别进行比较，可得到 4 种情况，进而形成一个配对四格表，如表 3-1 所示。只有当有病组和无病组的待评价指标结果之间没有重叠时，完全准确的分类才有可能实现。然而，通常情况下，两组的待评价指标结果存在重叠，一些个体被错误地分类。

（一）诊断试验的准确性评价指标

诊断准确性又称真实性（validity），是指检验项目的结果与受试者实际情况的符合程度，即判断受试者有病与无病的能力。

表 3-1　检验项目和标准诊断对照四格表

待评价项目结果	"金标准"		合计
	有病	无病	
阳性	a	b	$a+b$
阴性	c	d	$c+d$
合计	$a+c$	$b+d$	$a+b+c+d$

注：a 为真阳性（TP）人数，b 为假阳性（FP）人数，c 为假阴性（FN）人数，d 为真阴性（TN）人数。

1. 灵敏度与漏诊率

（1）灵敏度：灵敏度（sensitivity，Se）又称真阳性率（true positive rate，TPR），是指实际有病且被该诊断试验正确地判为有病的概率，是评价诊断试验发现患者能力的指标。

$$灵敏度 = \frac{真阳性人数}{真阳性人数 + 假阴性人数} \times 100\% = \frac{a}{a+c} \times 100\% \qquad 式3\text{-}1$$

（2）漏诊率：漏诊率（β）又称假阴性率（false negative rate，FNR），反映将患者诊断为无病的概率。灵敏度与漏诊率之间存在互补关系。

$$漏诊率 = \frac{c}{a+c} \times 100\% = 1 - Se \qquad 式3\text{-}2$$

理想的诊断试验灵敏度为 100%。高灵敏度的检验项目通常用于：①拟诊为严重但疗效好的疾病，以防漏诊；②拟诊为有一定治疗效果的恶性肿瘤，以便早期确诊，及时治疗；③存在多种可能疾病的诊断，可排除某一诊断；④普查或定期健康体检，筛选某一疾病，以防漏诊。

2. 特异度与误诊率

（1）特异度：特异度（specificity，Sp）又称真阴性率（true negative rate，TNR），是指实际无病，按该诊断试验被正确地判为无病的概率，是评价诊断试验甄别出非患者能力的指标。

$$特异度 = \frac{真阴性人数}{假阳性人数 + 真阴性人数} \times 100\% = \frac{d}{b+d} \times 100\% \qquad 式3\text{-}3$$

（2）误诊率：误诊率（α）又称假阳性率（false positive rate，FPR），反映将非患者诊断为患者的概率。特异度与误诊率之间存在互补关系。

$$误诊率 = \frac{b}{b+d} \times 100\% = 1 - Sp \qquad 式3\text{-}4$$

理想的诊断试验特异度为 100%。高特异度的检验项目通常用于：①拟诊患有某病的概率较大时，以便确诊；②拟诊疾病严重且疗效及预后均不好时，以防误诊，尽早解除患者的压力；③拟诊疾病严重且根治方法具有较大损害时，需确诊，以免造成患者不必要的损害。

（二）诊断试验的预测指标

预测值（predictive value，PV）也称诊断价值，包括阳性预测值和阴性预测值，分别表示检验结果确定或排除某种疾病的诊断概率。

1. 阳性预测值　阳性预测值（positive predictive value，PPV）表示诊断试验结果为阳性的对象中真正患者（用"金标准"确诊患某病者）所占的概率。对于一项诊断试验来说，该值越大越好。

$$阳性预测值 = \frac{真阳性人数}{真阳性人数 + 假阳性人数} \times 100\% = \frac{a}{a+b} \times 100\% \qquad 式3\text{-}5$$

2. 阴性预测值 阴性预测值（negative predictive value，NPV）表示诊断试验结果为阴性的对象中真正无病者（用"金标准"确诊未患某病者）所占的概率。对于一项诊断试验来说，该值越大越好。

$$阴性预测值 = \frac{真阴性人数}{真阴性人数 + 假阴性人数} \times 100\% = \frac{d}{d+c} \times 100\% \qquad 式3-6$$

3. 预测值与灵敏度、特异度、患病率之间的关系 患病率（prevalence，P）是指某特定时间内一定人群中某病新旧病例所占比例。预测值不仅与灵敏度和特异度有关，而且与患病率密切相关。当患病率不变时，特异度越高，阳性预测值越高；灵敏度越高，阴性预测值越高。当一个诊断试验的灵敏度和特异度不变时，对于患病率低的人群（如普通人群），其阳性预测值低；对于患病率高的人群（如医院某专科就诊人群），其阳性预测值高。患病率对预测值的影响要比灵敏度和特异度更为重要。

$$阳性预测值 = \frac{灵敏度 \times 患病率}{灵敏度 \times 患病率 + (1-特异度) \times (1-患病率)} \qquad 式3-7$$

$$阴性预测值 = \frac{特异度 \times (1-患病率)}{特异度 \times (1-患病率) + (1-灵敏度) \times 患病率} \qquad 式3-8$$

例如，血清 H-FABP 诊断心肌梗死的灵敏度为 78%，特异度为 85%，心肌梗死在自然人群的患病率为 0.05%，在急诊以胸痛为主诉的就诊人群中的比例为 4.00%，计算其阳性预测值分别为 0.26% 和 17.81%，阴性预测值分别为 99.99% 和 98.93%，说明在急诊胸痛就诊人群中 H-FABP 阳性结果的疾病判断正确率为 17.81%，明显高于自然人群（表 3-2）。

表 3-2 预测值与患病率的关系

| 人群 | 患病率/% | H-FABP | "金标准" | | 合计 | 阳性预测值/% | 阴性预测值/% |
			有病	无病			
自然人群	0.05	阳性	39	14 985	15 024	0.26	99.99
		阴性	11	84 965	84 976		
		合计	50	99 950	100 000		
急诊就诊人群	4.00	阳性	312	1 439	1 751	17.81	98.93
		阴性	88	8 161	8 249		
		合计	400	9 600	10 000		

（三）诊断试验的综合评价指标

在比较两个诊断方法时，单独使用灵敏度和特异度指标无法判断哪一个诊断方法更好，因此，可以将灵敏度和特异度指标综合起来评价诊断试验的诊断性能。

1. 准确度 准确度（accuracy，AC）又称符合率（agreement rate），是指用检验项目能准确划分患者和非患者的百分比。

$$准确度 = \frac{真阳性人数 + 真阴性人数}{真阳性人数 + 假阳性人数 + 假阴性人数 + 真阴性人数} \times 100\% = \frac{a+d}{a+b+c+d} \times 100\% \qquad 式3-9$$

2. Youden 指数 Youden 指数（Youden index，YI）表示检验项目发现真正的患病者和非患病者的总能力。Youden 指数取值范围在 0 和 1 之间，越接近于 1 说明诊断试验的真实性越好，反之越差。

$$Youden\ 指数 = 灵敏度 + 特异度 - 1 = Se + Sp - 1 = 1 - \alpha - \beta \qquad 式3-10$$

3. 似然比 似然比（likelihood ratio，*LR*）又称拟然比，表征验后概率相较于验前概率的符合程度和变化方向的量化指标，包括阳性似然比和阴性似然比。似然比比灵敏度和特异度稳定，不受患病率的影响。

（1）阳性似然比：阳性似然比（positive likelihood ratio，PLR）是指真阳性率与假阳性率的比值，说明患者中该诊断试验出现阳性结果的机会是非患者的多少倍。该比值越大说明该诊断试验的诊断价值越高。

$$阳性似然比 = \frac{灵敏度}{1-特异度} = \frac{真阳性率}{假阳性率} = \left(\frac{a}{a+c}\right) \div \left(\frac{b}{b+d}\right) \qquad 式3-11$$

（2）阴性似然比：阴性似然比（negative likelihood ratio，NLR）是指假阴性率与真阴性率的比值，说明患者中该诊断试验出现阴性结果的机会是非患者的多少倍，阴性似然比越小说明该诊断试验的诊断价值越高。

$$阴性似然比 = \frac{1-灵敏度}{特异度} = \frac{假阴性率}{真阴性率} = \left(\frac{c}{a+c}\right) \div \left(\frac{d}{b+d}\right) \qquad 式3-12$$

似然比可直接判断一个检验项目的好坏。例如：PLR>1.0，其超过1.0的大小是当试验结果为阳性时，试验提示患病可能性增高能力的一种度量。PLR为2.0～5.0时，认为该试验不太好；超过10.0时，可认为是好的试验。相反，NLR<1.0，其小于1.0的大小是当结果为阴性时，试验提示患病可能性降低能力的一种度量。NLR为0.2～0.5时，认为该试验不太好；小于0.1时，可认为是好的试验。除用于评价检验项目外，似然比还可计算验后概率。

4. 验前概率与验后概率

（1）验前概率：验前概率（pre-test probability）是临床医师根据患者的病史、体征、症状，对患者可能所患疾病作出初步判断的量化指标，常用患病率进行估计。

患病率表示在全部受检对象中，真正患病者所占的百分率，也称患病的试验前可能性。

$$患病率 = \frac{真阳性人数+假阴性人数}{真阳性人数+假阳性人数+假阴性人数+真阴性人数} \times 100\% = \frac{a+c}{a+b+c+d} \times 100\%$$
$$式3-13$$

（2）验后概率：验后概率（post-test probability）用于疾病诊断时主要为诊断概率，即当检验结果为阳性或阴性时，得出就诊者患目标疾病可能性大小的估计值。或者说，验后概率是根据诊断试验结果判断受试者的患病概率，即预测值（predictive value，PV）。

一个检验项目，若知道其验前概率和似然比，则可通过Bayes公式或诺模图（nomogram）求出验后概率（图3-4）。若验后概率相对于验前概率改变越大，则该诊断试验被认为越重要。Bayes公式如下。

$$验后概率 = \frac{患病率 \times 似然比}{(1-患病率)+患病率 \times 似然比} = \frac{P \times LR}{(1-P)+P \times LR} \qquad 式3-14$$

5. 诊断比值比 诊断比值比（diagnostic odds ratio，DOR）表示患病组中诊断试验阳性的比值（真阳性率与假阴性率之比）与非患病组中诊断试验阳性的比值（假阳性率与真阴性率之比）之比。当DOR>1时，其值越大说明该检验项目的判别效果越好；DOR<1时，非患者比患者更有可能被检验项目判为阳性；DOR=1时，表示该检验项目无法判别非患者与患者。

$$诊断比值比 = \left(\frac{真阳性人数}{假阴性人数}\right) \div \left(\frac{假阳性人数}{真阴性人数}\right) = \left(\frac{a}{c}\right) \div \left(\frac{b}{d}\right) = \frac{ad}{bc} \qquad 式3-15$$

验前概率   验后概率

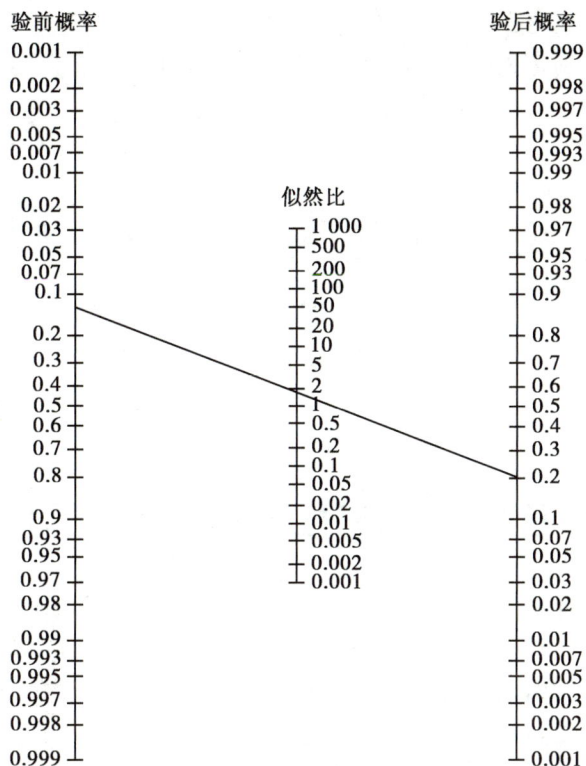

图3-4 应用验前概率和患病率估计验后概率的诺模图

（四）临床应用案例

经"金标准"诊断，急性心肌梗死（AMI）患者135人，非AMI者89人；血清H-FABP>6.42μg/L者共119人，其中106人为AMI患者；≤6.42μg/L者105人，其中76人为非AMI者。计算检验项目H-FABP对AMI诊断的诊断性能指标，并分析评价其诊断性能。

1. 填表 将有关数据填入四格表，见表3-3。

表3-3 血清H-FABP诊断急性心肌梗死检测结果   单位：人

血清H-FABP检测结果	"金标准"诊断结果		合计
	有病	无病	
阳性（>6.42μg/L）	106	13	119
阴性（≤6.42μg/L）	29	76	105
合计	135	89	224

2. 诊断性能指标计算

（1）灵敏度 $= a/(a+c) = 106/135 = 78.52\%$。

（2）特异度 $= d/(b+d) = 76/89 = 85.39\%$。

（3）准确度 $= (a+d)/(a+b+c+d) = 81.25\%$。

（4）Youden指数 $=$ 灵敏度 $+$ 特异度 $-1 = 0.64$。

（5）阳性预测值 $= a/(a+b) = 106/119 = 89.08\%$。

（6）阴性预测值 $= d/(c+d) = 76/105 = 72.38\%$。

（7）阳性似然比 $= Se/(1-Sp) = 0.785\,2/(1-0.853\,9) = 5.37$。

（8）阴性似然比 $= (1-Se)/Sp = 0.214\,8/0.853\,9 = 0.25$。

3. 性能评价 以 6.42μg/L 为分界值进行判断。

（1）在患病者中，应用该检验项目检查得到阳性结果的百分比为78.52%；在非患病者中，应用该检验项目检查得到阴性结果的百分比为85.39%。

（2）试验结果阳性者属于真病例的概率为89.08%；试验结果阴性者属于非病例的概率为72.38%。

（3）PLR 为 5.37，试验阳性时，患病与不患病的机会比为 5.37；NLR 为 0.25，试验阴性时，患病与不患病的机会比为 0.25。

总之，H-FABP 用于 AMI 时，其诊断灵敏度、特异度和准确度较好，具有较高的总体诊断性能。但是，H-FABP 是否能够用于临床还需要与肌钙蛋白、肌红蛋白等指标进行诊断性能比较和分析。

第三节 检验项目诊断性能的受试者操作特征曲线

受试者操作特征曲线（receiver operating characteristic curve，ROC curve）简称 ROC 曲线，是将不同分析或判断标准获得的结果以（1-特异度）为横坐标，以灵敏度为纵坐标绘制形成的曲线。曲线下的面积反映了试验的效能，面积越大，试验的效能越高。选择曲线最左上段（灵敏度、特异度高）可以协助确定试验最佳指标。

一、受试者操作特征曲线的构成与特点

（一）ROC 曲线的构成

尽管前述的评价指标综合考虑了灵敏度和特异度，但一个指标值仅对应一个诊断截断点（cutoff point），当改变截断点时，将得到不同的指标值，这不便于诊断准确度的比较。依据专业知识对病例组和对照组的测定结果进行分析，确定测定值的上下限以及截断点，分别计算出所有截断点的灵敏度、特异度，以真阳性率（灵敏度）为纵坐标，假阳性率（1-特异度）为横坐标绘制 ROC 曲线（图 3-5）。

（二）ROC 曲线的特点

ROC 曲线分析用于诊断准确度评价时具有许多独特的优点。ROC 曲线采用共同的、容易解释的尺度，为诊断系统的准确性提供了直观的视觉印象，该曲线体现了不同截断点对应的灵敏度和特异度，并与患病率无关；ROC 曲线下面积描述了诊断系统对正反两种状态的判别能力。目前，ROC 曲线分析被公认为衡量诊断信息和诊断决策质量的最佳方法。

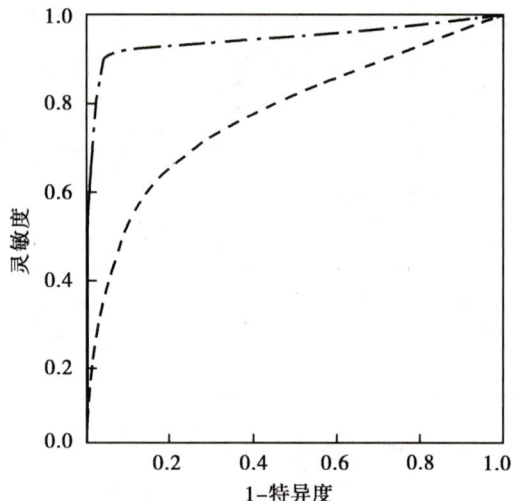

图 3-5 ROC 曲线示意图

二、受试者操作特征曲线的分析

（一）ROC 曲线的诊断价值

1. 最理想诊断价值的 ROC 曲线 一个完美的试验（患病组与未患病组的分布没有重叠）的 ROC 曲线通过左上角，其真阳性率为 100%，即所有患者均为阳性；假阳性率是 0 或

特异度为100%，即未患病者均为阴性。

2. 完全无诊断价值的 ROC 曲线 如果一个试验的患病组与未患病组的分布一致，不能鉴别病与非病，它的 ROC 曲线是45°的对角线。

3. 有诊断价值的 ROC 曲线 大多数试验的 ROC 曲线介于上述两种极端情况之间。ROC 曲线越靠近左上角，即曲线下面积越大，检验项目的准确度就越高。ROC 曲线上最靠近左上角的点错误最少，其假阳性和假阴性的总数最少。

（二）ROC 曲线统计量的计算

通过参数或非参数的方法计算 ROC 曲线下面积（AUC）及其标准误（*SE*）。通常使用计算机软件基于 Wilcoxon 非参数方法进行计算，也可将 ROC 曲线图形描到方格纸上测定面积。ROC 曲线下面积值通常在0.5和1.0之间。在 AUC>0.5 的情况下，AUC 越接近于1，说明诊断效果越好。AUC 在0.9以上时有较高准确性；AUC 为>0.7~0.9时有一定准确性；AUC 在>0.5~0.7时有较低准确性；AUC=0.5时，说明诊断方法完全不起作用，无诊断价值（图3-6）。

（三）ROC 曲线的主要应用

1. 查询某分界值对疾病的识别能力 ROC 曲线能很直观地说明任意分界值对疾病的识别能力。ROC 曲线上的每一点代表某一分界值的灵敏度和特异度，ROC 曲线能反映不同分界值时两者的变化。同时，ROC 曲线上各点的切线的斜率就是似然比（图3-7）。

2. 选择最佳的诊断分界值 ROC 曲线是表示灵敏度和特异度之间相互关系的一种方法，所得的曲线可以决定最佳分界值。一般多选择曲线靠近左上角的转弯处，即灵敏度和特异度均较高的点为最佳分界值（图3-7）。

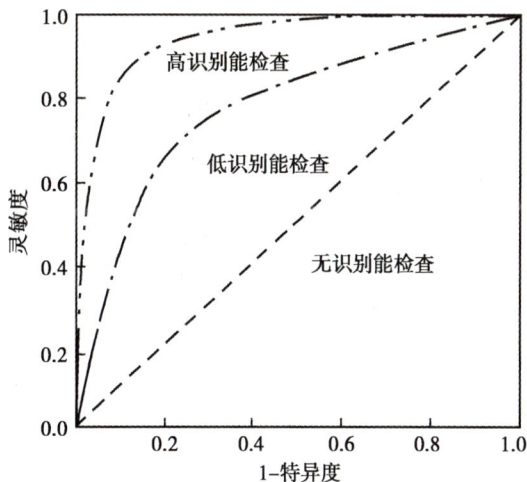

图3-6 ROC 曲线判断检验项目的诊断效果

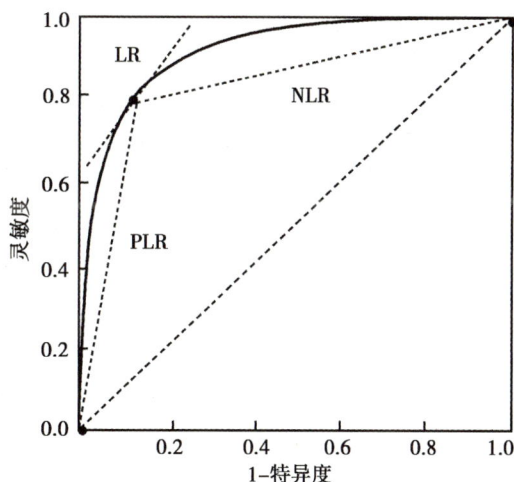

图3-7 ROC 曲线中的分界值和似然比示意图

3. 不同诊断方法对疾病识别能力的比较 应用 ROC 曲线对同一种疾病的两种或两种以上检验项目的诊断性能进行比较时，可将各试验的 ROC 曲线绘制到同一坐标中，采用统计学比较法和图形比较法进行比较，帮助医师作出最佳选择。统计学比较法通过计算 ROC 曲线下面积，可以定量比较不同试验之间的临床准确度，但单看面积这一数值可能丢失一些信息，因此应该始终通过目视方法检查 ROC 曲线本身。例如，试验 A 的曲线均位于试验 B 之上，试验 A 的 AUC 更大，提示试验 A 比试验 B 更有鉴别能力（图3-8a）；在图3-8b 中，两条 ROC 曲线的 AUC 相近，它们在鉴别能力方面看起来相似，但在不同决策水平下它们的灵敏度和特异度存在差异（两条曲线的交叉点除外）。在高特异度下试验 A 显示出比试验

B 更高的灵敏度,但在低特异度下试验 B 显示出比试验 A 更高的灵敏度。

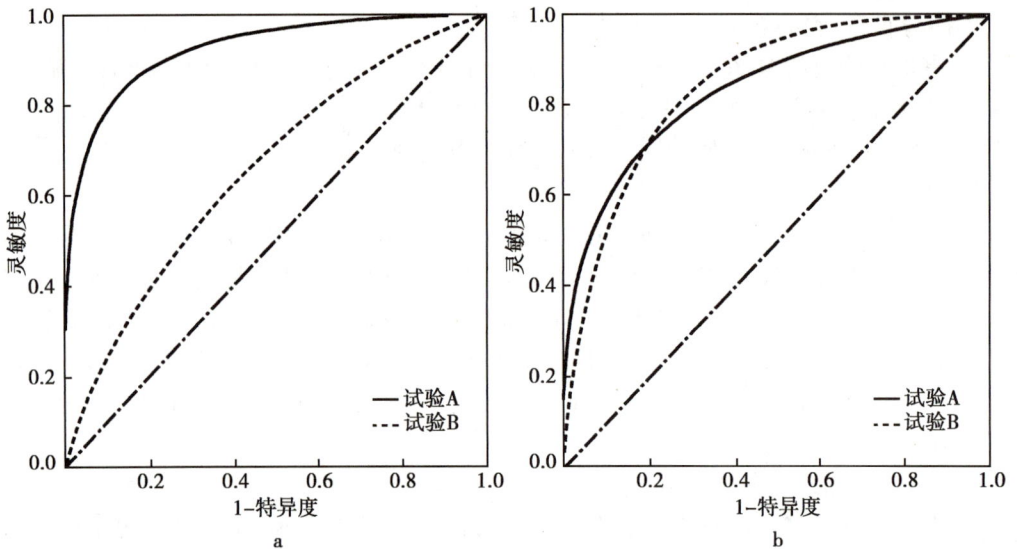

图 3-8　ROC 曲线中两试验的诊断性能比较

三、临床应用案例

以 H-FABP 对 AMI 诊断的 ROC 曲线分析为例,应用 ROC 曲线分析 H-FABP 对 AMI 诊断价值的主要内容。

1. 绘制 ROC 曲线并计算曲线下面积　应用统计软件绘制 ROC 曲线,计算曲线下面积。

2. 确定分界值并计算诊断性能评价指标　针对不同截断点,分别计算相应的灵敏度和特异度,随着分界值由小到大,灵敏度逐步减低,特异度逐步增高。根据 ROC 曲线以及"$Se+Sp$"取最大值的原则确立的 H-FABP 用于诊断 AMI 的分界值为 5.7ng/ml。在此分界值下的诊断灵敏度与特异度分别为 0.783 和 0.854,灵敏度和特异度之和为最大,误诊率和漏诊率之和最小。

3. 不同心肌标志物诊断性能比较　与临床目前常用的心肌标志物肌钙蛋白(cTnI)和肌红蛋白(Myo)进行比较。首先绘制三种心肌损伤标志物在急性胸痛患者人群中用于诊断 AMI 的 ROC 曲线,依 ROC 曲线计算出的曲线下面积 AUC_{cTnI}、AUC_{Myo} 和 AUC_{H-FABP} 分别为 0.938、0.743 和 0.919。与 H-FABP 的 ROC 曲线下面积相比,cTnI 与之相比差异无统计学意义($z=0.614$,$P=0.542$),而 Myo 明显小于 H-FABP($z=4.067$,$P<0.001$)。因此,新指标 H-FABP 在诊断性能上优于 Myo,而与 cTnI 差别不大。

第四节　联合试验的诊断性能评价

虽然临床上可以通过询问病史、体格检查和高危人群筛选等方法,选择高患病率人群进行临床检验,以提高检验项目的阳性预测值,使患者得到及时确诊。但是,由于生物学、方法学等因素,单个检验项目通常难以达到理想的诊断性能,同时具有较高灵敏度和特异度的项目并不多。因此,除需不断地研究开发新的诊断标志物外,临床上常常依据不同检验项目的特性,采取联合试验的方法来提高检验项目的诊断性能。临床生物化学检验中常采用项目组合(panel),这也是项目组合临床应用价值评价的方法。

一、联合试验的类型

联合试验的方法有两类,即并联试验和串联试验。两种联合试验的判断方法见表3-4。

表3-4 两种联合试验的判断方法

联合试验方法	检验项目结果		联合试验结果判断
	试验 A	试验 B	
并联试验	+	+	+
	+	−	+
	−	+	+
	−	−	−
串联试验	+	+	+
	+	−	−
	−	不必做	−

二、并联试验

(一)概念

并联试验(parallel test)又称平行试验。该联合方法是同时做几种检验项目,其中一项为阳性即判断为阳性。与单项检验项目比较,平行试验可提高诊断灵敏度,但降低了特异度。

(二)并联试验的诊断性能

并联试验的灵敏度和特异度计算公式如下。

1. 两种试验 A 和 B 联合

$$灵敏度_{A+B} = 灵敏度_A + (1-灵敏度_A) \times 灵敏度_B \qquad 式3\text{-}16$$

$$特异度_{A+B} = 特异度_A \times 特异度_B \qquad 式3\text{-}17$$

2. 三种试验 A、B 和 C 联合

$$灵敏度_{A+B+C} = 灵敏度_{A+B} + (1-灵敏度_{A+B}) \times 灵敏度_C \qquad 式3\text{-}18$$

$$特异度_{A+B+C} = 特异度_A \times 特异度_B \times 特异度_C \qquad 式3\text{-}19$$

(三)并联试验的临床应用

并联试验可提高诊断灵敏度及阴性预测值,当出现阴性结果时未患某病的可能性更大,即降低了漏诊率,却提高了误诊率。当诊断一个可以治愈且治疗成本比较低的疾病时,与特异度相比灵敏度价值更大,当几个检验项目均不太灵敏时,并联试验最为适宜。并联试验还能从不同角度揭示检验项目与疾病的关系,如检测肝功能试验反映肝脏损害及合成、代谢、解毒功能,检测分子量不同的尿蛋白来鉴别肾脏疾病等。

三、串联试验

(一)概念

串联试验(serial test)又称系列试验。该联合方法是依次进行几项检验项目,如先做特异度高的试验 A,试验 A 为阳性者再做试验 B,如此类推,只有全部试验结果为阳性时才能判断为阳性,否则为阴性。与单项检验项目比较,串联试验可提高诊断特异度,但降低了诊断灵敏度。

(二)串联试验的诊断性能

串联试验的灵敏度和特异度计算公式如下。

1. 两种试验 A 和 B 联合

$$灵敏度_{A+B} = 灵敏度_A × 灵敏度_B \qquad 式3-20$$

$$特异度_{A+B} = 特异度_A + (1 - 特异度_A) × 特异度_B \qquad 式3-21$$

2. 三种试验 A、B 和 C 联合

$$灵敏度_{A+B+C} = 灵敏度_A × 灵敏度_B × 灵敏度_C \qquad 式3-22$$

$$特异度_{A+B+C} = 特异度_{A+B} + (1 - 特异度_{A+B}) × 特异度_C \qquad 式3-23$$

（三）串联试验的临床应用

串联试验可提高诊断特异度和阳性预测值，当出现阳性结果时患某病的可能性更大，即降低了误诊率，却提高了漏诊率。当几个检验项目的特异度不高时，采用串联试验最为适宜。例如，淀粉酶是临床诊断急性胰腺炎的重要指标，但由于其他急腹症如肠梗阻、胃十二指肠溃疡穿孔等也会导致淀粉酶升高，单独使用淀粉酶时易产生误诊，若联合脂肪酶采用串联试验的方式则可提高急性胰腺炎诊断的特异度，降低了误诊率。

第五节 循证检验医学

一、概念

循证医学（evidence-based medicine，EBM）是指慎重、准确和明智地应用当前所能获得的最佳研究结果，同时结合医师的个人专业技能和多年临床经验以及患者的愿望制订治疗措施的学科。

检验医学是临床医师作出医疗决策的重要工具，被广泛应用于疾病诊断及排除诊断、疾病筛查、治疗或疾病进程监测及预后判断。循证检验医学（evidence-based laboratory medicine，EBLM）将循证医学和临床流行病学的原理和技术应用于检验医学，它是循证医学的一个分支，是指根据检验医学的最佳证据，结合临床医师个人的临床专业知识，作出最佳临床决策，以改善患者的医疗效果。

单一的临床诊断性能评价不能确保一个诊断试验的可靠性，还需通过全面的循证检验医学研究，全面了解一个检验项目在真实世界的临床价值，达到有效、经济的目标。

二、研究内容及方法

循证检验医学研究主要包括诊断准确性研究、诊断试验的系统评价、诊断试验的经济评价及临床实践指南。

（一）诊断准确性研究

诊断准确性研究（diagnostic accuracy study）是评价各种实验室检验项目诊断准确性，即辨别罹患某病（或症状、体征）与未患某病（或症状、体征）的能力大小的研究方法。反映诊断试验准确性的指标包括灵敏度、特异度、阳性预测值、阴性预测值和诊断准确性等。

1. 研究目的 诊断准确性研究主要解决如下四个层次的问题。

（1）证明检验结果与疾病之间的关系，例如，某疾病患者与未患该病者的检验结果是否不同。

（2）评估检验结果与疾病之间的相关性，例如，有某些检验结果的个体是否比有其他检验结果的个体更有可能患某疾病。

（3）评估检验结果是否可以分辨患病风险，例如，在临床上疑似患某疾病的人中，检验结果是否可以将真正患该疾病者与未患该病者区分开。

（4）评估那些做了该检验的患者是否比没有做这些检验的患者取得更好的健康结果。

2. 研究方法 大多数诊断准确性研究是横断面研究，目的是确定在某时间点上该检验指标的诊断效能。在诊断准确性研究中，将候选检验指标的结果与"金标准"进行比较以作出判断，其研究方法详见本章第二节。

早在1980年，研究者意识到大多数的诊断准确性研究存在着严重的不足，不严谨的试验设计及报告会导致错误的诊断准确性评价，因此，强调了在所有诊断试验研究中提高诊断准确性研究报告质量的重要性，随后，在诊断准确性研究中引入了偏倚的概念。诊断准确性研究的质量评价工具（QUADAS）是经过严格评价和验证的偏倚风险的评价标准，用于评价研究的偏倚风险，评估诊断试验证据的真实性。诊断准确性研究报告规范（STARD）的推广使得诊断准确性研究的报告信息更完整充分，提高了研究报告的质量。

3. 研究原则 诊断准确性研究应遵循真实性、先进性、实用性三个原则。

（1）真实性：真实性指检验项目本身能真实地反映疾病的本质或病理过程。要保证检验项目结果真实、可靠，对其进行研究性评价的方法必须具有科学性，即评价过程符合临床流行病学的基本原则，能真实地反映检验项目的本质。

（2）先进性：先进性指与其他检验项目或旧检验项目相比，新检验项目本身应在诊断性能方面具有优越性，或在实验技术方面具有先进性。

（3）实用性：实用性指新检验项目比旧检验项目在某些方面更易于推广应用，仪器、成本、来源、操作难度，以及效率、效益、效能、副作用、对患者的危险性、患者的依从性等均应列为评价指标。

（二）诊断试验的系统评价

医学科学和临床研究的发展，为临床决策提供了大量科学信息。医务人员和研究者为获得新知识、新观点和新技术，需要阅读大量文献。系统评价采用系统检索，得到既真实可靠又有临床应用价值的信息，直接为医务人员提供科学依据；合成多个质量较高的同质临床试验结果，可将其综合的有效措施及时转化和用于临床实践与决策；在充分考虑各研究样本量大小和研究质量后得出一个综合结论，减少偏倚影响，提高研究结果的可靠性和准确性。

1. 评价内容 系统评价（systematic review，SR）是一种严格的文献综合评价方法，与传统的描述性综述不同，它针对某一具体临床问题，系统、全面地收集已发表或未发表的临床研究结果，采用临床流行病学或循证医学的原则和方法，明确纳入及排除标准，对文献进行严格评价，筛选出符合质量标准的文献，进行定性或定量合成，得出综合可靠的结论，并随着新的临床研究成果的出现及时更新。它一般从文献的内在真实性、临床价值性及证据适用性等方面进行严格的评价，为临床诊断、疗效观察、病情转归等提供最有效、最实用、最经济的检验项目。

2. 评价方法 系统评价的本质是有效的信息合成，通常采用荟萃分析（meta-analysis）或Cochrane系统评价（Cochrane systematic reviews）。

（1）提出临床问题：提出恰当的拟回答的临床问题是任何系统评价的核心。系统评价的题目主要来源于临床医疗实践，涉及疾病防治中不确定、有争论的临床问题，以帮助临床医师进行医疗决策，解决试验诊断准确性研究及应用价值研究两类问题。

（2）检索文献：尽可能全面地搜集所有相关的原始文献是进行系统评价最基本的步骤。系统评价研究者应围绕拟解决的临床问题，采用多种渠道和系统的方法检索文献。

（3）选择文献：依据研究问题及其构成要素制订文献筛选纳入标准和排除标准。从检索到的所有原始文献中挑选出符合标准的、能够回答研究问题的文献资料，保证原始研究所采用的研究方法的均质性。

（4）分析评价纳入文献的质量：评价文献质量应用临床流行病学和循证医学评价文献质量的原则和方法。目前尚无"金标准"或统一的量表用于各种检验项目方法的质量评估，但最基本的评估应包括 4 个方面，即患者选择偏倚的防止、干预措施偏倚的防止、研究过程中是否存在排除偏倚及是否存在测量偏倚。

（5）分析数据和报告结果：根据计划书提取收录相关数据资料，并对数据进行定性或者定量的统计分析，以获得相应的分析结果和报告。

1）定性分析：按照研究对象、干预措施、研究结果、研究质量、设计方法等，将每个研究进行列表总结，以便浏览纳入研究的情况、研究方法的严格性及不同研究间的差异。

2）定量分析：分析内容包括同质性检验、荟萃分析、灵敏度分析、发表偏倚分析。

3）报告结果：包括提供一项试验在给定条件下的诊断准确性和实用性的总结；研究在不同条件下其效果是否一致；探讨不同研究存在差异的原因及解释。

（6）解释系统评价的结果：解释系统评价的结果应包括系统评价的论证强度、推广应用性、干预措施对患者的利弊和费用、实用价值以及对今后研究的指导意义等。

（三）诊断试验的经济评价

近几十年来，全世界的医疗费用急剧上升，尽管直接的实验室成本相对较小，但是这些检验结果对医疗决策和总成本有着深远的影响。经济评价（economic evaluation）主要评估检验项目投入产出比，它关注医院、患者和社会等方面的成本 - 效益，评价其是否能减少患者的医疗费用、节省有关设施和资源，以及改善患者结果转归等。经济评价的方法包括成本最小化分析、成本效益分析、成本有效性分析和成本效用分析。

检验医学的证据结构层次依次是检验项目的技术性能评估、临床性能及疗效研究和经济评价，这些是政策制定和管理的核心部分。越来越多的研究在对临床有效性数据进行荟萃分析后，采用经济模型来评估成本效益。随着检验医学的迅速发展，不断有新检验方法出现，在实验室决定是否实施这些新检验方法时，经济评价在实验室决策中发挥重要作用，那些检测成本较低但能提供更大效益的试验更可能被采用，例如，D- 二聚体测定被应用于血栓栓塞性疾病的排除诊断，因而避免了其他的昂贵检查。

（四）临床实践指南

临床实践指南（clinical practice guideline）是针对临床问题，基于系统评价的证据，是在比较不同干预措施利弊的基础上，形成的旨在为患者提供最佳医疗服务的推荐意见。高质量的临床实践指南能够规范临床医师的诊疗行为，降低医疗成本，提高医疗质量。

循证检验医学以患者为中心的目标不能仅仅通过原始研究和系统评价来实现，必须将这些研究结果转化为实践。指南作为一种工具，将原始研究和系统评价得到的证据应用于实践。指南内容通常包括临床状态（如糖尿病和肝病）、症状（如胸痛）、体征（如异常出血）及干预（诊断指标，如心脏标志物；治疗措施，如冠状动脉成形术）。临床实践指南可应用于临床决策的各个方面，如推荐用于某疾病的诊断或筛查试验；介绍一种新的技术操作规范或方案；介绍某种成本 - 效益高的干预措施；制定临床检测标准等。例如，关于 D- 二聚体在静脉血栓栓塞（VTE）诊疗中的应用，在《深静脉血栓形成的诊断和治疗指南（第三版）》的深静脉血栓（DVT）诊断流程中建议 D- 二聚体用于下肢 DVT 的排除诊断，对于无明显血栓发生诱因、临床症状和体征不典型、Wells 评分为低度临床可能的患者，高灵敏度 D- 二聚体定量检测阴性的结果可排除 DVT，阳性者推荐进一步行血管超声检查。

检验医学是临床医学的一个重要组成部分，不可能脱离患者及临床医师独立进行工作。因此，从事实验室工作的人员很难能独立完成循证检验医学指南，应积极参与到临床指南的撰写中，发挥领域专长，为临床医师提供检验专业相关的建议。

三、循证检验医学原则

循证检验医学支持从发现一项新的检验项目到将其应用在常规患者诊疗中的检验医学实践过程，为实践过程的各个要素提供逻辑依据。在临床实践中，尽管将循证方法应用于检验医学远比应用于治疗干预更为复杂，但坚持循证医学方法学在检验医学中应用是高质量满足临床医师及患者需求的必要途径。

循证检验医学是检验项目临床性能评价的基本原则和基本思维，也是作为医学检验工作者必须恪守的一个基本职业伦理。生物医学技术的创新和发展提供了大量的生物标志物和检测技术，能否满足临床需求必须进行循证检验医学研究。一个新的生物标志物应用于临床，并不是仅仅做诊断性能评价即可，还需要多中心的循证研究，以及长期的临床实践验证和评价；一个已有检验项目的淘汰也遵从相同的思维。一个典型的例子就是急性心肌梗死的临床生物化学诊断，从最早的天冬氨酸转氨酶，到肌酸激酶和肌酸激酶 MB，再到目前广泛采用的肌钙蛋白，完美诠释了循证检验医学的价值。

四、临床应用案例

再以 H-FABP 对 AMI 诊断为例，根据循证检验医学的观点进行分析。新的定量检验项目的诊断性能系统评价包括诊断性能评价证据的荟萃分析和诊断性能评价的原始研究两个步骤。

（一）检验项目诊断性能评价证据的荟萃分析

主要是检索相关的文献资料，根据纳入标准进行荟萃分析，绘制综合受试者操作特征曲线（SROC 曲线），判断新指标有无诊断价值。其具体方法如下。

1. 确定纳入标准

（1）纳入研究类型：H-FABP 诊断 AMI 且与"金标准"对照的诊断性研究试验。

（2）纳入患者的要求：纳入患者为胸痛发作后 48 小时以内到医院就诊的患者，含 AMI 患者及 AMI 疑似患者。

（3）"金标准"的要求：AMI 诊断标准为美国心脏协会（American Heart Association，AHA）/美国心脏病学学会（American College of Cardiology，ACC）发布的 AMI 诊断标准。

（4）原始数据资料的要求：纳入文献的结果中含有经计算可获得四格表的数据，且可获取全文。

2. 确定检索策略 包括纳入的数据库、检索时间、检索语言、检索词、检索范围等。①纳入的数据库：计算机检索 MEDLINE、SSCI、OVID、中国生物医学文献服务系统（SinoMed）、中国知网（CNKI）、维普中文科技期刊数据库（VIP）及中国科学引文数据库（CSCD）等；②数据库检索时间；③检索语言；④检索策略：研究指标（H-FABP）、诊断性试验（准确性指标）、目标疾病，以上 3 项均包含。

3. 确定测量指标 测量指标采用灵敏度、特异度、准确度、阳性预测值与阴性预测值、阳性似然比与阴性似然比。

4. 原始数据的提取与处理 从原始文献直接获得、计算得到或者直接向作者索取检验项目研究四格表中的相关数据（TP、FP、FN 和 TN）。

5. 文献质量的评价 有多种评价方法，例如采用 QUADAS 工具评价文献质量，以及发生偏倚的可能性，每个项目按是、否、不清楚三个判断标准进行评价，两名评价人员独立进行文献评价，并通过讨论解决分歧。

6. 确定统计方法 根据预先设定的研究时间分组，利用分析软件进行各预定研究组的综合比数比分析及异质性检验；然后分别计算综合灵敏度、特异度、准确度、阳性预测值、

49

阴性预测值、阳性似然比和阴性似然比；进行 SROC 曲线拟合分析，并获得 SROC 曲线下面积；最后进行敏感性分析和发表偏倚分析。

（二）检验项目诊断性能评价的原始研究

若已有的证据不能证实新指标具备任何诊断价值，则不需要进行下一步的研究；若荟萃分析的结果证实 SROC 曲线下面积超过 0.5，或者诊断指标的综合准确性指标和有效性指标优于目前的类似试验，则有必要进行进一步的原始研究。纳入代表本地区的人群进行分析，获得适合本地区的受试人群的实验室截断值，计算相应的诊断准确度与诊断概率等指标。

本章小结

临床生物化学检验为临床对疾病的预防、诊断、治疗、监测和预后判断等提供实验信息和诊断依据。临床诊断性能评价是明确检验项目在疾病诊疗中的价值，确定检验项目的适用范围，为制订临床实践指南提供依据的主要方法。

在每一项具体的检验项目中，生理与病理状态的划分不可能只靠几项诊断数据得到完全解决。以参考区间为基础，根据不同目的（早期诊断、疗效观察等），通过流行病学调查把诊断灵敏度和特异度等指标放在适当的水平，制定出医师必须采取措施的"临床决定值"，能使检验项目结果的判断和使用更加合理。

在进行诊断性能评价时，其评价研究设计要点包括研究目标、研究对象、诊断标准、样本含量、测量指标与测量方法、截断点、评价指标和防止偏倚等。检验项目的诊断性能评价包括诊断准确性指标、预测指标、综合评价指标等，它们能从不同的方面真实地反映检验项目对疾病诊断的价值。

ROC 曲线的作用包括给出任意分界值的临床诊断性能、选择最佳的诊断分界值、进行两种或两种以上检验项目临床诊断性能的比较。依据不同检验项目的特性，采取联合试验的方法能提高检验项目的诊断性能。与单项检验项目比较，并联试验能提高诊断灵敏度，降低漏诊率；而串联试验则可提高诊断特异度，降低误诊率。

循证检验医学主要包括诊断准确性研究、诊断试验的系统评价、诊断试验的经济评价及临床实践指南。诊断准确性研究的目的是通过临床研究性试验评价检验指标的诊断效能；系统评价通过严格的文献综合评价方法，综合多项临床试验研究得出可靠结论；经济评价主要评估检验项目的投入产出比，在实验室决策中发挥重要作用；临床实践指南基于系统评价的证据，规范临床医师的诊疗行为。

（穆润清）

第四章 临床生物化学检验基本技术

通过本章学习,你将能够回答下列问题:

1. 分光光度计的组成及各部件的作用是什么?
2. 紫外 - 可见吸收光谱法中前分光和后分光的优缺点分别是什么?
3. 酶法分析的方法学包括哪些?其原理分别是什么?有哪些临床应用?
4. 试述分立式自动生化分析仪的工作原理。
5. 简述电泳技术的原理、分类和临床应用。
6. 比较各种非同位素标记免疫化学分析方法的原理及优缺点。
7. 简述色谱技术的原理、分类和临床应用。
8. 简述质谱技术的原理,简述电喷雾离子源和三重四极杆质量分析器的工作原理。
9. 质谱技术有什么优势?举例说明质谱技术在临床检验中的应用。
10. 简述采用质谱技术进行自下而上定量蛋白质组学分析的实验流程。
11. 简述离子选择电极的原理,举例说明其在临床检验中的应用。
12. 试述微流控技术的主要检测方法,分别有哪些优缺点。
13. 试述常用即时检验技术的原理。
14. 试述人工智能在临床生物化学检验中的应用。

第一节 光学分析技术

一、概述

(一)概念

电磁辐射是一种以极大的速率(在真空中为 2.9979×10^8 m/s)通过空间,不需要以任何物质作为传播媒介的能量,包括无线电波、微波、红外光、紫外 - 可见光、X 射线和 γ 射线等形式。电磁辐射具有波动性和微粒性。光学分析(optical analysis)是利用物质发射或吸收电磁辐射,以及物质与电磁辐射相互作用,从而对待测样品进行分析的一类方法。

(二)分类

根据测量信号是否与能级跃迁有关,可将光学分析分为光谱分析和非光谱分析(表4-1)。

表4-1 光学分析技术分类及常用方法

分类		常用方法
光谱分析	吸收光谱法	紫外 - 可见吸收光谱法、原子吸收光谱法、核磁共振波谱法、X 射线吸收光谱法、红外吸收光谱法、电子自旋共振波谱法、激光吸收光谱法等
	发射光谱法	原子发射光谱法、分子荧光光谱法、化学发光法、磷光法等
	散射光谱法	拉曼散射光谱法、共振散射光谱法、激光拉曼光谱法等
非光谱分析		比浊法、折射法、旋光法、圆二色谱法等

1. 光谱分析　光谱分析（spectral analysis）是基于物质与电磁辐射作用时，各化学物质（原子、基团、分子和高分子化合物等）因能级跃迁而产生发射、吸收或散射光谱谱系，来鉴别待测物性质、结构和相对含量的技术。光谱分析通过不同类型的光谱仪完成。光谱仪又称为分光光度计，是用来研究吸收、发射或荧光电磁辐射强度和波长关系的仪器。这类仪器一般包括5个基本单元，即光源、单色器、标本池、检测器和读出器件（图4-1）。

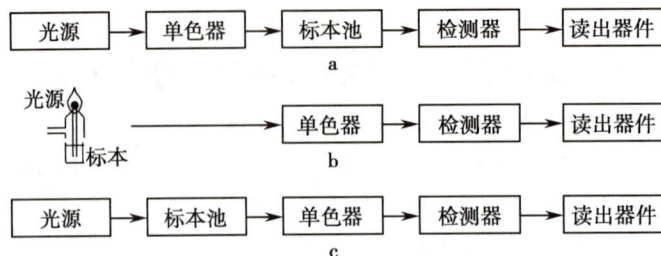

图4-1　不同光谱仪主要构成示意图
a. 吸收光谱仪；b. 发射光谱仪；c. 荧光和散射光谱仪。

2. 非光谱分析　非光谱分析（nonspectral analysis）是基于物质与电磁辐射相互作用时，导致电磁辐射在方向上或物理性质上发生变化（折射、干涉、衍射或偏振等），来进行物质分析的方法。非光谱分析不涉及物质内部能级跃迁，不以光的波长为特征信号。

本节重点介绍三类基本的光谱分析技术，非光谱分析中的比浊法将在后文中介绍。

二、吸收光谱法

各种物质由于其结构不同，对电磁波的吸收也不同，每种物质都有其特征性的吸收光谱，据此可对物质进行定量和定性分析的方法，称为吸收光谱法（absorption spectrometry）。它是临床生物化学检验光谱分析的主要方法。

（一）紫外-可见吸收光谱法

1. 原理　紫外-可见吸收光谱法（ultraviolet-visible absorption spectrometry，UV-VIS）也称为分光光度法（spectrophotometry），是以紫外线-可见光区域（波长通常为200～800nm）电磁波连续光谱作为光源照射样品，研究物质分子对光吸收相对强度的方法，包括紫外分光光度法和可见分光光度法。将不同波长紫外线-可见光依次通过一定浓度的被测物质，并分别测定每个波长的吸光度，以波长为横坐标、吸光度为纵坐标所得的吸光度-波长曲线，即吸收光谱图。不同物质由于结构不同，具有不同的特征性吸收光谱，波峰处所对应的波长被称为最大吸收波长，是该化合物对光吸收程度最大的地方。最大吸收波长的确定对于物质的定量分析具有重要意义。

朗伯-比尔定律（Lambert-Beer law）是当一束平行单色光通过某均匀的稀溶液时，该溶液对光的吸收程度与吸光物质浓度和光通过液层厚度的乘积成正比。它是吸收光谱法对待测物质进行定量分析的基础。当单色光强度和温度一定时，吸光度与吸收介质厚度（光径长度）成正比，与吸光物质浓度成正比。用公式表示：

$$A = \varepsilon bc \qquad\qquad 式4\text{-}1$$

式中，A 为吸光度；ε 为摩尔吸收系数，单位为 $L/(mol \cdot cm)$，当吸收介质种类、入射光波长、溶液温度和pH一定时，ε 为定值；b 为光径长度，单位为cm；c 为吸光物质浓度，单位为mol/L。

2. 在自动生化分析仪中的应用　临床生物化学检验中，常常通过自动生化分析仪实现紫外-可见吸收光谱法在临床检测中的应用。紫外-可见吸收光谱法是自动生化分析仪最基本的原理和方法。为了适应临床检测自动化、减少干扰、提高准确度的需要，自动生化分

析仪对经典的紫外 - 可见分光光度计做了许多创新性设计。

（1）光路系统：传统的分光光度计一般以棱镜作为单色器，而自动生化分析仪常以光栅作为单色器，光栅具有高分辨率、高灵敏度和大色散能力等特点。在光路设计上，它调整了标本池和单色器的位置。分光光度法根据单色器和标本池的相对位置分为前分光和后分光。前分光的光路系统为：光源→单色器→标本池→检测器→读出器件。后分光的光路系统为：光源→标本池→单色器→检测器→读出器件。一般的紫外 - 可见分光光度计大多采用前分光，而自动生化分析仪多采用后分光，即光线先通过标本池，再通过单色器。后分光技术的优点包括：可同时选用双波长或多波长检测标本池中的多种组分（不同波长）；减少标本量和试剂量；不需要调节波长，减少故障率，便于仪器自动化等。

（2）双波长检测：分光光度计或自动生化分析仪可选择单波长或双波长进行测定。通过吸收光谱可获得最大吸收波长，在最大吸收波长处进行测定可提高检测灵敏度。采用单一波长检测物质吸光度的方法称为单波长法（single wavelength method），它适用于测定体系中只含有一种组分或混合溶液中待测物吸收峰与其他共存物质吸收峰无重叠的情况。但是在临床生物化学检验中，标本中存在较多物质，包括已知物和未知物，它们会对检测形成干扰。因此采用两个不同的波长即主波长（primary wavelength，λ_p）和次波长（secondary wavelength，λ_s）同时测定一个样品溶液，以克服单波长测定的缺点，提高了测定结果的精密度和准确度，该方法称为双波长法（dual wavelength method）。它的优点包括：①消除噪声干扰；②减少标本本身光吸收的干扰，如溶血、黄疸和脂浊；③减少浑浊溶液的杂散光影响。

双波长检测减少干扰的原理主要基于选择两个特定波长即 λ_p 和 λ_s，通过测量这两个波长下的吸光度差值（ΔA），从而消除或减少干扰组分的影响。一般选择待测组分 X 的最大吸收波长作为 λ_p，并在干扰组分 Y 的吸收光谱上找到一个等吸收波长作为 λ_s。干扰组分 Y 在 λ_s 处的吸光度等于它在 λ_p 处的吸光度，而待测组分 X 在 λ_s 处的吸光度与它在 λ_p 处的吸光度差值较大。例如标本中 X 组分和 Y 组分在 λ_p 和 λ_s 处的吸光度分别为 $A\lambda_p(X)$、$A\lambda_p(Y)$ 和 $A\lambda_s(X)$、$A\lambda_s(Y)$。双波长分光光度法的测量值为 $\Delta A = A\lambda_p - A\lambda_s$，即 $\Delta A = [A\lambda_p(X) + A\lambda_p(Y)] - [A\lambda_s(X) + A\lambda_s(Y)]$。由于 $A\lambda_p(Y) = A\lambda_s(Y)$，所以 $\Delta A = A\lambda_p(X) - A\lambda_s(X)$，这表明测量信号与干扰组分无关，仅与待测组分 X 的浓度成正比。

对于某些反应速度快且无法设置为两点终点法的检验项目，尤其是单试剂分析中，可以利用双波长来部分消除样品本身的光吸收干扰。例如，双缩脲法测定血清总蛋白的主波长和次波长分别为 500nm 和 576nm；溴甲酚绿法测定血清白蛋白的主波长和次波长分别为 600nm 和 700nm；偶氮砷Ⅲ法测定血清总钙的主波长和次波长分别为 660nm 和 770nm。

（二）原子吸收光谱法

原子吸收光谱法（atomic absorption spectrometry，AAS）是基于被测元素的基态原子对特征辐射的吸收程度进行定量分析的方法。每种元素的原子不仅可以发射一系列特征谱线，也可以吸收与发射线波长相同的特征谱线。当光源发射的某一特征波长的光通过原子蒸气时，即入射辐射的频率等于原子中电子由基态跃迁到较高能态（一般情况下都是第一激发态）所需能量频率时，原子中的外层电子将选择性地吸收其同种元素所发射的特征谱线，使入射光减弱。特征谱线因吸收而减弱的程度（即吸光度 A）与被测元素的含量成正比，是一种测量特定气态原子对光辐射吸收的方法。

原子吸收光谱仪主要由光源、原子化器、分光系统和检测系统组成。光源一般采用空心阴极灯，发射被测元素的特征共振辐射。原子化器的作用是提供能量，将待测元素干燥蒸发使之由化合物状态转变为气态原子（基态原子），常用的有火焰原子化器和石墨炉原子化器等。分光系统由入射狭缝、反射镜、色散元件和出射狭缝组成，其作用是将所需的共振吸收线分离出来。检测系统由检测器（光电倍增管）、放大器和对数转换器组成。

原子吸收光谱法的特点包括：①灵敏度高：火焰原子吸收法检出限可达 ng/ml 数量级，而石墨炉原子吸收法可达 ng/L 数量级；②测量精度好：火焰原子吸收法测定结果标准偏差小于 1%，而石墨炉原子吸收法测量精度为 3%～5%；③干扰少、无须化学反应：大多数情况下共存元素对被测元素不产生干扰。但是该方法操作较复杂，每种元素需要一种光源，因此在临床生物化学检验中应用较少，适用于标本中微量和痕量组分如锂、铜、铝、铅、锌等的检测。

（三）核磁共振波谱法

核磁共振（nuclear magnetic resonance，NMR）是置于磁场中具有磁矩的原子核吸收和释出特定共振频率电磁能量的现象。其频率和吸收至释放过程受磁场强度、原子周围环境、原子化学结合状态等多种因素的影响。记录这种频率波谱可判断原子在分子中所处位置及相对数目，用于定量分析及分子量的测定，并可对有机化合物进行结构分析。核磁共振波谱法（nuclear magnetic resonance spectroscopy，NMRS）是将核磁共振现象应用于测定分子结构的一种谱学技术。核磁共振波谱仪（nuclear magnetic resonance spectrometer）是用来观察核磁共振信号的仪器，一般由磁体、探头、射频发生系统、射频接收系统和记录处理设备组成。

在临床血脂成分检测中，通过 NMRS 可测量脂蛋白颗粒表面磷脂、未酯化胆固醇及内核中胆固醇酯、甘油三酯末端甲基基团的质子数量，从而确定脂蛋白及其亚型颗粒的质量、数量和粒径大小等特征。目前，NMRS 主要用于低密度脂蛋白颗粒（LDL particle，LDL-P）和高密度脂蛋白颗粒（HDL particle，HDL-P）的测定。

三、发射光谱法

通过测量原子或分子的特征发射光谱来研究物质结构和测定其化学组成的方法称为发射光谱法（emission spectrometry）。临床生物化学检验中常用的发射光谱法包括原子发射光谱法、荧光光谱法和化学发光法等。

（一）原子发射光谱法

原子发射光谱法（atomic emission spectrometry，AES）根据处于激发态的待测元素原子回到基态时发射的特征谱线对待测元素进行分析。利用标本中原子或离子所发射的特征谱线的波长或强度检测元素的存在和含量的仪器称为原子发射光谱仪，主要有火焰光度计、火焰分光光度计、摄谱仪、光电直读光谱仪等。

火焰光度计（flame photometer）由气体和火焰燃烧部分、光学部分、光电转换器和检测记录部分组成，其原理是利用火焰的热能使元素的原子激发发光，通过检测其光谱能量强弱判断物质中元素含量的高低。激发光源的作用是为标本蒸发、原子化和激发提供所需能量，产生发射光谱。火焰光度计常用于测定血清中的钠离子和钾离子。

目前临床上广泛使用的电感耦合等离子体原子发射光谱（inductively coupled plasma-atomic emission spectrometry，ICP-AES）即采用原子发射光谱技术中的激发光源。原子发射光谱法具有样品广谱性（气态、液态和固态）、多元素同时检测、选择性好、检出限低、准确度高等优点。但是 AES 不能用于有机物和一些非金属元素的分析。

（二）荧光光谱法

根据荧光来源不同，荧光光谱法可分为分子荧光光谱法和原子荧光光谱法。

1. 分子荧光光谱法 分子荧光光谱法（molecular fluorescence spectroscopy）又称为荧光分析法（fluorescence analysis），是利用物质被短波长光激发后产生特征性波长较长的荧光进行定性或定量分析的方法。某些物质被一定波长的光照射时，会在较短时间内发射出比入射光波长更长的光，称为荧光。物质吸收的光称为激发光，物质受激发后所发射的光称为发射光或荧光。荧光光谱包括激发光谱（excitation spectrum）和发射光谱（emission spectrum）两种，它们均是荧光物质的基本特征，也是荧光分析的基本依据。

荧光分析的原理是在一定温度下，当激发光的波长和强度、荧光波长和液层厚度一定时，所测得的荧光强度与荧光物质浓度成正比。因荧光强度测量比吸光度测量更灵敏，所以荧光光谱法比吸收光谱法检测灵敏度更高。荧光光谱法的主要优点是灵敏度高、选择性好。分子荧光光谱法通过荧光计、荧光分光光度计、时间分辨荧光仪等在临床应用，可用于检测氨基酸、蛋白质、酶和辅酶、嘌呤、嘧啶、核酸、维生素、无机元素和药物等。

2. 原子荧光光谱法 原子荧光光谱法（atomic fluorescence spectroscopy，AFS）是通过测量元素原子蒸气在辐射能激发下所发射的原子荧光强度进行元素定量分析的方法，常用于元素分析。

（三）化学发光法

化学发光（chemiluminescence，CL）是指伴随化学反应过程产生的光发射现象。物质分子吸收化学反应产生的能量后跃迁至激发态，当回到基态时以光的形式辐射能量。发光现象可用于生物分子的定性和定量分析。以化学发光物质标记待分析的物质，激发化学发光反应进行的检测分析称为化学发光法。

1. 化学发光原理及条件 任何一个化学发光反应都包括化学激发和发光两个关键步骤，可用下式表示：

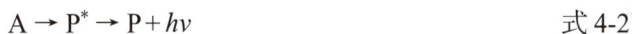

$$A \to P^* \to P + h v \qquad 式4-2$$

式中，A 代表反应物；P^* 为产物 P 的激发态；v 为化学发光的频率；h 为普朗克常量。

由上述反应可知，化学发光的效率（φ_{CL}）取决于激发态分子的生成效率（φ_{CE}）和激发态分子的发光效率（φ_L）。

φ_{CL} 定义为发光的分子数与参与反应的分子数之比；φ_{CE} 定义为激发态分子数与参与反应的分子数之比；φ_L 定义为发光的分子数与激发态的分子数之比。

由此可推导出三者间的关系：$\varphi_{CL} = \varphi_{CE} \cdot \varphi_L$。

一个化学反应要成为发光反应，应满足两个条件：①具有足够的能量（170～300kJ/mol）使电子跃迁到激发态；②电子激发态产物本身会发光或者将能量传递给会发光的分子而产生电子激发态，并且有足够的荧光量子产率。

2. 化学发光强度 化学发光反应的发光强度 I_{CL} 以单位时间内发射的光子数表示，等于化学发光效率 φ_{CL} 与单位时间内起反应的被测反应物 A 浓度变化（以微分表示）的乘积，即

$$I_{CL}(t) = \varphi_{CL} \cdot dc_A / dt \qquad 式4-3$$

式中，$I_{CL}(t)$ 表示 t 时刻的化学发光强度。如果反应是一级动力学反应，此时反应速率可表示为

$$dc_A / dt = k \cdot c_A \qquad 式4-4$$

式中，k 为反应速率常数。因此，在合适的条件下，t 时刻的发光强度 $I_{CL}(t)$ 与该时刻的分析物浓度成正比，可以通过检测化学发光强度来定量测定被分析物浓度。

3. 化学发光类型 包括直接化学发光和间接化学发光。

（1）直接化学发光：是指化学反应生成的激发态分子直接回到基态，辐射光子。

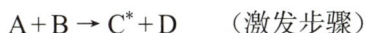

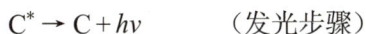

$$A + B \to C^* + D \quad （激发步骤）$$
$$C^* \to C + h v \quad （发光步骤）$$

式中，A 或 B 为被测物；C^* 为产物 C 的激发态。

（2）间接化学发光：是指激发态分子本身不发光或者发光微弱，但可将其能量转移给另一发光体，使之变为激发态，在返回基态的过程中以光的形式释放能量。

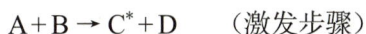

$$A + B \to C^* + D \quad （激发步骤）$$

$$C^* + F \rightarrow C + F^* \quad （能量转移）$$
$$F^* \rightarrow F + hv \quad （发光步骤）$$

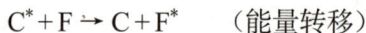

式中，A 或 B 为被测物；C^* 为能量给予体；F 为能量接受体。

4. 应用 对于一般的化学发光反应，其发光效率值约为 10^{-6}。然而对于某些典型的发光剂，如鲁米诺，其发光效率可以达到 $0.01\sim0.05$。发光效率大于 0.01 的发光反应相对较少见。萤火虫的发光效率非常高，可达 95%，这意味着在它们的发光反应中，释放的能量几乎全部转换成了光能。临床生物化学检验中常用的发光剂包括鲁米诺及其衍生物、吖啶酯类、三联吡啶钌、过氧草酸等。

四、散射光谱法

用单色光照射透明标本时，大部分按原方向透射，小部分按不同角度散射，该现象称为光的散射（scattering）。散射分为弹性散射和非弹性散射。当光子与标本分子未发生能量交换时，散射光波长与入射光波长一致的散射称为弹性散射，又称为瑞利散射。非弹性散射中散射光波长不同于入射光波长，光子与标本分子间发生非弹性碰撞，光子把一部分能量传递给分子，或者从分子获得一部分能量，光子的能量就会减少或增加，同时运动方向也会发生改变，该散射又称为拉曼散射（Raman scattering）。

根据分子的特征性拉曼散射光谱来分析物质结构和测定化学成分的方法称为拉曼散射光谱法。拉曼光谱仪由激发光源、标本检测外光路、探测器和控制器等部分组成。拉曼散射光谱法具有标本用量少、对标本基本无损伤的优点，但由于拉曼散射的强度较弱，所以其检测灵敏度不高。表面增强拉曼散射（surface enhanced Raman scattering，SERS）技术通过促进试剂与待测物的结合，使产生的拉曼信号强度比原始拉曼信号强度高出数个数量级，SERS 技术的出现提高了拉曼散射光谱法的检测灵敏度，实现了微量物质的识别。无创检测血液中的生化成分是拉曼散射光谱法在临床上的重要应用，例如无创测定血糖。

第二节　代谢物的酶法分析技术

一、酶学分析

（一）酶学分析

酶学分析（enzymatic assay）是利用酶的作用特性，以酶作为分析工具或分析试剂，对酶活性浓度或者特定的物质浓度（如底物、辅酶、抑制剂和激动剂等）进行检测的方法。前者是利用工具酶进行酶偶联反应，测定另一种酶的活性浓度，称为酶活性浓度测定，如血清肌酸激酶、淀粉酶等的测定；后者是利用工具酶对某一待测物质进行测定，称为酶法分析，临床上简称酶法，如血清葡萄糖、胆固醇、尿素、尿酸等的测定。酶活性浓度测定将在第七章进行介绍，本节重点介绍酶法分析。需要特别注意的是，两者的检测原理完全不同。

酶法分析具有以下优点：①酶作用的特异性强，成分复杂的血清或其他体液样本不需要预处理就能直接测定；②工具酶的本质大多是蛋白质，无化学污染；③酶促反应的条件温和，适于大批量自动化分析。因此，酶法分析技术在临床生物化学检验中得到了广泛应用。

（二）酶动力学

酶学分析的基础是酶动力学。米氏方程（Michaelis-Menten equation）是由德国学者 Michaelis 和 Menten 归纳的表示酶促反应动力学基本原理的数学表达式。此方程式表明了底物浓度与酶反应速率间的定量关系。

$$v = \frac{V_{\max}[S]}{K_{\mathrm{m}} + [S]}$$ 式 4-5

式中，v 表示反应速率；$[S]$ 表示底物浓度，$V_{\max}$ 表示最大反应速率；K_{m} 表示米氏常数，指酶促反应速率达到最大反应速率一半时的底物浓度，代表酶对底物的亲和力，K_{m} 越小表示酶与底物的亲和力越大。

（三）工具酶

工具酶（tool enzyme）也称试剂酶（reagent enzyme），是酶学分析中作为试剂用于测定其他化合物浓度或酶活性浓度的酶。在利用工具酶的反应中，一般将工具酶及其辅助底物设定为过量，而将待测化合物或待测酶设定为限速因素。工具酶纯度要求不高，但对抑制剂、杂酶等的含量要有一定的限制，以保证工具酶有一定的比活性，避免或减少一些干扰测定的因素。工具酶大多数通过发酵生产，或者从特定动物组织中提取，是非常重要的体外诊断产业的原料，被誉为生物医药产业的"机床"。

二、酶法分析原理

按照原理的不同，代谢物浓度的酶法分析通常分为平衡法和速率法两大类。

（一）平衡法

平衡法（equilibrium method）是指酶促反应经过一段时间达到平衡，反应液的吸光度不再变化，此时可根据吸光度推算出待测物浓度的方法。平衡法又称终点法（end-point method），但实际上酶促反应并未终止，只是达到了平衡状态。

反应达到平衡时，底物几乎全部转化为产物（底物剩余量<5%），底物的减少量或产物的生成量与反应液的吸光度成正比，如同时设置标准管，则底物浓度与吸光度满足下列关系式：

$$\frac{C_{\mathrm{s}}}{C_{\mathrm{u}}} = \frac{A_{\mathrm{s}}}{A_{\mathrm{u}}}$$ 式 4-6

式中，C_{s} 为标准管底物浓度；C_{u} 为测定管底物浓度；A_{s} 为标准管吸光度；A_{u} 为测定管吸光度。根据公式可计算得到测定管中底物的浓度。

采用平衡法需满足的基本条件包括：①工具酶的特异性高；②工具酶中的杂酶应低于允许限；③酶的用量足够大，以保证反应能在较短时间内（一般为 1～3 分钟）达到平衡；④在保证测定线性的前提下，K_{m} 尽量小；⑤所用的底物对酶应构成零级反应；⑥试剂中的添加剂不应抑制酶的活性。

（二）速率法

速率法（rate assay）又称动力学法（kinetic method），是根据酶促反应动力学，当底物的消耗量较小（<5%）时，酶促反应呈一级反应，此时通过测定反应的速率即可求得待测物浓度。

根据米氏方程，当 $[S] \ll K_{\mathrm{m}}$ 时，$[S] + K_{\mathrm{m}} \approx K_{\mathrm{m}}$；若体系中酶浓度保持不变，酶促反应的最大速率 $V_{\max}$ 也不变，此时，酶促反应呈一级反应动力学特征，其速率方程可以简化为：

$$v = \frac{V_{\max}[S]}{K_{\mathrm{m}}} = k[S]$$ 式 4-7

此时，反应速率 v（单位时间内的底物减少量或产物增加量）与底物浓度 $[S]$ 成正比，如同时检测测定管和标准管反应速率（以每分钟吸光度变化率表示），则可计算出待测物浓度，如下关系式所示：

$$\frac{C_{\mathrm{s}}}{C_{\mathrm{u}}} = \frac{\Delta A_{\mathrm{s}}}{\Delta A_{\mathrm{u}}}$$ 式 4-8

式中，C_s 为标准管底物浓度；C_u 为测定管底物浓度；ΔA_s 为标准管吸光度变化率；ΔA_u 为测定管吸光度变化率。根据公式可计算得到测定管中底物的浓度。

在酶促反应进程中，[S]越来越小，v 也越来越小，说明要使酶促反应速率与待测物浓度成正比，必须做到测定速率是初速率，越偏离初速率，测定误差就越大。实际上，准确测定酶促反应的初速率非常困难，在临床酶法分析中只要在此期间待测物消耗 <5%，就可认为是初速率，只需测定两个固定时间点之间吸光度的差值，就可计算出待测物浓度。

与平衡法相比，速率法的优点为：①无须把所有底物转化成产物，酶用量比平衡法小；②一般无须做样本空白，样本本身的因素影响较小。

平衡法与速率法是相互联系的，平衡法在开始的一段时间内有可能遵循一级反应规律，而速率法只要给予足够的时间，也会趋于平衡。平衡法的关键是确定达到平衡所需的时间，速率法的关键是如何使酶促反应呈一级反应。相比而言，工具酶活性下降对平衡法的影响小于速率法。临床上代谢物的酶法分析大多采用平衡法。

三、酶法分析方法

根据设计原理的不同，酶法分析方法可分为直接测定法、酶偶联法、酶循环法、酶激活测定法和酶抑制测定法等。

（一）直接测定法

直接测定待测底物或产物理化性质的改变来进行定量分析的方法称为直接测定法。根据底物的不同可分为单底物反应和双底物反应。

1. 单底物反应 例如，胆红素在胆红素氧化酶（BOD）作用下生成胆绿素，使胆红素在450nm 处的吸光度下降，据此来测定胆红素的浓度。

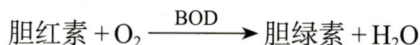

$$\text{胆红素} + O_2 \xrightarrow{\text{BOD}} \text{胆绿素} + H_2O$$

2. 双底物反应 对于双底物反应，实验时往往将除待测物外的另一种底物浓度设计得相当大，即 $[S_2] \gg K_m$，此时酶促反应动力学可按单底物法处理，整个反应只与待测物浓度有关，表现为一级反应动力学。但在以还原型辅酶Ⅰ（NADH）或还原型辅酶Ⅱ（NADPH）为底物的平衡法测定中，因 340nm 处吸光度的限制，辅酶的用量不能过高。由于该类反应是通过辅酶在氧化型与还原型之间转换进行的，所以很容易用紫外分光光度法测定 340nm 处吸光度的增减来进行定量，如乳酸的测定。

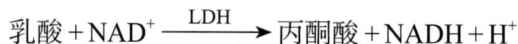

$$\text{乳酸} + NAD^+ \xrightarrow{\text{LDH}} \text{丙酮酸} + NADH + H^+$$

（二）酶偶联法

酶促反应的底物或产物如果没有可直接检测的特性，则需将反应生成的某一产物偶联到另一个酶促反应中，生成的产物可通过光学技术直接测定，这种方法称为酶偶联法（enzyme coupling method）。在酶偶联法中，一般把偶联的反应称为辅助反应（auxiliary reaction），所用工具酶称为辅助酶（auxiliary enzyme）；把指示终点的反应称为指示反应（indicator reaction），指示反应所用的工具酶称为指示酶（indicator enzyme）。

偶联反应须设计为非限速反应，即偶联反应中所用的酶、辅酶等底物用量应过量。在指示酶用量固定后，反应速率应与第一步反应速率有关，因此辅助反应应设定为一级反应。如果辅助反应为双底物，在实验设计时也应将试剂中加入的另一种底物浓度设计得足够大，让整个反应只受待测物浓度的影响。

临床生物化学检验中，最常用的指示反应是脱氢酶指示反应和过氧化物酶指示反应。

1. 脱氢酶指示反应 脱氢酶是一类催化物质进行氧化还原反应的酶，在生物体内非常常见，大多数脱氢酶的天然受体是氧化型辅酶Ⅰ（NAD^+）和氧化型辅酶Ⅱ（$NADP^+$）。还原型辅酶Ⅰ（NADH）和还原型辅酶Ⅱ（NADPH）在紫外 340nm 处具有吸收峰，而 NAD^+ 和 $NADP^+$ 没有。

脱氢酶指示反应利用脱氢酶的还原性，将 NAD^+ 和 $NADP^+$ 转化为 NADH 和 NADPH，通过检测 340nm 处吸光度的上升水平计算待测物的浓度。也可利用脱氢酶的逆反应，将 NADH 和 NADPH 转化为 NAD^+ 和 $NADP^+$，通过测定 340nm 处吸光度的下降水平计算待测物的浓度，常用的脱氢酶包括乳酸脱氢酶（LDH）、L- 谷氨酸脱氢酶（GLDH）、苹果酸脱氢酶（MD）等。

2. 过氧化物酶指示反应 该指示反应最早由 Trinder 等人在 1969 年提出，故名 Trinder 反应（Trinder reaction）。其原理是被测物质在酶催化下如果能够生成过氧化氢（H_2O_2），则过氧化物酶（peroxidase，POD）就可催化 H_2O_2 与 4- 氨基安替比林（4-AAP）和酚形成红色的醌类化合物，该化合物最大吸收波长为 505nm，测定 505nm 的吸光度即可计算被测物的浓度。酚也可以用酚类衍生物等生色基团替代。

体内许多代谢物可直接或间接地在酶的催化下生成 H_2O_2，然后用过氧化物酶指示反应（Trinder 反应）检测，该指示反应已被广泛应用于临床生物化学检测，如葡萄糖（氧化酶法）、甘油三酯、胆固醇、尿酸、肌酐等。

（三）酶循环法

酶循环法（enzymatic cycling assay）是利用底物和辅酶在酶促反应中形成循环体系，使产物不断扩增以提高检测灵敏度的分析方法。该法使反应产物增加，有效减少共存物质的干扰，提高了检测灵敏度和特异性，是酶法分析的发展和延伸。

根据工具酶的结合方式和辅酶的用法，将酶循环法分为底物循环法和辅酶循环法。根据工具酶的催化性质又将其分为氧化酶脱氢酶反应法和脱氢酶辅酶反应法等。

1. 底物循环 - 氧化酶 - 脱氢酶系统 该系统中氧化酶用于靶物质的氧化，脱氢酶使其回到还原状态，促使靶物质（或其衍生物）或靶物质的氧化产物作为底物循环。例如甘油浓度测定时，甘油在甘油激酶催化下活化生成 3- 磷酸甘油后，被磷酸甘油氧化酶氧化为磷酸二羟丙酮，磷酸二羟丙酮又被 3- 磷酸甘油脱氢酶还原为 3- 磷酸甘油，这样就形成了一个循环，同时伴有 NADH 向 NAD^+ 的转化。在反复循环中 3- 磷酸甘油和磷酸二羟丙酮的量不变，而产物 H_2O_2 随每次循环不断递增，NADH 不断递减，使检测信号不断增强（图 4-2）。

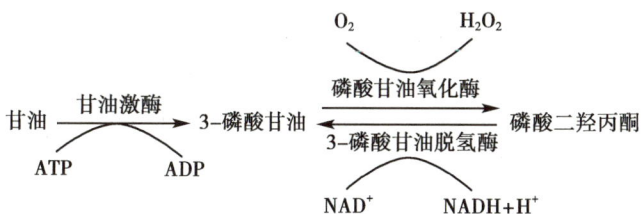

图 4-2 底物循环法测定甘油的原理

2. 脱氢酶 - 辅酶循环系统 该系统中靶物质（或衍生物）及其氧化产物作为底物进入循环，反应中用一种脱氢酶和两种不同性质的辅酶，即硫代氧化型辅酶Ⅰ（Thio-NAD^+）和还原型辅酶Ⅰ（NADH），在 395～415nm 波长下测定反应中 Thio-NAD^+ 转为 Thio-NADH 的速度。例如，血清胆汁酸测定时，3α- 羟类固醇脱氢酶（3α-HSD）催化胆汁酸和 3- 酮类固醇之间的反应，正反应对辅酶硫代氧化型辅酶Ⅰ的亲和力远远大于辅酶Ⅰ，而逆反应对还原型辅酶Ⅰ的亲和力大于硫代还原型辅酶Ⅰ。在反应系统中有足够的硫代氧化型辅酶Ⅰ和还原型辅酶Ⅰ，只要有少量的胆汁酸就可生成少量的 3- 酮类固醇，并在两者之间构成循环，不断产生硫代还原型辅酶 I（黄色），按要求控制好条件，反应速率与待测物胆汁酸浓度成正比（图 4-3）。胆汁酸在体内的浓度只有微摩尔的水平，用此循环反应，灵敏度可增加数十倍。

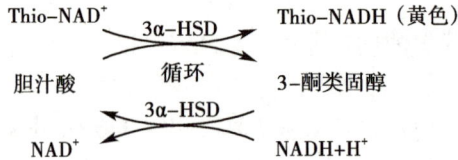

图 4-3 底物循环法测定胆汁酸

脱氢酶 - 辅酶循环系统的成功实施需要满足以下条件：①酶对 Thio-NAD$^+$ 和 NADH 应有高度亲和力；②Thio-NAD$^+$ 和 NADH 的浓度配比达最适条件；③反应体系的 pH 和缓冲体系同时有利于双向反应（底物氧化和还原）。脱氢酶 - 辅酶循环系统还可应用于同型半胱氨酸等的测定。

（四）酶激活测定法与酶抑制测定法

凡是能提高酶活性的物质都被称为酶的激活剂（activator），如无机离子、微量元素及辅基等。凡是能降低酶活性的物质都被称为酶的抑制剂（inhibitor），如有机磷与乙酰胆碱酯酶（AChE）活性中心结合使其失活。利用酶活性浓度的升高或降低，测定酶激活剂或抑制剂浓度的方法，分别称为酶激活测定法与酶抑制测定法。

例如，丙酮酸激酶法测定钾离子、β- 半乳糖苷酶法测定钠离子、淀粉酶法测定氯离子均是利用了酶激活测定法。而乙酰胆碱酯酶法测定有机磷、碱性磷酸酶法测定茶碱则是利用了酶抑制测定法。

第三节　试剂盒和自动生化分析仪

试剂盒和自动生化分析仪均属于医疗器械，它们常常配套使用，在临床生物化学检验中发挥着重要作用。

一、试剂盒

（一）试剂盒的概念

在临床检测中，除了各种检验仪器，还需要与之配套的试剂盒，检验仪器和试剂盒均属于医疗器械。试剂盒（reagent kit）是指能完成一个特定的检测所必需的试剂、标准液、器材和使用说明书的集合。试剂盒具有快速、简便、节约、易于标准化等特点。

（二）试剂盒的类型

1. 科研用和诊断用试剂盒　根据用途的不同，常用的试剂盒分为科研用（for research only）和诊断用（for diagnosis）两类，用于医学检验的必须是通过国家药品监督管理局批准的诊断用试剂盒。

2. 单一试剂法和双试剂法　根据试剂盒中试剂的数量，可将试剂盒分为单一试剂法和双试剂法试剂盒。

（1）单一试剂法：是指将某种生物化学检验项目所用到的试剂科学地混合在一起，组成一种试剂进行临床检测。其优点是简单、快速、成本低、便于自动化，其缺点是稳定性较差、抗干扰能力较差。

（2）双试剂法：是指将生物化学检验项目所用试剂按照用途科学地分为两类，分别配成两种试剂用于临床检测。一般第一种试剂（R$_1$）用于消除某些内源性干扰（如脂血、溶血、黄疸、NH_3 等），第二种试剂（R_2）用于启动检测反应。

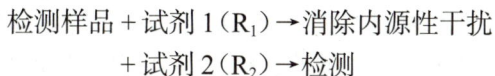

$$检测样品 + 试剂 1（R_1）\rightarrow 消除内源性干扰$$
$$+ 试剂 2（R_2）\rightarrow 检测$$

双试剂法提高了检测的抗干扰能力、稳定性和均一性，是目前临床生物化学检验中的主流方法，绝大部分检验项目采用双试剂法进行检测。

例如，尿素的酶法测定即采用了双试剂法。尿素的酶法测定采用酶偶联方法，其检测原理是脲酶（又称尿素酶）催化尿素生成 NH_3，后者再在谷氨酸脱氢酶的作用下与 NADH 反应，通过测定 NADH 在 340nm 处吸光度的下降程度反映血清中尿素的浓度。

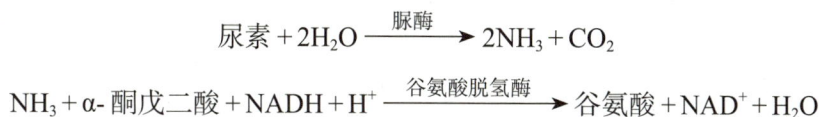

$$尿素 + 2H_2O \xrightarrow{\text{脲酶}} 2NH_3 + CO_2$$

$$NH_3 + \alpha\text{-酮戊二酸} + NADH + H^+ \xrightarrow{\text{谷氨酸脱氢酶}} 谷氨酸 + NAD^+ + H_2O$$

其中，第一个反应特异性强，干扰少；但是对于第二个反应，血液、尿液中的内源性 NH_3 会导致结果偏高，另外标本中内源性丙酮酸也会消耗 NADH 生成乳酸，导致结果偏高。为了消除标本中的 NH_3 和丙酮酸对检测结果的影响，可以设计双试剂，第一个试剂包括 α-酮戊二酸、NADH、谷氨酸脱氢酶、缓冲液等；第二个试剂包括脲酶等。当被检标本加入第一个试剂在 37℃ 下作用 5 分钟后，让内源性干扰物质 NH_3 和丙酮酸先行被消耗；再加入第二个试剂进行测定，这样就可以避免干扰物对检测结果的影响。

（三）试剂盒的要求

试剂盒应具有完整的包装和详尽的说明书。外包装应完整牢固，并清晰印有产品名称、生产批号、失效日期、保存条件及生产单位名称等信息。说明书应按照《体外诊断试剂说明书编写指导原则》格式要求进行编写，应包含反应原理、操作程序、标本的要求、标准/质控的使用方式及货号、试剂的稳定性以及灵敏度、抗干扰性和线性范围等技术指标。

试剂盒的性能评价主要从实用性和可靠性两个方面评估，实用性包括标本类型、操作要求、消耗品要求、技术职能要求、成本等因素；可靠性的评估包括准确度、精密度、线性范围和稳定性等。

二、自动生化分析仪的类型及原理

自动生化分析仪（automatic biochemical analyzer）是模仿生化分析中的取样、加试剂、去干扰物、混合、温育、比色、结果计算、书写报告和清洗等手工操作过程的仪器。自动生化分析仪需要配套的试剂盒，它们共同推动了临床生物化学检验的快速、简便、灵敏、准确、自动化、标准化、微量化的发展。

自动生化分析仪种类繁多，根据不同的分类标准，可分成不同的种类：①根据其自动化程度的不同，可分为半自动和全自动生化分析仪；②根据仪器的复杂程度或通量分类，可分为小型或单通道、中型或多通道、大型或高通量分析仪；③根据反应方式，可分为液体生化分析仪和干式生化分析仪；④根据生化分析的光学系统，可分为单波长生化分析仪和双波长生化分析仪；⑤根据仪器反应装置结构的不同，可分为连续流动式、离心式、干化学式、分立式四类，下面以此分类介绍其原理。

（一）连续流动式自动生化分析仪

1957 年世界上第一台自动生化分析仪 AutoAnalyzer I 即为连续流动式自动生化分析仪。仪器主要由样本盘、体积分配泵、混匀器、控温器、检测器和数据记录仪等组成。其基本原理是基于流动式"气泡隔离连续分析"，在微电机的驱动下，通过体积分配泵将样本和试剂吸取混合在同一管道中完成反应。

（二）离心式自动生化分析仪

离心式自动生化分析仪出现于 1969 年，主要由加样系统及分析系统两部分组成，其独特之处是通过离心力实现试剂向样本槽的迁移及混合，从而启动化学反应。在设定温度下孵育特定时间后，混合后的样本流入两侧的比色凹槽，通过光学检测系统测定吸光度，以此来计算检测结果。

（三）干化学式自动生化分析仪

干化学式自动生化分析仪的核心技术是干化学分析技术，即将反应所需的全部或部分试剂附着在固相载体上，液态样本接触并溶解固相载体试剂，进而发生反应并检测相应的检测信号，检测原理多为反射光度法、差示电位法和荧光反射光度法。

（四）分立式自动生化分析仪

分立式自动生化分析仪（discrete automatic biochemical analyzer）按人工操作的方式编排程序，并以有序的机械操作代替手工操作，按程序依次完成加样、加试剂、搅拌、反应杯保温孵育、吸光度检测等各项操作。分立式自动生化分析仪由样本系统、试剂系统、反应系统、测定系统、清洗系统和计算机控制系统组成，是目前国内外使用最为广泛的一类自动生化分析仪。

三、自动生化分析仪的分析方法

除离子选择电极模块外，化学模块的检测系统分别采用分光光度法和透射比浊法分析待测物浓度，其反应模式包括终点法（平衡法）和速率法，固定时间法可以看成特殊形式的终点法。

（一）终点法

当化学反应完全或处于动态平衡、反应产物稳定，吸光度不改变时即为反应终点，通过测定终点处吸光度可计算出待测物质的浓度或活度，即为终点法（end-point method）。根据测光点个数不同，一般分为一点法和两点法两种。

1. 一点终点法 生化分析仪通常在反应终点附近连续读取相邻两点吸光度，通过差值判断反应是否真正达到终点，并以两点吸光度的平均值作为终点吸光度，结合试剂和样品混合之前的水空白或试剂空白吸光度，使两者相减得到反应吸光度 A，并通过校正曲线及参数，求得测定结果，计算出待测物质浓度（图4-4）。双试剂一点终点法计算公式如下：

$$C=A_u \times C_s / A_s = A_u \times K \qquad\qquad 式4\text{-}9$$

式中，C 为待测物浓度；C_s 为校准液（或标准液）浓度；A_u 为反应液终点吸光度值；A_s 为校准液（或标准液）终点吸光度值；K 为校正系数。此法常用于测定总蛋白、白蛋白浓度。

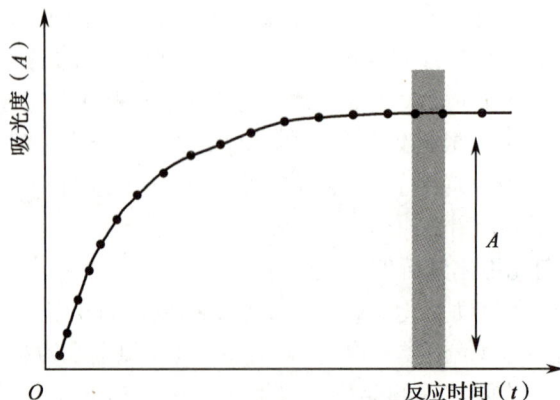

图4-4　一点终点法原理图

2. 两点终点法 两点终点法常用于双试剂测定的检验项目。使用双试剂时，样本与试剂 R_1 混合后不发生特异性反应，在特定温度下，经过一定时间，读取特定波长下的吸光度 A_1；加入启动反应的试剂 R_2，反应达到平衡后，第二次读取吸光度 A_2，使用两个测光点吸光度之差计算待测物浓度（图 4-5）。双试剂两点终点法计算公式如下：

$$C = (A_2 - a \times A_1) \times K \qquad\qquad 式 4-10$$

式中，C 为待测物浓度；A_1 为加入试剂 R_2 前的吸光度；A_2 为终点吸光度；a 为体积校正因子；K 为校正系数。

使用双试剂时，读取 A_1 和 A_2 时反应液总体积存在差异，需要进行液量校正，体积校正因子 a 的计算公式如下：

$$a = (V_S + V_{R1})/(V_S + V_{R1} + V_{R2}) \qquad\qquad 式 4-11$$

式中 V_S、V_{R1}、V_{R2} 分别为样本、R_1 和 R_2 的体积。目前全自动生化分析仪均根据上述公式自动校正反应液体积，不需要再进行手工校正。

目前，临床大多数代谢物测定试剂盒为双试剂，即采用了两点终点法。此外，两点终点法还能部分消除标本溶血、黄疸和脂浊等造成的光吸收干扰。

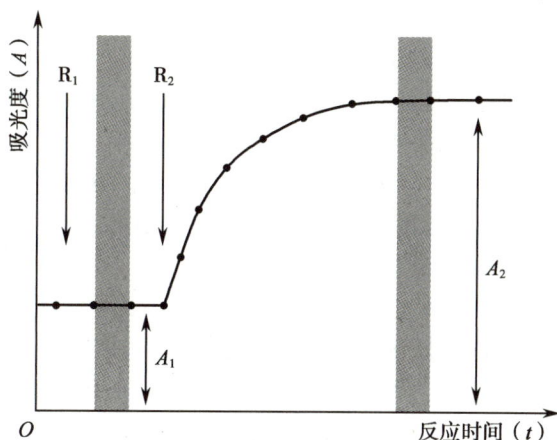

图 4-5　两点终点法原理图

（二）固定时间法

固定时间法（fixed time assay）是指在吸光度-时间曲线上选择两个测光点，吸光度为 A_1 和 A_2，此两点既非反应初始吸光度，亦非终点吸光度，利用这两点的吸光度差值结果计算待测物浓度或活度 C。它是终点法中的一种特殊类型。其计算公式如下：

$$C = (A_2 - A_1) \times K \qquad\qquad 式 4-12$$

式中，K 为校准系数。例如，苦味酸法测定肌酐采用了固定时间法。

（三）速率法

速率法又称连续监测法（continuous monitoring assay），是通过连续测定酶促反应线性期中某一反应物质或底物的单位时间吸光度变化计算待测物浓度或活性的方法，常用于酶活性浓度测定。速率法分为两点速率法和多点速率法。

1. 两点速率法 在酶促反应的零级反应期，测定两点间单位时间内的吸光度变化，即 $\Delta A/\Delta t = (A_2 - A_1)/\Delta t$，以此公式计算待测物活性或浓度（图 4-6）。

2. 多点速率法 即在酶促反应的零级反应期，此时吸光度的变化和酶活性成正比，每隔一定时间（2~30 秒）监测一次，求出单位时间内吸光度值的改变，以此计算酶活性或浓度。计算方法有最小二乘法、多点 δ 法等。最常用的是最小二乘法，即通过最小平方二乘法求得每分钟的吸光度值的变化，得到样品中待测物质的浓度或活性，是全自动生化分析仪最常用的测定酶活性的方法。

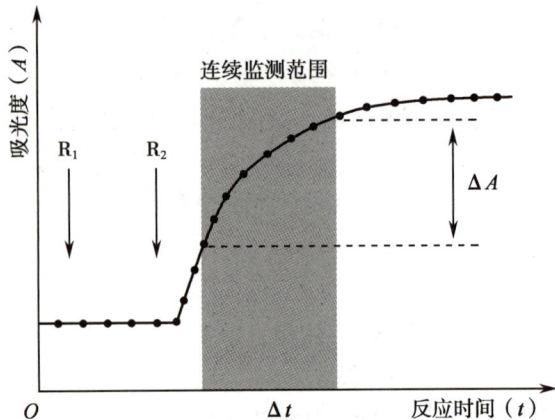

图 4-6　速率法示意图

（四）比浊法

比浊法（turbidimetry）是根据测量透过悬浮液后透射光的强度来确定悬浮物质含量的方法，包括透射比浊法和散射比浊法。比浊法也采用终点法尤其是两点终点法进行检测。比浊法可分为化学比浊法和免疫比浊法。

1. 化学比浊法　待测物在一定条件下反应形成不可溶的微小沉淀，检测透光强度，由此计算待测物浓度，如采用三氯乙酸、磺基水杨酸法测定尿液、脑脊液中的蛋白质。该法灵敏度高，但影响浊度的因素很多，重复性较差。

2. 免疫比浊法　抗原与抗体发生反应形成的免疫复合物，通过某种方法形成一定浊度，浊度的高低与待测物的含量呈正相关，由此计算样本中待测物的浓度。免疫比浊法又可分为散射比浊法和透射比浊法，自动生化分析仪上只能采用透射比浊法，主要用于血清、尿液等体液中特种蛋白的测定，如载脂蛋白 A I、载脂蛋白 B、前白蛋白及尿白蛋白等。

四、临床实验室自动化

临床实验室自动化是指实验室利用各种自动检测设备和计算机等手段实现测量、实验和数据处理的自动化，借以减轻检验人员的手工操作压力，提高临床工作效率。目前在临床常见的类型包括模块式实验室自动化和全实验室自动化。

（一）模块式实验室自动化

模块式实验室自动化（modular laboratory automation，MLA）只对实验室影响分析质量和周转时间（turnaround time，TAT）的关键部分实现自动化，一般可提高设备的自动化水平。目前可自动化的模块主要有样品工作站、分析系统自动化（如自动生化分析仪、自动化学发光免疫分析仪等）。

（二）全实验室自动化

全实验室自动化（total laboratory automation，TLA）也称为实验室自动化系统，狭义层面的 TLA 定义是利用机械装置协助或替代实验员进行实验，从而实现数据获取、数据处理和实验结果获取这一过程的自动化。而广义层面上 TLA 包括硬件的自动化操作、软件的自动化管理、环境的自动化调节等，涉及实验研究计划的制订、实验样品的准备、实验数据的收集处理、研究成果的发表与普及、数据库的建立等各项研究分析活动的实验室全面自动化甚至无人化。

第四节 电泳技术

电泳现象最早于 1809 年由 Reuss 发现。1937 年瑞典科学家 Tiselius 建立了移动界面电泳，开创了现代意义上的电泳技术。目前电泳技术在临床实验室中被广泛应用于蛋白质、氨基酸和核酸等物质的分离和鉴定，成为临床生物化学检验的重要技术之一。

一、基本原理和分类

（一）基本原理

电泳（electrophoresis）是指带电颗粒或本身带有可解离基团的物质颗粒（如蛋白质和氨基酸等）在直流电场中向着与之所带电荷相反的电极方向移动的现象。利用电泳现象进行物质分离的技术，称为电泳技术。

（二）分类

根据分离原理将电泳分为移动界面电泳、稳态电泳和区带电泳。移动界面电泳已逐渐被淘汰。稳态电泳是分子颗粒的电泳迁移在一定时间后达到稳态，例如等速电泳和等电聚焦电泳。区带电泳是目前临床生物化学检验中应用最广泛的电泳技术，根据支持物的不同分为滤纸电泳、薄层电泳（薄膜和薄板）和凝胶电泳（淀粉胶、琼脂、琼脂糖和聚丙烯酰胺凝胶）等。

二、影响电泳迁移率的因素

电泳迁移率（electrophoretic mobility）是指带电颗粒在单位电场强度（V/cm）下的泳动速度（cm/s），用 μ 表示，单位为 $cm^2/(V \cdot s)$。μ 与球形分子半径（r）、介质黏度（η）和颗粒所带电荷（Q）有关。

$$\mu = \frac{Q}{6\pi r \eta}$$

式 4-13

（一）颗粒所带电荷

颗粒所带电荷是影响电泳速度的重要因素，电泳速度与所带电荷成正比。

（二）电场强度

电场强度是指单位长度（cm）的电位降（V），也称电位梯度，单位是 V/cm。电场强度越高，电泳速度越快。但增大电场强度会因产热过大而引起介质温度升高，造成较多不利影响。电场强度过低会延长电泳时间，引起待分离物扩散增加而影响分离效果。

（三）溶液 pH

溶液 pH 能决定被分离物质的解离程度、颗粒带电性质和所带净电荷量。例如蛋白质分子既含有酸性基团（—COOH）也含有碱性基团（—NH$_2$），在某一溶液中所带正负电荷相等，即分子的净电荷为零，此时蛋白质在电场中不再移动，此时溶液的 pH 称为该蛋白质的等电点（isoelectric point，pI）。若溶液 pH 处于等电点酸侧，即 pH<pI，则蛋白质带正电荷，在电场中向负极移动；反之则向正极移动。溶液 pH 离 pI 越远，颗粒所带净电荷越多，电泳迁移率越大。因此在电泳时，应根据标本性质选择合适 pH 的缓冲液。

（四）溶液离子强度

因离子强度会影响电泳颗粒的电动势，所以电泳液中离子强度增加会引起电泳颗粒迁移率降低。离子强度过高将降低胶体颗粒的带电量，甚至破坏胶体使之不能泳动；离子强度过低将导致缓冲能力减弱，也会影响泳动速度。一般适宜的离子强度为 0.02～0.20mol/L。

（五）电渗现象

电渗（electroosmosis）是指液体在电场作用下对于固体支持物的相对移动。电渗产生的原因是固体支持物多孔，且带有可解离的化学基团，因此常吸附溶液中的正、负离子，使溶液相对带负电荷或正电荷。电泳时带电颗粒泳动的表观速度是颗粒本身的泳动速度和电渗携带颗粒移动速度的矢量和，即电渗方向与电泳方向一致时将加快电泳速度，反之则降低电泳速度。

（六）支持物

一般要求支持物均匀，若不均匀将影响区带分离效果；支持物的惰性越强，与被分离物电荷发生作用越小，电泳速度越快，因此应选择惰性较强的支持物。

（七）焦耳热

电泳过程中会产生焦耳热，其大小与电流强度的平方成正比。热对电泳影响较大，温度升高时迁移率增加，分辨率下降。

三、常用电泳方法和临床应用

（一）乙酸纤维素薄膜电泳

乙酸纤维素薄膜电泳（cellulose acetate film electrophoresis）是以乙酸纤维素薄膜为支持物的区带电泳，具有操作简单、快速、价廉等特点，曾广泛应用于血液、脑脊液、尿液中蛋白和酶等物质的检测。但由于其分辨率比琼脂糖凝胶电泳和聚丙烯酰胺凝胶电泳低，逐渐被琼脂糖凝胶电泳所取代。

（二）琼脂糖凝胶电泳

琼脂糖凝胶电泳（agarose gel electrophoresis，AGE）是以琼脂糖为支持物的区带电泳。由于琼脂糖吸附作用和电渗作用较弱，所以是目前临床生物化学检验最常采用的电泳支持物。AGE 广泛应用于血清蛋白分析和尿液蛋白分析，此外也用于血红蛋白、脂蛋白、糖蛋白、同工酶的分离和鉴定等。

免疫固定电泳（immunofixation electrophoresis，IFE）是一种结合琼脂糖凝胶电泳和免疫沉淀反应的电泳技术，可用于检测血液、尿液、脑脊液或其他体液标本。标本经琼脂糖凝胶电泳分离后，应用固定剂和各种抗血清与泳道中相应抗原进行特异性结合，从而在适当位置形成抗原-抗体免疫复合物，经染色（氨基黑或丽春红 S 等）后进行显色。IFE 具有操作周期短、分辨率高等优点，临床上常用于单克隆免疫球蛋白的鉴定。

（三）聚丙烯酰胺凝胶电泳

聚丙烯酰胺凝胶电泳（polyacrylamide gel electrophoresis，PAGE）是以聚丙烯酰胺凝胶为支持物的区带电泳。聚丙烯酰胺凝胶的优点为：①标本不易扩散；②可随意控制凝胶浓度，制成不同孔径的凝胶，以适合不同分子量标本的分离；③将分子筛效应和电荷效应结合在同一方法中，达到更好的分离效果。PAGE 不产生电渗，可将分子量相同而带不同电荷的物质进行分离，或者将电荷相同而分子量不同的物质进行分离。PAGE 在临床生物化学检验中主要用于检测蛋白质亚基组成、蛋白质分子量、特殊蛋白质、基因变异、同工酶等。

在 PAGE 体系中可加入十二烷基硫酸钠（sodium dodecylsulfate，SDS），SDS 是阴离子表面活性剂，能够将蛋白质的大小亚基解离并与 SDS 结合带上负电荷，该负电荷明显超过蛋白质原有电荷，从而掩盖了蛋白质原有电荷差异，使得蛋白质迁移率仅受蛋白质大小亚基分子量的影响。

等电聚焦电泳（isoelectric focusing electrophoresis，IEFE）是一种利用具有 pH 梯度的介质分离等电点不同的蛋白质的电泳技术。利用各种蛋白质等电点的不同，以聚丙烯酰胺凝胶（或琼脂糖凝胶）为支持物，并在其中加入两性电解质载体，在电场作用下，蛋白质在 pH

梯度凝胶中泳动,当迁移至其等电点处时则不再泳动,而浓缩成狭窄区带,该电泳方法称为等电聚焦电泳。在电泳中,具有 pH 梯度的介质分布是从阳极至阴极 pH 逐渐增大。由于其分辨率可达 0.01pH 单位,因此尤其适合于分离分子量相近而等电点不同的蛋白质组分。

等电聚焦电泳操作简便、用时短、分辨率高,适用于分离分子量相同而电荷不同的蛋白质。缺点是要求使用无盐溶液,而无盐溶液中蛋白质可能发生沉淀。临床上常用于脑脊液寡克隆区带分析、载脂蛋白 E 表型分析和糖化血红蛋白检测等。

聚丙烯酰胺凝胶双向电泳即二维电泳(two-dimensional electrophoresis,2DE)由两种类型 PAGE 组合而成。标本经第一向电泳分离后,再以垂直它的方向进行第二向电泳。双向电泳分辨率高,在蛋白质分离鉴定,特别是蛋白质组学研究中应用广泛。

(四)毛细管电泳

毛细管电泳(capillary electrophoresis,CE)又称高效毛细管电泳(high performance capillary electrophoresis,HPCE),是以弹性石英毛细管(内径通常为 20~100μm)为分离通道,以高压直流电场为驱动力,在电场力(带电分子向相反极性的电极方向移动)和电渗流(毛细管内壁表面电荷在外加电场对管壁溶液双电层的作用下,所引起的管内液体整体流动的现象)双重作用下,将标本各组分间不同分子量、电荷和淌度的成分进行分离的电泳技术。根据分离模式不同又可以分为毛细管区带电泳、毛细管等速电泳、毛细管等电聚焦电泳、毛细管凝胶电泳、亲和毛细管电泳、毛细管电色谱法、胶束电动色谱法等。

毛细管电泳具有分辨率高、分离速度快、操作简便、易自动化和标本量小等优点。在临床生物化学检验中主要用于血清蛋白质分析、尿液蛋白质分析、单克隆免疫球蛋白鉴别、血红蛋白分析、糖化血红蛋白分析、同工酶谱分析、DNA 片段和染色体分析等。

四、电泳染色方法

经乙酸纤维素薄膜、琼脂糖凝胶或聚丙烯酰胺凝胶等支持物电泳分离的各种生物分子需要通过染色使其在支持物相应位置上显示出谱带,从而检测其纯度、含量和生物活性。不同分离物选择不同的染色方法。

(一)蛋白质染色

蛋白质染色常采用染料,各种染料染色原理不同,灵敏度各异,使用时根据需要加以选择(表4-2)。

表4-2 蛋白质染色方法和特点

染色对象	染料	特点
蛋白质	氨基黑	普通蛋白染色,灵敏度较低
	考马斯亮蓝	灵敏度中等,适用于定量分析
	固绿	常用于组蛋白染色
	荧光染料	可用于蛋白质标记或直接染色
	银	灵敏度高,适用于微量检测
糖蛋白	高碘酸-Schiff(PAS)	灵敏度中等
	阿尔辛蓝	操作简单,灵敏度低
脂蛋白	油红 O	操作简单
	苏丹黑 B	适用于 AGE、PAGE
	尼罗红	灵敏度高

（二）同工酶染色

同工酶经电泳分离后染色可采用底物显色法、化学反应染色法、荧光染色法、电子转移染色法或酶偶联染色法等。

五、电泳常见干扰因素

临床常用的电泳技术包括血清蛋白电泳（SPE）、尿蛋白电泳（UPE）和免疫固定电泳（IFE），它们的干扰因素和处理措施如表4-3所示。

表4-3　电泳检测常见干扰因素

干扰因素	受干扰的电泳方法	出现频率	解决办法
纤维蛋白原	SPE/IFE（琼脂糖凝胶和毛细管电泳）	常见	凝血酶处理乙醇沉淀预吸收抗血清
溶血	SPE（琼脂糖凝胶和毛细管电泳）	常见	IFE不受影响
对比剂	毛细管电泳	少见	IFE不受影响
5-氟胞嘧啶	毛细管电泳	少见	IFE不受影响
抗生素	SPE（琼脂糖凝胶和毛细管电泳）	少见	IFE不受影响
单克隆药物	SPE/IFE/UPE（琼脂糖凝胶和毛细管电泳）	少见	提高临床重视
嗜异性抗体	IFE（琼脂糖凝胶和毛细管电泳）	罕见	提高临床重视
多克隆IgG4制剂	IFE（琼脂糖凝胶和毛细管电泳）	罕见	提高临床重视
维生素B_{12}	毛细管电泳	罕见	IFE不受影响
明胶为基质的血浆替代品	SPE（琼脂糖凝胶和毛细管电泳）	罕见	IFE不受影响

第五节　免疫分析技术

免疫分析（immunoassay）又称免疫测定，是利用抗原-抗体反应对生物化学物质进行定性或定量分析的方法。

一、定性方法

（一）蛋白印迹法

蛋白印迹法（protein blotting）也称为Western印迹法（Western blotting，WB）或者免疫印迹法（immunoblotting），是将经过凝胶电泳分离的蛋白质转移到膜（硝酸纤维素膜、尼龙膜等）上，再对转移膜上的蛋白质进行检测的技术。检测常用与特定蛋白质结合的标记抗体或配体，由此可判断特定蛋白质的存在与否和分子量大小等（图4-7）。它具有分析容量大、灵敏性高、特异性强等优点。临床上HIV抗体检测及许多自身抗体的检测均采用蛋白印迹法。

（二）免疫固定电泳

见本章第四节。

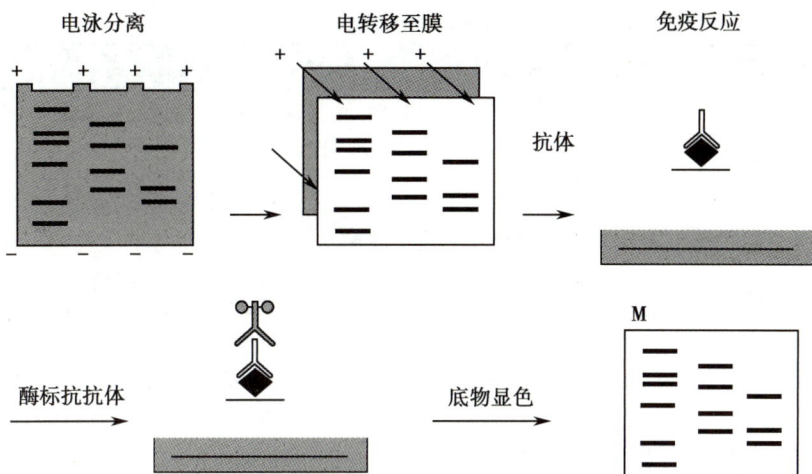

图 4-7 蛋白印迹法原理示意图

M. 标记物（marker）。

二、定量方法

（一）免疫比浊法

免疫比浊法（immunonephelometry）是在一定量的抗体中分别加入递增量的抗原，经一定时间后形成抗原 - 抗体复合物，用浊度计测量反应液体的浊度，并由此推算样品中的抗原含量。按照仪器设计的不同，分为免疫透射比浊法和免疫散射比浊法。

1. 免疫透射比浊法 免疫透射比浊法（immuno-transmission turbidimetry）的原理是光线通过溶液时，由于抗原 - 抗体复合物粒子对光线进行反射和吸收，引起透射光的减少，测定的光通量与抗原 - 抗体复合物的量成反比（图 4-8）。透射比浊法是入射光线与光度接收器在同一水平面上的检测方法，它不需要特殊仪器，普通生化分析仪即可进行透射比浊分析。

2. 免疫散射比浊法 免疫散射比浊法（immuno-scatter turbidimetry）的原理是光线通过溶液时被散射的强度反映抗原 - 抗体复合物的数量。它是一种入射光线与光度接收器不在同一水平面上的检测方法（光度接收器与水平面形成 0° 到 90° 的夹角）（图 4-8）。它需要特殊设计的仪器，如临床常见的特种蛋白分析仪。

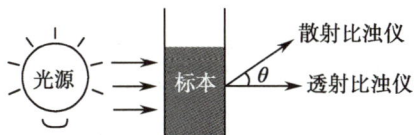

图 4-8 免疫透射比浊法和免疫散射比浊法原理图

（二）标记免疫化学分析

放射免疫分析（radioimmunoassay，RIA）是较早应用到临床生物化学检验的标记免疫化学分析方法，用于血浆胰岛素等激素的测定，但是由于同位素标记物对人体的危害，临床应用已经越来越少。目前，在临床生物化学检验中应用广泛的为非同位素标记免疫化学分析（表 4-4）。

1. 酶免疫分析 酶免疫分析（enzyme immunoassay，EIA）是将酶高效催化反应的专一性和抗原 - 抗体反应的特异性相结合的一种免疫标记检测技术。将酶与抗体或抗原结合形成酶标记结合物（酶标记抗体或抗原），使其既保留了抗体或抗原的免疫学活性，同时又保留了酶对底物的催化活性。在酶标记抗体（抗原）与抗原（抗体）的特异性反应完成后，加入

表4-4　常用的非同位素标记免疫化学分析方法

方法	指示标记物类型	常用标记物
酶免疫分析	酶	碱性磷酸酶、辣根过氧化物酶、葡萄糖 -6- 磷酸脱氢酶、β- 半乳糖苷酶等
荧光免疫分析	荧光分子	稀土（镧系）元素、异硫氰酸荧光素等
化学发光免疫分析	化学发光分子	吖啶酯等
电化学发光免疫分析	电化学发光分子	三联吡啶钌等

酶作用底物，通过酶催化底物产生显色反应，从而对抗原或抗体进行定位、定性或定量。常用的酶包括辣根过氧化物酶、碱性磷酸酶、葡萄糖 -6- 磷酸脱氢酶、β- 半乳糖苷酶等。

2. 荧光免疫分析　荧光免疫分析（fluorescence immunoassay）是将抗原 - 抗体反应与荧光物质发光分析相结合，用荧光检测仪测定抗原 - 抗体复合物中特异性荧光强度，对液体标本中微量或超微量物质进行定量测定的技术。

时间分辨荧光免疫分析技术是荧光免疫分析技术在临床应用的代表。时间分辨荧光免疫分析（time-resolved fluoroimmunoassay，TRFIA）采用镧系元素（如铕）标记抗体，检测免疫反应复合物中铕经紫外线激发出的荧光（波长在 600nm 以上）而完成的免疫分析技术。铕受激发产生的荧光寿命比一般干扰荧光长几百倍，故通过测量时间不同（激发后数百微秒），区别和排除干扰荧光，使检测的稳定性不受干扰（图 4-9）。这种技术具有灵敏度高、发光稳定、荧光寿命长、自然荧光干扰少、标准曲线范围宽等特点，目前已在临床检测中广泛使用。

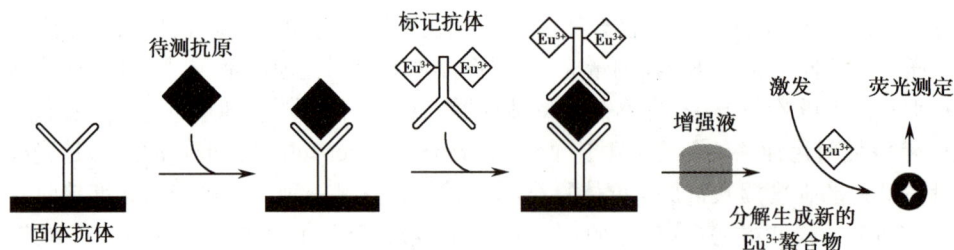

图 4-9　时间分辨荧光免疫分析（双抗体夹心法）原理示意图

通常各种组织、蛋白或其他化合物，在激发光的照射下都能发出一定波长的自然荧光，如血清蛋白可发射出较短波长的荧光而胆红素能发射出较长波长的荧光。这些荧光为非特异性荧光，会影响荧光免疫测定的灵敏度和特异度。但它们的荧光寿命通常较短（1～10 纳秒），最长不超过 20 纳秒，而镧系元素螯合物的荧光寿命较长（10～1 000 微秒）。检测时可在短寿命本底自然荧光完全衰变后，再测定镧系元素螯合物的特异性荧光信号，可有效地降低本底荧光的干扰，故称为时间分辨，这也是时间分辨荧光免疫分析具有高灵敏度的原因之一。

3. 化学发光免疫分析　化学发光免疫分析（chemiluminescence immunoassay，CLIA）是一种结合化学发光反应的高度灵敏性和免疫反应的高度特异性，用于测定超微量物质的免疫分析技术。它利用能进行化学发光反应的试剂标记抗原或抗体并与待测物进行免疫反应，通过测定化学发光强度对待测物进行定量。

化学发光免疫分析具有灵敏度高、特异性强、试剂稳定、方法稳定快速、检测范围宽、操作简单、自动化程度高等优点，目前在临床应用广泛，常见的有以下几种类型。

（1）直接化学发光免疫分析：直接化学发光免疫分析是一种用化学发光剂（如吖啶酯及

其衍生物)直接标记抗体(抗原)的技术。在待测标本中,抗原(抗体)与标记抗体(抗原)发生免疫反应后,形成固相包被抗体(抗原)- 待测抗原(抗体)- 吖啶酯标记抗体(抗原)复合物。随后只需加入氧化剂(H_2O_2)和 pH 纠正液(NaOH)构建碱性环境,吖啶酯即可在不需要催化剂的情况下迅速分解,产生发光效应,经由计算机处理检测发光强度,能够精确测定待检样品中抗原或抗体的含量(图 4-10)。

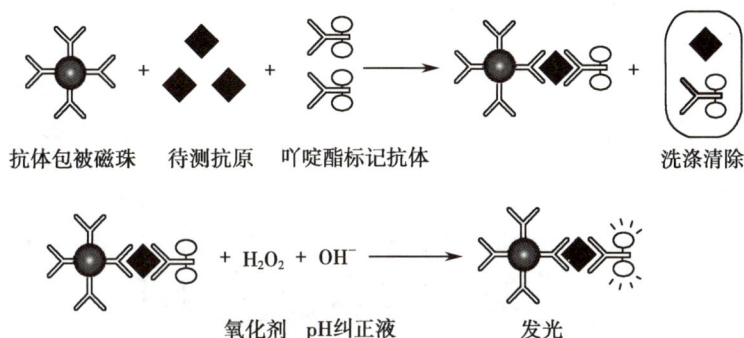

抗体包被磁珠　　待测抗原　　吖啶酯标记抗体　　　　　　　　洗涤清除

氧化剂　pH纠正液　　　　　发光

图 4-10　吖啶酯标记化学发光免疫测定原理图

(2)化学发光酶免疫分析:化学发光酶免疫分析(chemiluminescence enzyme immunoassay,CLEIA)是结合了化学发光检测技术的高灵敏性与酶免疫分析技术的高特异性而建立的一种检测方法。其基本原理是:使用参与催化某一化学发光反应的酶来标记抗体(或抗原),经过免疫反应后形成固相包被抗体 - 待测抗原 - 酶标记抗体复合物。经洗涤后,加入底物(发光剂),酶催化分解底物发光,通过光检测仪检测发光强度,最终根据标准曲线计算出被测物的浓度。常用的酶有辣根过氧化物酶和碱性磷酸酶。

辣根过氧化物酶标记的化学发光免疫分析系统中,辣根过氧化物酶标记抗体(或抗原)与待测标本和固相载体发生免疫反应,形成固相包被抗体 - 待测抗原 - 酶标记抗体复合物。这时加入鲁米诺发光剂、过氧化氢和化学发光增强剂以诱导化学发光反应(图 4-11)。

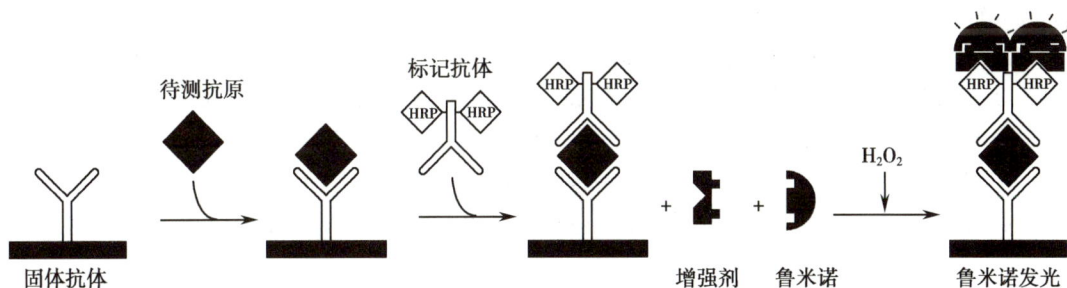

待测抗原　　　　　标记抗体

固体抗体　　　　　　　　　　　　　　　　　　　　增强剂　鲁米诺　　　　鲁米诺发光

图 4-11　辣根过氧化物酶标记的化学发光酶免疫分析示意图
HRP. 辣根过氧化物酶。

(3)电化学发光免疫分析:电化学发光免疫分析(electrochemiluminescence immunoassay,ECLIA)是采用三联吡啶钌标记抗原或抗体,利用电化学产生的化学发光原理进行的免疫分析技术。基本原理是免疫反应复合物中的三丙胺和三联吡啶钌在电极周围失去电子,形成三价自由基,激发态的三联吡啶钌退激时发射波长为 620nm 的光子,并在电极表面周而复始地进行,产生更多光子,测定这些光子使被检测物的信号得以加强(图 4-12)。

电化学发光免疫分析特点:三联吡啶钌在电场中由于不断得到三丙胺提供的电子,发光持续时间长,信号强度高,易于测定和控制。三联吡啶钌可以直接标记抗体或抗原,结合稳定,不影响被标记物的理化特性。此外,试剂的灵敏度高、稳定性好。

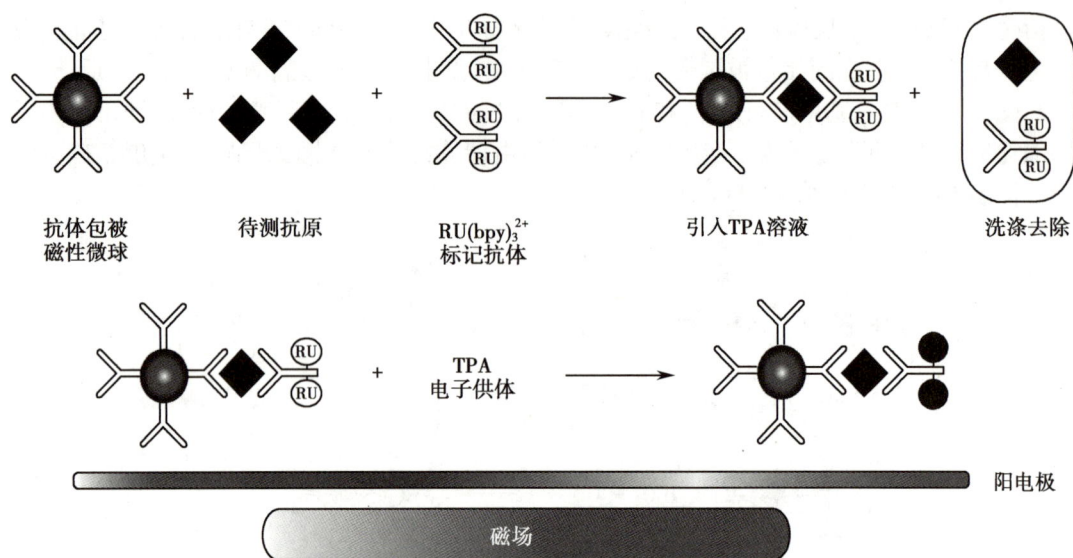

图 4-12　电化学发光免疫分析示意图

RU（bpy）$_3^{2+}$. 三联吡啶钌；TPA. 三丙胺自由基；RU. 钌。

第六节　离心技术

离心技术是根据颗粒在做匀速圆周运动时受到外向离心力的作用而发展起来的一种分离、浓缩、提取制备以及分析测定生物分子的实验技术。

一、基本概念

1. 离心速度　离心速度（centrifugal speed）是指在离心驱动系统带动下转头旋转的速度，单位为转/分（r/min）。

2. 相对离心力　相对离心力（relative centrifugal force，RCF）是实际离心场转化为重力加速度的倍数，离心力用重力加速度的倍数（g 或者 $\times g$）表示，这样可以真正反映颗粒在离心管中所受到的离心力。RCF 与离心半径成正比，与离心速度的平方成正比。只要 RCF 相同，一个标本可以在不同的离心机上获得相同的离心效果。

3. 沉降系数　沉降系数（sedimentation coefficient）是指颗粒在单位离心场中移动的速度。

4. 沉降速度　沉降速度（sedimentation velocity）是指在离心力的作用下，单位时间内物质运动的距离。颗粒的沉降速度与颗粒直径的平方、颗粒密度和介质密度之差成正比；离心力增大时粒子的沉降速度也增加。

二、基本方法

根据离心机转速，可将离心分为低速离心、高速离心和超速离心；根据离心目的不同，用于分离物质的离心称为制备型离心，用于分析物质物理特性的离心称为分析型离心。目前临床应用较多的有沉淀离心、差速离心、密度梯度离心和分析型超速离心等。

（一）沉淀离心

沉淀离心是指介质密度约 1g/ml，选用某种离心速度使悬浮溶液中的悬浮颗粒在离心力作用下完全沉淀下来的方法。沉淀离心是目前临床应用广泛的一种离心方法。离心后标本分为上清液和沉淀物。对于血清、血浆、尿液、脑脊液和浆膜腔积液标本,均需进行沉淀离心后再对上清液进行生物化学检验。

(二)差速离心

不同颗粒在离心场中沉降系数不同,在同一离心条件下,不同颗粒沉降速度不同。差速离心即利用此原理,通过不断增加相对离心力,使非均匀混合液内大小、形状、质量不同的颗粒分批沉淀,逐级分离出所需物质。该法适用于混合标本中沉降系数差别较大的各组分之间的分离。差速离心优点是操作简便;缺点是需多次离心、分离效果差,不能一次得到纯颗粒。

(三)密度梯度离心

密度梯度离心(又称区带离心)是根据颗粒与密度梯度液间密度不同进行标本分离,而把粒子分配到密度梯度液中相应位置的方法,分为速率区带离心和等密度区带离心。

1. 速率区带离心 速率区带离心(rate zone centrifugation)是根据大小不同、形状各异的颗粒在梯度液中沉降系数不同建立起来的分离方法。在离心前离心管内先装入密度梯度液(如蔗糖或氯化铯,密度低于标本组分),待分离标本位于梯度液液面上方,同梯度液一起离心。在离心力作用下颗粒各自以一定速度沉降分离于梯度液中。此法一般应用于颗粒大小相异(沉降系数不同)而密度相近的物质分离。

2. 等密度区带离心 等密度区带离心(isopycnic zone centrifugation)是根据颗粒密度差异进行分离的方法。待分离标本颗粒密度在密度梯度液的密度范围内,离心前标本呈均匀分布。在离心力作用下,依不同颗粒的浮力密度差,或向下沉降或向上浮起,最终沿梯度移动到与颗粒密度恰好相等的密度梯度位置上(即等密度点)形成区带。等密度区带离心只与标本颗粒的密度有关,而与颗粒大小、形状和沉降系数无关。此法一般应用于颗粒大小相近而密度差异较大的物质分离。

(四)分析型超速离心

一般将转速≥30 000r/min 的离心称为超速离心。与制备型超速离心不同,分析型超速离心(analytical ultracentrifugation,AUC)主要用于测定生物大分子的分子量、纯度和构象变化,而不用于专门收集某一特定组分。离心机中装有的光学检测系统(紫外 - 可见光吸收检测器、干涉光检测器和荧光检测器等)可保证在整个离心期间对沉降物进行检测。分析型超速离心在临床生物化学检验中常用于脂蛋白各组分及亚类的分离测定。

第七节 色谱技术

色谱技术(chromatography)又称层析技术,最早于20世纪初开始用于植物色素的分离提取,各种颜色的色素在吸附柱上由上到下排列成色谱。它是一种基于待分离物的物理、化学或生物学特性不同,使它们在基质中移动速度不同而进行分离和分析的方法。

一、基本概念

(一)固定相

固定相(stationary phase)是色谱的一个基质,它可以是固体物质(如吸附剂、凝胶、离子交换剂等),也可以是液体物质(如固定在硅胶或纤维素上的溶液),这些基质能与待分离化合物进行可逆的吸附、溶解和交换等。固定相对色谱的效果起着关键作用。

(二)流动相

在色谱过程中,推动固定相上待分离物质朝着一个方向移动的液体、气体或超临界体等都称为流动相（mobile phase）。柱色谱中一般称为洗脱剂，薄层色谱中称为展层剂。

（三）分配系数

在一定条件下，某种组分在固定相和流动相中的含量（浓度）之比称为分配系数（distribution coefficient），常用 K 来表示。分配系数是色谱中分离纯化物质的主要依据。

$$K = C_s / C_m \tag{式 4-14}$$

其中 C_s 代表待测组分在固定相中的浓度，C_m 代表待测组分在流动相中的浓度。

分配系数主要与下列因素有关：①被分离物质本身的性质；②固定相和流动相的性质；③色谱柱的温度。

（四）比移值

在平面色谱中，相同时间内某一组分在固定相移动的距离与流动相本身移动的距离之比称为比移值（retardation factor，Rf）。Rf 理论上为 0～1，其最佳范围是 0.3～0.5。当 K 增大时 Rf 减小；反之，当 K 减小时 Rf 增大。

不同物质的分配系数或比移值是不同的。分配系数或比移值的差异程度是决定几种物质采用色谱方法能否分离的先决条件。二者差异越大，则分离效果越理想。

（五）保留时间

在柱色谱中，从样本注入到色谱柱至目标组分色谱峰顶点出现的时间称为保留时间（retention time，t_R）。t_R 可用于鉴定洗脱的化合物组分。

（六）分辨率

分辨率（resolution，Rs）是指相邻两个峰的分开程度，作为衡量色谱柱分离总效能的综合指标。色谱峰之间距离越远、色谱峰峰宽越窄，则代表分辨率越高。

二、原理和分类

色谱技术的基本原理是溶于流动相的各组分经过流动相时，由于与固定相发生作用的大小和强弱不同，在固定相中保留时间不同，使不同物质先后从固定相中流出而进行分离。根据分离原理不同，色谱可分为离子交换色谱、分配色谱、吸附色谱、凝胶过滤色谱及亲和色谱（图 4-13、图 4-14）。

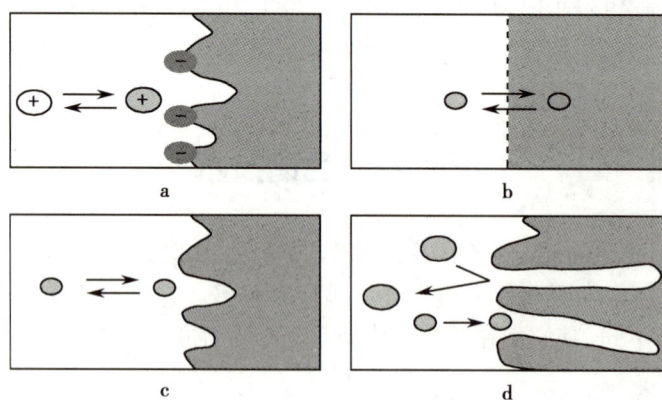

图 4-13 不同色谱分离原理示意图

a. 离子交换色谱；b. 分配色谱；c. 吸附色谱；d. 凝胶过滤色谱。

（一）离子交换色谱

离子交换色谱（ion exchange chromatography，IEC）是以离子交换剂为固定相，根据待分离物中物质的带电性质不同而进行分离的色谱技术（图 4-13a）。阳离子交换粒子含有带负电荷的基团，与流动相中带正电荷的阳离子结合；阴离子交换粒子含有带正电荷的基团，与流动相中带负电荷的阴离子结合。IEC 在临床上常用于分离和分析氨基酸与血红蛋白变异体、糖化血红蛋白 A1c，以及纯化蛋白质、多肽和核苷酸等。

（二）分配色谱

分配色谱（partition chromatography）是根据在一个有两相同时存在的溶剂系统中，待分离物中不同物质的分配系数不同而进行分离的色谱技术（见图 4-13b）。分配色谱可分为气液色谱法和液液色谱法。气液色谱法以气体为流动相，以液体为固定相；液液色谱法以两种不相溶的液体分别作为流动相和固定相。

（三）吸附色谱

吸附色谱（adsorption chromatography）是以吸附剂为固定相，根据待分离物与吸附剂之间的吸附差异而进行分离的色谱技术（见图 4-13c）。待分离物与流动相分子相互竞争吸附剂，使得不同待分离物因保留时间不同而得以分离。

（四）凝胶过滤色谱

凝胶过滤色谱（gel filtration chromatography）是以具有网状结构的凝胶颗粒作为固定相，根据物质分子的大小差异进行分离的色谱技术（见图 4-13d）。通常用于将大分子物质（如蛋白质和核酸等）与小分子物质（如寡核苷酸和盐类等）进行分离，大分子物质将早于小分子物质被洗脱。

（五）亲和色谱

亲和色谱（affinity chromatography）是利用生物大分子和配体之间的特异性亲和力（如酶与底物、抗体与抗原、激素与受体等）将某种配体固定在载体上作为固定相，而将能与配体特异性结合的生物大分子（酶、抗原、抗体、激素等）进行分离的色谱技术（图 4-14）。首先选择与待分离的生物大分子有亲和力的物质作为配体，例如分离酶时可选择以其底物类似物或竞争性抑制剂为配体，分离抗体时可选择以抗原作为配体等。将配体共价结合在适当的不溶性基质上形成亲和吸附剂。将亲和吸附剂装柱平衡，当样品溶液通过亲和色谱柱时，待分离生物分子与配体发生特异性结合，从而保留在固定相上，而其他杂质不能与配体结合，仍在流动相中随洗涤液流出。通过适当的洗脱液将待分离生物分子从配体上洗脱下来，即得到了纯化的待分离物质。亲和色谱是分离生物大分子最为有效的色谱技术，具有较高的分辨率。

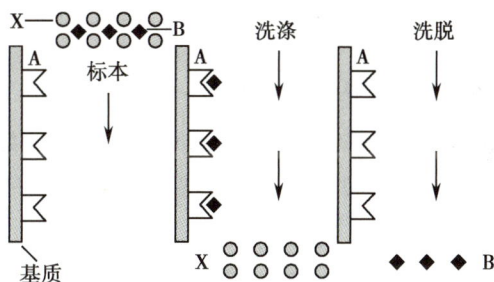

图 4-14 亲和色谱原理示意图
A. 配体；B. 待分离物；X. 非待分离物。

三、临床常用色谱技术

（一）气相色谱

气相色谱（gas chromatography，GC）是以气体（氮气、氦气和氩气等）为流动相的色谱，基于化合物的挥发性以及与固定相的相互作用来进行分离。挥发性较强的溶质在气体流动相中的时间比挥发性较小的溶质更多且能够更快地从色谱柱中洗脱。选择性地与固定相相互作用的溶质比其他溶质在色谱柱中的保留时间更长。根据所用固定相不同，气相色谱可分为气固色谱、气液色谱和键合相气相色谱。

气相色谱一般采用气相色谱仪检测，其基本构造包括载气的供应和流量控制器、标本注入系统、恒温器、色谱柱检测器和自动记录仪。气相色谱的色谱柱常采用填充柱和毛细管柱，填充柱常以未包被载体、液体涂层或键合的固定相作为填充物；毛细管柱由石英管制成，其内壁涂有一层液态固定相薄膜，具有比填充柱更高的效率。检测器有热导检测器、火焰离子化检测器、电子捕获检测器、光离子化检测器和质谱检测器等，其中临床生物化学检验常采用的是质谱检测器和火焰离子化检测器。

气相色谱在临床常用于血液乙醇检测，与质谱仪联用可用于临床毒物、激素类物质和脂肪酸、氨基酸、甘油三酯、糖类、维生素、多肽和寡核苷酸等小分子物质的检测。

（二）液相色谱

液相色谱（liquid chromatography，LC）是以液体为流动相的色谱，基于流动相和固定相间溶质的分布差异进行分离。

1. 高效液相色谱 高效液相色谱（high-performance liquid chromatography，HPLC）是在经典液相色谱基础上，采用内径更小、物理性能更稳定和更高效的载体。因液体通过高效液相色谱柱时需要较高压力，也被称为高压液相色谱。HPLC 分离能力强（更窄的峰）、灵敏度高（更低的检测限），是临床应用广泛的液相色谱法。

2. 超高效液相色谱 超高效液相色谱（ultra-high performance liquid chromatography，UHPLC）是为了提高 HPLC 色谱柱的柱效，采用内径 <2μm 的小颗粒形成的新型液相色谱柱。UHPLC 要求有更高的工作压力，需要更小的系统体积（死体积），并且需要能适应只有几秒峰宽的高速检测器，UHPLC 具有高速度、高分离度和高灵敏度等特点。

液相色谱应用范围广泛，无论是极性还是非极性、小分子还是大分子、热稳定还是不稳定的化合物，均可用此法测定。临床常用于蛋白质（如糖化血红蛋白）、有机酸、类固醇和药物的检测。如果液相色谱与质谱联用，其临床应用更加广泛。

第八节　质谱技术

一、质谱的原理

质谱（mass spectrometry，MS）是通过将原子或分子离子化且按质荷比（mass-to-charge ratio，m/z）的大小将其分离并测量的一种分析方法。其中，m 是离子的分子量，以道尔顿（dalton，Da）作为单位；z 是被分析分子离子化后所带的电荷量。小分子（$m < 1\,000$Da）通常有且只有一个电荷，因此 m/z 值等于分子离子的质量；蛋白质或多肽大分子通常带有多个电荷，z 大于 1，因此 m/z 值小于 m。以分子离子及所有碎片离子的质荷比（m/z）为横坐标，以其对应的离子流相对强度为纵坐标绘制出的图谱称为质谱图（mass spectrum）。根据质谱图，可获得待测物质的组成、结构和分子量等信息，实现对待测物的定性和定量分析。

质谱分析具有灵敏度高、特异性强、分辨率高、样本用量少以及分析速度快等优点，在临床检验领域的应用日益广泛。

二、质谱仪的组成

质谱仪（mass spectrometer）是采用离子源对真空状态下的生物或化学分子进行电离，根据质荷比以质量分析器对样本中各种组分进行定性和定量分析的设备。质谱仪由进样系统、离子源、质量分析器、检测器、数据处理系统和真空系统 6 个部分组成，其中离子源和质量分析器是质谱仪的核心部件。

（一）进样系统

进样系统（inlet system）是将样本按照设定的量和形态送入质谱离子源的装置。临床质谱常用的进样方式可分为直接进样和色谱进样。

1. 直接进样 对于气体和易挥发的液体样本,可用微量注射器注入,样本在储样器内汽化,然后通过漏孔以分子流的形式进入离子源;对于高沸点的液体和固体样本,可将样本置于探针或样本板上,通过真空装置将样本送入离子源中进行电离。

2. 色谱进样 对于复杂混合样本,通常需要对样本进行分离后再进样。常见的分离装置包括气相色谱、液相色谱等。色谱进样可减少复杂样本的基质干扰,是临床样本最常用的进样方式。

(二)离子源

离子源(ion source)又称电离源,是使用光能、热能、化学能和粒子动能等能量激发样本,使其从中性分子转化为气态带电离子,并将离子汇聚成具有一定能量和几何形状的离子束流的装置。根据离子源能量的大小可分为硬电离和软电离两种形式。硬电离给予样本分子较大的能量,产生很小的离子碎片;软电离施加的能量较低,保留分子完整性,产生较大的离子碎片。临床质谱检测常用的离子源主要包括以下几类。

1. 电喷雾离子源 电喷雾电离(electrospray ionization, ESI)的原理为样本溶液通过加载高电压的金属毛细管时,在电场作用下发生电荷分离,产生的电子因电场极性的不同流向金属毛细管,正离子随雾化气体喷出,在毛细管尖端聚集形成一个圆锥状的液体锥,称为泰勒锥(Taylor cone)。在雾化气的强剪切力及高电压的作用下,带电液滴从锥孔排出。在加热气体(干燥氮气)的作用下,溶剂挥发,带电液滴体积减小,液滴表面电荷密度增大导致同极相斥,当这种静电斥力增大到一定程度,超过其表面张力极限[瑞利限(Rayleigh limit)]时,引发库仑爆炸(Coulomb explosion),形成更小且带电荷更少的液滴。上述蒸发 - 裂解过程循环进行,直至溶剂完全蒸发,产生只有单个溶质分子的带电液滴(图 4-15a)。

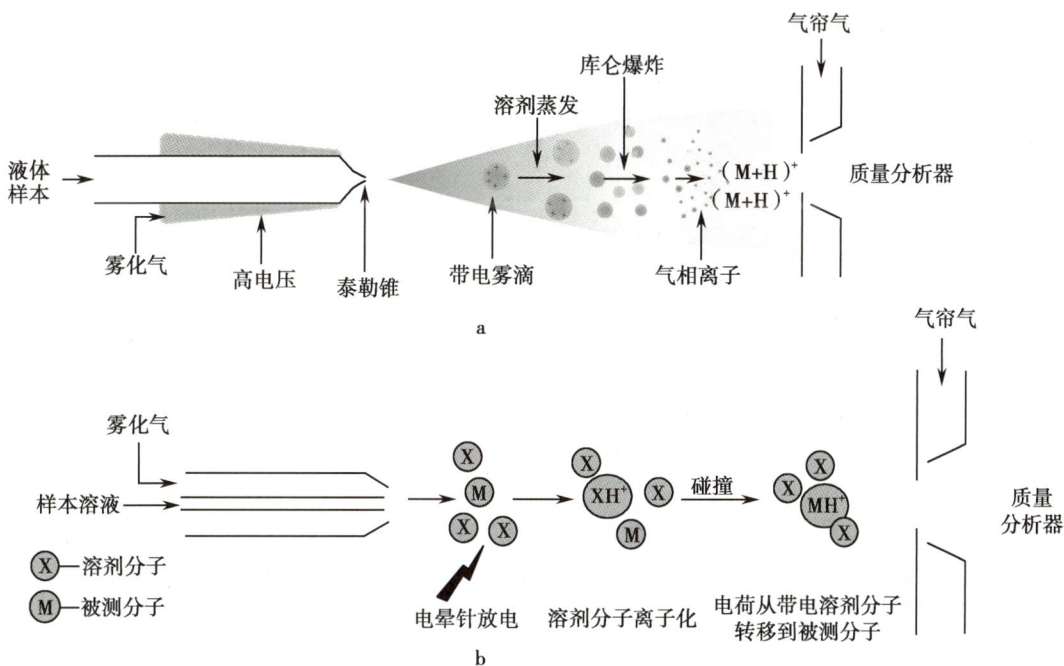

图 4-15 电喷雾电离和大气压化学电离原理图
a. 电喷雾电离;b. 大气压化学电离。

ESI 中样本分子直接以带电液滴的形式转化为离子,未施加外界能量,因此很少产生碎片离子,是一种典型的软电离技术。经过 ESI,小分子化合物得到单电荷离子,而蛋白、多肽和核酸具有多个活性位点,可产生多电荷离子。多电荷离子降低了样品的质荷比,可被多种质量分析器检测,拓宽了 ESI 可分析的分子质量范围。2002 年,美国科学家 John B. Fenn 因在电喷雾电离技术上的卓越贡献荣获诺贝尔化学奖。

2. 大气压化学离子源 大气压化学离子源是一种在大气压状态下使样本发生化学电离的装置。大气压化学电离(atmospheric pressure chemical ionization,APCI)的原理为液体样本通过毛细管时,在加热至 350～550℃的毛细管及雾化气的作用下发生汽化。毛细管出口处的电晕针尖端高压(4～7kV)放电,使溶剂分子电离,产生的气体离子成为反应气,反应气与样本分子碰撞后生成准分子离子(见图 4-15b)。由于 APCI 要求样本在进入离子源之前必须汽化,因而适用于小到中等分子量和极性较弱的化合物分析。

APCI 与 ESI 的相同之处在于均发生在大气压下,都包括雾化和去溶剂的过程,均为软电离。二者的主要区别见表 4-5。

表 4-5 电喷雾电离和大气压化学电离的主要区别

特点	电喷雾电离	大气压化学电离
离子化方式	液相离子化	气相离子化
电压类型	毛细管高压,3～5kV	电晕针高压,4～7kV
产物离子类型	单电荷和多电荷离子	主要产生单电荷离子
对化合物的破坏	温度较低,化合物的结构保留更完整	高温,可能导致化合物分解
样本预处理	存在大量离子分子反应,复杂样本建议分离后进样	对样本纯度要求较低
适用分析物	极性化合物(小分子到大分子)	挥发性、弱极性的小分子化合物

3. 基质辅助激光解吸离子源 基质辅助激光解吸电离(matrix-assisted laser desorption ionization,MALDI)是将待测物与固体小分子基质以 1:5 000 以上的比例混合,当用激光照射后,基质吸收激光能量并传递给待测分子,待测分子汽化并形成单电荷离子。基质是 MALDI 的重要组成部分,常用的基质包括 α- 氰基 -4- 羟基肉桂酸(CHCA)、2,5- 二羟基苯甲酸(DHB)等。

MALDI 过程在大气压下进行,能够使非挥发性及热不稳定性的生物大分子形成离子。由于激光的能量大部分被基质吸收,因此产生的主要是带单电荷的分子离子,MALDI 与 ESI 和 APCI 一样属于软电离技术,适用于多肽、蛋白质和核酸的电离。2002 年,日本科学家田中耕一因发明基质辅助激光解吸电离技术荣获诺贝尔化学奖。

4. 电感耦合等离子体离子源 电感耦合等离子体(inductively coupled plasma,ICP)离子源的工作原理为高频电流经感应线圈产生高频电磁场,使惰性气体(通常为氩气)形成火焰状放电高温等离子体,等离子体的温度约为 6 000～10 000K。样本溶液通过进样毛细管经蠕动泵作用进入雾化器雾化后形成气溶胶,由载气带入等离子体,等离子体释放出的电子与气体样本原子碰撞,使其失去一个电子,形成一价正离子(图 4-16a)。

炬管是形成等离子体的必要装置,由三层同心石英管组成。外层管与中间层间通入冷却气,冷却气的作用是隔绝外层管内壁与等离子体,防止外层管熔化;中心管与中层管之间通入辅助气,辅助气有利于等离子体的形成;冷却气和辅助气通常均为氩气。中心管为样本注射管,用于引入样本气溶胶。

与 ESI、APCI 一样,ICP 也是一种大气压电离方法,然而与大多数使用软电离技术的大气压电离方法不同,ICP 是一种硬电离技术。

电感耦合等离子体离子源与四极杆质量分析器联用构成电感耦合等离子体质谱仪。其检测过程为:首先,样本溶液被蠕动泵以稳定的流速泵入雾化器,在高速氩气喷射流的作用下,液体样本被"切割"为大小不一的气溶胶颗粒。由于等离子体对大雾滴的电离效果差,因此设计使用雾化室去除大雾滴,只有直径小于10μm的小颗粒液滴方可通过雾化室进入ICP离子源电离。离子透镜通过接口锥提取离子,送至四极杆质量分析器并按照质荷比分离,最后进入电子倍增器进行信号放大和检测(图4-16b)。电感耦合等离子体质谱仪具有灵敏性高、线性范围宽、分析速度快等优点,临床主要用于检测微量元素、重金属元素和碘等无机元素。

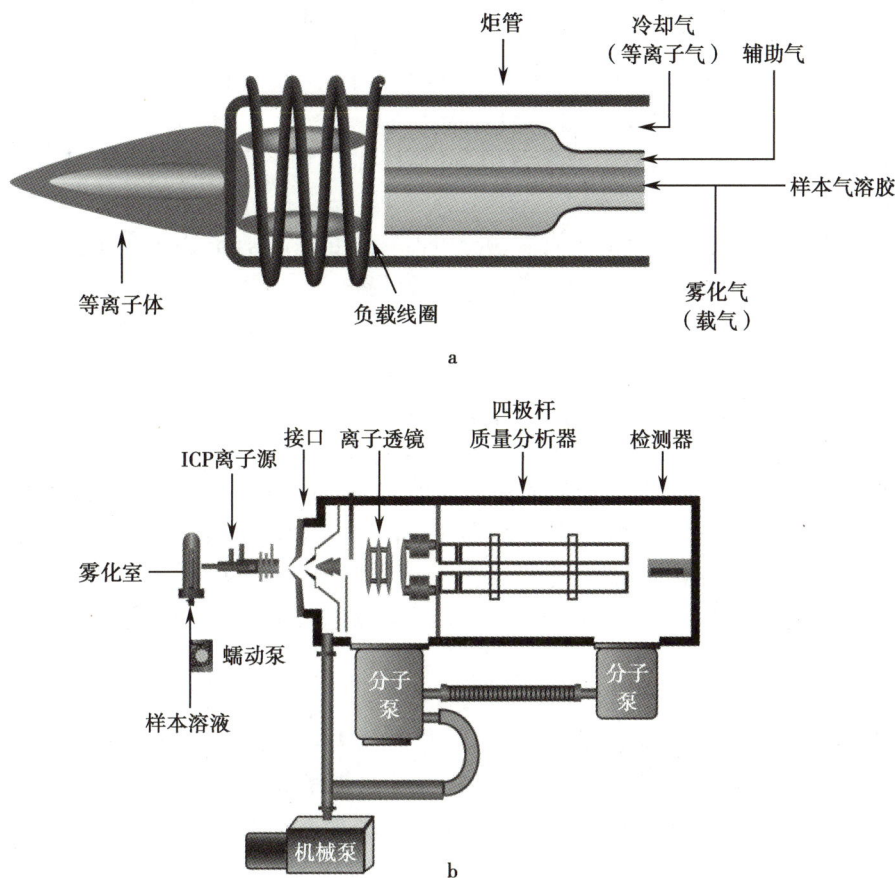

图4-16 电感耦合等离子体和电感耦合等离子体质谱仪示意图
a. 电感耦合等离子体;b. 电感耦合等离子体质谱仪。

(三)质量分析器

质量分析器(mass analyzer,MA)是以不同的原理将离子按质荷比(m/z)进行筛选和分离的装置,是质谱仪的核心组成部分。临床质谱常用的质量分析器主要包括以下几种类型。

1. 四极杆质量分析器 四极杆质量分析器(quadrupole mass analyzer,QMA)由四根平行的圆柱形电极组成,四根电极两两组成一对,围成一个狭长的通道供离子束通过。在两组电极上施加直流电压(DC)和射频电压(RF),保持电压信号幅度相同而相位相差180°,在四根电极杆之间的空间形成静电场。

离子进入电场后,在电场力作用下呈螺旋振荡运动,只有运动频率与外加电场频率相同的离子才会稳定地通过四极杆质量分析器进入检测器,其他离子的振幅不断增大,与电极杆碰撞后呈电中性或过度偏转后被分子泵抽走。改变外加电场的频率,可以选择性地得到某个离子,使直流电压分量与射频电压分量的比值保持恒定,顺次改变外加电场的频率即可对质量进行扫描,得到质谱图(图4-17)。

2. 飞行时间质量分析器 飞行时间质量分析器（time-of-flight mass analyzer, TOFMA）通过测定由相同电压加速后的离子经过飞行管到达检测器所用的时间来计算离子的质荷比。在飞行距离相同的情况下，质荷比越大，到达检测器所用的时间越长。通过检测不同离子的飞行时间可换算得到离子的质荷比。

飞行时间质量分析器具有质量分辨率高、质量分析范围宽、灵敏度高，以及扫描速度快、成本适中等优点。TOFMA 常与 MALDI 联合，用于生物大分子的分析，如微生物鉴定、核酸片段分析以及肽质量指纹图谱等。

图 4-17　四极杆质量分析器原理图

3. 其他质量分析器 包括离子阱质量分析器（ion trap mass analyzer）、轨道阱质量分析器（orbitrap mass analyzer）和傅里叶变换离子回旋共振质量分析器等，但目前多用于科研领域，临床检验领域使用较少。

（四）检测器

经过质量分析器筛选出的离子流信号非常微弱，仅有 $10^{-10} \sim 10^{-9}$A，需要在离子检测器中将信号放大便于检测。临床质谱常用的检测器包括电子倍增器、法拉第杯等。

电子倍增器是目前使用最广泛的质谱检测器，其检测原理为：在高压条件下，离子以极高的速度进入电子倍增器，当离子撞击到第一个倍增电极（dynode）时，从电极表面会发射出新的电子，在正电场作用下，这些电子撞击下一个电极，发射更多的二次电子，如此反复，经 15～18 级电极的放大，电子流被放大了 $10^5 \sim 10^8$ 倍，因此，电子倍增器能检测 10^{-17}A 的微弱电流。

（五）数据处理系统

模数转换器（ADC）将检测器输出的电信号转换为数字信号，随后对数据进行预处理（包括背景噪声去除和质谱峰识别等），得到标准品和待测物的质谱图。系统通过比对待测物与标准品的保留时间和质谱特征实现化合物鉴定，进一步可采用内标法或外标法建立标准曲线，根据峰面积或峰高计算待测物的浓度。

（六）真空系统

质谱仪的大部分核心组件，包括离子源、质量分析器和检测器都需要在真空状态下工作，主要是因为样本在离子源形成离子后，需要在电场、磁场或电磁场中飞行一定时间到达检测器，如果与气体分子碰撞会使离子淬灭或改变飞行轨迹，无法完成分析；多余的气体还会引起额外的离子-分子反应，干扰质谱图。此外，大气环境会影响质谱仪中某些部件的寿命，如离子源的灯丝、电子倍增器的倍增电极等。离子源的真空度应达 $10^{-4} \sim 10^{-3}$Pa，质量分析器和检测器的真空度应达 $10^{-5} \sim 10^{-4}$Pa。现代质谱仪采用差分抽气系统，通过多级真空泵组合在仪器的不同功能区域建立并维持梯度真空环境，以满足各部件对真空度的差异化需求。

三、质谱的临床应用

质谱技术具有高灵敏度、高特异度以及多组分同时检测等优点，在临床精准诊疗中起着非常重要的作用。常用于遗传代谢病筛查、类固醇激素检测、代谢物（如氨基酸、脂肪酸、胆汁酸等）检测、维生素检测、微量元素检测、重金属检测、治疗药物监测、药物滥用检测以及微生物鉴定等。下面以临床最常用的液相色谱-质谱联用技术为例进行介绍。

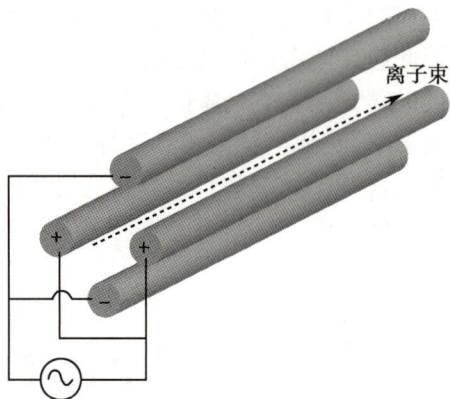

（一）液相色谱 - 质谱联用技术的原理

液相色谱 - 质谱联用（liquid chromatography-mass spectrometry，LC-MS）简称液质联用，它是以液相色谱作为分离系统，以质谱作为检测系统的分析技术，具有高灵敏度、高特异性、高分辨率和高效率等优点。其分析过程为：混合样本通过进样系统注入液相色谱仪，经色谱柱分离后，被分离组分依次进入质谱的离子源，样本被雾化、离子化后，离子在加速电场的作用下进入质量分析器，按照质荷比大小进行分离和分析。

（二）液相色谱 - 质谱联用方法的建立

LC-MS 方法的建立包括文献检索、样本预处理、液相色谱方法的建立和质谱方法的建立。

1. 文献检索 文献检索主要包括以下内容：①了解目标分析物的临床应用价值，确定质谱检测必要性；②了解目标分析物的化学结构信息和理化性质；③明确目标分析物的来源（内源性、外源性）、标本类型（血清、血浆、尿液、脑脊液等）、存在形式（游离型、结合型）、有无其他代谢物和同分异构体；④了解目标分析物的检测方法、质谱法与其他检测方法的比较、不同质谱法的比较。

2. 样本预处理 样本预处理是指将一个或者多个目标分析物从临床样本中选择性地分离并使其达到一定的分析浓度，同时减少甚至清除标本基质中的其他组分，以满足仪器的分析检测要求。LC-MS 分析前需要对不同类型的临床样本进行预处理。常用的样本制备方法包括蛋白沉淀法、液液萃取法、固液萃取法、固相萃取法（solid phase extraction，SPE）和免疫富集法等，有时需要几种样本制备方法同时使用方能满足进样要求。尽管自动化技术（如 96 孔板 SPE）已显著提升通量，但样本制备仍然是一个耗时且容易引入误差的环节，因此选择合理、有效的样本预处理技术非常重要。

3. 液相色谱方法的建立 建立分离效果好、稳定性高、分析时间短的液相色谱方法是确保 LC-MS 检测质量的重要环节。液相色谱方法建立需要重点考虑以下内容：①色谱柱的选择：根据目标分析物的性质确定正相、反相还是离子交换色谱柱。②流动相的选择和优化：选择合适的有机相和缓冲体系，优化梯度洗脱条件以达到最佳分离度。③标准物质和内标物的选择：具有溯源性的有证标准物质是实现量值溯源、检测结果准确一致的重要保证，在可能的情况下，应溯源到国家或国际较高级别标准物质；内标物可以弥补样本提取、色谱分离、离子化和检测过程中产生的偏差。在临床 LC-MS 分析中，最好选择同位素内标物。

4. 质谱方法的建立 主要包括液相色谱 - 质谱仪接口的选择、离子源的选择、质量分析器的选择和离子扫描方式的选择。

（1）液相色谱 - 质谱仪接口的选择：液相色谱 - 质谱仪接口（liquid chromatograph-mass spectrometer interface）是指连接液相色谱仪和质谱仪的关键部件。其核心功能包括：①实现液相色谱（高压系统）与质谱（高真空系统）的压力匹配；②完成流动相溶剂的去除；③促进分析物高效离子化。早期的接口装置，如移动带接口、热喷雾接口、粒子束接口等都因存在离子化效率低或热不稳定等问题而使 LC-MS 技术没有得到商业化应用。1987 年，Bruins 等发明了空气压缩电喷雾接口，解决了流量限制问题，同时在常温常压下实现离子化过程（即APCI），因此可以对热不稳定化合物如肽、蛋白质、核酸等生物大分子进行分析，LC-MS 技术取得突破性进展，也正是它的出现才进一步加快了 LC-MS 技术商业化应用的步伐。目前，常用的液相色谱 - 质谱仪接口包括电喷雾电离接口、大气压化学电离接口和基质辅助激光解吸电离接口等。

（2）离子源的选择：临床生物化学检验中常用的离子源电离方式包括 ESI 和 APCI。ESI 适合分析中等极性和强极性的化合物，能产生多电荷离子，特别适合蛋白质、多肽等生物大分子的分析。APCI 则更适合分析弱极性至中等极性、分子量小于 1 500Da 的化合物，其优势在于对基质效应的敏感性比 ESI 低。因此 ESI 和 APCI 具有较好的互补性，临床应用时可根据目标分析物的分子大小和极性强弱合理选择。

（3）质量分析器的选择：质量分析器是质谱仪核心中的核心，没有一种质量分析器可以满足临床所有检测需求。为了提高质谱检测性能，往往将多个质量分析器串联使用，形成串联质谱（tandem mass spectrometry，MS/MS）。将串联质谱与液相色谱相连，组成液相色谱 - 串联质谱联用（liquid chromatography-tandem mass spectrometry，LC-MS/MS）。临床常见的串联质谱包括三重四极杆质谱仪、四极杆 - 离子阱质谱仪和四极杆 - 飞行时间质谱仪。

1）三重四极杆质谱仪：三重四极杆质谱仪（QqQ）由三组四极杆组成，其中第一组四极杆（Q1）和第三组四极杆（Q3）分别作为第一级和第二级质量分析器（MS1 和 MS2），第二组四极杆（q2）则作为碰撞室使用。工作时，Q1 首先筛选出特定的母离子，这些离子在 q2 中与惰性气体碰撞发生碎裂，产生的子离子再进入 Q3 进行分析（图 4-18）。这种设计使 QqQ 具有优异的定量检测性能，特别适合临床小分子化合物的精准定量，因而成为目前临床应用最广泛的串联质谱技术。不过，由于其在全扫描方式下的质量分辨率有限，对化合物的定性鉴别能力相对较弱。

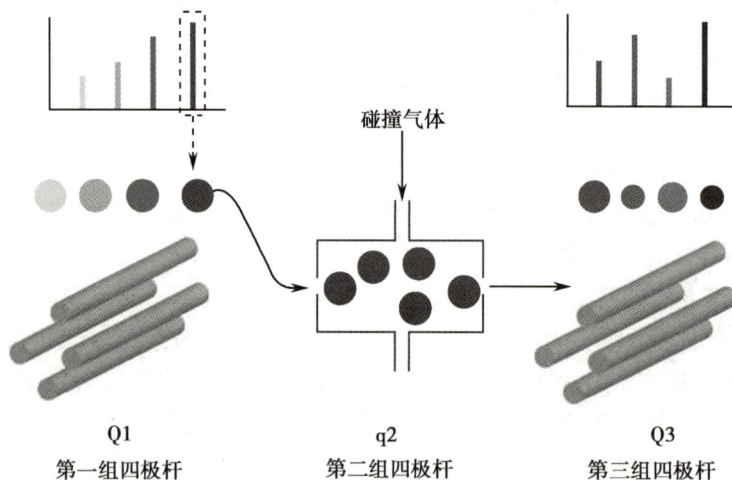

图 4-18 三重四极杆质量分析器原理图

2）四极杆 - 离子阱质谱仪：四极杆 - 离子阱质谱仪（Q-TRAP）是将 QqQ 中的 Q3 改进为离子阱，使其同时具备四极杆的高通量筛选能力和离子阱的多级质谱分析功能。与 QqQ 相比，Q-TRAP 不仅提高了检测灵敏度，还拓展了质谱信息的获取维度。Q-TRAP 常用于毒物筛查、药物滥用检测及代谢物的定性和定量分析，也可用于蛋白质组学研究。

3）四极杆 - 飞行时间质谱仪：四极杆 - 飞行时间质谱仪（Q-TOF）是将四极杆和飞行时间质量分析器进行串联组合而成。它采用四极杆作为质量过滤器，负责对离子进行初步筛选；飞行时间质量分析器对筛选后的离子进行精确分析。Q-TOF 的分辨率和质量精度明显优于 QqQ，也是一种能够很好地进行定性和定量分析的质谱。Q-TOF 可用于毒物筛查和鉴定、蛋白组学研究等领域。

（4）离子扫描方式的选择：质谱扫描是质谱分析的基础技术手段，其原理是通过对被分析样本分子进行离子化并测得其质荷比（*m/z*）值，来确定样本分子的组成和结构信息。质谱扫描可以分为正离子扫描和负离子扫描两种模式。在正离子扫描模式下，质谱仪记录样本分子所产生的正离子质荷比；在负离子扫描模式下，则记录样本分子所产生的负离子质荷比。

此外，质谱仪还具备多种扫描功能。全扫描模式可获得完整的质谱图，适用于未知物的初步筛查；母离子扫描用于寻找能产生特定子离子的所有前体离子；子离子扫描通过选择特定母离子进行碰撞诱导解离，产生特征性子离子谱图，有助于结构解析；中性丢失扫描可检测在碎裂过程中丢失的特定中性碎片的离子对。三重四极杆质谱常采用多反应监测方式,同时采集多个母离子-子离子对,适用于对复杂样本多组分的同时定量。

5. 方法性能验证 LC-MS/MS 的方法性能验证方案可参考美国临床实验室标准化协会(CLSI)的相关文件,中华医学会检验医学分会、中国医师协会检验医师分会以及国家卫生健康委临床检验中心也有相关建议。具体来说,应包括正确度验证、精密度验证、特异性验证(干扰试验)、线性范围与稀释验证、检测限与定量下限验证、携带污染(残留)评估、目标物的稳定性、不确定度以及参考区间验证等。

除了 LC-MS/MS 技术,其他质谱技术如气相色谱-质谱联用(GC-MS)、电感耦合等离子体质谱(ICP-MS)和基质辅助激光解吸电离飞行时间质谱(MALDI-TOF MS)等,凭借各自独特的技术优势在临床检验不同领域发挥着重要作用,共同构成了现代临床质谱技术的完整体系,为精准医学的发展提供了强有力的技术支撑。

第九节 蛋白质组学技术和代谢组学技术

一、蛋白质组学技术

(一)蛋白质组的基本概念和分析策略

1. 基本概念

(1)蛋白质组:蛋白质组(proteome)是一个基因组表达的全部蛋白质,或在特定时间和特定条件下存在于一种细胞、亚细胞、组织、体液(如血浆、尿液、脑脊液等)或生物体中所有蛋白质的总和。

(2)蛋白质组学:蛋白质组学(proteomics)是从整体的角度研究蛋白质的特征,包括蛋白质的表达水平、翻译后的修饰、蛋白质之间的相互作用等,由此获得蛋白质水平上的关于疾病发生和细胞代谢等过程的整体而全面认识的一门学科。蛋白质组学研究为疾病的早期诊断、个体化治疗和预后评估提供了新的诊断标志物和治疗靶点。

根据研究目的的不同,蛋白质组学可分为表达蛋白质组学、功能蛋白质组学和结构蛋白质组学,其主要内容和研究技术见表 4-6。

表 4-6 蛋白质组学的研究内容和研究技术

分类	研究内容	研究技术
表达蛋白质组学	不同生理病理状态下蛋白质表达量的变化	蛋白质分离纯化、蛋白质芯片、生物质谱等
功能蛋白质组学	蛋白质互作、蛋白质三维结构、蛋白质细胞器定位及蛋白质翻译后修饰	生物信息学分析、基因敲除、酵母双杂交、蛋白质芯片等
结构蛋白质组学	蛋白质或蛋白质复合体的三维结构	X 射线晶体衍射法、核磁共振等

2. 分析策略 蛋白质组学分析需要用到各种分离、分析、鉴定技术和生物信息学方法,通常包括以下两种分析策略。

(1)自上而下策略(top-down):对完整蛋白质直接检测,该法可以保留蛋白质序列、蛋白质异构体以及翻译后修饰的信息。

(2)自下而上策略(bottom-up):将蛋白质消化(胰蛋白酶等酶解)为肽段后进行液相分离和质谱检测,质谱图与候选胰蛋白酶肽段进行匹配,由互补的多肽序列重组成完整蛋白质。

由于生物标本蛋白质组的高度复杂性,与完整蛋白质相比,肽段更容易被分离、离子化，加之完整蛋白质检测需要高分辨质谱，因此自下而上策略是目前对复杂标本进行蛋白质大规模和高通量分析的首选方法。

（二）定量蛋白质组学

1. 概念　早期的蛋白质组学研究主要集中在定性分析方面，随着研究的不断深入，提供蛋白质种类和修饰类型等定性信息的蛋白质组学分析技术已经不能满足实际研究需求，因此基于不同原理的蛋白质组定量技术被陆续建立，形成了定量蛋白质组学。

定量蛋白质组学（quantitative proteomics）是一门研究组织、细胞和体液标本中蛋白质组含量及其变化规律的学科。定量蛋白质组学与临床生物化学检验关系密切，通过研究不同病理生理状态下体液（血液、尿液和脑脊液等）、细胞和组织等中的蛋白质组在质和量上的差异，发现和验证与疾病诊断、治疗和预后相关的蛋白质和蛋白质谱，这对于发现新的诊断标志物和疾病的精准诊疗具有重要意义。

2. 分类　定量蛋白质组学根据目标分析物的确定与否可分为靶向定量蛋白质组学和非靶向定量蛋白质组学两类（图4-19）。

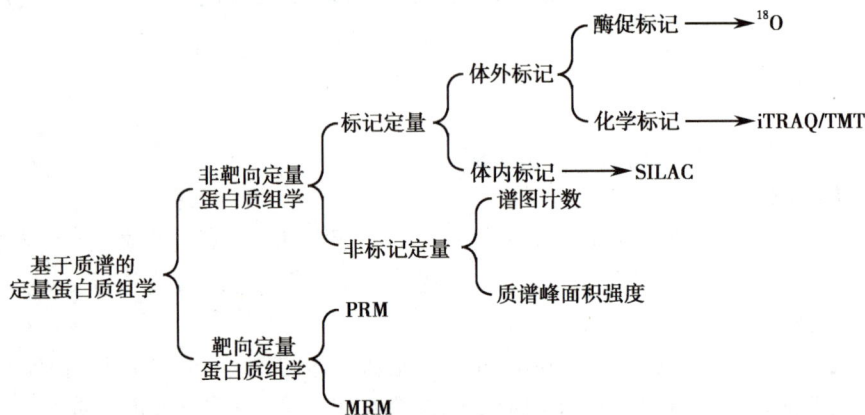

图 4-19　定量蛋白质组学技术的分类

（1）靶向定量蛋白质组学：靶向定量蛋白质组学（targeted quantitative proteomics）针对目标蛋白质进行定量检测，相比于非靶向定量蛋白质组学，其具有更高的灵敏度和准确性，一般用于新发现的生物标志物的验证分析。目前常用的靶向定量蛋白质组学技术主要有基于质谱的多反应监测技术（multiple reaction monitoring，MRM）和平行反应监测（parallel reaction monitoring，PRM）。

（2）非靶向定量蛋白质组学：非靶向定量蛋白质组学（untargeted quantitative proteomics）又称发现蛋白质组学，是一种对样本中所有蛋白质进行无差别分析的定量技术，主要目的是通过检测尽可能多的蛋白质，发现不同样本中的差异蛋白质。

根据是否对蛋白质或多肽进行标记，非靶向定量蛋白质组学检测技术包括非标记（label-free）定量和标记（label）定量。

1）非标记定量蛋白质组学技术：主要通过计算蛋白肽段匹配的二级谱图鉴定数目和一级质谱峰面积进行相对定量，使用该技术的优势在于成本低廉和样本制备简单。

2）标记定量蛋白质组学技术：是向不同蛋白质或多肽样本中引入具有稳定同位素标记的小分子，通过同位素标记后所产生的质量差来识别肽段的来源。该方法的优点在于将不同样本混匀后同时进行质谱检测，可以避免样本预处理所带来的定量误差。

根据引入同位素标记方式的不同，同位素标记的定量蛋白质组学技术分为体内标记和体外标记两类。常见的体内标记定量技术是稳定同位素氨基酸细胞培养技术（stable isotope labeling by amino acids in cell culture，SILAC），而常用的体外标记定量技术包括同位素标记相对和绝对定量（isobaric tags for relative and absolute quantitation，iTRAQ）、串联质量标签（tandem mass tag，TMT）技术和 ^{18}O 酶促标记技术。

（三）基于质谱的定量蛋白质组学分析

早期定量蛋白质组学分析主要依赖双向凝胶电泳（2-DE）技术，随着生物质谱技术和数据处理技术的发展，基于质谱的定量蛋白质组学技术已成为主要的分析手段。

1. 样本采集和预处理 血浆和血清的采集创伤小，样本量大，能反映全身系统疾病，但血液基质复杂，当分析物为低丰度蛋白质时，需要进行去高丰度蛋白质处理。

尿液收集过程无创，与血液相比，尿液中蛋白含量要少很多，但也是非常有研究价值的样本。尿液蛋白浓度受尿液浓缩情况和肾小球滤过率的影响，当用随机尿时需要采用尿肌酐进行校正。

脑脊液、胸腔积液、腹腔积液、唾液等体液也可作为蛋白质组学研究的样本，邻近患病组织的体液往往富含疾病相关蛋白，与血清相比特异性更强，但往往需要通过有创方式采集，限制了其临床应用。

2. 蛋白质的质谱分析 采用自下而上的蛋白质组学方法时，首先用蛋白酶将蛋白酶解成短肽，产生水溶性的双电荷或三电荷的短肽。通常使用胰蛋白酶，它的作用位点为赖氨酸残基和精氨酸残基。然后通过强阳离子交换和反向色谱柱分离，分离后的肽段进入离子源。电喷雾电离（ESI）和基质辅助激光解吸电离（MALDI）是两种可用于生物大分子的软电离技术，ESI 是目前蛋白质组学分析中最常用的电离技术。离子化后的肽段进入质量分析器进行质量筛选和分析，三重四极杆、飞行时间和轨道阱质量分析器是目前蛋白质组学分析中应用最广泛的质量分析器，特别是轨道阱质谱仪在分辨率、灵敏度以及稳定性等方面比其他类型质谱仪有较为显著的优势，已成为最主流的蛋白质组学分析设备。

3. 数据分析 通过质谱分析后得到的原始谱图中包含前体离子及其二级碎片离子的质荷比信息。这些实验测得的二级质谱数据需要通过专业的数据库检索来完成蛋白质鉴定，主要方法是将实验数据与两种参考数据库进行比对：一种是基于已知蛋白质序列经理论酶解后生成的理论肽段数据库，另一种是包含大量实验验证质谱图的公共谱库。目前常用的数据库检索软件包括 MaxQuant、Mascot、Sequest、X!Tandem 等。其中 MaxQuant 是常用的标记和非标记定量蛋白质组学数据分析平台；Mascot 和 Sequest 是利用分子序列数据检索的方法来鉴定样本中蛋白质组成的软件。X!Tandem 是一个在蛋白质鉴定过程中将质谱与肽序列匹配起来的开源软件，使用者可以按照自己的需求对其源代码进行修改。

二、代谢组学技术

（一）代谢组学的基本概念和研究方法

1. 基本概念 代谢组学（metabolomics）是对生物体内所有代谢物进行定量分析，并寻找代谢物与生理病理变化相对关系的一门学科。代谢组学的研究对象大多是分子量在 1 000Da 以下的小分子物质，如有机酸、氨基酸、核苷酸、糖、脂质、维生素等。

2. 研究方法 代谢组学的研究方法包括核磁共振（nuclear magnetic resonance，NMR）、气相色谱 - 质谱联用（GC-MS）和液相色谱 - 质谱联用（LC-MS）。与 NMR 技术相比，质谱技术具有灵敏度高、特异性强的优点。GC-MS 要求样本具有热稳定性、有挥发性或衍生化后可挥发，可分析的代谢物种类有限。LC-MS 对分析物的热稳定性和挥发性没有要求，已成为最常用的代谢组学研究工具。

与蛋白质组学类似，代谢组学可分为非靶向代谢组学和靶向代谢组学。非靶向代谢组学（untargeted metabolomics）是对所有代谢物进行无差别检测，当从非靶向数据中筛选出差异代谢物后,再对相关代谢途径的分子进行精准定量,称为靶向代谢组学(targeted metabolomics)。脂质是一种生物代谢物,是代谢组学研究的目标物之一。然而,脂质代谢有自身的特点,因此脂质组学(lipidomics)也成为一个重要的研究方向。

(二)基于质谱技术的代谢组学分析

1. 样本预处理 非靶向代谢组学的样本预处理目标是尽可能保留样本中的所有代谢物,以提高代谢物覆盖率。血液(血浆或血清)和脑脊液首选有机溶剂(甲醇、乙腈、乙醇等)蛋白沉淀法,尿液首选直接稀释进样法。进行靶向分析时,采用针对靶向代谢物的预处理方法。对于 GC-MS,还需要对样本进行衍生化后再进样。

2. 质谱分析 非靶向代谢组学研究中,液相色谱-电喷雾电离-串联质谱联用(LC-ESI-MS/MS)是使用最广泛的技术。其中传统三重四极杆质谱虽具有较好的稳定性和灵敏度,但其低分辨特性限制了代谢物鉴定的准确性。近年来,高分辨质谱如四极杆-飞行时间质谱仪(Q-TOF)、四极杆-轨道离子阱(Q-Orbitrap)逐渐发展起来,已成为代谢组学分析的重要工具。

在靶向代谢组学分析中,Q-TOF 通过多反应监测模式检测代谢物的前体离子和特征产物离子,可实现对已知代谢物的准确定量。然而,其分辨率较低。Q-Orbitrap 的平行反应监测模式能够实现目标代谢物所有碎片离子的高分辨检测,减少了假阳性结果的出现。

3. 数据分析 代谢组学数据通常采用模式识别方法进行分析,按照数据分析时有无先验知识的干预可分为非监督方法和监督方法。最常见的非监督方法为主成分分析法(principal component analysis,PCA),通过降维处理直观展现样本间的整体差异和聚类趋势,适用于初步探索数据特征。当已知样本组别(如病例组和对照组)时用监督方法,最常见的监督方法为以偏最小二乘法判别分析(partial least square-discriminant analysis,PLS-DA)为基础的分析,其通过最大化组间差异建立预测模型,可有效筛选潜在生物标志物。在实际研究中,常将 PCA 与 PLS-DA 联合应用。此外,支持向量机(SVM)、人工神经网络(ANN)等机器学习算法也已经用于代谢组学数据分析。

4. 代谢组学相关数据库和通路分析 在鉴定出差异代谢物后,需要进行深入的数据库检索和代谢通路分析,以阐明其生物学意义。人类代谢组数据库(HMDB)是最大、最全面的生物体特异性代谢数据库,包含代谢物的分子式、结构、生理作用等详细信息,为代谢物鉴定和功能解析提供了重要参考。

在代谢通路分析方面,研究者通常需要关注几个核心代谢网络:糖酵解和三羧酸循环等能量代谢通路反映细胞的能量状态;脂酰辅酶 A 与脂酰肉碱代谢分析可揭示脂肪酸代谢异常;氨基酸代谢谱分析有助于理解蛋白质代谢紊乱;类固醇激素和胆汁酸代谢研究对内分泌系统和消化系统疾病具有重要意义;而全面的脂质组分析则可系统评估细胞膜组成和信号转导变化。这些代谢通路的整合分析不仅能阐明单个代谢物的生物学功能,更能从系统层面揭示代谢网络的整体变化规律,为疾病机制研究和生物标志物发现提供重要线索。当前,KEGG、MetaCyc 等通路数据库与 HMDB 的联合使用,大大提升了代谢组学数据的生物学解释深度。

第十节 电化学分析和传感器技术

一、电化学分析

电化学分析(electrochemical analysis)是利用化学电池内被测溶液的组成和含量与其电化学性质的关系而建立起来的分析方法,即通过测量某种电化学参数对待测物进行表征。

根据所测量的电参数的不同,电化学分析法分为电导分析法、电位分析法、电解分析法、库仑分析法、伏安与极谱分析法等。

电位分析法(potentiometric analysis)是利用被测物质在工作电极上的电极电位与溶液中待测物质的关系而建立起来的一类电化学分析法。主要通过电化学电极实现测定,临床生物化学检验中常用的电极有离子选择电极、氧化还原电极和PCO_2电极等。

(一)离子选择电极

离子选择电极(ion selective electrode,ISE)是一类利用膜电位测定溶液中离子活度或浓度的电化学传感器。ISE采用的是膜电极(membrane electrode),仅对溶液中特定离子有选择性响应,把被测离子的活度表现为电极电位。在一定离子强度时,活度又可转换为浓度,从而实现分析测定。

离子选择电极主要由电极腔体、内参比电极(如Ag/AgCl电极)、内参比溶液和敏感膜组成(图4-20)。其中,敏感膜是对离子具有高选择性的响应膜,包括玻璃膜和聚合物膜,后者抗干扰能力强,可以测定临床样本中的H^+、Na^+、K^+、Cl^-、Ca^{2+}、Mg^{2+}、Li^+、HCO_3^-等多种离子。

(二)氧化还原电极

当电极反应的氧化反应和还原反应都在溶液中进行时,仅起电子传导作用的电极称为氧化还原电极(redox electrode)。氧电极是氧化还原电极,对氧的测量是基于电解氧的原理实现的。目前用得最多的氧电极是电解式克拉克(Clark)氧电极,由铂阴极、Ag/AgCl阳极、KCl电解质和透气膜构成(图4-21)。待测溶液中的O_2可以借助电极外表面的O_2渗透膜(约20mm的聚丙烯、聚乙烯或聚四氟乙烯),依靠氧气分压(PO_2)梯度透过膜而进入电极。在测定时,O_2在铂阴极表面发生的反应如下:

$$O_2 + 2H_2O \rightarrow 2H_2O_2$$
$$H_2O_2 + 2e^- \rightarrow 2OH^-$$

当阴极表面附近的氧被消耗后,阴极表面PO_2为0mmHg,此时样本中的氧将通过渗透膜向阴极发生顺浓度梯度扩散。当氧浓度梯度相对稳定时,就产生一个稳定的电解电流,称为极限扩散电流I_0。极限扩散电流I_0与样本中的PO_2成正比。通过测定电流变化即可测定血液标本中的氧气分压。

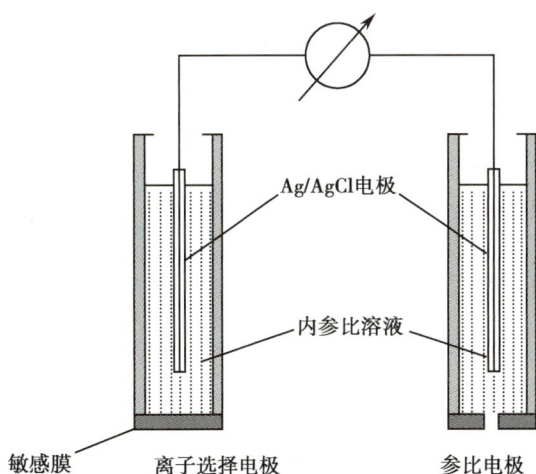

图4-20 离子选择电极示意图

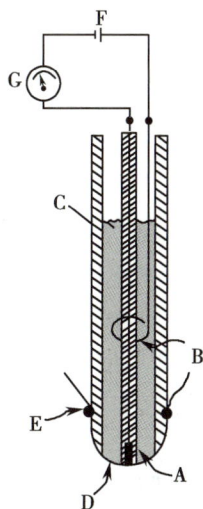

图4-21 克拉克氧电极原理示意图

A. 铂阴极;B. Ag/AgCl阳极;C. KCl电解质;
D. 透气膜;E. "O"形环;F. 电池;G. 电流表。

二、传感器技术

传感器（sensor）是指能感受待测物的量并按一定规律将其转换成输出信号的器件或装置。与临床生物化学检验密切相关的有生物传感器和光化学传感器。

（一）生物传感器

生物传感器（biosensor）利用生物物质（如酶、蛋白质、DNA、抗体、抗原、生物膜、微生物、细胞等）作为识别元件，将生化反应转变成可定量的物理、化学信号，从而能够进行生命物质和化学物质检测和监控的装置。生物传感器主要由识别元件和换能器组成。

下面以酶生物传感器为例介绍生物传感器的检测原理。酶生物传感器（enzyme biosensor）是将酶作为识别元件，把酶催化反应过程中的物理或化学信号转化为电信号（换能器）以检测被测物。它是由固定化酶与离子选择电极、气敏电极、氧化还原电极等组合而成的生物传感器，因而既具有酶促反应的高效性与专一性，又有电化学反应的响应快、操作简单的特点。酶生物传感器在临床生物化学检验中应用广泛，可以检测组织细胞、体液中的糖类、醇类、有机酸、激素、三磷酸腺苷等。

（二）光化学传感器

光化学传感器（photochemical sensor）是利用敏感层与被测物质相互作用前后物理、化学性质改变引起传播光特性的变化而检测物质的一类传感器。其中，与临床生物化学检验关系最为密切、发展最为迅速的是光纤化学传感器。

光纤化学传感器（optical fiber chemical sensor）又称光极（optrode），是利用光纤技术及光学原理，将感受的化学量转换成可用输出信号的传感器。例如，如果光纤上涂有抗体，当与相应抗原接触时，即可发出荧光，信号可被检测。目前，光极可用于 pH、血气分析和电解质的测定。与临床目前常用的离子选择电极法相比，其优点是微型化、低干扰、高稳定性，而且不需参比电极。

第十一节　微流控技术

一、概述

微流控技术（microfluidic technology）又称芯片实验室（lab on a chip），是一种在微米级尺寸范围内精准控制液体流动的技术，具有快速、可调节、反应均匀等优势，是一门涉及化学、流体物理、微电子、新材料、生物学和生物医学工程等学科的技术。微流控技术的特点包括：①小体积；②小尺度；③低能耗；④微域效应。

微流控技术的结构功能单元是利用微加工技术在微芯片上制作的，可达微米级甚至纳米级尺度，通过微流控芯片对微量流体进行控制，根据流体的物理特性，实现对流体的精确分析和控制，达到样品制备、纯化、分离、筛选以及检测等目的，从而实现化学和生物实验室的多种技术的微量化。

二、微流控芯片及制备

（一）微流控芯片

微流控芯片（microfluidic chip）是利用微加工技术在微芯片上加工出微管道、微泵、微阀、微储液器、微电极、微检测元件等功能化元件，以便进行常规生物及化学实验的一种微器件。液流可微量至 $10^{-18}\sim10^{-9}$L。它是微流控技术的核心元件。

微流控芯片在结构上常采用一种层次结构方式（hierarchic manner）。它先以亚单元（subunit）形成单元（unit），再以单元来形成更大的单元，以此类推（图4-22）。其中最小的部分常被称作微结构（microstructure），多为槽形通道（channel）；当这些微结构以不同的方式（多为交错形式）排列起来，加上周围的进出口，就构成了微部件（element）；微部件和管线相连，再加上支撑部分，就构成了微单元（unit）；为了增加流量，微单元经常采用堆叠形式，尤其是在气相反应器中。当用器室把微单元封闭起来时，就构成了微装置（device），它是微反应系统中可独立操作的最小单元，有时一个密闭器室内会有几种不同的微单元，从而构成一种复合微装置（component）；把微装置串联、并联或混联起来，就构成了微系统。

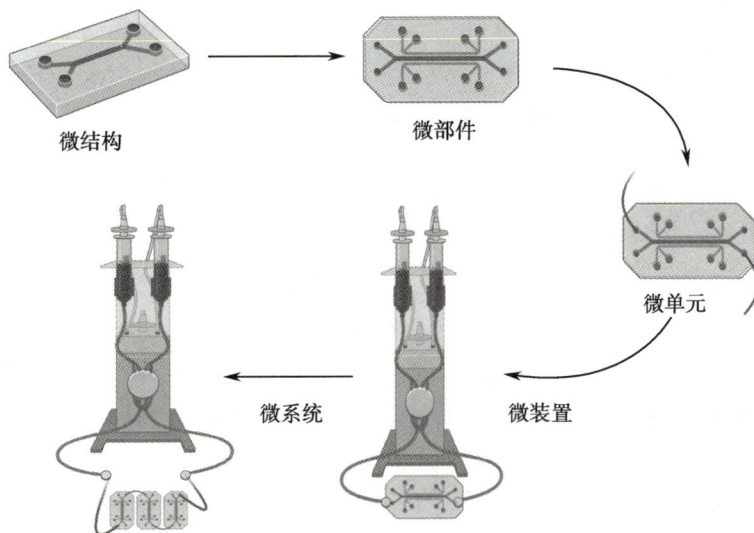

图 4-22　微流控芯片的层次结构图

（二）微流控芯片的制备

目前，制备微流控芯片的原料包括纸、石英、玻璃、硅、高聚物等。侧向层析法（lateral flow assay，LFA）可以视为最简单的纸芯片。比较复杂的微流控芯片一般采用硬质材料，如聚二甲基硅氧烷（polydimethylsiloxane，PDMS）、玻璃、硅等。

下面以 PDMS 为例进行介绍。微流控芯片的制作主要由薄膜沉积、光刻和刻蚀三个工序组成。其中，光刻制作流程为：基片的预处理→涂胶→前烘→曝光→显影→坚膜（图4-23）。

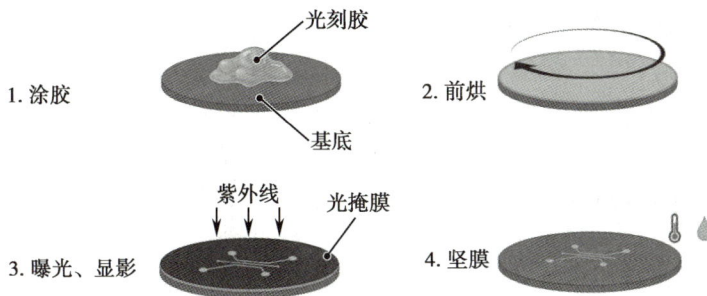

图 4-23　光刻制作示意图

三、微流控技术在临床生物化学检验中的应用

常规的临床生化分析仪不仅结构复杂、体积庞大、造价高昂，而且需要专业的医学检验人员操作，所以一般应用于大中型医院，无法覆盖偏远地区或基层医疗机构。微流控技术

的出现使其应用场合不再受限于大中型医院，为临床生化分析的基层普及提供了一个良好的解决方案。另外，微流控技术所需分析样本和试剂消耗微量化，可有效降低分析的成本，且大幅提高反应的传质、传热能力，有助于实现高效反应，缩短分析时间。相较于传统临床分析仪器，微流控芯片高通量及微型化的特点可以解决生化检测项目多的问题。

微流控技术已经用于电泳、生化分析、细胞分析（如循环肿瘤细胞）等。例如，用微流控技术研发的血液分析仪，体积小，其重量仅为 $500\sim600g$，可以完成葡萄糖、尿酸、肌酐、乳酸、电解质（钠离子、钾离子、氯离子、钙离子）、血气分析、心肌损伤标志物（肌钙蛋白、肌酸激酶 MB、脑钠肽）、凝血功能等多项指标的检测，仅仅需要 $20\mu l$ 血液样本，$2\sim3$ 分钟即出结果，特别适合临床快速检测。

第十二节　即时检验技术

一、概述

即时检验（point of care testing, POCT）是指在实验室外，靠近检测对象，采用便携式可移动的微型检测仪器和试剂，快速及时报告检测结果，并能对检测结果及时反馈和干预的体外检验系统。

POCT 是一种全新的检验模式，进行检测时比传统的临床实验室更靠近患者的地点。POCT 的含义可从两方面进行理解：空间上，是指在患者身边进行的检验，即"床旁检验"；时间上，是指可进行"快速检验"。POCT 的主要特点体现在检测仪器的小型化、操作方法的简单化、结果报告的即时化。

根据方法学原理，目前临床上常用的 POCT 检测项目的技术原理大致可分为以下几类：①把传统方法中的相关液体试剂浸润于滤纸和各种微孔膜的吸水材料内，成为整合的干燥试剂块，然后将其固定于硬质型基质上，从而形成各种形式的诊断试剂条；②将传统分析仪器微型化，将操作方法简单化，使之成为便携式和手掌式的设备；③将上述二者整合为统一的系统；④应用生物传感技术、微流控技术、生物芯片等新型技术。

二、即时检验常用检测技术

目前临床上常用的 POCT 检测项目的技术包括以下几种。

（一）干化学检测技术

其原理是将反应试剂经特殊工艺固定在特殊的纸片上，与样本反应后产生不同的颜色变化，根据颜色的不同与深浅，对检测样品进行定性或定量分析。现今采用的干化学检测技术主要包括单层试纸技术和多层涂膜技术。干化学检测技术目前已被广泛应用于血糖、血氨、血尿素氮、血脂以及心脏、肝脏等酶学血生化指标的 POCT 检测。目前使用的血氨检测试纸、血糖检测试纸、尿糖检测试纸以及尿液干化学分析等，均属于单层试纸技术。多层涂膜技术借鉴了感光胶片的分层涂层理念，通过将不同功能的反应试剂依次涂布在片基上形成多层膜结构（如扩散层、试剂层、支持层），制成干片后可直接用仪器检测。临床干化学分析系统基于此技术，已应用于血液常规生物化学项目检测，包括脂类、糖类、蛋白质、尿素、电解质（如 K^+、Na^+）及部分酶活性（如丙氨酸转氨酶、天冬氨酸转氨酶）等。

（二）免疫学检测技术

基于抗原-抗体反应的 POCT 应用最广泛，主要包括如下两类。

1. 免疫金标记技术　由氯金酸（$HAuCl_4$）在还原剂作用下，聚合成特定大小的金颗粒，并因静电作用成为一种稳定的胶体状态，称为胶体金。胶体金颗粒具有高电子密度的特性，与样本结合后，可见红色或粉红色斑点。由胶体金标记单克隆抗体，配合小型检测仪可进行半定量和定量测定。

免疫金标记方法包括斑点免疫渗滤法和免疫层析法，二者均被广泛应用于快速检测蛋白质类和多肽类抗原，如心肌肌钙蛋白、超敏急性期蛋白，以及一些病毒（如乙型肝炎病毒、丙型肝炎病毒、人类免疫缺陷病毒）抗原和抗体的测定。免疫金标记技术是 POCT 中应用最广泛的方法学之一。

2. 免疫荧光技术 标记的反应条板上有可以生发荧光的物质，通过检测条板上被激发的荧光，可以检测某种特质的存在与否及其含量，精确度可达 pg/ml。

（三）生物传感器检测技术

生物传感器是指能感应（或响应）生物和化学量，利用离子选择电极、底物特异性电极、电导传感器、酶传感器等特定的生物检测器进行分析检测，并按一定的规律将其转换成可用信号输出的器件或装置。该技术结合了酶化学、免疫化学、电化学与计算机技术等，可以对生物体液中的分析物进行超微量的分析，例如电解质 K^+、Na^+、Cl^-、Ca^{2+}、Mg^{2+} 及葡萄糖、血气分析（pH、PCO_2、PO_2）。

（四）生物芯片技术

目前生物芯片可分为基因芯片（gene chip 或 DNA chip）、蛋白质芯片（protein chip）、细胞芯片（cell chip）和芯片实验室。该技术通过融合微电子机械系统、微纳加工技术、生物传感技术及计算机自动控制技术，将样本处理、生化反应、信号检测等传统实验室操作模块集成于芯片载体，通过微流控技术实现生命科学研究中生物检测流程的连续化、集成化、微型化和自动化控制。生物芯片技术具有高通量、高灵敏度和快速检测等显著优势，还可促进缩微实验室的构建，在精准医疗、即时检验等场景中展现出重要应用价值。

（五）其他检测技术

除了上述各种常用的技术，还有一些技术也用于 POCT，如纳米技术和表面等离子共振技术快速检测病原微生物相关的蛋白质和核酸，快速酶标法或酶标联合其他检测技术测定血糖，电阻抗法检测血小板聚集特性，免疫比浊法检测 C 反应蛋白和 D- 二聚体，电磁原理检测止凝血相关指标等。

三、即时检验的临床应用

（一）临床诊断领域的应用

在临床诊断领域，POCT 的主要优势在于缩短样本周转时间（TAT），达到快速诊治的目的。在医院内，POCT 检测装备应用广泛，包括院内急诊科、重症监护室、呼吸科、心内科、手术室等临床科室。这种技术在时效性和灵活性方面与传统检验形成互补，也解决了基层医院检验资源不足的问题。以急重症检验为例，POCT 可以满足临床医师对这些指标快速准确报告的迫切需求，以便快速作出正确临床决策，挽救生命。

（二）健康管理领域的应用

家庭用血糖仪的广泛使用是 POCT 技术应用于慢性疾病管理的一个成功典范。医疗模式与健康理念的转变成为 POCT 发展的强大推动力。医疗历经了由家庭医疗、社区医疗、基层医院向大型中心级医院发展的历程，这是一种以疾病为中心的医疗模式。进入 21 世纪以来，技术的发展、个体化医疗需求的日益高涨，使以医院为核心的集中资源、对症治疗的疾病诊疗模式逐步向回归家庭、社区日常保健的健康医疗模式发展，这对检验医学提出了检验设备小型化和检验方法简便化的明确需求。

第十三节 大数据和人工智能

回顾我国检验医学近百年的发展历史,从手工操作时代,到半自动、全自动化分析和信息化时代,临床生物化学检验一直起着"领头羊"的作用。近年来大数据和人工智能技术发展迅猛,临床生物化学检验正迈入智能化时代。

一、临床实验室大数据及挖掘

(一)概念

大数据(big data)是指具有数量巨大、类型多样、处理时效短、数据源可靠性保证度低等综合属性的海量数据集合。

大数据的特征主要包括"4V":①规模性(volume):即海量的数据规模,一般认为大数据规模在万亿字节(TB)或千万亿字节(petabyte,PB)以上,即 10^{12} 或 10^{15} 以上。现在各企业的数据正在向着千万亿字节、百亿亿字节(exabyte,EB)或十万亿亿字节(zettabyte,ZB)的计算机存储单位级别发展。②多样性(variety):指结构化、非结构化和半结构化数据一起飞速发展,既包括数值型数据,也包括文字、图形、图像、音频、视频等非数值型数据。③高速性(velocity):指大数据正以越来越快的速度产生,时刻有海量数据在商业、互联网和社会网络中产生。④价值性(value):指挖掘和分析海量数据下更有价值的信息。

临床实验室作为医院里最重要的医技科室之一,每天通过医院信息系统(hospital information system,HIS)和实验室信息系统(laboratory information system,LIS)等系统会产生海量的临床实验室大数据,临床实验室数据具有数据体量巨大、数据类型繁多和数据信息复杂等特征。

(二)数据挖掘

数据挖掘(data mining)是指通过算法搜索隐藏于大量数据中的信息的过程。数据挖掘包括以下几个步骤。

1. 数据采集 根据确定的数据分析对象提取出在数据分析中所需要的特征信息,然后选择合适的信息收集方法,将收集到的信息存入数据库。对于海量数据,选择一个合适的数据存储和管理的数据库是至关重要的。

2. 特征提取和数据清洗 一方面需要将不同来源、格式、特点性质的数据在逻辑上或物理上有机地集中;另一方面,需要对不完整的、含噪声的、不一致的数据进行清理。

3. 分析处理 通过创建不同的数据挖掘模型进行比较,分析计算得出有用的信息。常见的数据挖掘算法有决策树、K-Means 算法、Adaboost 算法、Apriori 算法等。

4. 模式评估和实施 模型建立好之后,必须评价得到的结果、解释模型的价值。模型建立并经验证之后,可以有两种主要的使用方法,第一种是提供给分析人员做参考,另一种是把此模型应用到不同的数据集上。

二、人工智能

人工智能(artificial intelligence,AI)是指利用计算机模拟人类智力活动的理论和技术,如归纳与演绎推理过程、学习过程、探索过程、理解过程、形成并使用概念模型的能力、对模型分类的能力、模式识别及环境适应、进行医疗诊断等。人工智能的研究领域包括机器人、语言识别、图像识别、自然语言处理和专家系统等。基于算法和大数据等的计算机技术是人工智能发展的基础。

机器学习（machine learning）是人工智能的一个重要研究领域，是使计算机具有智能的根本途径。机器学习是一种利用数据训练模型，然后使用模型对未知数据进行分析预测的方法。主要算法有概念学习、决策树、神经网络、贝叶斯学习、基于实例的学习、遗传算法、规则学习、基于解释的学习和增强学习等。

生成式人工智能（generative artificial intelligence，GAI）又称大语言模型（large language model，LLM），是一种通过学习大规模数据集生成新的原创内容的新型人工智能，它是基于算法、模型、规则生成文本、图片、声音、视频、代码等内容的技术。2024年4月，在瑞士举行的第27届联合国科技大会上，世界数字技术院（WDTA）发布了《生成式人工智能应用安全测试标准》和《大语言模型安全测试方法》两项国际标准。

三、大数据和人工智能在临床生物化学检验中的应用

伴随着临床实验室数据信息的爆炸式增长，大数据和人工智能技术在该领域的研究正逐渐从学术探索走向临床应用。大数据和人工智能除在形态学识别上具有优势外，还在临床生物化学检验领域有以下几个方面的应用。

（一）检验标本智能采集

血液样本采集流程简单但重复率高，且采集过程中护士容易受到针刺伤害，此外，大量样本采集时可能因操作失误而产生检验误差，应用人工智能可以解决上述问题。例如，全自动智能采血机器人采用人工智能技术，首针穿刺准确率达到95%左右，比人工穿刺高出20%，可以实现检验科血液标本采集标准化、自动化和信息化，也保护了护士免受穿刺伤害、降低了感染风险。

（二）疾病的诊断和鉴别诊断

大数据挖掘技术可以从海量数据中学习到检验数据与疾病之间的潜在联系，有助于生成疾病诊断的建议。例如，通过关联规则挖掘（association rule mining，ARM）识别2型糖尿病发病的风险模式，相比于传统的逻辑斯谛（logistic）回归方法，ARM能够挖掘大量既往数据中隐藏的信息，帮助医师识别糖尿病发病的风险。痛风和急性白血病均可引起血清尿酸的升高，因此需要根据尿酸测量区分两种疾病。科学家使用高斯过程回归判断的纵向概率密度，通过结合深度学习模型和尿酸测量值，在4 368个血清尿酸样本的间断性测量序列中找出了尿酸测量序列特征，准确区分了痛风和急性白血病，其ROC曲线下面积达到了97%（图4-24）。

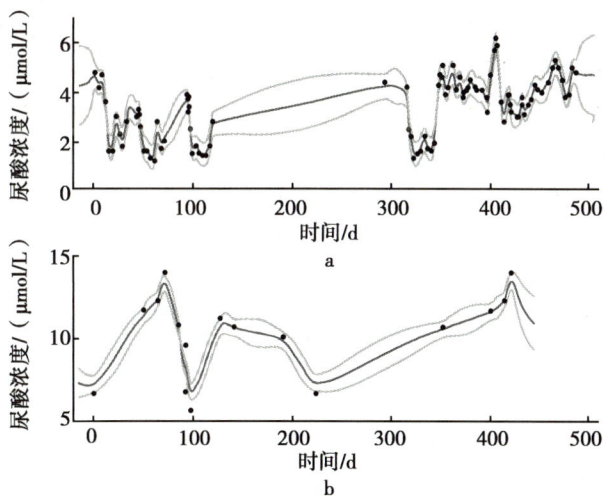

图4-24　痛风和急性白血病患者尿酸浓度变化
a. 急性白血病患者；b. 痛风患者。

（三）医学专家系统

医学专家系统是一个具有大量专业知识和经验的程序系统，它应用人工智能技术，根据多个人类专家提供的知识和既往经验进行推理和判断，模拟人类专家的思维活动和决策过程，得出与人类专家接近的判断。

目前医学专家系统能够解决的问题包括解释、预测、诊断和提供治疗方案等。某研究

团队基于人工智能技术设计了一套学习医师如何诊疗的人机互动系统,在该系统的辅助下,医师可以判断系统对于病例的推论是否合理,然后将有效的信息和见解输入系统中,以帮助系统更新校正。

(四)基于数据挖掘的相关因素分析

相关因素分析是发现医疗数据中隐藏的关联信息的最有效技术。医院病案信息库中存储着大量患者的病历和信息,包含年龄、性别、居住地、职业、生活情况等,对数据库中的信息进行相关因素分析可以发现有意义的关联因素。对某种疾病的相关发病危险因素进行分析,有助于指导疾病的预防。例如,以色列科学家利用数据库,分析挖掘 5 年间 23 949 起重大心血管疾病发生事件和 5 236 例心血管疾病死亡患者的数据,建立多变量模型,发现红细胞体积分布宽度(red cell volume distribution width,RDW)越高,全因死亡风险和心血管疾病发病风险也越高。

(五)基于大数据的自动报告审核

报告审核是临床实验室工作中的重要环节。人工方式审核报告耗时耗力,对审核人员的资质和经验要求较高,而且长时间工作容易导致审核失误。医学检验人员将 569 001 例患者的检测信息作为数据库,通过 LIS 建立信息传递系统并且开发了一套自动验证算法,包括危急值检查、差值检查(delta check)和与其他相关结果的一致性检查。该算法消除了测试结果验证中的个体差异,缩短了样本周转时间,从而使医疗技术人员能够投入更多的时间和精力来处理算法筛选出的检验报告。

本章小结

临床生物化学检验技术包括传统技术和前沿技术,它们共同推动着临床生物化学学科向前发展。

紫外-可见吸收光谱法是临床生物化学检验技术的核心,朗伯-比尔定律阐明了吸光度和待测物浓度的关系,是生化定量分析的基础。化学发光法利用具有强发光效率的底物,可显著提高分析灵敏度,是激素检测的主要方法。酶学分析包括酶活性浓度测定和酶法分析,酶法分析是小分子代谢物以及酶类分析的主要原理。自动生化分析仪将上述技术整合并自动化,提高了工作效率和检测质量,推动生物化学检验发生革命性的变化。

分离技术包括离心、电泳以及色谱技术。电泳技术广泛用于血清和尿液蛋白质分析、血红蛋白分析以及单克隆免疫球蛋白鉴定等。离心是生化标本预处理的第一步,超速离心可用于脂蛋白的分离。色谱技术利用各组分在固定相的保留时间不同而进行分离,离子交换色谱广泛用于糖化血红蛋白的检测。

质谱技术具有灵敏度高、特异性强以及可同时检测多种物质等优点。液相色谱-串联质谱是临床生物化学领域最常用的质谱技术,可用于遗传代谢病筛查、类固醇激素检测、代谢物检测、维生素检测以及治疗药物监测等。基于质谱技术的蛋白质组学和代谢组学推动了生物标志物的发现和疾病发生机制的研究。

传感器技术、微流控技术等现代科学技术与生物化学技术不断融合,产生了一些新的技术如床旁即时检验,已成为临床检验的重要分支。

大数据和人工智能技术正逐渐从探索走向临床,在疾病预测和/或诊断模型构建、自动报告审核方面发挥重要作用,推动实验室向智能化、智慧化方向发展。

(裴林 干伟 李博)

第二篇

代谢物质的生物化学检验

第五章　氨基酸和蛋白质的生物化学检验

1. 试述氨基酸的结构、性质和代谢过程。
2. 氨基酸的检测对氨基酸代谢紊乱有何临床价值？
3. 如何根据血浆蛋白的性质建立检测方法？
4. 比较体液总蛋白测定方法，分析其优缺点。
5. 简述血清蛋白电泳的原理，分析不同电泳图谱的临床意义。
6. 说明主要血清蛋白（白蛋白、前白蛋白、α_1-酸性糖蛋白、α_1-抗胰蛋白酶、α_2-巨球蛋白、铜蓝蛋白、转铁蛋白、β_2-微球蛋白）的生化特点、生理功能、检测方法及临床应用。
7. 何谓急性期反应？阐明急性期反应的分子机制。
8. 比较急性期蛋白（C反应蛋白、血清淀粉样蛋白A和降钙素原）的临床应用价值。

氨基酸是构成蛋白质的基本单位，蛋白质是生命的物质基础。人类基因组中约有20 000个可读框编码蛋白质。因变异剪接、RNA编辑及翻译后修饰，单个基因可产生多种蛋白质。本章将重点介绍人体体液中氨基酸和蛋白质的生化特性、检测方法和临床应用。

第一节　氨基酸的测定

一、氨基酸的结构和性质

（一）氨基酸的结构

氨基酸（amino acid，AA）是含有碱性氨基（—NH$_2$）和酸性羧基（—COOH）的有机化合物，主要为 α-氨基酸。人体内存在160多种氨基酸，其中有20种蛋白质氨基酸，它们直接参与蛋白质的合成。此外，还有大量的非蛋白质氨基酸，如瓜氨酸、鸟氨酸和 γ-氨基丁酸等。

（二）氨基酸的性质

1. 两性电解质　氨基酸含有氨基和羧基，因此是一种两性电解质。其带电状态取决于溶液的pH，改变pH可使氨基酸带正电、负电或成为两性离子。等电点（isoelectric point，pI）是氨基酸带电平衡时溶液的pH，此时净电荷为零。不同氨基酸的等电点不同，这一特性常用于离子交换层析技术进行氨基酸分析。

2. 紫外吸收　芳香族氨基酸因含有芳香环共轭双键系统，能吸收紫外线。吸收能力由强至弱依次为色氨酸、酪氨酸和苯丙氨酸。蛋白质的紫外吸收能力则取决于所含芳香族氨基酸的种类和数量。

3. 呈色反应　氨基酸在特定条件下与某些试剂发生反应，导致溶液颜色发生变化。

（1）茚三酮反应：茚三酮反应（ninhydrin reaction）指在加热及弱酸环境下，氨基酸或肽与茚三酮反应，生成有色物质。反应过程包括氨基酸氧化产生 CO_2、NH_3 和醛，以及水合茚三酮的还原。新生成的还原型茚三酮与另一水合茚三酮分子及氨缩合，生成有色物质。

茚三酮反应是氨基酸定量分析的一种常用方法。在此反应中，除了脯氨酸和羟脯氨酸生成黄色物质，所有 α- 氨基酸及蛋白质均可生成蓝紫色物质，其最大吸收峰位于 570nm。此反应极为灵敏，即便是 1 : 1 500 000 的稀释氨基酸溶液也能触发反应。

（2）与金属离子的螯合反应：某些氨基酸能与重金属离子形成螯合复合物，展现特殊颜色。例如，甘氨酸与 Cu^{2+} 产生深蓝色复合物；半胱氨酸与 Co^{2+} 则形成草绿色复合物。Fe^{3+}、Ni^{2+}、Cr^{3+}、Pb^{2+} 等金属离子与氨基酸螯合时也可产生独特颜色，这些反应用于氨基酸和蛋白质的分析。

（3）其他呈色反应：某些氨基酸的 R 基团可与特定试剂反应生成颜色，用于分析。例如，坂口反应中，精氨酸与 α- 萘酚在碱性次溴酸钠溶液中反应生成红色产物，专用于精氨酸分析；米伦反应专用于酪氨酸分析。

二、氨基酸的代谢

人体通过调节氨基酸的来源和去路来维持其代谢的动态平衡（图 5-1）。

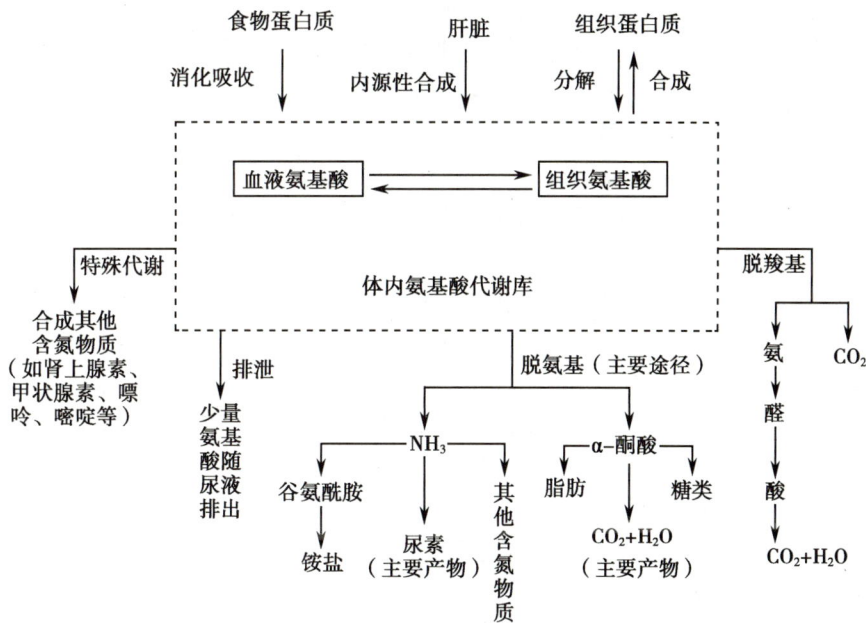

图 5-1 氨基酸的代谢

（一）氨基酸的来源

1. 食物的消化吸收 蛋白质在胃中先被胃蛋白酶分解为多肽，然后在小肠中经胰蛋白酶和糜蛋白酶进一步被水解为氨基酸，通过钠泵的主动转运机制被小肠吸收。必需氨基酸如亮氨酸、异亮氨酸和苏氨酸，因人体无法自行合成，必须通过食物摄取；条件必需氨基酸如精氨酸和组氨酸在特定条件下也需通过食物补充。

2. 内源性合成 非必需氨基酸由人体自行合成，主要在肝脏通过糖酵解和三羧酸循环的中间产物合成。

3. 组织蛋白质分解 细胞和组织的蛋白质分解释放氨基酸，可被再利用以支持新细胞和组织的生长与修复。

（二）氨基酸的去路

1. 物质合成 氨基酸主要用于合成新的蛋白质和多肽，也可转化为其他重要的含氮物质，如肾上腺素、甲状腺素及核酸的组成单元（嘌呤和嘧啶）。

2. 分解代谢 氨基酸通过脱氨作用和脱羧作用参与代谢，转化为 α- 酮酸、胺和二氧化碳等。这些代谢物不仅供能量产生,还能转化为其他代谢物。

3. 排泄 约 5% 经肾小球滤过的氨基酸未被近曲小管重吸收,最终随尿排出,帮助维持体内氨基酸和氮的平衡。高氨基酸尿症(hyperaminoaciduria)是指氨基酸排泄异常增多,导致尿中氨基酸含量超标。

三、氨基酸代谢紊乱

人体维持一定量的游离氨基酸,构成氨基酸代谢库,以维持氨基酸生成与利用之间的动态平衡。当此平衡被打破,会导致氨基酸失衡,称为氨基酸代谢病(aminoacidopathy),即氨基酸代谢紊乱(amino acid metabolism disorder),分为原发性和继发性两种。

(一)原发性氨基酸代谢紊乱

原发性氨基酸代谢紊乱(primary amino acid metabolism disorder)由遗传缺陷引起的氨基酸代谢酶或相关蛋白因子缺陷导致。一类是氨基酸代谢酶的遗传缺陷,阻碍氨基酸的正常分解或转化,引发氨基酸血症(aminoacidemia)。当血中氨基酸浓度超过肾小管重吸收能力时,会导致氨基酸尿症(aminoaciduria),涉及的疾病包括苯丙酮尿症、白化病和尿黑酸尿症等。另一类是氨基酸吸收和转运系统的缺陷,尤其是转运蛋白功能障碍,导致尿中氨基酸增多,而血中氨基酸浓度正常或偏低,这也表现为氨基酸尿症。

(二)继发性氨基酸代谢紊乱

继发性氨基酸代谢紊乱(secondary amino acid metabolism disorder)是由其他疾病所致的氨基酸分解和合成代谢异常,常见于肝脏疾病、肾脏疾病以及营养不良,血清氨基酸检测对其诊治具有重要的参考价值。

1. 肝脏疾病 芳香族氨基酸(aromatic amino acid,AAA)如酪氨酸、苯丙氨酸和色氨酸,主要在肝脏进行降解。支链氨基酸(branched chain amino acid,BCAA)如亮氨酸、缬氨酸和异亮氨酸,则在肌肉、肾脏和大脑中降解,参与肌肉代谢。肝功能异常时,AAA 的降解减少,导致其血浆浓度增加;同时,由于肝脏降解功能下降,胰岛素浓度上升,使得更多 BCAA 被运输至肌肉,从而其血浆浓度降低。正常 BCAA/AAA 比值为 3.0~3.5,慢性肝病时可降至约 2.0,肝衰竭时低于 1.8。比值低至约 1.0 时,可能导致肝性脑病,发生昏迷时降至 0.71~0.77。高 BCAA 膳食或输液有助于缓解肝性脑病症状。

2. 肾脏疾病 肾脏疾病常导致氨基酸代谢紊乱,表现为血清中必需氨基酸浓度降低,静脉补充氨基酸后可恢复正常水平。继发性肾性氨基酸尿主要由肾小管损伤和肾近曲小管功能障碍引起,导致氨基酸重吸收减少,常见于肾中毒、急性肾小管坏死等情况。

四、血浆氨基酸谱的测定

(一)生化及生理

血浆氨基酸谱(plasma amino acid profile)是指血浆中主要氨基酸的浓度分析,它受种族、年龄、性别、疾病、饮食、营养状况、运动和生理节律等多种因素影响。临床上很少测定氨基酸总浓度或者单个氨基酸组分的浓度,氨基酸谱的测定更加具有临床价值。

(二)检测方法

1. 高效液相色谱法 高效液相色谱(HPLC)法是一种经典的测定方法,通过离子交换色谱柱分离氨基酸,并利用茚三酮显色反应进行定量测定。此方法能准确检测患者样本中多达 40 种不同的氨基酸。

2. 液相色谱 - 质谱联用 液相色谱 - 质谱联用(LC-MS)是一种高效的筛查技术,不仅能检测氨基酸代谢异常,还能诊断脂肪酸代谢异常和有机酸血症等遗传代谢病。该技术广泛用于新生儿筛查。

（三）临床意义

氨基酸水平的变化可反映多种健康状况。例如，早产或营养不良常导致氨基酸水平降低，而遗传代谢病则常表现为水平升高。此外，氨基酸检测有助于评估老年人的轻度认知障碍或阿尔茨海默病，以及精神分裂症患者的血浆氨基酸浓度异常。氨基酸测定也可通过分析谷氨酰胺、鸟氨酸、组氨酸、精氨酸和色氨酸等的浓度，鉴别胃溃疡与胃癌。

第二节　血浆蛋白的测定

人类分泌蛋白质组（human secretome，HS）包括所有由人体细胞和组织分泌的蛋白质。分泌蛋白质组学研究发现，共有 2 771 个编码基因表达的分泌蛋白，其中 780 种在表达后被分泌到血液中，涵盖了细胞内蛋白、膜蛋白和血浆蛋白等。血浆蛋白（plasma protein）也称为循环蛋白（circulating protein），它是血浆中所有分泌蛋白的总称，主要由肝脏合成，同时也涉及小肠、脑、胎盘、免疫细胞等多种组织、细胞的参与。

一、血浆蛋白的分类及生理功能

（一）血浆蛋白的分类

1. 按电泳分类　血浆蛋白常通过琼脂糖凝胶电泳或乙酸纤维素薄膜电泳进行分离，可分为 5 个主要区带：白蛋白、α_1- 球蛋白、α_2- 球蛋白、β- 球蛋白和 γ- 球蛋白。

2. 按功能分类　可根据血浆蛋白的功能对其进行分类，具体分类及其主要功能详见表 5-1。

表 5-1　血浆蛋白的功能分类

分类	蛋白质	功能
运输载体类	白蛋白、脂蛋白、转铁蛋白、结合珠蛋白、血红素结合蛋白、铜蓝蛋白、视黄醇结合蛋白、性激素结合球蛋白、皮质类固醇结合球蛋白、甲状腺素结合球蛋白	运载、维持胶体渗透压、组成 pH 缓冲系统、组织修补
免疫球蛋白类	IgG、IgA、IgM、IgD、IgE	清除外来抗原
补体蛋白类	C1q、C1r、C1s、C2、C3、C4、C5、C6、C7、C8、C9、B 因子、D 因子、备解素等	参与机体的防御效应和自身稳定
凝血蛋白类	所有凝血因子（除 Ca^{2+}）	血液凝固
纤溶蛋白类	纤溶酶原、纤溶酶、激活剂及抑制剂等	抗凝血、纤维蛋白溶解
激素类	胰岛素、胰高血糖素、生长激素等	调节代谢作用
酶类	卵磷脂胆固醇酰基转移酶、假性胆碱酯酶等	代谢作用
蛋白酶抑制物	α_1- 抗胰蛋白酶、α_1- 抗糜蛋白酶、α_2- 巨球蛋白等	抑制组织蛋白酶活性

（二）血浆蛋白的生理功能

1. 营养功能　成人血浆中大约每 3L 含有 200g 蛋白质作为营养储备。例如，白蛋白含有丰富的必需氨基酸（如赖氨酸和亮氨酸）。

2. 运输功能　血浆蛋白含有广泛的结合位点，负责运输脂类、激素、维生素、代谢产物、离子和药物。例如，白蛋白负责运输脂肪酸和药物，脂蛋白运输胆固醇，性激素结合球蛋白负责运输性激素。

3. 调节功能　血浆蛋白通过形成的胶体渗透压帮助维持血管内的水分和酸碱平衡。

4. 免疫功能　血浆中的免疫球蛋白和补体构成体液免疫防御系统，对抗病原体。

5. 凝血和抗凝功能 血浆蛋白含有凝血和抗凝血因子,参与血液的凝固、抗凝和纤溶过程,这对维持循环系统的正常功能至关重要。

二、血浆蛋白的理化性质及分析策略

血浆蛋白中最丰富的 12 种蛋白质约占总蛋白的 95%,其中白蛋白超过 50%。不同的血浆蛋白具有不同的理化性质,如溶解性、分子大小、电荷和分子间作用力,这些性质的差异是不同检测方法建立的基础(表 5-2)。

表 5-2 血浆蛋白的理化性质及检测方法

理化性质	检测方法
溶解性	蛋白质沉淀,透射比浊法,散射比浊法
分子大小	凝胶层析,超速离心,梯度凝胶电泳,质谱
电荷量	乙酸纤维素薄膜电泳,琼脂糖凝胶电泳,毛细管区带电泳,聚丙烯酰胺凝胶电泳,等电聚焦,免疫固定电泳,离子交换层析
分子间作用力	染料结合法,化学发光法,免疫分析,免疫电泳,亲和层析

不同浓度的血浆蛋白选择不同灵敏度的检测方法。高浓度血浆蛋白(如总蛋白和白蛋白)通常采用染料结合法,这种方法成本低且快速。低浓度蛋白则采用透射比浊法、散射比浊法或化学发光法等高灵敏度技术,而极低浓度蛋白多使用质谱法,以确保检测的准确度。

电泳法广泛用于血清蛋白分类,包括琼脂糖凝胶电泳、免疫固定电泳、高分辨率的聚丙烯酰胺凝胶电泳和毛细管电泳。虽然定量检测在临床上有更广泛的应用,但是血清蛋白电泳等定性方法也具有重要的临床意义。

三、血清总蛋白测定

(一) 生化及生理

血清总蛋白(total protein, TP)是血清中所含各种蛋白质的总称,包括白蛋白和球蛋白。这些蛋白质在氨基酸组成和分子大小上表现出多样性。多数血清蛋白在体内经过糖基化、磷酸化、乙酰化、泛素化等翻译后修饰,有时还可能与其他代谢物结合或降解,这增加了检测的复杂性。在临床生物化学检验中,通常简化处理,假设所有血清蛋白均为未经修饰的单纯蛋白质,氮含量统一为 16%,并具有一致的化学反应性。

(二) 检测方法

血清总蛋白的测定方法主要分为基于理化性质和化学方法两大类。这些方法各有优缺点,常根据临床需要进行选择。

1. 凯氏定氮法 凯氏定氮法(Kjeldahl method)是在硫酸和催化剂的作用下分解样品中的蛋白质,将氮转化为硫酸铵,然后经蒸馏生成氨水,并用盐酸滴定计算总氮量。根据蛋白质平均含氮量(16%)计算蛋白质含量。该方法精度高、灵敏度高,是血清总蛋白临床检测的参考方法,常用于蛋白质标准品的定值。但由于操作复杂,通常不适用于常规临床检验。

2. 双缩脲法 双缩脲法(biuret method)利用蛋白质和多肽中的肽键在强碱性溶液中与 Cu^{2+} 形成紫红色络合物,其吸光度在 540nm 处与蛋白质浓度成正比。这种方法特异性强、准确、操作简单快速,成为测定血清总蛋白的推荐方法。主要缺点是灵敏度较低。双缩脲法线性范围为 10~150g/L,检测限为 2g/L,通常可满足临床需求。严重脂浊、溶血或黄疸等情况可能干扰测定,需设立空白管校正。不适用于低蛋白浓度体液如尿液、脑脊液、胸腔积液或腹腔积液的检测。

3. 其他检测方法 其他检测体液总蛋白的方法包括紫外吸收法、比浊法、还原法和染料结合法等（表5-3）。

表5-3　定量检测体液总蛋白的方法

方法	原理	特点	应用
紫外吸收法	利用蛋白质中的芳香族氨基酸在280nm处吸收紫外线的性质	无须检测试剂，直接测定，样本可回收；但易受核酸等具有紫外吸收特性物质的干扰	微量蛋白快速测定
比浊法	磺基水杨酸、三氯乙酸等与蛋白质产生微细沉淀，浊度与蛋白质浓度成正比	灵敏度高；需立即测定；絮状物质对结果有干扰	脑脊液总蛋白定量
还原法	Folin- 酚试剂中的磷钼酸盐 - 磷钨酸盐被蛋白质中的酪氨酸和色氨酸残基还原，变为深蓝色；蛋白质可将二辛可酸（BCA 试剂）中的 Cu^{2+} 还原成 Cu^+，后者再与 BCA 络合成紫蓝色化合物	灵敏度极高，是双缩脲法的100 倍；受还原剂影响	用于蛋白印迹法的蛋白定量，临床少用
染料结合法	在酸性条件下，蛋白质带正电荷，可与邻苯三酚红钼（PRM 法）、考马斯亮蓝 G-250（Bradford 法）、丽春红 S、伊红 Y、氨基黑等染料的阴离子结合，产生颜色反应	灵敏度较高，操作简单；受表面活性剂如 SDS、Triton X100 的影响	尿液和脑脊液蛋白定量

（三）参考区间

健康成人血清总蛋白浓度为 65～85g/L。

（四）临床意义

血清总蛋白浓度升高常见于：①血清蛋白合成增加：如多发性骨髓瘤、巨球蛋白血症患者，总蛋白可超过 100g/L；②血浆水分丢失而浓缩：急性失水（如呕吐、腹泻、高热大汗等）可使血清总蛋白升高至 100～150g/L，脱水、使用利尿药、休克、慢性肾上腺皮质功能减退也可引起血浆浓缩。

血清总蛋白浓度下降常见于：①营养不良和消耗增加：长期蛋白质摄入不足、慢性肠道疾病所致的吸收不良、严重结核病、甲状腺功能亢进、长期发热和恶性肿瘤，均可导致血浆蛋白大量消耗；②合成障碍：严重肝功能损伤导致蛋白质合成减少，尤其是白蛋白明显下降；③血浆蛋白大量丢失：肾病综合征导致大量蛋白质（特别是白蛋白）从尿中丢失，严重烧伤时大量血浆渗出，大出血、溃疡性结肠炎等情况也会导致蛋白质丢失；④血浆中水分增加而被稀释：各种原因导致的水潴留，使总蛋白浓度下降。

四、血清蛋白电泳分析

（一）原理

血清蛋白电泳（serum protein electrophoresis，SPE）是利用电泳技术分析血清中各类蛋白质的百分比。常用的琼脂糖凝胶电泳和毛细管区带电泳既简便又易于自动化。在电泳过程中，所有血清蛋白的等电点均低于 7.5，故在 pH 高于 8 的缓冲液中蛋白质带负电向正极移动。蛋白质的移动速度依其等电点、分子大小和形状而异，可分为 5 个主要区带：白蛋白、α_1- 球蛋白、α_2- 球蛋白、β- 球蛋白及 γ- 球蛋白。通过染色和扫描这些区带，可计算各蛋白质的百分比（图5-2）。

此外，血清蛋白可分为白蛋白和球蛋白两大类，据此计算白蛋白与球蛋白的比值（A/G ratio），此指标在临床上具有重要诊断价值。

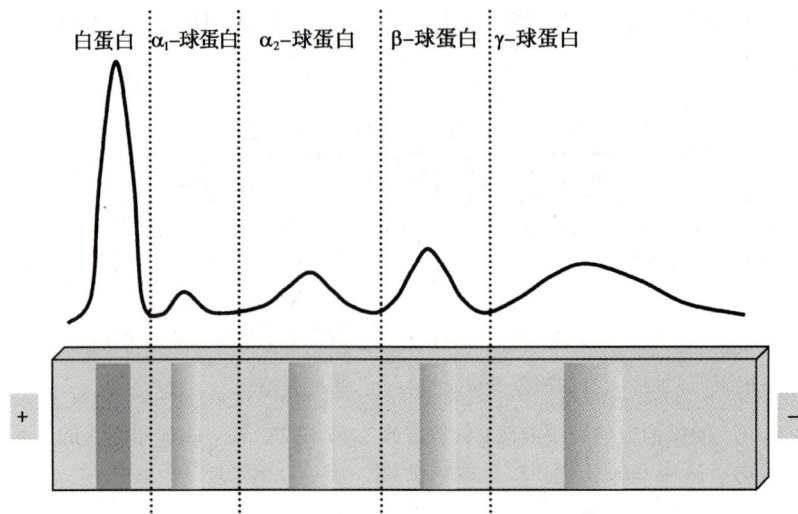

图 5-2　血清蛋白电泳正常图谱

需要注意的是，每个区带可能包含多种蛋白质。例如，β- 球蛋白分为 β$_1$- 球蛋白区带（如转铁蛋白）和 β$_2$- 球蛋白区带（如 C3、β$_2$- 微球蛋白）。此外，如 IgA 虽属 γ- 球蛋白，位置可能在 β- 球蛋白和 γ- 球蛋白区带之间。

（二）参考区间

在健康成人中，血清蛋白电泳的参考区间为：白蛋白 59.8%～72.4%，α$_1$- 球蛋白 1.0%～3.2%，α$_2$- 球蛋白 7.4%～12.6%，β- 球蛋白 7.5%～12.9%，γ- 球蛋白 8.0%～15.8%。

（三）临床意义

图 5-3 和表 5-4 分别是常见的血清蛋白电泳异常图谱及其分型、特征，这些异常图谱在诊断肝病、肾病和多发性骨髓瘤等疾病中具有重要临床意义。

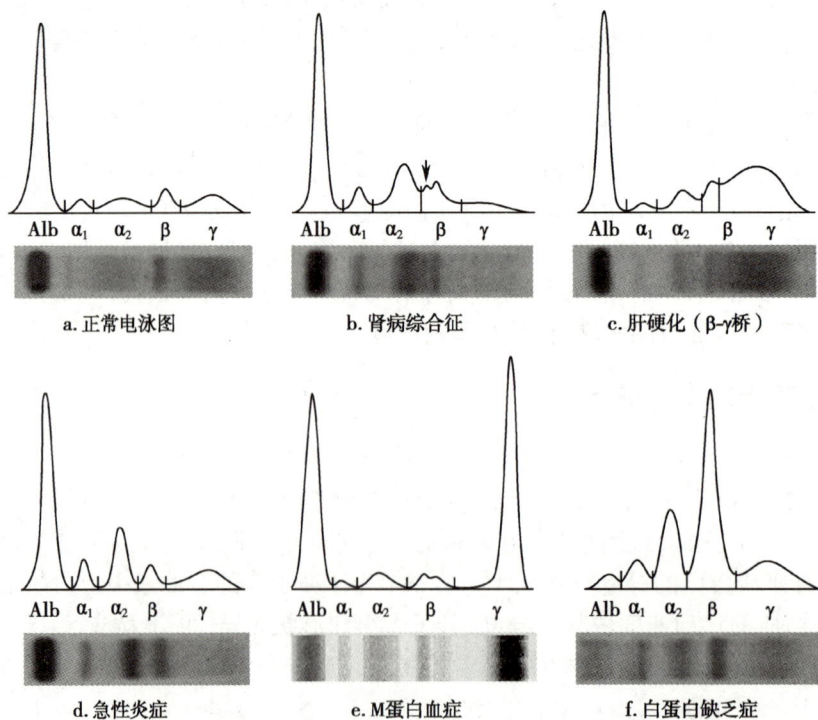

a. 正常电泳图　　　b. 肾病综合征　　　c. 肝硬化（β-γ桥）

d. 急性炎症　　　e. M蛋白血症　　　f. 白蛋白缺乏症

图 5-3　几种典型的血清蛋白电泳异常图谱
Alb. 白蛋白；α$_1$. α$_1$- 球蛋白；α$_2$. α$_2$- 球蛋白；β. β- 球蛋白；γ. γ- 球蛋白。

表5-4　异常血清蛋白电泳图谱的分型及特征

图谱类型	总蛋白	白蛋白	α₁-球蛋白	α₂-球蛋白	β-球蛋白	γ-球蛋白
低蛋白血症型	↓↓	↓↓	N或↑	N	↓	N或↑
肾病型	↓↓	↓↓	N或↑	↑↑	↑	↓、N或↑
肝硬化型	N、↓或↑	↓↓	N或↓	N或↓	β-γ↑（融合）	
弥漫性肝损害型	N或↓	↓↓	↑↑			↑
M蛋白血症型	在γ-球蛋白区或β-球蛋白区出现一条清晰且狭窄的单克隆蛋白条带（M蛋白）					
慢性炎症型		↓	↑	↑		↑
急性期反应型	N	↓或N	↑	↑		N
高α₂(β)-球蛋白血症型		↓		↑↑	↑	
妊娠型	↓或N	↓	↑	↑	↑	N
蛋白质缺陷型	个别区带出现特征性缺乏					

注："↑"代表轻度升高；"↑↑"代表显著升高；"↓"代表轻度下降；"↓↓"代表显著下降；"N"代表无明显改变。

五、血清蛋白组分的检测

血清中存在大量不同种类的蛋白质，其定量测定具有重要临床意义。下面按照血清蛋白电泳分类分别介绍不同区带的重要蛋白组分。

（一）白蛋白区带

此区带主要包括白蛋白、前白蛋白和视黄醇结合蛋白（表5-5）。

表5-5　白蛋白区带中的主要蛋白质及其特性

主要蛋白质	分子量/kDa	等电点	半衰期/d	参考区间/(g/L)	主要功能	临床意义
白蛋白	66.4	4.7～5.5	15～19	40～55	结合胆红素、脂肪酸、类固醇激素；维持渗透压	营养、肝肾功能评估；炎症、水肿和腹腔积液监测
前白蛋白	55	4.7	2	0.2～0.4	结合视黄醇结合蛋白、甲状腺激素	营养状态灵敏指标
视黄醇结合蛋白	21	4.9	0.5	0.003～0.006	转运维生素A（视黄醇）；结合前白蛋白	肝肾损伤灵敏指标

1. 血清白蛋白

（1）生化及生理：白蛋白（albumin，Alb）也称为清蛋白，是肝实质细胞合成的主要血浆蛋白，由585个氨基酸残基组成，不含糖，可溶于水。正常情况下，肾小球滤过的白蛋白量极少，但每天从肾小球滤过液中排出的白蛋白量可高达3.6g，显示出肾小管的高效重吸收能力。

（2）检测方法：主要包括染料结合法和免疫比浊法。

1）染料结合法：使用阴离子染料溴甲酚绿（bromocresol green，BCG）或溴甲酚紫（bromocresol purple，BCP）。它们与白蛋白结合产生的最大吸收峰分别在630nm（BCG）和603nm（BCP），形成蓝绿色或绿色复合物。BCG法易受溶血、脂血、黄疸及急性期反应的干扰，可能导致假性升高，并与α₁-球蛋白和α₂-球蛋白存在结合；BCP法受干扰较少，与球蛋白几乎不结合，因此更常用于临床。

2）免疫比浊法：通过特异性抗体与白蛋白结合，形成复合物微粒增加浊度，从而定量白蛋白。

（3）参考区间：健康成人血清白蛋白浓度为 40～55g/L（BCG 法）。健康成人 A/G 比值［白蛋白浓度 /（总蛋白浓度－白蛋白浓度）］为（1.2～2.4）:1。

（4）临床意义：血清白蛋白浓度增高通常只在严重脱水时见到，临床意义不大。低白蛋白血症常见于多种情况，包括：①白蛋白合成不足：如严重肝衰竭、蛋白质营养不良或吸收不良；②白蛋白丢失：如肾病综合征、胃肠炎症性疾病、烧伤；③白蛋白分解代谢增加：如手术和创伤；④白蛋白分布异常：如门静脉高压引起蛋白质漏入腹腔，从而导致水肿；⑤无白蛋白血症：一种罕见的遗传性缺陷，血浆白蛋白含量低于 1g/L。

2. 前白蛋白

（1）生化及生理：电泳分离时常显示在白蛋白的前方，故名前白蛋白（prealbumin, PAB）。PAB 主要由肝脏和脉络丛合成，是由 147 个氨基酸残基构成的同源四聚体蛋白。主要功能是在血浆和脑脊液中转运甲状腺激素和视黄醇结合蛋白，故又称甲状腺素视黄质运载蛋白（transthyretin, TTR）。PAB 是评估急性营养变化和肝功能的灵敏指标，也是灵敏的负性急性期反应蛋白。

（2）检测方法：通常采用免疫散射比浊法和液相色谱 - 质谱联用（LC-MS）法。

（3）参考区间：健康成人的 PAB 浓度为 0.2～0.4g/L。

（4）临床意义：①肝功能监测：作为肝功能的灵敏指标，前白蛋白适用于评估肝功能不全；②营养状态评估：低于 0.15g/L 提示营养不足，低于 0.05g/L 为严重缺乏；③炎症监测：作为负性急性期反应蛋白，前白蛋白在急性炎症期降低，有助于炎症状态的判定和监测。

（二）α_1- 球蛋白区带

此区带包括多种蛋白质，如 α_1- 酸性糖蛋白、α_1- 抗胰蛋白酶、α_1- 抗糜蛋白酶、血清淀粉样蛋白 A、高密度脂蛋白和甲胎蛋白等（表 5-6）。

表 5-6　α_1- 球蛋白区带中的主要蛋白质及其特性

主要蛋白质	分子量 /kDa	等电点	半衰期 /d	参考区间 /（g/L）	主要功能	临床意义
α_1- 酸性糖蛋白	40	2.7～4.0	5	0.5～1.2	结合类固醇激素和阳离子药物	评估炎症和组织损伤
α_1- 抗胰蛋白酶	51.8	4.8	4	0.9～2.0	多种蛋白酶抑制剂	辅助诊断 α_1- 抗胰蛋白酶缺乏症；监测炎症
α_1- 抗糜蛋白酶	46			0.35～0.45	多种蛋白酶抑制剂	评估脓毒症和创伤
血清淀粉样蛋白 A	11.4～12.5			<0.01	急性期反应蛋白	监测炎症与疾病进展
高密度脂蛋白	180～360		5	0.4～0.8	将外周组织中的胆固醇逆转运至肝脏中代谢清除	评估心血管疾病风险
甲胎蛋白	69	4.8～5.2	3～6	$\leq 7 \times 10^{-6}$	主要的胎儿蛋白	评估胎儿发育；辅助诊断肝癌

1. α_1- 酸性糖蛋白

（1）生化及生理：α_1- 酸性糖蛋白（α_1-acid glycoprotein, AAG）也称血清类黏蛋白（orosomucoid），是由肝实质细胞合成的主要黏蛋白之一，肽链具有高度的多态性。在脓毒血症时，粒细胞和单核细胞也能合成。AAG 含有约 45% 的糖，带有 5 条多分支的 N- 糖链，其糖链结构和电荷量随炎症变化而调整。AAG 作为脂质运载蛋白,能与类固醇激素和多种药物(如普萘洛尔、奎尼丁)结合,特别是在急性炎症中 AAG 水平升高,这要求调整结合药物的剂量以保持药物疗效。

(2)检测方法:免疫散射比浊法、电泳法和高效液相色谱(HPLC)法。

(3)参考区间:0.5~1.2g/L。

(4)临床意义

1)AAG 升高:①作为急性期蛋白,在炎症或组织坏死后(如风湿病、心肌梗死)12 小时内浓度迅速增高,3~5 天内达到高峰,通常增加 3~4 倍。例如,AAG 可用作反映溃疡性结肠炎活动性的指标。②糖皮质激素水平升高(如库欣综合征或外源性泼尼松、地塞米松治疗)也可引起 AAG 升高。

2)AAG 降低:①在肾病综合征中,AAG 可能通过尿液丢失;胃肠道疾病也可导致 AAG 通过肠道丢失。②雌激素能抑制 AAG 的合成。

2. α₁- 抗胰蛋白酶

(1)生化及生理:α₁- 抗胰蛋白酶(α₁-antitrypsin,AAT)是肝脏合成的一种含 394 个氨基酸残基的单链糖蛋白,含糖量为 10%~12%。AAT 主要位于 α₁- 球蛋白区带,约占该区带的 90%。AAT 是中性粒细胞中弹性蛋白酶的抑制剂,可保护组织免受弹性蛋白酶损伤。

(2)检测方法:免疫散射比浊法等。

(3)参考区间:0.9~2.0g/L。

(4)临床意义

1)AAT 升高:见于恶性肿瘤(如原发性肝癌)、肝炎、肝硬化,对甲胎蛋白阴性的肝癌诊断有互补性。晚期妊娠和雌激素治疗也可导致 AAT 升高。

2)AAT 降低:见于遗传性 α₁- 抗胰蛋白酶缺乏性肝病、家族性肺气肿、新生儿呼吸窘迫综合征、肾病综合征、营养不良等。对有家族史且 45 岁前发病的慢性阻塞性肺疾病患者,建议进行 AAT 检测。如果电泳显示 α₁- 球蛋白区带减少,应进行定量测定。AAT<0.7g/L 时推荐进行基因型检测。若 AAT<0.56g/L,推荐开始每周一次的 AAT 替代治疗。

(三)α₂- 球蛋白区带

此区带包括 α₂- 巨球蛋白、铜蓝蛋白、结合珠蛋白、甲状腺素结合球蛋白、α₂- 抗纤溶酶、蛋白 C 和 α₂- 脂蛋白等(表 5-7)。

表 5-7 α₂- 球蛋白区带中的主要蛋白质及其特性

主要蛋白质	分子量/kDa	等电点	半衰期/d	参考区间/(g/L)	主要功能	临床意义
α₂- 巨球蛋白	720	5.4	5	1.3~3.0	蛋白酶抑制剂	评估肝肾功能
铜蓝蛋白	132	4.4	4.5	0.2~0.6	含铜;急性期蛋白;氧化酶	辅助诊断肝豆状核变性和肝肾疾病
结合珠蛋白	85~840	4.1	2	0.7~1.5	结合血红蛋白	筛查溶血性疾病
甲状腺素结合球蛋白	60			0.015~0.034	甲状腺激素的贮存、运输、代谢	辅助诊断甲状腺疾病

1. α₂- 巨球蛋白

(1)生化及生理:α₂- 巨球蛋白(α₂-macroglobulin,α₂M)主要由肝实质细胞合成,是血浆中最大的蛋白质之一,能与多种分子和离子结合。α₂M 为广谱的蛋白酶抑制剂,可抑制纤溶酶和激肽释放酶以阻止血纤蛋白溶解,并抑制凝血酶以阻止凝血。可转运生长因子和细胞因子、抑制炎症细胞因子。α₂M 参与锌、激素和酶的运输。

（2）检测方法：免疫散射比浊法等。

（3）参考区间：1.3～3.0g/L。

（4）临床意义

1）α_2M 升高：①低白蛋白血症如肾病综合征中，α_2M 升高可能是维持血浆胶体渗透压的代偿机制；②育龄期妇女因雌激素影响，α_2M 水平高于同龄男性；③婴幼儿 α_2M 水平是成人的 2～3 倍，可能因更频繁的感染暴露和较高的白细胞蛋白酶水平，α_2M 在这些情况下起到保护作用。

2）α_2M 降低：①急性胰腺炎中，α_2M 与抗凝血酶Ⅲ显著降低，其他蛋白酶抑制物可能正常或增加；②晚期前列腺癌患者治疗前 α_2M 水平降低，治疗有效时可恢复正常。

α_2M 变化在急性炎症中不明显，但在肾病综合征的诊断中有重要意义。血清 α_2M 升高可能提示肾后血尿。在肝硬化、糖尿病、纤溶亢进状态、大手术后、败血症和严重肝功能不全的患者中 α_2M 水平也可能发生变化。

2. 铜蓝蛋白

（1）生化及生理：铜蓝蛋白（ceruloplasmin，CER）是在肝脏细胞中产生后分泌到血清中的一种携带铜的糖蛋白。CER 可结合 6 个或 7 个铜离子，呈亮蓝色。CER 具有亚铁氧化酶活性，使二价铁氧化为三价铁，后者可与转铁蛋白结合。CER 在铜解毒和贮存中起重要作用，还能抑制 Cu^{2+} 等金属离子对膜脂质的过氧化损伤，并且可能参与清除氧自由基和超氧阴离子。遗传性 CER 缺乏会导致组织内铁沉积。

（2）检测方法：免疫散射比浊法等。

（3）参考区间：0.2～0.6g/L。

（4）临床意义：①肝豆状核变性的诊断：血清中 CER 水平降低（通常低于 0.1g/L），同时血浆游离铜增加，导致肝脏和脑中铜积累，可能引发肝硬化或肝豆状核变性（Wilson 病）；②CER 减少见于门克斯病（Menkes 病）、肾病综合征、吸收不良和某些晚期肝病；③作为急性期蛋白，CER 在感染、创伤、肿瘤和胆道阻塞性疾病中增加，雌激素也能显著提高 CER 水平。

（四）β- 球蛋白区带

β- 球蛋白电泳区带中的蛋白质包括转铁蛋白、β_2- 微球蛋白、纤维蛋白原、低密度脂蛋白、C3、C4、备解素和性激素结合球蛋白等（表 5-8）。

表 5-8　β- 球蛋白区带的主要蛋白质及其特性

主要蛋白质	分子量 / kDa	等电点	半衰期	参考区间 / （g/L）	主要功能	临床意义
转铁蛋白	79.6	5.7	7d	2.0～3.6	转运铁；负性急性期反应蛋白	评估贫血、炎症状况
β_2- 微球蛋白	11.8	5.8	2～5h	0.001 0～0.002 3	细胞表面 HLA 的小分子	评估肾功能、炎症状况与肿瘤风险
纤维蛋白原	340	5.1～6.3	4d	2.0～4.0	形成纤维蛋白凝块	评价凝血功能
低密度脂蛋白	300		3d	<1.3	运输胆固醇，ApoB 是其主要蛋白质	评估心血管疾病风险
C4	206	6.0～6.4	2～3d	0.2～0.6	补体因子	监测炎症状况
C3	185	5.8	2～3d	0.8～1.5	补体因子	监测炎症状况

注：HLA. 人类白细胞抗原。

1. 转铁蛋白

（1）生化及生理：转铁蛋白（transferrin，Tf）是肝细胞合成的单链糖蛋白，能可逆地结合多种阳离子如铁、铜、锌和钴。Tf的主要功能是在血液中转运铁，Fe^{2+}先被铜蓝蛋白氧化为Fe^{3+}，再与Tf结合，每分子Tf能结合两个Fe^{3+}，占血清铁结合能力的50%～70%。$Tf-Fe^{3+}$复合物通过细胞表面的Tf受体被摄入，主要运输到骨髓参与血红蛋白合成，部分运输到组织细胞用于合成肌红蛋白、细胞色素等。

（2）检测方法：免疫散射比浊法等。

（3）参考区间：2.0～3.6g/L。

（4）临床意义

1）血清Tf升高：①缺铁性贫血：Tf合成增加以代偿铁缺乏，但结合铁的Tf减少，血清转铁蛋白饱和度降低；②铁负荷过量：如血色病中，Tf可能正常，但血清转铁蛋白饱和度显著增高，有助于贫血和铁缺乏的诊断及监测；③妊娠和雌激素治疗：Tf水平升高。

2）血清Tf降低：①急性炎症和恶性病变：Tf可能与白蛋白和前白蛋白一同降低；②肾病综合征、遗传性转铁蛋白缺乏症：Tf水平降低；③慢性肝病和营养不良：Tf下降，可评估营养状态。

虽然血清铁和总铁结合力的测定更简便且成本较低，但是Tf的检测对诊断缺铁性贫血、肝病等仍具有重要价值。

2. β_2-微球蛋白

（1）生化及生理：β_2-微球蛋白（β_2-microglobulin，β_2-MG）是由淋巴细胞、血小板、多形核白细胞产生的一种微球蛋白，是由99个氨基酸组成的单链多肽，它也是I型主要组织相容性复合体的组分，与免疫球蛋白的恒定区结构极相似。由于其小分子特性，β_2-MG能通过肾小球滤过，大部分在肾近端小管被重吸收并降解，仅少量（<1%）通过尿排出。

（2）检测方法：免疫散射比浊法等。

（3）参考区间：成人血清1.0～2.3mg/L。

（4）临床意义：β_2-MG血清水平升高是肝胆疾病、慢性活动性肝炎和酒精性肝硬化等的指征。尿液β_2-MG增加反映肾小管功能损害。尿β_2-MG显著增加时表明肾小管重吸收能力受损，血中β_2-MG变化不明显。

近年来研究发现，血清β_2-MG基线浓度增加可作为预测心血管事件和心脏病死亡率增加的独立指标。

（五）γ-球蛋白区带

此区带主要包括多种免疫球蛋白（IgG、IgA、IgM、IgD、IgE）及C反应蛋白。免疫球蛋白相关内容详见《临床免疫学检验技术》（第2版），C反应蛋白相关内容见本章第三节。

第三节 急性期反应和炎性标志物的检测

一、急性期反应及分子机制

急性期反应（acute phase reaction，APR）是机体针对组织损伤和炎症性疾病发生的一种急性、非特异的系统性反应。该反应主要由细胞因子如白细胞介素-6（IL-6）、白细胞介素-1（IL-1）和肿瘤坏死因子-α（TNF-α）等介导，它们触发肝脏合成多种血浆蛋白，并引起一系列病理生理变化，具有修复损伤和保护组织器官功能的双重作用（图5-4）。

急性期反应可由多种因素引发，包括感染、创伤、手术、心肌梗死、肿瘤及自身免疫性疾病等。这些刺激导致损伤组织释放 IL-6、IL-1 和 TNF-α 等细胞因子，促进肝脏调节血浆蛋白表达，如炎症因子、凝血因子和转运蛋白等，这些蛋白帮助修复组织损伤并维持体内环境稳定。

然而，急性期反应过度或持续可能引发全身炎症反应综合征（systemic inflammatory response syndrome, SIRS），这是一种由过度免疫反应引起的炎症和多器官功能障碍状态。SIRS 可能引起一系列变化：①生化和代谢改变：如低锌血症、高铜血症、肌肉丢失、负氮平衡、骨质疏松；②神经内分泌改变：如发热、嗜睡、厌食；③血液系统改变：如贫血和白细胞增多。

二、急性期蛋白

急性期蛋白（acute phase protein, APP）是指在急性期反应期间血清浓度发生显著变化（通常超过 25%）的一类蛋白质。急性期蛋白分为两类：①正性急性期反应蛋白：如 C 反应蛋白、血清淀粉样蛋白 A 和降钙素原，其浓度在炎症期间增加；②负性急性期反应蛋白：如前白蛋白、白蛋白和转铁蛋白，它们的浓度则在炎症期间相应下降。

不同急性期蛋白的变化速率和幅度不尽相同（图 5-5）。C 反应蛋白、血清淀粉样蛋白 A 通常首先增加，其浓度在短时间内迅速上升并达到峰值（在极端情况下可以增加达到原浓

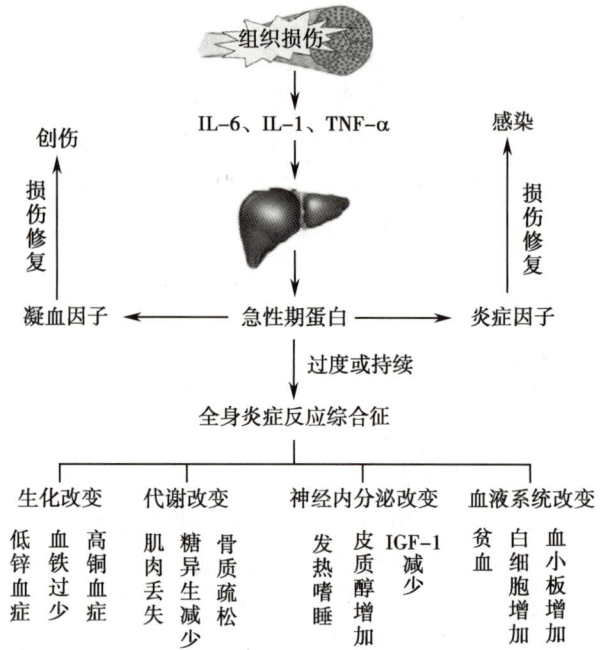

图 5-4 急性期反应分子机制
IGF-1. 胰岛素样生长因子 -1。

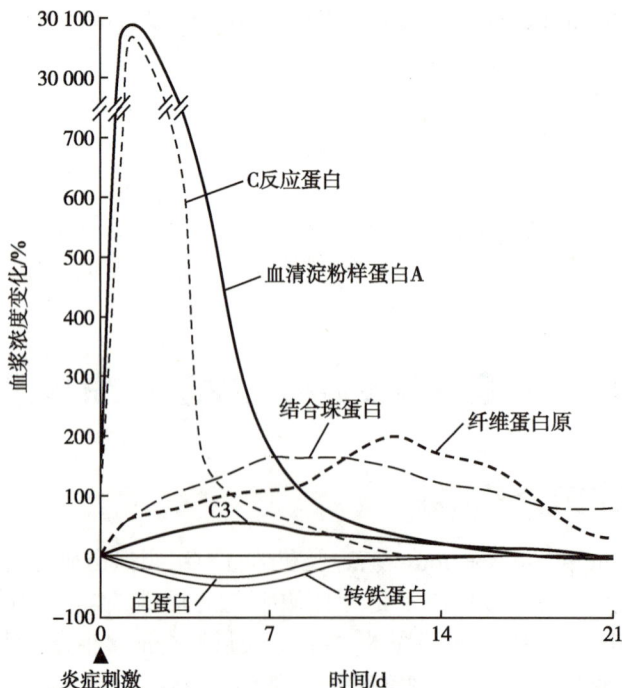

图 5-5 急性期反应血浆蛋白的改变

度的 1 000 倍），随后快速下降。而其他蛋白质如 C3、结合珠蛋白和纤维蛋白原的升高幅度较大，并且持续时间较长。

三、炎性标志物的检测

炎性标志物（inflammatory marker）是反映机体炎症状态的生物标志，包括血细胞计数、红细胞沉降率、IL-6、IL-1、TNF-α 等。本章主要介绍重要的急性期蛋白中的炎性标志物。

（一）C 反应蛋白

1. 生化及生理 C 反应蛋白（C-reactive protein，CRP）得名于其能与肺炎球菌细胞壁的 C 多糖结合的特性，它是由肝细胞合成的急性期蛋白，主要以 115kDa 的五聚体形式存在于血浆中。其主要功能是帮助防御微生物入侵和协助清除坏死组织。在急性炎症期由 IL-6 促进其分泌，可通过与死亡细胞膜上的溶血磷脂酰胆碱（又称溶血卵磷脂）结合，激活补体系统的 C1q，直接参与炎症。

2. 检测方法 免疫散射比浊法等。

3. 参考区间 ＜2.87mg/L。

4. 临床意义 CRP 是在炎症性疾病、感染和肿瘤中迅速升高的急性期蛋白，显示出高度的灵敏性。与红细胞沉降率相比，CRP 的反应更灵敏，能更有效地反映炎症或损伤的程度，并监测抗炎药物的治疗效果。

在临床上，CRP 的测量对于诊断隐性感染、急性阑尾炎、白血病及术后感染具有重要价值。术后 CRP 水平通常在第 3 天达到峰值，若无并发症，通常在第 7 天恢复至术前水平。此外，CRP 的测量有助于评估心肌梗死的恢复或再梗死风险，监测风湿性疾病的治疗响应，以及辅助鉴别克罗恩病与溃疡性结肠炎、类风湿性关节炎与系统性红斑狼疮等疾病。CRP 轻度升高还是心血管疾病的独立危险因子，故需要进行超敏 CRP 检测，详见第十七章。

（二）血清淀粉样蛋白 A

1. 生化及生理 血清淀粉样蛋白 A（serum amyloid A，SAA）是肝细胞在 IL-1、IL-6 和 TNF-α 等炎症细胞因子的调控下产生的急性期蛋白。它存在两种形式：急性期 SAA（A-SAA）和合成型 SAA（C-SAA）。其中 A-SAA 在急性期反应期间迅速升高。A-SAA 与血液中的高密度脂蛋白3结合，增加后解离才能降解，导致其在炎症和感染期间快速升高。

2. 检测方法 免疫散射比浊法等。

3. 参考区间 ＜10mg/L。

4. 临床意义 与 CRP 类似，SAA 在细菌和病毒感染中升高，常用于感染性疾病的早期诊断、治疗效果评估和病情监控，其快速的响应性使其成为评估疾病活动性和预后的重要生物标志物。

（三）降钙素原

1. 生化及生理 降钙素原（procalcitonin，PCT）是甲状腺滤泡旁细胞分泌的降钙素的前体。在炎症时，其他组织如肝、肾、胰腺也可合成 PCT，并在体内保持稳定，导致血浆中 PCT 浓度从极低基线迅速上升。

2. 检测方法 化学发光免疫分析和电化学发光免疫分析。

3. 参考区间 成人血浆 PCT＜0.15ng/ml。

4. 临床意义 PCT 是急性期反应的关键血清蛋白，主要用于诊断和监控细菌性感染。PCT 的测量结合临床表现，有助于区分细菌性与非细菌性感染以及其他炎症性疾病。在重症监护室或其他临床环境中，PCT 对重症患者进行风险评估极为重要，可用于预测患者是否可能发展成严重败血症或脓毒症休克。

本章小结

氨基酸的生理功能主要包括蛋白质合成和代谢调节。氨基酸代谢异常可能导致多种氨基酸病的发生，临床上常用的检测技术包括高效液相色谱（HPLC）和液相色谱 - 串联质谱联用（LC-MS/MS）。

血浆蛋白主要由 12 种蛋白质组成，约占总蛋白的 95%，其中白蛋白占半数以上。血清蛋白电泳技术可将血浆蛋白分为 5 个主要区带：白蛋白、α_1- 球蛋白、α_2- 球蛋白、β- 球蛋白和 γ- 球蛋白。每个区带含不同的蛋白质组分，如白蛋白、前白蛋白、α_1- 酸性糖蛋白、α_1- 抗胰蛋白酶、α_2- 巨球蛋白、铜蓝蛋白、转铁蛋白、β_2- 微球蛋白等。血清蛋白电泳的区带分析及各个蛋白质组分的定量分析均具有重要临床意义。

急性期反应是机体对组织损伤和炎症的系统性响应，显著影响血浆蛋白的浓度。C 反应蛋白、血清淀粉样蛋白 A 和降钙素原等急性期蛋白的测定，在感染的诊断和治疗监测中扮演关键角色。

（章玲玲）

第六章　非蛋白含氮化合物的生物化学检验

通过本章学习，你将能够回答下列问题：

1. 描述尿素、肌酐、尿酸、肉碱和氨的生物合成和排泄。
2. 讨论血浆和尿液中尿素、肌酐、尿酸、肉碱和氨的检测方法。
3. 描述尿素、肌酐血浆浓度升高和降低的临床意义。
4. 描述尿素与肌酐比值在区分肾前性、肾性及肾后性病因中的应用。
5. 试述血清肌酐估计肾小球滤过率的用途和局限性。
6. 试述肉碱检测的临床意义及肉碱缺乏症的实验诊断。
7. 阐明尿酸检测的临床意义及痛风的发病机制。
8. 简述血氨检测的临床意义及高氨血症的实验诊断。

非蛋白氮（nonprotein nitrogen，NPN）是指机体中除蛋白质以外的含氮物质，它占机体总氮的 25%。机体中有 200 多种含氮物质，包括氨基酸、核苷酸、核酸等。临床生物化学检验中，常检测的是蛋白质和核酸的代谢产物。早期临床常测定总非蛋白氮，通过去除标本中的蛋白质，将氮转化为氨，并使用分光光度法和奈斯勒试剂反应产生黄色来定量非蛋白氮浓度。尽管该方法操作复杂，但能准确测定总非蛋白氮。虽然尿总氮对评估氮平衡有益，但单独测定含氮化合物更具有临床价值。

本章将重点介绍尿素、肌酐、尿酸、肉碱和氨这 5 种主要非蛋白含氮化合物。

第一节　非蛋白含氮化合物的检测

一、尿素

（一）生化及生理

尿素（urea）是体内蛋白质代谢分解的主要含氮终产物。在肝脏通过鸟氨酸循环（又称尿素循环）合成，主要由肾脏排泄。由于尿素的分子量小又易于溶解，扩散力极强，故脑脊液、浆膜腔积液、唾液、汗液中的尿素浓度基本一致。其浓度受蛋白质分解速度、食物中蛋白质摄取及肾脏排泄能力的影响。尿素通过肾小球滤过进入原尿，约半数被肾小管重吸收。在饮食和代谢稳定的条件下，其血浓度取决于肾脏排泄能力，因此血尿素在一定程度上可以反映肾小球滤过功能。

（二）检测方法

尿素检测方法为酶法。通过脲酶（又称尿素酶）将尿素分解成铵离子和碳酸根，进而利用谷氨酸脱氢酶（GLDH）或 Berthelot 反应测定铵离子的生成量，这属于间接测定。对于血清和肝素抗凝的血浆标本，两种方法均适用。由于尿素易被细菌分解，因此采集的血液和尿液标本应在分析前保存于 4~8℃ 的低温条件中。

1. 酶偶联速率法　脲酶催化尿素水解生成 NH_4^+，在 340nm 波长处测定 NADH 吸光度

111

下降速率来计算尿素浓度。反应式如下：

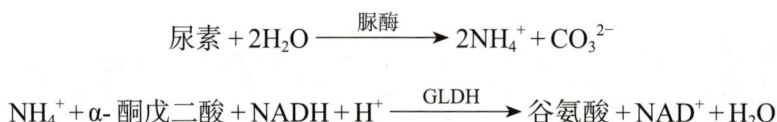

$$尿素 + 2H_2O \xrightarrow{\text{脲酶}} 2NH_4^+ + CO_3^{2-}$$

$$NH_4^+ + \alpha\text{-酮戊二酸} + NADH + H^+ \xrightarrow{\text{GLDH}} 谷氨酸 + NAD^+ + H_2O$$

此法采用两点速率法，适合自动化分析，受溶血、脂浊、胆红素及其他含氮化合物的干扰较小。此外，指示染料与NH_4^+的反应亦适用于干试剂法。尿素受蛋白质摄入量影响，故测定前需控制摄食。实验中各种器材和蒸馏水应无NH_4^+污染，否则结果偏高，标本中血氨升高也可导致结果偏高。

2. 脲酶 - 波氏比色法 脲酶首先水解尿素产生 2 分子 NH_4^+ 和 1 分子二氧化碳。随后，NH_4^+ 在碱性环境中与苯酚和次氯酸反应生成蓝色吲哚酚，其量与尿素浓度成正比，该反应由亚硝基铁氰化钠（硝普钠）催化，测定波长为 560nm 和 630nm。此法的缺点在于空气中的氨气可污染试剂或玻璃器皿，或使用铵盐抗凝剂，均可使检测结果偏高。高浓度氟化物可抑制脲酶使结果假性偏低。

（三）参考区间

血清尿素：男（20～59 岁）3.1～8.0mmol/L，男（60～79 岁）3.6～9.5mmol/L；女（20～59 岁）2.6～7.5mmol/L，女（60～79 岁）3.1～8.8mmol/L。

（四）临床意义

1. 尿素降低 见于低蛋白质摄入、严重呕吐、腹泻、肝病、妊娠等。

2. 尿素升高

（1）器质性肾功能损伤：原发性肾小球肾炎、肾盂肾炎、间质性肾炎等所致的慢性肾衰竭。①肾衰竭代偿期：轻度升高（<9mmol/L）；②肾衰竭失代偿期：中度升高（9～20mmol/L）；③肾衰竭期：>20mmol/L。

（2）肾前性因素：严重脱水、大量腹腔积液、心力衰竭等。

（3）肾后性因素：输尿管结石等疾病引起的尿路阻塞。

（4）蛋白质分解或摄入过多：上消化道出血、大面积烧伤、大手术、甲状腺功能亢进、高蛋白饮食、口服类固醇等情况下尿素可升高，但血肌酐通常不升高。

儿童和女性由于肌肉量较少，尿素浓度低于男性。妊娠后期由于血液稀释和生理性血容量增多，尿素浓度降低。老年人肾脏浓缩尿液能力下降，尿素浓度升高。尿素生成量不恒定，少量通过汗液和胆道排泄，在反映肾小球滤过功能方面不如肌酐。肾小球滤过率降至正常范围 50% 以下时尿素才升高，因此不适用于早期肾功能评估。然而在慢性肾衰竭，尤其是尿毒症患者中，血尿素的升高程度通常与病情严重性相符，可用于评估透析的充分性。

二、肌酐

（一）生化及生理

肌酐（creatinine）是人体肌组织中肌酸或磷酸肌酸的代谢产物，在肌肉中通过磷酸肌酸的非酶促反应生成，每 20g 肌肉代谢可产生 1mg 肌酐，人体肌肉以 1mg/min 的速度释放入血中。肌酐不能为人体利用，主要由肾小球滤过排出体外，并且不被肾小管重吸收。内源性肌酐每日生成量几乎恒定，因此血肌酐浓度稳定，测定血肌酐可反映肾小球滤过功能。

（二）检测方法

肌酐检测方法包括苦味酸速率法和酶法。酶学方法包括肌酐氨基水解酶法、肌氨酸氧化酶法和肌酐亚氨基水解酶法，虽成本较高，但具有高特异性和准确性，同样适用于自动化分析。

1. 苦味酸速率法 此法基于 1886 年 Jaffe 提出的碱性苦味酸反应,肌酐与苦味酸在碱性条件下反应生成肌酐 - 苦味酸复合物,呈现橘红色。经过改进的苦味酸速率法基于肌酐和干扰物质与苦味酸的反应速率不同,选择适宜的速率监测时间,可以有效避开干扰物质对肌酐与苦味酸反应的干扰,提高肌酐测定的特异性,适用于自动生化分析仪。

Jaffe 反应并非仅对肌酐特异,也可与蛋白质、高浓度葡萄糖、抗坏血酸等物质生成类似的色原。非肌酐色原性干扰物质分为快速和慢速反应物,其中快速假肌酐物质在 20 秒内反应,可通过设置 20 秒延迟期排除干扰。慢速假肌酐物质在 80~100 秒后开始反应,故在 20~80 秒的"窗口期"内以肌酐反应为主。速率法的特异性可通过在 25~60 秒内进行速率测定来提高。尽管"窗口期"速率法有效,但仍受到 α- 酮酸的正干扰和胆红素的负干扰。

此法线性范围可达 2 000μmol/L。测定结果过高时,血标本用生理盐水稀释,尿液标本用蒸馏水稀释 20~50 倍。温度对呈色反应速率影响较大,标准管与测定管的温度必须保持一致。

2. 肌氨酸氧化酶法 此法利用双试剂法的特点,在第一试剂中加入了肌酸氧化酶,通过两步反应来消除内源性肌酸的干扰。最后偶联 Trinder 反应,在主波长 546nm、次波长 700nm 处比色,生成的色素与肌酐浓度成正比。反应式如下:

第一步:消除内源性物质干扰的反应

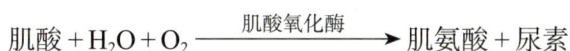

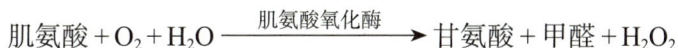

$$肌酸 + H_2O + O_2 \xrightarrow{肌酸氧化酶} 肌氨酸 + 尿素$$

$$肌氨酸 + O_2 + H_2O \xrightarrow{肌氨酸氧化酶} 甘氨酸 + 甲醛 + H_2O_2$$

第二步:正式启动反应

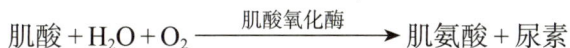

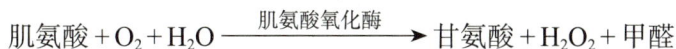

$$肌酐 + H_2O \xrightarrow{肌酐酶} 肌酸$$

$$肌酸 + H_2O + O_2 \xrightarrow{肌酸氧化酶} 肌氨酸 + 尿素$$

$$肌氨酸 + O_2 + H_2O \xrightarrow{肌氨酸氧化酶} 甘氨酸 + H_2O_2 + 甲醛$$

$$H_2O_2 + 4- 氨基安替比林 + N- 乙基 -N-（2- 羟基 -3- 磺丙基）-3- 甲基苯胺（TOOS）$$
$$\xrightarrow{过氧化物酶} 醌类色素 + 5H_2O$$

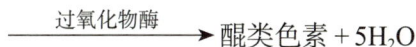

肌酐酶法,尤其是肌酐酶偶联肌氨酸氧化酶法,因其高特异性而常用。该方法使用 Trinder 反应指示系统,不同的色原物质可导致不同的方法间灵敏度有显著差异。Trinder 反应易受胆红素和维生素 C 干扰,可通过在试剂中加入亚铁氰化钾或亚硝基铁氰化钾及抗坏血酸氧化酶来消除干扰。常规用量的肝素、枸橼酸、乙二胺四乙酸（EDTA）和氟化物对此测定无干扰。肌氨酸氧化酶法会受到羟苯磺酸钙和酚磺乙胺的负干扰,导致结果偏低。本法参考值略低于苦味酸速率法,建议各实验室建立本地区的参考区间。

（三）参考区间

血清肌酐:男（20~59 岁）57~97μmol/L,男（60~79 岁）57~111μmol/L;女（20~59 岁）41~73μmol/L,女（60~79 岁）41~81μmol/L。

（四）临床意义

1. 肌酐降低 见于进行性肌肉萎缩、白血病、贫血、肝功能障碍及妊娠等。尿肌酐排泄量增高也可导致血肌酐降低,如甲状腺功能减退等。

2. 肌酐升高 见于:①各种原因引起的肾小球滤过功能减退:急性肾衰竭时肌酐表现为进行性升高,可伴有少尿或无尿;慢性肾衰竭时肌酐浓度用于评估病变程度及分期。②鉴别肾前性及肾性少尿:器质性肾衰竭引起的肾性少尿,肌酐常超过 200μmol/L;肾前性少尿,如心力衰竭、脱水、肝肾综合征、肾病综合征等所致的有效血容量下降,肌酐一般不超过 200μmol/L。

3. 尿素与肌酐比值 尿素与肌酐比值(BU/Cr)有助于诊断肾功能障碍。在器质性肾衰竭中,血尿素和血肌酐一般同时增高,此时 BU/Cr 通常无明显改变。相反,如肾外因素导致的氮质血症或肾性少尿,血尿素可迅速上升而血肌酐不变,使 BU/Cr 显著升高。

在反映肾小球滤过率下降方面,肌酐比尿素的灵敏度低。但其受饮食、运动、激素和蛋白质代谢的影响较小,因此诊断特异性较高。在控制外源性肌酐来源且无剧烈运动的条件下,肌酐浓度主要取决于肾小球滤过率。在肾病初期,肌酐通常不升高,但若肌酐超过 178μmol/L 且肾血流量正常,可能提示中度至严重的肾损害。

三、尿酸

(一)生化及生理

尿酸(uric acid, UA)是人体嘌呤代谢的终产物,80% 来源于内源性嘌呤代谢,20% 来源于富含嘌呤或核蛋白的食物。各种嘌呤氧化后生成的尿酸随尿排出,因溶解度较小,体内过多时可形成尿路结石或导致痛风。尿酸可自由滤过肾小球,也可经肾小管排泄。原尿中 90% 的尿酸被肾小管重吸收,因此排除外源性尿酸干扰,血尿酸可以反映肾小球滤过功能和肾小管重吸收功能。

(二)检测方法

尿酸的检测方法包括磷钨酸(PTA)法、高效液相色谱(HPLC)法、尿酸氧化酶法及基于尿酸氧化酶的干化学法。HPLC 法通过使用离子交换树脂柱纯化尿酸,并在 293nm 波长处检测其吸光度来计算尿酸浓度。尿酸氧化酶法因其高特异性被广泛采用,包括紫外分光光度法和酶偶联法。这两种方法都利用尿酸氧化酶将尿酸氧化成尿囊素和 H_2O_2,后续测定可采用以下三种方式。

1. 紫外分光光度法 利用尿酸在 293nm 处的吸收峰进行测定,尿囊素在此波长无吸收,吸光度的变化与尿酸浓度成正比。

2. 尿酸氧化酶 - 过氧化氢酶 - 乙醛脱氢酶三联法 H_2O_2 和乙醇在过氧化氢酶的催化下生成乙醛,乙醛和 NAD^+ 在乙醛脱氢酶的作用下转化为乙酸和 NADH,通过检测 340nm 处的吸光度变化来测定尿酸浓度。

3. 尿酸氧化酶 - 过氧化物酶偶联反应法 本法是目前临床上最常采用的方法,反应过程中生成的产物允许直接在溶液中测量,提供快速和准确的结果。反应式如下:

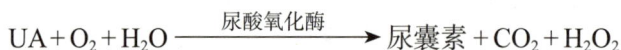

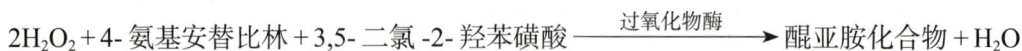

$$UA + O_2 + H_2O \xrightarrow{\text{尿酸氧化酶}} 尿囊素 + CO_2 + H_2O_2$$

$$2H_2O_2 + 4\text{-氨基安替比林} + 3,5\text{-二氯 -2-羟苯磺酸} \xrightarrow{\text{过氧化物酶}} 醌亚胺化合物 + H_2O$$

此法第一步反应特异性高,但第二步过氧化物酶催化反应特异性较低,维生素 C 和胆红素等还原性物质对尿酸测定结果有负干扰,试剂中加入胆红素氧化酶能消除此干扰。此法检测上限约为 700μmol/L,远低于尿液尿酸浓度,因此尿液标本须稀释后测定。

(三)参考区间

血清尿酸:男性 210～420μmol/L,女性 150～350μmol/L。

尿液尿酸:无嘌呤膳食,男性 <2 480μmol/d,女性稍低;低嘌呤膳食,男性 <2 830μmol/d,女性 <2 360μmol/d;高嘌呤膳食,<5 900μmol/d;均衡膳食,1 480～4 430μmol/d。

(四)临床意义

1. 血尿酸增高 主要见于痛风,核酸代谢增高如白血病,肾功能减退,三氯甲烷、四氯化碳及铅等中毒，子痫、妊娠反应，食用富含嘌呤核酸的食物等。

2. 血尿酸与尿液尿酸联合检查 在严格控制嘌呤摄入量的条件下二者联合检查更有诊断价值。

（1）血尿酸增高、尿液尿酸降低：提示肾小球滤过功能损伤。

（2）血尿酸降低、尿液尿酸增高：提示肾小管重吸收功能损伤或竞争抑制。

（3）二者均增高：可能为遗传性嘌呤代谢障碍引起尿酸生成增多；恶性肿瘤（如淋巴瘤）化疗后或长期使用抗结核药物吡嗪酰胺等。

（4）二者均降低：见于尿酸合成减少；参与尿酸生成的酶先天性缺陷；使用抑制嘌呤合成的抗肿瘤药物；长期大量使用糖皮质激素等。

血尿酸水平受种族、饮食、地区、年龄和体表面积等多因素影响。准确测定应在清晨空腹采血，避免运动或紧张引起尿酸升高。高剂量阿司匹林、EDTA、枸橼酸、草酸盐、氟化钠、氰化物和甲醛等可抑制尿酸氧化酶，导致尿酸测定偏低。

四、肉碱

（一）生化及生理

肉碱（carnitine）系统命名为 L-β- 羟 -γ- 三甲胺丁酸，是脂肪代谢过程中转运活化的脂酰辅酶 A 进入线粒体的唯一载体，是脂肪氧化供能所必需的前提。人体内具有生物活性的是 L 型肉碱，L 型肉碱补剂可提高长时间运动时的脂肪酸氧化速率，减少肌糖原的消耗，延缓疲劳。

在人体内约 75% 来自食物摄入，25% 在肝脏和肾脏中由赖氨酸和甲硫氨酸合成。食物中的肉碱在细胞膜上被肉碱转运蛋白转运到细胞内，再转运至体液。肉碱缺乏会导致细胞损伤、转氨酶及肌酸激酶增高，进而引发肝细胞脂肪变性和肌病。

（二）检测方法

1. 串联质谱技术 检测滤纸血斑中游离肉碱及其他酰基肉碱含量进行初筛，参考区间为 $10 \sim 60 \mu mol/L$，患者常低于 $5 \mu mol/L$，少部分患者为 $5 \sim 10 \mu mol/L$，伴多种酰基肉碱水平降低。

2. 尿有机酸色谱质谱检测 色谱法、质谱法或色谱 - 质谱联用法检测尿有机酸谱，二羧酸正常或增高可用于鉴别有机酸血症等由其他疾病继发引起的肉碱缺乏。

3. 肉碱转运功能分析 患者白细胞和成纤维细胞的肉碱摄取率多数低于正常对照的 10%，但部分患者摄取率高于 10%，因此仅靠此检查会有漏诊的可能性。

（三）参考区间

血浆总肉碱 $27 \sim 73 \mu mol/L$（LC-MS/MS）；血浆游离肉碱 $20 \sim 55 \mu mol/L$（LC-MS/MS）。

（四）临床意义

血浆肉碱浓度检测常用于发育不良、肌张力低下、慢性肌无力、心肌病、间歇性乏力和脑病、肾性范科尼综合征、低血糖发作、代谢性酸中毒或低酮二羧酸尿症。另外，附睾中肉碱浓度检测可用于评价附睾功能。

五、氨

（一）生化及生理

氨（ammonia）是机体正常代谢的产物，体内氨的来源主要为组织分解、肠道来源和肾脏来源。氨具有一定的毒性，人体通过以下途径解毒：①在肝脏通过鸟氨酸循环合成尿素后由肾脏排出；②转化为氨基酸的氨基；③在肾脏泌氨时与肾小管腔中的 H^+ 形成铵盐，随尿排出。肝脏的尿素合成是维持血氨正常的关键过程。当肝功能严重损伤（如 80% 肝组织遭破坏）时，氨不能有效解毒，在中枢神经系统累积，会引起肝性脑病。血氨是指血液中的氨含量，血氨主要由人体内肠道吸收进入血管血液中，血氨在肝脏中形成尿素后，经肾脏排出体外。血氨是判断肝硬化、重症肝炎等肝脏疾病的重要指标。

（二）检测方法

血氨的检测方法可分为直接测定法和间接测定法。直接测定法包括酶法和氨电极法，这些方法不需要从血浆中分离出氨。间接测定法如扩散法和离子交换法，则须先从全血中分离出氨再进行测定。此外，还有干化学测定法，其中血浆标本通过扩散层分布到试剂层，在固定的孵育时间后，通过测定显色剂的反射强度来确定氨的浓度。

临床上最常用的方法是谷氨酸脱氢酶（GLDH）法。该方法通过检测 NADH 在 340nm 波长处吸光度的下降速率来计算血氨浓度。反应式如下：

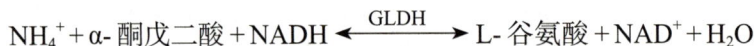

$$NH_4^+ + \alpha\text{-酮戊二酸} + NADH \overset{GLDH}{\longleftrightarrow} L\text{-谷氨酸} + NAD^+ + H_2O$$

酶法测定血氨具有特异性高、反应时间短、血浆用量少的优点，操作快速简便，适合自动化分析。试剂中的二磷酸腺苷可以稳定谷氨酸脱氢酶，提高试剂的稳定性。线性范围为 $0\sim150\mu mol/L$，超过此范围的结果需用去氨蒸馏水稀释。

为避免血氨假性增高，应在专门实验室采集和测定标本，严格控制实验室环境和操作。采血前一天晚上 12 点后禁止吸烟，采血后应立即冷藏标本，并尽快分离血浆进行测定。适宜使用草酸钾、EDTA 或肝素抗凝的血浆标本，但不宜使用肝素铵或氟化物抗凝。

（三）参考区间

成人血浆氨浓度 $18\sim72\mu mol/L$。

（四）临床意义

血氨是肝性脑病的关键诊断和监测指标。病理性血氨增高常见于严重肝损害（如肝性脑病、肝硬化、肝癌、重症肝炎）、尿毒症、上消化道大出血和肝外门静脉系统分流。生理性血氨增高可能出现在高蛋白饮食或运动后。而血氨降低可能由低蛋白饮食或严重贫血引起。

分析血氨结果时，需注意血小板数量、γ-谷氨酰转移酶、乳酸脱氢酶、天冬氨酸转氨酶的影响；血糖浓度大于 33.3mmol/L 可导致血氨浓度降低 $8\sim40\mu mol/L$；采血时的压迫、运动、溶血、铵盐、巴比妥酸盐、利尿药、乙醇、静脉输注营养液和麻醉性镇痛药可以导致血氨升高；苯海拉明、嗜酸乳杆菌、乳果糖、左旋多巴和某些抗生素可以降低血氨。

第二节 非蛋白含氮化合物检测的临床应用

一、高尿酸血症和痛风

高尿酸血症（hyperuricemia）是指人体尿酸生成过多和/或排泄减少，使血清尿酸水平在男性高于 420μmol/L、女性高于 350μmol/L 的病理状态。高尿酸血症为嘌呤代谢紊乱所致的慢性代谢紊乱性疾病，过量的尿酸形成结晶沉积在关节引起痛风性关节炎，尿酸沉积在肾脏可引起肾结石。

（一）高尿酸血症的发病机制

其病因可分为原发性和继发性两大类。在原发性高尿酸血症中，多数情况是由多基因遗传缺陷所致，具体病因尚不完全明确，但常与肥胖、糖代谢紊乱、脂代谢紊乱、高血压、动脉硬化和冠状动脉性心脏病（简称冠心病）等伴随发生。继发性高尿酸血症由高嘌呤饮食、肾脏疾病、血液病及药物等引起。

1. 尿酸生成增多 主要由酶活性缺陷引起,包括:①磷酸核糖焦磷酸(PRPP)合成酶活性增强导致 PRPP 增多;②磷酸核糖焦磷酸酰基转移酶(PRPPAT)浓度或活性增高,增强对 PRPP 的亲和力,减少对嘌呤核苷酸负反馈的敏感性;③次黄嘌呤 - 鸟嘌呤磷酸核糖基转移酶(HGPRT)部分缺失,减少鸟嘌呤和次黄嘌呤向核苷酸的转化,削弱负反馈调控;④黄嘌呤氧化酶(XO)活性增加,加速次黄嘌呤向黄嘌呤及尿酸的转化(图 6-1)。

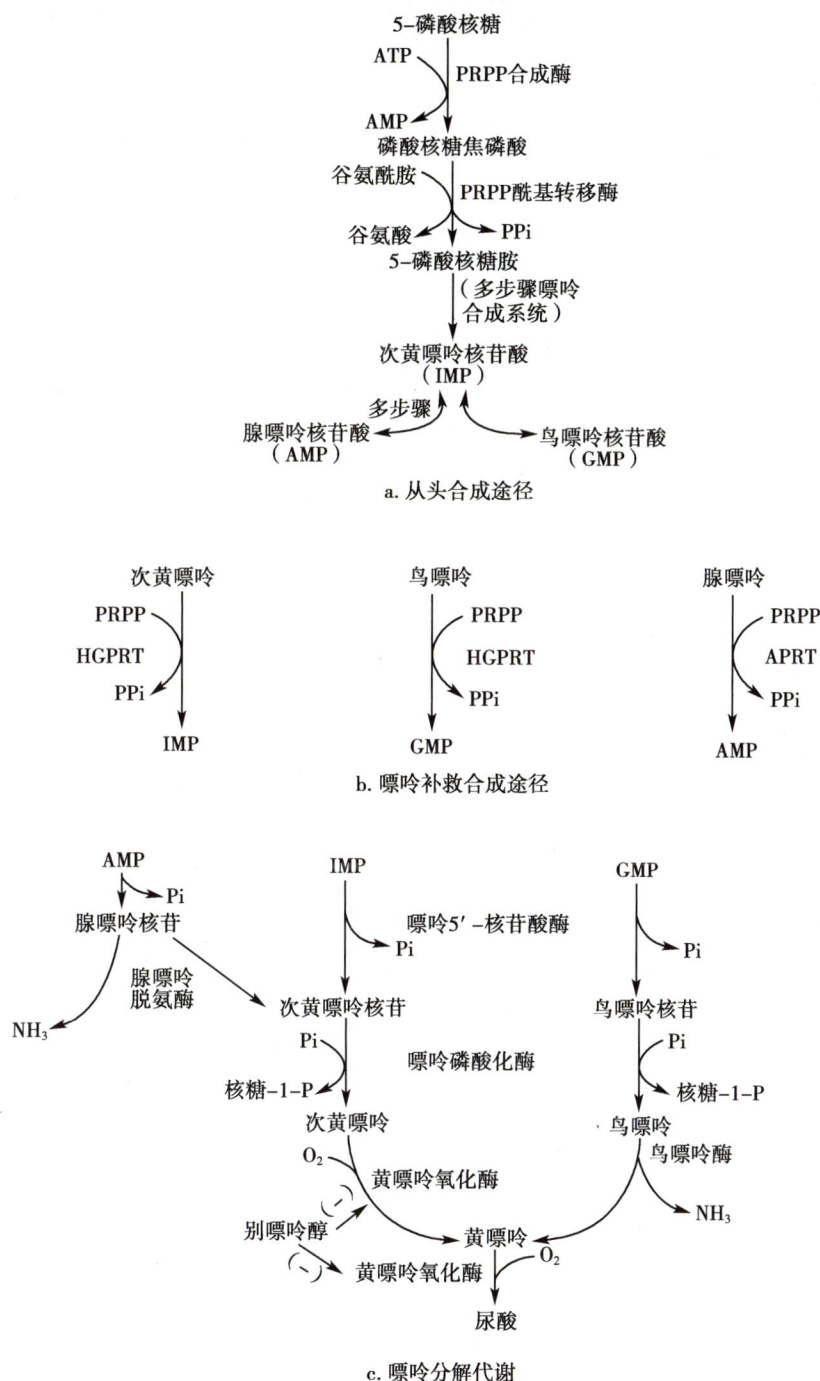

a. 从头合成途径

b. 嘌呤补救合成途径

c. 嘌呤分解代谢

图 6-1 嘌呤核苷酸合成和分解代谢途径
APRT. 腺嘌呤磷酸核糖基转移酶。

2. 尿酸排泄减少 约 80%～90% 的高尿酸血症具有尿酸排泄障碍,包括肾小球滤过减少、肾小管重吸收增多、肾小管分泌减少(最为重要)以及尿酸盐结晶沉积。

（二）痛风的发病机制

血尿酸浓度增高至480μmol/L以上时，尿酸盐开始形成结晶并沉积，这是痛风形成的基础。饱和状态的尿酸钠与血浆特异性 $α_1$-球蛋白和 $α_2$-球蛋白结合且保持相对稳定。当浓度增高且持久不降时，遇有下列情况即可使尿酸钠呈微小结晶析出：①血浆 $α_1$-球蛋白和 $α_2$-球蛋白减少；②局部 pH 降低；③局部体温降低。析出的尿酸钠结晶较易沉淀在血管较少、糖胺聚糖含量较丰富的软骨、关节腔内及其他结缔组织中。运动、饮酒、应激、局部损伤等都可诱发这些部位的尿酸钠结晶形成及急性炎症发作。

（三）高尿酸血症和痛风的实验诊断

血尿酸超过正常上限即诊断为高尿酸血症，如出现特征性关节炎表现、尿路结石或肾绞痛发作，伴有高尿酸血症应考虑痛风。尿液尿酸检测有助于分析高尿酸血症是生成过多型、排泄减少型还是混合型。

（1）尿酸排泄量：若普通饮食时尿液尿酸排泄量超过 4 800μmol/24h 或低嘌呤饮食时超过 3 600μmol/24h，则为生成过多型。

（2）尿酸清除率（Cua）：通过收集 24 小时尿液或测定 1 小时尿量并检测血尿酸和尿液尿酸浓度，计算尿酸清除率。计算公式为：$Cua = (Uua × V)/Sua$。式中，Uua 是尿液尿酸浓度；V 是尿量（ml/min）；Sua 是血尿酸浓度。参考区间为 6.6～12.6ml/min，低值提示排泄减少型，高值提示生成过多型。

（3）尿酸清除率与肌酐清除率比值（Cua/Ccr）：计算公式为 $Cua/Ccr = (Uua/Sua)/(Ucr/Scr) × 100\%$。式中，Ucr 是尿液肌酐浓度；Scr 是血肌酐浓度。比值大于 10% 提示生成过多型，小于 5% 提示排泄减少型，5%～10% 为混合型。随机尿与 24 小时尿的 Cua/Ccr 呈显著正相关，故可采用简便的一次尿测定法。

（4）随机尿的尿酸/肌酐比值：>1 是生成过多型，<0.5 是排泄减少型。

二、肉碱缺乏症

肉碱缺乏症（carnitine deficiency）是指患者血浆和组织中的肉碱浓度小于所需的正常功能的水平，包括原发性肉碱缺乏症和继发性肉碱缺乏症。继发性肉碱缺乏症一般是其他代谢疾病或脏器疾病导致体内肉碱消耗过多或摄入不足引起的，可能会使血液中游离肉碱含量减少，从而引起一系列症状。患者通常会出现恶心、呕吐、肌力下降、转氨酶升高等症状，严重时还可能会出现充血性心力衰竭、意识模糊等情况。可以在医师指导下静脉滴注左旋肉碱进行治疗。

（一）原发性肉碱缺乏症的发病机制

原发性肉碱缺乏症（primary carnitine deficiency，PCD）又称肉碱转运障碍，是由 *SLC22A5* 基因突变导致肉碱转运蛋白 OCTN2 功能缺陷所致的。*SLC22A5* 基因位于染色体 5q31.1，由 10 个外显子组成，约 3.2kb，编码产物有 557 个氨基酸，包含 12 个跨膜位点及 ATP 结合位点。生理状态下，OCTN2 蛋白可以将肉碱从胞外转运到胞内，*SLC22A5* 基因的纯合或复合杂合突变导致 OCTN2 缺乏或丧失肉碱转运功能，使肉碱无法正常转运到细胞内。

当细胞内肉碱缺乏时，将会导致长链脂肪酸无法由细胞质转运入线粒体内，导致 β 氧化受阻，引起机体多个组织能量供应不足，导致细胞损伤、转氨酶及肌酸激酶（CK）增高，脂肪利用减少，积聚在肝脏、骨骼肌、心肌，导致肝细胞脂肪变性和肌病。同时滞留在细胞外的肉碱随尿大量流失，造成血液中肉碱浓度下降，引起心脏、骨骼肌、肝脏等多系统损害。

（二）原发性肉碱缺乏症的实验诊断

1. 新生儿筛查诊断依据 新生儿筛查时，检测血浆游离肉碱 <10μmol/L（或低于实验

室自定低限），同时排除母源性、营养性等继发性肉碱缺乏症。如果 *SLC22A5* 基因检测到 2 个致病或疑似致病突变，即可明确诊断；若只检测到 1 个突变或未检测到突变，则需要在喂养充足的情况下再次检测血浆游离肉碱，若连续 3 次检测 <10μmol/L（或低于实验室自定低限），排除了继发性肉碱缺乏症，可诊断 PCD。

2. 临床疑似患者诊断依据 患者具有以下症状之一，则需要进行血浆游离肉碱的检测和基因检测：①婴儿发作性低酮症性低血糖，伴或不伴肝大、转氨酶增高、高氨血症；②儿童智力运动发育落后、无力、肌病，伴或不伴 CK 增高；③儿童患心肌病、脂肪肝。如果血液中游离肉碱浓度 <10μmol/L，*SLC22A5* 基因检测到 2 个突变位点，即可诊断 PCD；若只检测到 1 个突变或未检测到突变，则需要排除继发性肉碱缺乏症，可完成诊断。

3. 鉴别诊断 由于多种因素可导致体内肉碱缺乏，临床上需要与母源性肉碱缺乏症、遗传性有机酸血症或其他线粒体脂肪酸代谢异常、营养性肉碱缺乏症等进行鉴别。诊断依靠生化指标和影像学检查来评估器官功能，而串联质谱、尿有机酸谱和基因检测具有更高的诊断准确性。

原发性肉碱缺乏症患者需终身补充左旋肉碱，定期监测游离肉碱浓度，并根据具体病情调整治疗。

三、高氨血症

高氨血症（hyperammonemia）是由尿素循环障碍、氨基酸代谢异常或其他疾病导致的体内血氨浓度升高的疾病，临床表现缺乏特异性，易造成误诊、漏诊，血氨浓度检测是诊断该病的关键。

（一）分类和病因

1. 先天性高氨血症 先天性高氨血症（congenital hyperammonemia）是一组由尿素循环障碍引起血氨升高所致的遗传性代谢性疾病。主要由尿素循环障碍（urea cycle disorder，UCD）引起，参与尿素循环的酶和转运蛋白缺陷，如鸟氨酸氨甲酰基转移酶、精氨酸代琥珀酸合成酶、氨基甲酰磷酸合成酶Ⅰ等，导致氨基酸分解代谢产生的氨不能通过尿素循环形成尿素排出体外，引起血氨升高。临床症状多为呕吐、嗜睡、激惹、昏迷等。

2. 继发性高氨血症 继发性高氨血症（secondary hyperammonemia）是由某些系统疾病引起尿素循环中某些酶数量减少而导致的疾病。肝衰竭、急性肾损伤、器官移植等都是最有可能诱发此类代谢系统疾病的原因。

（二）尿素循环障碍的实验诊断

尿素循环障碍是最常见的先天性高氨血症。血氨升高是主要诊断标准，同时进行血氨基酸、酰基肉碱谱、尿有机酸分析，以及血气、乳酸、电解质、肝功能、肾功能检查，对疑似 UCD 应进行基因检测。

血氨检测是诊断和管理 UCD 的关键，早发型患者新生儿期血氨常明显升高，部分迟发型患者血氨水平可正常。血氨检测应注意尽可能空腹取样，避免剧烈运动后取样。必须立即冰浴，尽快分离出血浆，及时进行测定。一旦确诊为高氨血症，应紧急行血氨基酸、酰基肉碱谱及尿有机酸分析，氨基酸定量分析用以判断尿素循环酶缺陷的部位，尿有机酸测定可协助诊断伴有高氨血症的有机酸尿症，初步区分 UCD 亚型，鉴别其他氨基酸、有机酸及脂肪酸代谢障碍引起的高氨血症。

基因检测是 UCD 确诊的重要依据，也是产前诊断和遗传咨询的关键。对于不明原因死亡患者，建议冻存血液和尿液等样本以备病因诊断。

本章小结

非蛋白氮是指血浆中除蛋白质以外的含氮物质,主要来源于蛋白质和核酸的代谢。血清尿素作为蛋白质代谢的终末产物,大约 50% 通过肾小球滤过后被肾小管重吸收,其浓度反映肾脏排泄功能。相比之下,血肌酐受饮食和代谢因素影响较小,在诊断肾小球滤过功能方面更具有特异性,常与血尿素联用来评估肾功能损伤。尿酸作为嘌呤代谢的终产物,可以反映肾小球滤过和肾小管重吸收功能。

高尿酸血症和痛风是同一疾病的不同阶段,仅部分患者发展为痛风。肉碱缺乏可导致细胞损伤和转氨酶、肌酸激酶升高,早期通过检测血液、组织中游离肉碱含量可诊断。串联质谱、尿有机酸谱和基因检测为诊断提供重要依据。氨是有毒物质,其在体内积聚导致高氨血症,血氨浓度是诊断高氨血症的关键。

(韩鹏飞)

第七章 酶和同工酶的生物化学检验

通过本章学习，你将能够回答下列问题：

1. 试述酶和同工酶的概念、分类与特性。
2. 简述血清酶的分类与各自特征。
3. 简述血清酶含量变化的生理和病理机制。
4. 酶活性浓度的表示方法有哪些？
5. 简述酶促反应进程。
6. 简述酶活性浓度测定方法的种类及特点。
7. 如何进行酶活性浓度测定条件的优化？
8. 影响酶活性浓度测定的方法因素有哪些？
9. 简述酶质量浓度的测定方法。
10. 常用的同工酶检测方法有哪些？各有何特点？
11. 试述临床常用血清酶和同工酶的检测方法。
12. 试述临床常用血清酶和同工酶的临床意义。

酶存在于身体所有组织细胞中，在新陈代谢进程中发挥着重要作用，许多疾病的发生发展与酶代谢异常密切相关。酶的先天性缺陷是遗传代谢性疾病的病因之一，某些疾病的发生也伴随着酶和同工酶的改变。因此，对体液中特别是血清中酶和同工酶活性或质量的检测，不仅有助于疾病诊断，也对病情判断、治疗指导、疗效观察等具有重要意义。

第一节　血清酶学基础

人体内存在的酶目前已知的至少有 2 000 多种。当细胞缺氧、炎症、损伤或实质细胞数量发生变化时，血清中酶的含量会发生明显变化，这种变化可以提示病变的部位和严重程度。

一、酶和同工酶

（一）酶的概念、特性和命名

1. 概念　酶（enzyme，E）是能催化特定化学反应的生物分子，包括蛋白质和 RNA。绝大多数酶是蛋白质，按其分子组成可以分为单纯酶和结合酶。仅由氨基酸残基组成的酶为单纯酶，如淀粉酶、脂肪酶、核糖核酸酶等。除含蛋白质外，还含有非蛋白质部分的酶为结合酶，体内酶大多数是结合酶。

2. 特性　除了具有蛋白质的一般理化性质，酶还具有一些特殊性质。

（1）高效性：酶能降低反应活化能，催化效率高。

（2）专一性：一种酶只能催化一种或一类底物。

（3）多样性：酶的种类很多，催化多种不同类型的反应。

（4）温和性：酶促反应一般在常温、常压和接近中性的条件下进行。

（5）可调节性：酶的活性可以通过抑制剂和激活剂调节，此外还包括反馈抑制调节、共价修饰调节和变构调节。

3. 命名 国际生物化学学会酶学委员会根据催化的反应类型将酶分为七大类：即氧化还原酶类、转移酶类、水解酶类、裂合酶类、异构酶类、合成酶类和易位酶类。采用系统命名法，将每种酶用四组数字加以系统编号，分别表示该酶所属的类别、亚类、亚 - 亚类和排序编号，数字前冠以 EC。例如，EC 1.1.1.27 即代表乳酸脱氢酶。为便于应用，对每一种酶还同时推荐了一个习惯命名。

（二）同工酶的概念和分类

同工酶（isoenzyme）是指催化相同化学反应，但蛋白质的分子结构、理化性质和免疫学特性各不相同的一组酶。

根据同工酶的结构差异，可将其分为两类：①原级同工酶（primary isoenzyme）：由不同基因编码的肽链而衍生的同工酶；②次级同工酶（secondary isoenzyme）：同一酶蛋白再经不同修饰（如磷酸化、乙酰化）而衍生的同工酶。例如：碱性磷酸酶的同工酶，肝型、肠型、胎盘型为原级，其他类型同工酶（如骨型、肾型等）均为碱性磷酸酶基因表达后经修饰而产生的衍生物。表 7-1 列举了生物化学检验中常用的酶和同工酶的种类以及相关疾病。

表 7-1　临床检验中重要的酶和同工酶

酶	同工酶	相关疾病
CK	CK-BB（CK_1）、CK-MB（CK_2）、CK-MM（CK_3）	心肌梗死、肌病、颅脑损伤、肿瘤
LDH	LDH_1、LDH_2、LDH_3、LDH_4、LDH_5	心肌梗死、肌病、肺梗死、肝病、肿瘤
ALP	肝型、肠型、骨型、胎盘型、肾型	肝胆疾病、骨病、妊娠、肠炎、肿瘤
ACP	红细胞型、前列腺型、溶酶体型	前列腺癌、血液病、骨肿瘤
GGT	GGT_1、GGT_2、GGT_3	肝癌、梗阻性黄疸
AMY	P-AMY（P_1、P_2、P_3）、S-AMY（S_1、S_2、S_3、S_4）	胰腺炎、腮腺炎
ALT	ALTs、ALTm	心肌梗死、肝病
AST	ASTs、ASTm	心肌梗死、肝病
ALD	ALD-A、ALD-B、ALD-C	肝癌、肝炎、肌病

注：CK. 肌酸激酶；LDH. 乳酸脱氢酶；ALP. 碱性磷酸酶；ACP. 酸性磷酸酶；GGT. γ- 谷氨酰转移酶；AMY. 淀粉酶；ALT. 丙氨酸转氨酶；AST. 天冬氨酸转氨酶；ALD. 醛缩酶。

二、血清酶的分类与特征

除凝血酶和纤溶酶外，血清酶与血浆酶基本一致。根据酶的来源及其发挥催化功能的情况，可将血浆酶分为血浆特异酶和非血浆特异酶两大类，此外还有一类比较特殊的血清酶即巨型酶。

（一）血浆特异酶

血浆特异酶（plasma specific enzyme）是血浆中的固有成分，在血浆中发挥特定催化作用。大部分由肝脏合成，如凝血酶、纤溶酶、铜氧化酶、胆碱酯酶等，当肝功能减退时，可见血浆中这些酶活性降低。

（二）非血浆特异酶

非血浆特异酶（non-plasma specific enzyme）是由于细胞更新而进入血液，含量低、无特殊功能的酶。根据其来源不同，可分为分泌酶和胞内酶。

1. 分泌酶　分泌酶（secretory enzyme）是来源于消化腺或其他外分泌腺的酶，如胃蛋白酶、胰淀粉酶、胰脂肪酶、胰蛋白酶和前列腺酸性磷酸酶等，它们在血液中的含量与相应的分泌腺的功能及疾病有关。

2. 胞内酶　胞内酶（intracellular enzyme）是存在于各组织细胞中进行代谢的酶类。随着细胞的新陈代谢，有少量酶释放入血液。其中大部分并没有器官特异性，但是有小部分来源于特定的组织，有器官特异性。这类酶的细胞内外浓度差异悬殊，组织器官受损时血浆中极易升高，常用于临床诊断，如肌酸激酶、乳酸脱氢酶、丙氨酸转氨酶等。

（三）巨型酶

酶在血清中与自身或其他蛋白质（如免疫球蛋白、脂蛋白等）形成的复合物，被称为巨型酶（macroenzyme）。淀粉酶和肌酸激酶最易形成巨型酶，此外还有碱性磷酸酶、丙氨酸转氨酶、天冬氨酸转氨酶、γ- 谷氨酰转移酶、乳酸脱氢酶和脂肪酶等。巨型酶在患者中的发生率为 0.1%～3.5%，机制不明，其存在往往导致检测结果假性升高。肌酸激酶临床检测中，如果怀疑存在巨型酶对结果产生干扰，可在血清标本中加入聚乙二醇 6 000，使巨型酶沉淀，离心后检测上清液中活性是否下降，如果活性下降说明存在巨型酶干扰。也可采用琼脂糖凝胶电泳，判断是否存在巨型酶的干扰。

三、血清酶的生理变异

导致血清酶变化的因素包括生理变异和病理变化两个方面。影响血清酶的生理因素包括性别、年龄、饮食、运动、妊娠等。

1. 性别　多数血清酶的男女性别差异不大，但少数酶如肌酸激酶、碱性磷酸酶及 γ- 谷氨酰转移酶等有性别差异，男性高于女性。

2. 年龄　血清中一些酶的活性随年龄而变化。如新生儿血清中碱性磷酸酶略高于成人，1～5 岁增至成人的 2～3 倍，然后逐渐下降，到 10～15 岁，又明显升高，可达成人的 3～5 倍，20 岁后降至成人值。此外，肌酸激酶、乳酸脱氢酶和酸性磷酸酶也随年龄而变化。

3. 饮食　血清中大多数酶不受进食的影响，故测酶活性不一定需要空腹采血。但高脂、高糖饮食后血清碱性磷酸酶活性升高。而酗酒可使血清 γ- 谷氨酰转移酶升高，如未累及肝脏，戒酒后酶活性下降。此外，禁食数天可导致血清 α- 淀粉酶下降。

4. 运动　激烈的肌肉运动可使血清中多种酶，如肌酸激酶、乳酸脱氢酶、转氨酶和醛缩酶等活性升高，升高幅度与运动量、运动时间、运动频率及骨骼肌所含酶量有关。

5. 妊娠　妊娠时随着胎盘的形成和长大，胎盘组织可分泌一些酶进入母体血液，如耐热碱性磷酸酶同工酶、乳酸脱氢酶等，引起血清中这些酶升高。

四、血清酶的病理改变及机制

许多组织、器官的疾病常表现为血液中一些酶活性异常，主要受以下几个因素的影响。

（一）酶合成异常

酶合成减少和合成增多是影响血清酶变化的重要因素，这些酶大多数在肝脏中合成，当肝功能障碍时酶浓度常下降。此外酶基因变异也可引起特定酶减少或消失。

（二）酶释放增加

酶从病变（或损伤）细胞中释放增加是疾病时大多数血清酶增高的主要机制，影响胞内酶释放的主要原因包括以下几个方面。

1. 细胞内、外酶浓度的差异　非血浆特异酶的细胞内、外浓度可差千倍以上，只要少量细胞受损，酶从细胞中释放，就可使血清酶明显升高。

2. 酶在细胞内的定位和存在的形式　胞质中游离的酶最容易释放入血，而在亚细胞结构中的酶则较难释放出来,特别是线粒体酶,如丙氨酸转氨酶主要存在于胞质中,因此肝细胞损伤时比较灵敏。

3. 酶分子量的大小 酶释放的速度一般和分子量的大小成反比,此因素对酶在血液中出现时间的影响大于对酶浓度高低的影响。例如乳酸脱氢酶的分子量大于肌酸激酶,急性心肌梗死发生时,乳酸脱氢酶在血液中升高的时间就晚于肌酸激酶。

(三)酶清除异常

血清酶清除途径主要包括以下三种。

1. 血管内失活或灭活 大多数酶在血浆中不仅没有被激活,还会被迅速清除。酶在血浆中的半衰期从几个小时到数天,其平均半衰期为6～48小时。血清酶的半衰期常用$T_{1/2}$表示。

$$T_{1/2} = 0.693/k_d \qquad\qquad 式7-1$$

式中,k_d为清除速率,单位为h^{-1}。图7-1表示血液中常见酶的半衰期。

2. 肾小球滤过,经尿液排出 淀粉酶分子量比较小,是生理状况下唯一在尿液中存在的酶。如果患有肾脏疾病,则尿酶升高,如淀粉酶、N-乙酰-β-D-氨基葡萄糖苷酶、亮氨酸氨基转肽酶等。

3. 单核-吞噬细胞系统清除 清除异常也会导致血清酶活性异常。

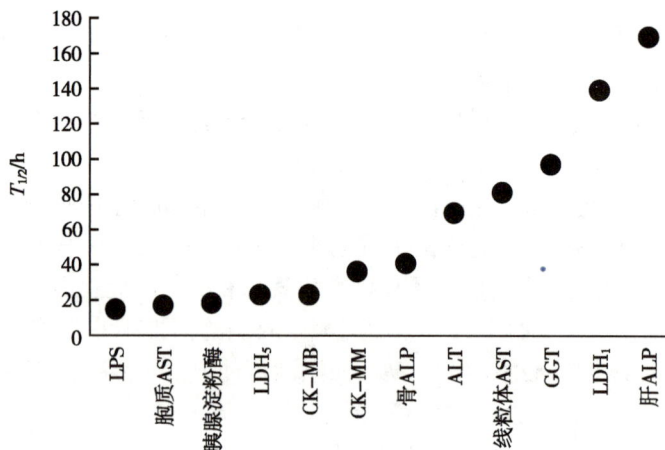

图 7-1　血液中常见酶的半衰期
LPS. 脂肪酶。

第二节　酶活性浓度和质量浓度测定

酶活性(enzyme activity)是指酶催化特定化学反应的能力,通常是以在一定条件下酶催化某一化学反应的速度表示酶活性的大小。在临床生物化学检验中,有时也用酶的质量浓度表示。

一、酶活性浓度的测定

酶活性浓度测定主要是利用酶具有催化活性,能加快化学反应速度的特性,测定单位时间内底物消耗量($-d[S]/dt$)或产物生成量($d[P]/dt$),计算酶促反应的速率,确定酶活性浓度的高低。根据酶促反应进程曲线,采用合理的方法进行酶活性浓度测定,具有方法简便、灵敏度高、成本低等特点,故应用广泛。

（一）酶活性单位

酶活性用活性单位表示，常用的酶活性单位有惯用单位、国际单位、开特单位和酶活性浓度单位。

1. 惯用单位 早期根据检测方法自定义的酶活性单位称为惯用单位，如测定淀粉酶的 Somogyi 单位，转氨酶的赖氏单位（Reitman-Frankel）等。

2. 国际单位 国际生物化学学会酶学委员会推荐采用国际单位来统一酶活性单位。在特定的条件下，每分钟内转变 1μmol 底物的酶量为一个国际单位（international unit, IU）。目前省略国际，将 IU 简写为 U。

3. 开特单位 我国法定计量单位制中的酶催化活性单位为开特。在最适条件下，每秒转化 1mol 底物所需要的酶量称为开特（Katal, Kat）。采用 Kat 表示血清中酶量时单位过大，故常用 μKat 或 nKat 表示。$1Kat = 6 \times 10^7 U$，$1U = 1\mu mol/min = 16.67nmol/s = 16.67nKat$。

4. 酶活性浓度单位 临床上测定的不是酶的绝对活性大小，而是酶活性浓度，一般以单位体积所含的酶活性单位数表示。常用 U/L 来表示体液中酶活性浓度，也可用 Kat/L 报告酶活性浓度。

（二）酶促反应进程

酶促反应体系中，底物浓度[S]和产物浓度[P]随着反应的进行不断发生变化。如将酶反应过程中测得的[P]或[S]变化量对时间做图，可得酶促反应时间进程曲线（图 7-2）。该曲线反映了酶促反应进程中主要成分的变化规律，也可以从中得到酶促反应的速率，图中[P]或[S]变化曲线的斜率就代表酶促反应的速率。

典型的酶促反应过程一般包括三个时期，即延滞期、线性期和非线性期。

1. 延滞期 延滞期（lag phase）是指反应开始的一段时间，此时[S]开始下降，随之有相应[P]逐渐增加。但由于多种因素的影响，该期酶促反应速率比较慢。不同反应的延滞期长短不等，可以从几秒到几分钟。

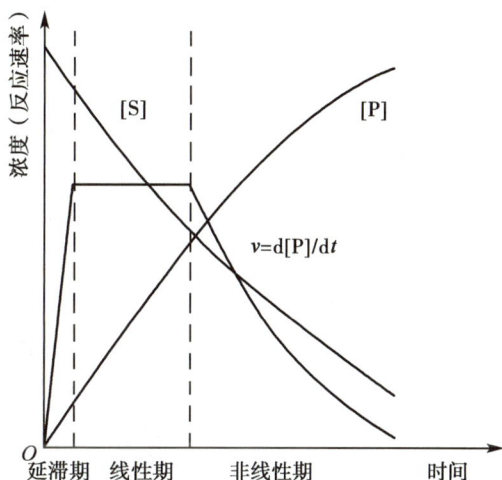

图 7-2　酶促反应时间进程曲线

单一酶促反应的延滞期是从反应开始至达到最大反应速率所需要的时间。其间发生的变化包括酶活性中心的形成与催化位点的暴露、酶与辅酶因子的结合、底物的解离、底物与酶的结合等。酶偶联反应的延滞期较长，除了以上过程，还包括中间产物的积聚、指示反应速率增加、指示反应速率与待测酶的酶促反应速率达到平衡所需的时间。因此，辅助酶越多延滞期就越长，通常为 1~3 分钟。

2. 线性期 线性期（linear phase）是指延滞期后酶促反应速率达到最大反应速率并保持相对恒定的一段时期，此时有过量底物存在，时间进程曲线呈直线或接近直线状态。

因线性期底物量足够，酶促反应速率不受底物浓度的影响，产物浓度[P]和底物浓度[S]的变化与时间 t 成直线关系，因此测定此时的酶促反应速率就能较好地反映酶活性的大小。不过线性期是一个相对的概念，试剂中底物用量不可能大到完全不限制酶活性发挥的程度，而且底物量随着反应进行而不断消耗。一般认为，当底物消耗量小于 5%，不足以明显改变反应速率时，仍认为酶促反应以初速率即最大速率进行。在选定条件下，标本中酶浓度越高，其线性期就越短。在实际工作中往往需要根据酶促反应动力学曲线来设定线性期和非线性期的界限。

3. 非线性期 非线性期（non-linear phase）又称底物耗尽期，是指线性期后反应速率明显下降、酶促反应进程曲线偏离直线的一段时期。随着反应的进行，底物浓度不断下降，产物浓度不断上升，使反应体系中逆反应增加；反应产物的抑制作用、酶的热失活、酶的聚合或解离等也会增加，这些原因会使酶促反应变慢。在这段时期酶促反应速率受底物浓度的影响较大，产物浓度[P]和底物浓度[S]的变化与时间 t 之间不成直线关系。

可见，只有依据酶促反应进程曲线中线性期的反应速率才能准确计算出反应体系中的酶活性浓度。因此，不论采用哪种酶活性浓度测定方法，都应该尽量保证在线性期进行检测，如果在延滞期或非线性期检测势必造成较大的误差。

（三）酶活性浓度测定方法

按照检测时段的不同，酶活性浓度测定方法可分为定时法和连续监测法两大类。

1. 定时法 定时法（fixed-time assay）是指测定酶促反应过程中某一段时间内底物的消耗量或产物的生成量，计算出该时段内的平均反应速率，再将单位换算成 μmol/min，以此代表待测酶的活性浓度。该法一般是在反应一开始即计时，到达设定时间时加入终止剂终止酶促反应，测定这段时间内底物或产物浓度的变化。

（1）定时法的特点：主要优点是设备简单，操作方便，检测过程中不需要恒温设备，用分光光度计即可测定；也不用考虑显色剂对酶活性的影响。定时法是早期测定酶活性浓度的常用方法。

定时法的主要不足在于不能确保选定的测定时段全部处于线性期，因此测定误差难以估计。如图 7-3 所示，用定时法测定 3 个标本的某酶活性时，它们的反应进程不同，所含的酶活性浓度不等。但如果取 t_1 到 t_2 这一相同时间段来测定，由于产物的变化量相同，计算出的反应速率也就相等。造成这种错误的原因在于：此检测时段曲线 1 的酶促反应已经减慢进入非线性期，检测时间包含线性期和部分非线性期，曲线 2 的酶促反应还没有达到最大反应速率，检测时间包含了部分延滞期，两者的测定结果都不能代表体系中的酶活性；只有曲线 3 完全处于线性期，产物变化量与酶浓度成正比，测定的结果才准确。因此，用定时法时必须先了解反应体系的时间进程曲线特征，找出反应速率恒定的时期作为测定时段。在实际工作中，延滞期很难确定，而且一般很短，对酶活性浓度测定产生的影响不大。但非线性期的影响不容忽视，随着保温时间的延续，酶变性失活加速，逆反应加强，对活性测定产生的影响非常明显。

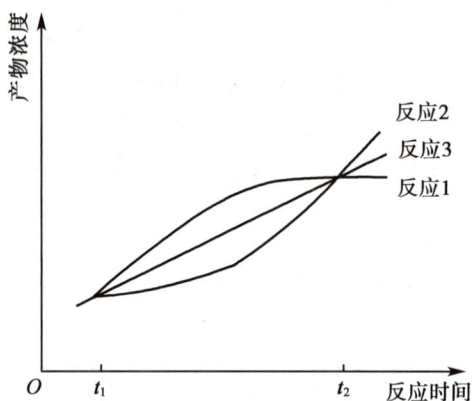

图 7-3 定时法中可能引起误差的原因分析

（2）定时法酶活性的计算：根据测定方法的不同，可以利用标准比较法、标准曲线法或吸光系数法计算出酶活性浓度。过去常用的是前两种方法，即同时测定标准品和标本，根据吸光度变化来计算标本酶活性，但有很大不足。主要是因为没有真正的酶标准品，大多是用酶反应产物（或底物）的标准品来代替。这样做不包含真正的酶促反应，即使用该标准品在基本上相同于标本的条件下进行化学反应，测定误差不可避免，因此现已少用。

目前常用的是吸光系数法，根据待测底物或产物的摩尔吸光系数和测定方法计算出酶活性浓度。例如某标本中的酶活性为 X（U/L），取样量、底物缓冲液量分别为 Vs（ml）、Vr（ml），将二者孵育，反应一段时间（t，分钟），加入终止液（体积为 Ve，ml），检测到产物吸光度增加量为 A，该产物的摩尔吸光系数为 ε，比色皿光径为 b（cm）。

根据朗伯 - 比尔定律 $A=\varepsilon bc$ 可得，$c=A/\varepsilon b$。式中，c 为产物的浓度，即产物的总变化量 $d[P]$，根据以上公式可求出反应速率即酶活性为：

$$v=d[P]/t=\frac{A}{\varepsilon \times b \times t}$$ 式 7-2

乘以测定时的稀释倍数，再换算成国际单位，即可得出标本中的酶活性 X(U/L)：

$$X=\frac{A \times 10^6}{\varepsilon \times b \times t} \times \frac{Vt}{Vs}=\frac{\Delta A/t \times 10^6}{\varepsilon \times b} \times \frac{Vt}{Vs}$$ 式 7-3

式中，反应总体积 $Vt=Vs+Vr+Ve$。

2. 连续监测法 连续监测法（continuous monitoring assay）是连续监测酶促反应进程中某一反应产物或底物浓度随时间变化的多点数据，找出反应的线性期，求出最大酶促反应速率，从而间接计算酶活性浓度的方法。具体方法是将待测酶与合适底物在特定条件下孵育，在酶促反应的线性期每隔一定时间连续多次检测酶促反应过程中某一底物或产物的特征信号的变化，从而计算出每分钟的信号变化速率，再求出酶活性浓度。因此，连续监测法又称为速率法。

（1）连续监测法的特点：与定时法不同，连续监测法不需要终止酶促反应，不需要添加其他显色试剂，直接检测待测酶反应或偶联的指示酶反应的产物或底物变化，很容易观察反应的整个过程。因此，连续监测法的优点是连续观测反应进程，可以明确找到反应的线性期，结果准确可靠，标本和试剂用量少，可在短时间内完成测定。

连续监测法在特定条件下进行，要求足够的底物浓度，还要精确控制温度、pH 等反应条件，对仪器要求较高，需要具有恒温装置和连续记录吸光度的装置。半自动或全自动生化分析仪都能达到这些要求。

随着自动生化分析仪的普及，连续监测法已逐步取代定时法，成为目前最常用的方法。自动生化分析仪能自动间隔一定时间（10～60 秒）测定一次底物或产物的变化量，连续测定多点，以测定结果对时间做图，绘制反应进程速率曲线，自动判断是否偏离线性，因而可以选择线性期来测初速率从而计算酶活性，所以连续监测法更适合于自动化仪器，其结果远比定时法所测平均速率准确，在高浓度标本时尤为明显。由于一般的光度计所测得的摩尔吸光系数与理论值差别较大，在实际工作中最好带标准品一起测定。连续监测法还可以根据理论的摩尔吸光系数计算出理论 K 值。在各种酶活性浓度测定方法中，几乎每个酶都有定时法和连续监测法可供选择，从测定准确度出发，应优先选择连续监测法。

（2）连续监测法酶活性的计算：用连续监测法进行酶活性浓度测定时，根据摩尔吸光系数可以进行酶活性浓度的计算。检测到线性期内的单位时间（分钟）吸光度变化即 $\Delta A/t$，其酶活性计算公式即为：

$$X=\frac{A \times 10^6}{\varepsilon \times b \times t} \times \frac{Vt}{Vs}=\frac{\Delta A/t \times 10^6}{\varepsilon \times b} \times \frac{Vt}{Vs}=K \times \frac{\Delta A}{t}$$ 式 7-4

式中，$K=\frac{10^6}{\varepsilon \times b} \times \frac{Vt}{Vs}$。

建立了某种酶的测定方法后，其 ε、Vt 和 Vs 均为定值，不同分析仪中 b 不同，但自动生化分析仪一般都自动将其换算为 1cm，因此 K 值为一个定值，可通过计算得出，称为理论 K 值或计算因子，并可将其设定到自动生化分析仪中。

（四）酶活性浓度测定的条件优化

酶的催化活性与酶促反应的最大速率成正比，只有当反应速率为最大反应速率时 v 才与酶量 E 成正比，也只有在此基础上建立起来的测定方法才可靠和准确。因此，测定酶活性浓度的推荐或参考方法都提出酶活性浓度测定的条件应是酶促反应的最适条件。

所谓最适条件（optimum condition）是指能满足酶促反应速率达到最大反应速率所需的条件，包括：①合适的底物种类和足够的底物浓度，尽量选择酶的米氏常数（K_m 值）最小的底物，有足够的溶解度，特异性和稳定性好，大多数酶的 K_m 为 $10^{-5}\sim10^{-3}$mol/L；②理想的缓冲液种类和最适离子强度，尽量选择活性缓冲液或惰性缓冲液，不选择抑制型缓冲液，离子强度与体液接近；③反应液的最适 pH，血清中大多数酶的最适 pH 接近中性；④最适反应温度，常规实验室大多使用 37℃；⑤合适的辅酶、辅基和金属离子激活剂等辅因子以及激活剂；⑥酶偶联反应中最适的指示酶和辅助酶种类及用量；⑦合理的测定时间，包括延滞期尽量短暂，有足够的线性期；⑧合适的标本与试剂比例；⑨足够的检测范围；⑩尽量去除各种抑制剂等。

（五）影响酶活性浓度测定的其他因素

除了酶促反应体系和反应条件，方法因素与检测系统对酶活性浓度的测定也有重要影响。

1. 方法因素对测定的影响

（1）方法类型的选择：尽量选用连续监测法。因为该方法选择线性期的反应速率来计算酶活性，测定结果更可靠，一般不需设置标本空白，干扰相对较小，是首选的方法。

（2）正向反应与逆向反应：酶促反应大多是可逆反应，一般根据测定底物或产物的难易程度来选择正向反应还是逆向反应。原则上选择对底物亲和力大、酶转换率高的方向；还应考虑内源性干扰、底物价格和稳定性等诸多因素。

（3）检测底物或检测产物：选择测定底物还是测定产物，主要取决于哪个方法更简便。原则上应选择测定产物的生成量而不是底物的消耗量。

（4）底物启动模式与标本启动模式：国际临床化学与检验医学联合会（IFCC）推荐法多采用底物启动模式，但需要双试剂剂型。

（5）副反应问题：脱氢酶指示系统是目前使用最多的指示反应之一。若存在内源性代谢物，会相互干扰，通过加入副反应抑制剂、对标本进行预处理等可解决副反应的干扰问题。

（6）延滞期与线性期的确定：多观察浓度不等、病理情况不同的标本，选择延滞期最长者作为确定值。线性期的确定离不开酶浓度的可测上限，酶浓度越高，在同样时间内消耗底物越多，产生的产物越多，底物的不足和产物的抑制将导致非线性期提前到来。

2. 检测系统对测定的影响

（1）仪器：不同的仪器，其波长的设置有区别，带宽有区别，比色杯的透光性在使用过程中也会发生改变，要定期检查仪器的摩尔吸光系数，校正 K 值。

（2）校准品：产物的基准物质，如对硝基酚、对硝基苯胺等，可用于校准仪器的摩尔吸光系数。酶校准品多是以人血清或动物血清为介质，与测定标本比较接近，应尽量采用。

（3）实验参数：标本量、试剂量、延滞期、测定时间、K 值等都是很关键的参数。

（4）标本量与反应液总量的比例：标本量与反应液总量的比例和检测灵敏度及检测上限有关，和测定误差也有关，改变标本量与反应液总量的比例就可以改变 K 值。标本量与反应液总量的比例一旦选定，就不能随意更改。

二、酶质量浓度的测定

酶浓度严格来说是指酶分子的质量浓度，以酶质量浓度来表示。人体体液中大多数酶的含量在 μg/L 水平，甚至更低，因此测定的难度较大。近年来，随着免疫学技术的发展，利用酶的抗原性建立了一些直接测定酶质量浓度的免疫化学方法。

利用酶蛋白的抗原性，制备特异性抗体，然后用免疫学方法测定酶质量浓度，单位多以 ng/ml、μg/L 来表示。用于酶质量浓度测定的免疫化学法有免疫抑制法、免疫沉淀法、放射免疫分析（RIA）、化学发光免疫分析（CLIA）、酶免疫分析（EIA）、酶联免疫吸附分析（ELISA）、荧光酶免疫分析（FEIA）等。其中，前两种方法也可用于酶活性浓度测定，例如用免疫抑制法测定 CK-MB 的活性，用免疫沉淀（单向扩散）法测定超氧化物歧化酶（SOD）活性等。此外，还可以用 CLIA 测定 CK-MB 的质量浓度。

三、同工酶的测定

同工酶的分布相对于酶本身更具有器官特异性、组织特异性和细胞特异性，可以较为准确地反映病变器官、组织和细胞的种类及其功能损伤程度。与酶总活性测定相比，同工酶测定具有诊断特异性强、符合率高的优点，对于疾病的诊断、治疗和预后分析都有重要价值。

依据同工酶等电点、分子量以及免疫学性质等的不同，常采用电泳、层析、免疫化学等技术，先分离后测定酶活性或酶蛋白。少数情况也可直接依据各型同工酶的热稳定性、动力学性质等的不同进行检测。

（一）按照理化性质不同进行检测

1. 电泳法 由于各种同工酶的氨基酸组成不同、等电点不同，电泳迁移率也就不同，据此可用电泳法分离鉴定。常用的电泳方法有乙酸纤维素薄膜电泳（CAE）、琼脂糖凝胶电泳（AGE）、聚丙烯酰胺凝胶电泳（PAGE）等。以乳酸脱氢酶同工酶为例，H 亚基含酸性氨基酸比 M 亚基多，在 pH 8.6 的碱性缓冲溶液中带负电荷较多，电泳速度比 M 亚基快，故电泳时会出现 5 条同工酶条带，由正极向负极依次为 LDH_1、LDH_2、LDH_3、LDH_4、LDH_5。图 7-4 为不同疾病时血清乳酸脱氢酶同工酶的 AGE 分离扫描图谱。

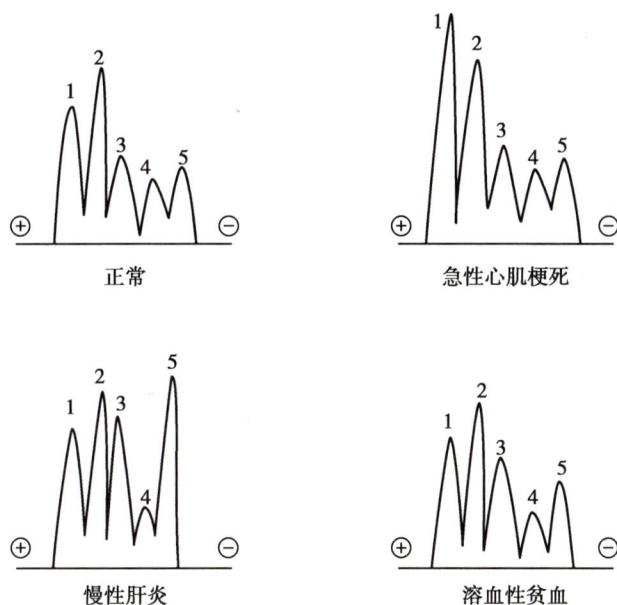

图 7-4 血清乳酸脱氢酶同工酶电泳扫描图谱

用电泳法进行同工酶分析时，当显示的区带数与同工酶数不一致时，要特别注意巨型酶的存在。另外，尚有免疫学结合电泳法，如将可疑血清先与抗人 IgG 或 IgA 的抗血清进行混合，置于 4℃过夜，离心取上清液进行肌酸激酶同工酶电泳。

电泳法分析同工酶简便，分离效果好，一般不会破坏酶的天然状态，使用最为广泛。但也有不足，如检测速度较慢，每批检测的标本数不灵活等。

2. 层析法 离子交换层析和亲和层析常用于同工酶的提纯与制备，也可用于临床实验室同工酶检测。例如，根据电荷量不同可以进行离子交换层析，根据免疫学特性和底物专一性不同可以进行亲和层析等。

（二）按照其他性质不同进行检测

1. 按照底物专一性不同 同工酶对底物的专一性不同，K_m 值也不同。如果 K_m 值差别足够大，就可以通过测定 K_m 值加以鉴定。如天冬氨酸转氨酶（AST）同工酶以 L- 天冬氨酸为底物时，胞质 AST 的 K_m 值为 5.07mmol/L，线粒体 AST 的 K_m 值为 0.7mmol/L，两者差别很大，据此可通过测定 K_m 值加以鉴定。

2. 按照最适 pH 不同 如果同工酶最适 pH 之间的差别足够大，可以通过调节缓冲溶液的 pH 加以鉴定。例如 AST 的最适 pH 为 7.4，将 pH 调至 6.5 时，胞质 AST 的活性明显降低，而线粒体 AST 仍旧保持足够活性。

3. 按照免疫学特性不同 如果同工酶的抗原性不同，可将其分离提纯后制备抗血清，进行同工酶的免疫沉淀或免疫抑制分析。

（1）免疫沉淀法：免疫沉淀法就是向标本中加入特异性抗体，让其与相应的同工酶形成抗原 - 抗体复合物，离心沉淀后，其他同工酶仍旧保留在溶液中而被测定。

（2）免疫抑制法：免疫抑制法是向标本中加入特异性抗体，与该抗体结合的同工酶的活性受到抑制，其他同工酶活性则不受影响。

4. 按照耐热程度不同 由于各种同工酶的耐热性不同，据此可以对同工酶进行检测，例如在碱性磷酸酶（ALP）同工酶中，胎盘型 ALP 耐热而其他同工酶都不耐热。将温度升高到 56℃保持 15 分钟，胎盘型 ALP 仍有足够活性，其他同工酶都被灭活，此时测定的就是胎盘型 ALP 的活性。

第三节　临床常用血清酶和同工酶的测定

一、肌肉酶及同工酶的测定

（一）肌酸激酶及其同工酶

1. 生化及生理 肌酸激酶（creatine kinase，CK）是可逆地催化 ATP 及肌酸之间转磷酸反应的酶，是细胞能量代谢的关键酶。CK 是由两个亚基构成的二聚体，组成 CK 的亚基包括肌肉型（M 型）、脑型（B 型）和线粒体型（Mt 型），它们分别组成四种同工酶：脑型 CK 同工酶（CK_1，CK-BB）、杂合型 CK 同工酶（CK_2，CK-MB）、肌型 CK 同工酶（CK_3，CK-MM）和线粒体 CK 同工酶（CK-Mt，CK-MiMi）。CK-MM 主要存在于骨骼肌中，心肌是 CK-MB 含量丰富的唯一器官，平滑肌、脑中的 CK-BB 含量高于其他组织。CK-Mt 主要存在于心肌、骨骼肌，占心脏总 CK 的 15%。当这些组织、器官受损伤时，血清中 CK 及同工酶的含量升高。

有些同工酶在从组织进入体液后，可进一步加工、修饰形成不同亚型（isoform）。肌酸激酶 M 亚基和 B 亚基的 C 端是赖氨酸，羧肽酶 B 和 N 能够部分或者全部水解 C 端的赖氨酸，从而使其形成不同亚型，即 $CK-MM_1$、$CK-MM_2$、$CK-MM_3$、$CK-MB_1$ 和 $CK-MB_2$。

血清中以大分子形式存在的 CK 分子称为巨型 CK（macro-CK）。巨型 CK 有两种形式：①1 型巨型 CK：CK-BB 和 IgG 组成的复合物，不具有病理意义，但会导致 CK 检测结果假性升高，临床发生率为 0.8%～2.3%；②2 型巨型 CK：低聚性线粒体 CK，在肿瘤和肝脏疾病时发生，发生率为 0.5%～2.6%。

2. 检测方法

（1）CK 总活性：酶偶联连续监测法。其原理是以 N- 乙酰 -L- 半胱氨酸（N-acetyl-L-cysteine，NAC）为激活剂，偶联己糖激酶（HK），以葡萄糖 -6- 磷酸脱氢酶（G6PDH）为指示酶，通过测定 NADPH 在 340nm 处吸光度的上升速率计算酶活性。反应式如下：

$$磷酸肌酸 + ADP \xrightarrow[\text{pH } 6.5]{CK} 肌酸 + ATP$$

$$ATP + 葡萄糖 \xrightarrow{HK} 葡萄糖\text{-}6\text{-}磷酸 + ADP$$

$$葡萄糖\text{-}6\text{-}磷酸 + NADP^{+} \xrightarrow{G6PDH} 葡萄糖酸\text{-}6\text{-}磷酸 + NADPH + H^{+}$$

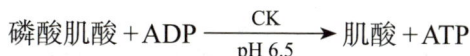

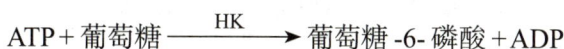

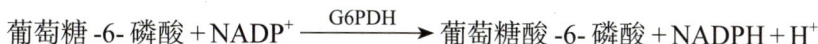

方法性能要求：不精密度 $CV < 11.4\%$；偏倚 $\pm11.5\%$；总误差 $\pm30.3\%$。

（2）CK 同工酶：琼脂糖凝胶电泳、免疫抑制法测定 CK-MB 活性，免疫法测定 CK-MB 质量。

3. 参考区间

（1）血清总 CK：成年男性 50～310U/L；成年女性 40～200U/L。

（2）CK 同工酶：血清电泳法 CK-MM 97%～100%；CK-MB 0%～3%；CK-MB 活性（免疫抑制法）$<3.9\%$；CK-MB 质量（免疫法）$<5\mu g/L$。

4. 临床意义

（1）血清 CK 主要用于心肌梗死的诊断。心肌梗死发生后 4～8 小时，CK 开始升高，10～24 小时达最高峰，在 3～4 天恢复正常。CK 诊断心肌梗死的阳性率高于 AST、LDH，特异性强，是用于心肌梗死早期诊断的一项较好的指标，同时对评估病情和判断预后也有一定的参考价值。CK-MB 是诊断急性心肌梗死较有价值的生化指标。

（2）病毒性心肌炎、皮肌炎、肌营养不良、骨骼肌损伤、脑膜炎、脑血管意外、甲状腺功能减退等疾病，以及一些非疾病因素如剧烈运动、肌内注射氯丙嗪和抗生素、各种插管及手术可引起 CK 升高。

（3）甲状腺功能亢进、长期卧床者总 CK（主要为 CK-MM）可下降。

（二）乳酸脱氢酶及其同工酶

1. 生化及生理 乳酸脱氢酶（lactate dehydrogenase，LD，LDH）是广泛存在的催化乳酸和丙酮酸相互转换的酶。LDH 存在于所有体细胞的胞质中，以心肌、骨骼肌和肾脏中含量最为丰富。LDH 是由 M 和 H 两个亚基组成的四聚体，共形成 5 种同工酶。按电泳时的泳动速度，分别命名为 $LDH_1(H_4)$、$LDH_2(H_3M)$、$LDH_3(H_2M_2)$、$LDH_4(HM_3)$ 和 $LDH_5(M_4)$。LDH_1、LDH_2 主要分布在心肌（正常时血浆 LDH_2 高于 LDH_1），LDH_1 也存在于红细胞中，且活性为心肌 LDH_1 的 100 倍；LDH_3 主要存在于脾、肺；LDH_4、LDH_5 主要来自肝脏，其次为骨骼肌。

2. 检测方法

（1）LDH 活性：测定方法有以下两种。①根据从乳酸氧化成丙酮酸的正向反应（L→P），乳酸和 NAD^+ 作为酶底物，在 340nm 波长处检测吸光度上升速率，称 LD-L 法；②根据丙酮酸还原成乳酸的逆向反应（P→L），丙酮酸和 NADH 作为酶底物，在 340nm 波长处检测吸光度下降速率，称 LD-P 法。吸光度上升或下降速率与标本中 LDH 活性成正比。反应式如下：

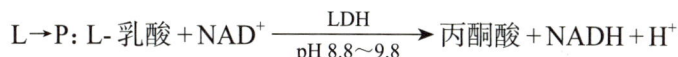

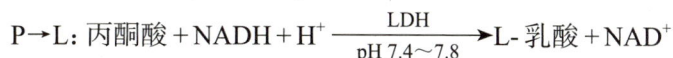

$$L \to P: L\text{-}乳酸 + NAD^{+} \xrightarrow[\text{pH } 8.8\sim9.8]{LDH} 丙酮酸 + NADH + H^{+}$$

$$P \to L: 丙酮酸 + NADH + H^{+} \xrightarrow[\text{pH } 7.4\sim7.8]{LDH} L\text{-}乳酸 + NAD^{+}$$

正向反应连续监测法是 IFCC 和中国检验检测学会的推荐方法，其优点包括：底物乳酸和 NAD^+ 比逆向反应所用的 NADH 和丙酮酸稳定；NAD^+ 含有的抑制 LDH 的杂质比 NADH 少；乳酸对 LDH 的抑制作用小于丙酮酸；线性范围较宽，重复性好于逆向反应；底物抑制作用小，线性反应持续时间较长。其缺点是需要的底物浓度较高，反应速率较慢。逆向反应连续监测法的优点是 NADH 用量少，试剂成本低，反应速率快，灵敏度高。其缺点包括：NADH 和丙酮酸的稳定性差；过量丙酮酸对 LDH 的抑制作用较大。

131

（2）LDH 同工酶：检测方法为琼脂糖凝胶电泳。不同的 LDH 同工酶对冷冻的敏感性不一样，LDH_4 和 LDH_5 对冷冻很敏感。如果血清置于 $-20℃$ 过夜，LDH_4 和 LDH_5 活性将全部丧失。所以，血清标本应保持在室温，如果要长期保存，应加 NAD^+（10mg/ml）或谷胱甘肽（3.1mg/ml）后保存在 $4℃$，可以减缓 LDH_4 和 LDH_5 的失活。

3. 参考区间

（1）LDH 活性（成年人）：120～250U/L（LD-L 法）；200～380U/L（LD-P 法）。

（2）LDH 同工酶：LDH_1 14%～26%；LDH_2 29%～39%；LDH_3 20%～26%；LDH_4 8%～16%；LDH_5 6%～16%。

4. 临床意义 血清中 LDH 活性增高主要见于心肌梗死、肝病、肺梗死、恶性肿瘤（如淋巴瘤、白血病）等的诊断。常见疾病血清 LDH 及同工酶的变化见表7-2。

表7-2　常见疾病血清LDH及同工酶的变化

疾病	血清 LDH 变化	LDH 同工酶变化
心肌梗死	升高最慢（8～10 天），升高时间长（5～10 天），可高于正常上限的 10 倍	$LDH_1 > LDH_2$，可持续 14 天
充血性心力衰竭、心肌炎	可高于正常上限的 5 倍	$LDH_1 > LDH_2$
病毒性肝炎	部分患者可高于正常上限的 5 倍	$LDH_5 > LDH_4$
肝硬化	轻度升高	$LDH_5 > LDH_4$
原发性肝癌	部分病例升高	$LDH_5 > LDH_4$
梗阻性黄疸	不定	常是 $LDH_4 > LDH_5$
肌肉损伤	视损伤程度而异	以 LDH_5 升高为主
恶性肿瘤（除原发性肝癌外）	可升高	以 LDH_3 为主，$LDH_3 > LDH_1$

二、肝脏酶及同工酶的测定

（一）丙氨酸转氨酶

1. 生化及生理 丙氨酸转氨酶（alanine transaminase，ALT）是一种可逆地催化丙酮酸和谷氨酸之间氨基转移的酶。以肝脏中的含量最多，其次是肾脏、心肌、骨骼肌等组织中，以细胞质中最多，只有少量在线粒体内，肝细胞内浓度高于血清 1 000～3 000 倍。这些组织发生损伤或坏死时，ALT 迅速从细胞中释放，使血清中的 ALT 活性快速升高，对肝细胞损伤非常灵敏。

2. 检测方法 目前国内外实验室多采用 IFCC 推荐的连续监测方法对 ALT 进行测定。其原理为 ALT 催化氨基从 L-丙氨酸转移到 α-酮戊二酸，生成 α-丙酮酸和 L-谷氨酸。LDH 催化 α-丙酮酸还原成乳酸，同时将 NADH 氧化成 NAD^+，可在 340nm 处连续测定 NADH 的消耗量，从而计算出 ALT 活性浓度。

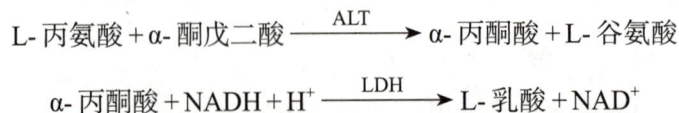

$$L\text{-丙氨酸} + α\text{-酮戊二酸} \xrightarrow{ALT} α\text{-丙酮酸} + L\text{-谷氨酸}$$

$$α\text{-丙酮酸} + NADH + H^+ \xrightarrow{LDH} L\text{-乳酸} + NAD^+$$

连续监测 ALT 反应中存在两个副反应：血清中存在的 α-酮酸（如丙酮酸）消耗 NADH；血清中谷氨酸脱氢酶（GLDH）增高时，在有氨存在的条件下，亦能消耗 NADH。上述副反应都能消耗 NADH，使 340nm 处吸光度下降值增加，使测定结果偏高。

该法线性范围为 0～1 000U/L，平均批内、批间精密度 CV 分别为 7.3%、9.2%，不准确度 ≤15%。标本测定中不需要标准对照，操作简便，精确性好。

3. 参考区间 男性，9～50U/L；女性，7～40U/L。

4. 临床意义 肝细胞中 ALT 含量较多，且主要存在于肝细胞的可溶性部分。在肝脏受损时，ALT 会释放入血，导致血中 ALT 活性浓度增加，其他的疾病或因素也可能引起 ALT 不同程度增高。

血清 ALT 活性增高常见于：①肝胆疾病：如肝炎、肝癌、脂肪肝和胆管炎等；②心血管疾病：如心肌梗死、心肌炎、心力衰竭时肝淤血和脑出血等；③药物和毒物：如氯丙嗪、异烟肼、水杨酸制剂及乙醇、铅、汞或有机磷等引起 ALT 活性增高。血清 ALT 活性降低常见于磷酸吡哆醛缺乏症。

（二）天冬氨酸转氨酶

1. 生化及生理 天冬氨酸转氨酶（aspartate transaminase，AST）是一种可逆地催化天冬氨酸的氨基转移到 α-酮戊二酸形成草酰乙酸和谷氨酸的酶。AST 广泛分布于全身各组织，尤其以心脏、肝脏、骨骼肌和肾脏中最为丰富，在细胞内定位于线粒体（ASTm）和胞质（ASTs）中，约 70% 为 ASTm。当这些组织细胞损伤或坏死时，由于细胞膜通透性增加，胞质内的 AST 释放入血，致使血清中的 AST 活性升高。

2. 检测方法 AST 可催化 L-天冬氨酸和 α-酮戊二酸生成草酰乙酸和 L-谷氨酸，草酰乙酸、NADH 和 H^+ 在苹果酸脱氢酶（MDH）作用下产生 L-苹果酸和 NAD^+，连续测定在 340nm 处 NADH 的吸光度下降速率来计算酶活性。该方法属于酶偶联法，其反应式如下：

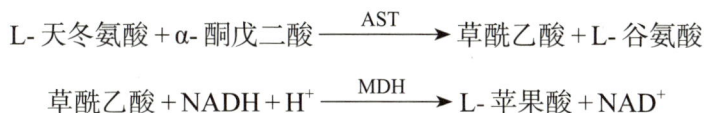

$$L\text{-天冬氨酸} + \alpha\text{-酮戊二酸} \xrightarrow{\text{AST}} 草酰乙酸 + L\text{-谷氨酸}$$

$$草酰乙酸 + NADH + H^+ \xrightarrow{\text{MDH}} L\text{-苹果酸} + NAD^+$$

IFCC 推荐法以 MDH 为指示酶。由于产物草酰乙酸不稳定，易转变为丙酮酸，故试剂中加入 LDH，实质是两个指示酶，但通常将 LDH 作为辅助酶，该法预孵育期较长，达 90 秒，目的是在预孵育期间将内源性的丙酮酸转化为乳酸，从而减少内源性丙酮酸的干扰。

3. 参考区间 男性，15～40U/L；女性，13～35U/L。

4. 临床意义 AST 在心肌细胞内含量较多，当心肌梗死时，血清中 AST 活性增高，在发病后 6～12 小时之内显著增高，在 48 小时达到高峰，3～5 天恢复正常。血清中 AST 也可来源于肝细胞，各种肝病可引起血清 AST 的升高，有时可达 1 200U/L，中毒性肝炎还可更高。肌炎、胸膜炎、肾炎及肺炎等也可引起血清 AST 的轻度增高。

（三）γ-谷氨酰转移酶

1. 生化及生理 γ-谷氨酰转移酶（γ-glutamyl transferase，γ-GT，GGT）是催化谷胱甘肽上的 γ-谷氨酰基转移到另一个肽或另一个氨基酸上的酶。肾脏、肝脏和胰腺中含量丰富，但血清中 GGT 主要来自肝胆系统。GGT 在肝脏中广泛分布于肝细胞的毛细胆管一侧和整个胆管系统，因此当肝内胆汁合成亢进或排出受阻时，血清中 GGT 增高。

2. 检测方法 以色素原 L-γ-谷氨酰-3-羧基-对硝基苯胺（GCNA）为底物，以甘氨酰甘氨酸为受体，GGT 催化 γ-谷氨酰基从 GCNA 转移到甘氨酰甘氨酸上，并游离出 2-硝基-5-氨基苯甲酸。2-硝基-5-氨基苯甲酸的生成量与标本中的 GGT 活性成正比关系，测定 405nm 处的吸光度增量可计算出 GGT 的活性。反应式如下：

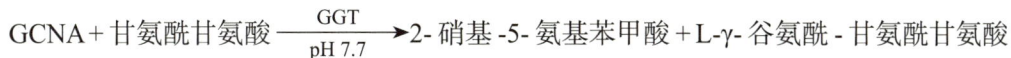

$$GCNA + 甘氨酰甘氨酸 \xrightarrow[\text{pH 7.7}]{\text{GGT}} 2\text{-硝基-5-氨基苯甲酸} + L\text{-γ-谷氨酰-甘氨酰甘氨酸}$$

GCNA 第 3 位上含有亲水基团羧基，溶解度增加，且底物稳定性较好，自身水解作用小。需要注意的是：①以甘氨酰甘氨酸和氢氧化钠为缓冲体系，甘氨酰甘氨酸既是缓冲液又可看成是底物，与甘氨酸或甘氨三肽为受体相比，酶促反应速率可以提高 5 倍。②2-硝基-5-氨基苯甲酸在 410nm 处的摩尔吸光系数（ε）为 $7.96 \times 10^3 L/(mol \cdot cm)$（pH 为 7.7），ε 受

pH 和温度影响较大。若选择 401nm 或 405nm 则需注意校正。③由于产物 ε 较小，标本用量大，标本体积分数为 0.090 9，为了使标本和反应液在 37℃平衡，故需要孵育 180 秒，并采用底物启动模式。

3. 参考区间 男性，10～60U/L；女性，7～45U/L。

4. 临床意义 血清 GGT 升高常见于：①胆道疾病：升高明显，可达正常上限的 5～30 倍，阳性率 80% 以上；②肝脏疾病：肝炎、肝硬化等肝实质性疾病时升高，达正常上限的 2～5 倍；③肝癌：升高明显；④药物和毒物：乙醇、苯巴比妥、抗抑郁药或抗癫痫药导致 GGT 轻度升高。

（四）碱性磷酸酶及其同工酶

1. 生化及生理 碱性磷酸酶（alkaline phosphatase，ALP）是在碱性条件下水解多种磷酸酯并具有转磷酸基作用的一组酶。广泛分布在肝脏、骨骼、肾脏、小肠及胎盘中，血清 ALP 主要源于肝脏和骨骼。正常情况下肝脏分泌后随胆汁排入小肠，当肝脏发生病变时（产生过多或排出受阻）可导致血清 ALP 升高，常用于胆汁淤积性肝病的诊断。

ALP 同工酶主要包括肝型、骨型、肠型、肾型、胎盘型、生殖细胞型等多种形式，其检测具有特殊的临床意义。

2. 检测方法

（1）ALP 活性浓度：在含有 2- 氨基 -2- 甲基 -1- 丙醇（AMP）的碱性溶液中，ALP 能催化无色的磷酸对硝基酚（4-NPP）分解出磷酸基团，生成游离的对硝基酚（4-NP），4-NP 在碱性溶液中呈黄色，在 405nm 波长处检测吸光度增高速率，计算 ALP 活性。其反应式如下：

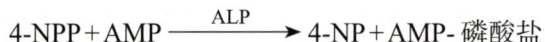

$$\text{4-NPP} + \text{AMP} \xrightarrow{\text{ALP}} \text{4-NP} + \text{AMP-磷酸盐}$$

IFCC 推荐以 AMP 作为缓冲液，AMP 和二乙醇胺（DEA）都是激活型缓冲液，作为酶的底物参与磷酸酰基的转移，因此能提高酶促反应的速率，所测得的 ALP 活性要比用碳酸盐缓冲液高 2～6 倍。DEA 的激活作用比 AMP 更强，因此使用不同缓冲液的方法测得的 ALP 活性参考区间不同。

（2）ALP 同工酶：检测方法为琼脂糖凝胶电泳。

3. 参考区间 男性：20～79 岁，45～125U/L。女性：20～49 岁，35～100U/L；50～79 岁，50～135U/L。

4. 临床意义 梗阻性黄疸、肝硬化、原发性肝癌、继发性肝癌、胆汁淤积性肝炎都会使血清 ALP 偏高。由于骨组织中此酶亦很活跃，因此孕妇及骨折愈合期、骨软化症、佝偻病、骨质疏松等患者血清 ALP 会升高。

骨型和肝型同工酶有助于疾病的鉴别诊断。

三、胰腺酶及同工酶的测定

（一）淀粉酶及其同工酶

1. 生化及生理 淀粉酶（amylase，AMY）是催化淀粉于 α-1,4- 糖苷键处水解的一类酶，包括 α- 淀粉酶和 β- 淀粉酶等，人体内存在的是 α- 淀粉酶。AMY 是一种 Ca^{2+} 依赖性金属蛋白酶，卤素和其他阴离子对其有激活作用。AMY 主要存在于胰腺和唾液腺中。AMY 有两种同工酶，即胰腺型（P-AMY）和唾液型（S-AMY）。正常人血清中的 AMY 主要由肝脏产生，当肝脏受损时，AMY 释放增加。AMY 分子量小，可以从肾小球滤过出现在尿液中，是唯一能在正常时出现于尿液中的血清酶。

2. 检测方法

（1）AMY 活性浓度：以对硝基酚麦芽七糖苷（4-NP-G$_7$）为底物，经 AMY 催化水解为游离的寡糖（G_5、G_4、G_3）及葡萄糖残基减少的对硝基酚寡糖苷（4-NP-G_2、4-NP-G_3 和 4-NP-G_4）。后者在 α- 葡萄糖苷酶催化下，进一步水解为葡萄糖和对硝基酚（其物质的量仅为酶解底物 4-NP-G_7 的 1/3，其余 2/3 还结合在 4-NP-G_4 中）。对硝基酚（4-NP）的生成量在一定范围内与 AMY 活性成正比。其反应式如下：

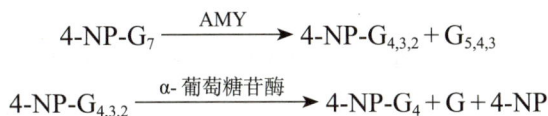

$$4\text{-NP-}G_7 \xrightarrow{\text{AMY}} 4\text{-NP-}G_{4,3,2} + G_{5,4,3}$$

$$4\text{-NP-}G_{4,3,2} \xrightarrow{\alpha\text{- 葡萄糖苷酶}} 4\text{-NP-}G_4 + G + 4\text{-NP}$$

该法准确性较高，从理论上说这是一种最理想的测定方法，但易受内源性 α- 葡萄糖苷酶的干扰。1% 的人存在巨型 AMY（AMY 与 IgG 或 IgA 结合），导致检测结果假性升高。

（2）AMY 同工酶：①电泳法，费时，精密度差；②P-AMY 免疫抑制活性测定。

3. 参考区间 血清 AMY 活性浓度：35～135U/L；24 小时尿液：≤1 200U/L。血清 P-AMY：13～53U/L（占总 AMY 的 40%～50%）。

4. 临床意义

（1）流行性腮腺炎和急性胰腺炎时，尤其是后者时，血和尿中的 AMY 显著升高。急性胰腺炎发病后 2 小时血清 AMY 开始升高，12～24 小时达到高峰，3～5 天下降至正常。而尿 AMY 于发病后 12～24 小时开始升高，下降也比血清 AMY 慢。因此，在急性胰腺炎后期测定尿 AMY 更有价值。

（2）胰腺癌、急性阑尾炎、肠梗阻、溃疡病穿孔、胆石症及吗啡注射后等均可引起血清 AMY 增高，一般低于 500U/L。

（3）血清与尿中 AMY 同时减低可见于肝炎、肝硬化、肝癌及急慢性胆囊炎等。肾功能严重障碍时，血清 AMY 升高，但尿 AMY 降低。

（二）脂肪酶

1. 生化及生理 脂肪酶（lipase，LPS）是一种能水解长链脂肪酸甘油三酯的酶，主要由胰腺分泌，少量由胃和小肠产生。LPS 可由肾小球滤过，并被肾小管全部重吸收，所以尿液中测不到 LPS。正常人血清中 LPS 含量极少，但在胰腺受损或病变时，可显著升高。LPS 可被 Ca^{2+}、胆汁酸、巯基化合物及辅脂肪酶（colipase）等激活剂激活，而被重金属、丝氨酸抑制。

2. 检测方法 以 1,2- 二酰甘油为底物，在单酸甘油酯脂肪酶和 LPS 的催化下，水解生成甘油和脂肪酸，甘油经甘油激酶作用生成 3- 磷酸甘油，3- 磷酸甘油再被磷酸甘油氧化酶氧化成磷酸二羟丙酮和 H_2O_2，H_2O_2、4- 氨基安替比林（4-AAP）和 TOOS 经过氧化物酶催化产生紫红色物质。在 550nm 波长处检测吸光度的变化即可计算 LPS 活性。其反应式如下：

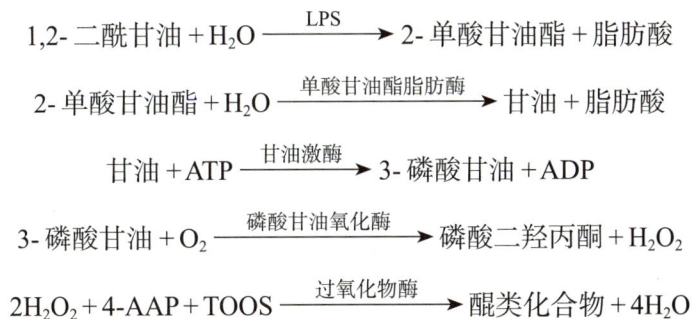

$$1,2\text{- 二酰甘油} + H_2O \xrightarrow{\text{LPS}} 2\text{- 单酸甘油酯} + \text{脂肪酸}$$

$$2\text{- 单酸甘油酯} + H_2O \xrightarrow{\text{单酸甘油酯脂肪酶}} \text{甘油} + \text{脂肪酸}$$

$$\text{甘油} + ATP \xrightarrow{\text{甘油激酶}} 3\text{- 磷酸甘油} + ADP$$

$$3\text{- 磷酸甘油} + O_2 \xrightarrow{\text{磷酸甘油氧化酶}} \text{磷酸二羟丙酮} + H_2O_2$$

$$2H_2O_2 + 4\text{-AAP} + TOOS \xrightarrow{\text{过氧化物酶}} \text{醌类化合物} + 4H_2O$$

酶偶联比色法特异性高，通过双试剂可基本解决内源性甘油的干扰问题，但高浓度的胆红素会使结果偏低（10%～15%）。甘油三酯和胆固醇（包括 LDL-C 和 HDL-C）测定试剂盒的成分中均含有 LPS，在临床检测中可能存在交叉污染。另外，由于测定方法、原理和试剂不同，各种方法的结果相差很大。

3. 参考区间 酶偶联法：1～54U/L。

4. 临床意义 升高常见于胰腺疾病，急性胰腺炎发病4～8小时开始升高，24小时达到峰值，可持续10～15天，特异性比AMY高。慢性胰腺炎、胰腺癌、消化道溃疡穿孔、肠梗阻以及肝胆疾病等血清LPS可有不同程度升高。

（三）胰蛋白酶

1. 生化及生理 胰蛋白酶（trypsin，TRY）是主要作用于精氨酸或赖氨酸羧基端肽键的一种内肽酶。胰蛋白酶原（trypsinogen）为TRY的前体，分子量为24kDa，在胰腺中合成，存在于胰液里，分泌到十二指肠中。胰蛋白酶原有两种类型，分别为胰蛋白酶原1和胰蛋白酶原2。胰蛋白酶原1通过十二指肠黏膜中的肠激酶的作用，在6位赖氨酸和7位异亮氨酸之间切断形成具有活性的胰蛋白酶1（TRY1）。而胰蛋白酶原2通过胰蛋白酶的自我催化形成胰蛋白酶2（TRY2）。它们在血液中一般与α_1-抗胰蛋白酶（α_1-AT）结合形成复合物。虽然胰液中含有大量的胰蛋白酶原，正常时却很少进入血液循环，健康人血清中存在的主要是游离胰蛋白酶原，急性胰腺炎时，大量从肾脏排出。

2. 检测方法 ①免疫法：血液胰蛋白酶原1、TRY1、TRY1/α_1-AT复合物；②即时检测：尿液胰蛋白酶原2。

3. 临床意义 主要用于急性胰腺炎的诊断，血清胰蛋白酶水平通常会显著升高。有助于评估胰腺功能是否正常，也可用于评估其他消化系统疾病。

四、药物代谢酶的测定

精准医学的重要内容之一就是个体化用药，个体化用药除进行基因检测外，药物代谢酶类的活性测定也非常重要。目前常测定的酶包括细胞色素P450、谷胱甘肽S-转移酶和尿苷二磷酸葡萄糖醛酸基转移酶A1等。

（一）细胞色素P450

1. 生化及生理 细胞色素P450（cytochrome P450，CYP450）是一类参与内源性物质和包括药物、环境化合物在内的外源性物质代谢的可自身氧化的亚铁血红素-硫醇盐蛋白超家族，属于单氧酶的一类。这类酶含有血红素分子，因其在450nm有特异吸收峰而得名。目前已鉴定出500多种CYP450，大部分在肝脏中表达，部分在肝外组织中表达，如肺、胃肠道、肾、皮肤和胎盘等。CYP450是体内主要的药物代谢酶，能够对各种药物进行氧化、还原和水解，使药物更容易被机体排泄或转化成更活跃和无毒的代谢产物。由于CYP450参与许多药物的代谢过程，检测其基因型和活性有助于评估个体的药物代谢能力，从而指导个体化和安全的临床用药。

2. 检测方法 CYP450的检测主要包括基因型分析和酶活性浓度测定。基因型分析可以检测相关基因的突变或多态性，从而了解其对药物代谢能力的影响。酶活性浓度测定（如ELISA法）可以评估CYP450的功能状态，预测个体对药物的代谢速率。

3. 临床意义 CYP450在药物相互作用、临床诊断和药物开发评估等方面具有重要意义。在药物相互作用中，CYP450的活性和基因型起关键作用，可以帮助预测药物相互作用的风险。检测出CYP450药物代谢能力异常的个体，通过指导药物剂量的调整，可以避免药物在体内过度积累或过快代谢，从而提高安全性和治疗效果。

（二）谷胱甘肽S-转移酶

1. 生化及生理 谷胱甘肽S-转移酶（glutathione S-transferase，GST）是催化谷胱甘肽与各种内源性和外源性亲电子化合物反应，生成无毒或毒性小的谷胱甘肽硫结合物的不含硒的抗氧化酶。其不能催化过氧化氢还原。GST主要存在于肝脏，微量存在于肾脏、小肠、睾丸和卵巢等组织中。GST参与体内的代谢和解毒过程，包括药物代谢、毒物代谢和氧化应激反应等,在保护细胞免受亲电子化合物的损伤中发挥着重要的生物学功能。

2. 检测方法 GST 基因型分析和酶活性浓度测定在药物代谢与个体化药物治疗中具有重要意义。通过分析患者的 GST 基因型和酶活性,可以预测其对药物代谢的能力。不同基因型和酶活性可影响个体对特定药物的清除速率和药效反应,此个性化信息可指导药物剂量选择和制订个体化治疗方案,以减少不良反应的发生并提高治疗效果。

3. 临床意义 由于肝细胞的胞质内富含 GST,当肝细胞受损时,酶迅速释放入血,导致血清 GST 活性升高。GST 在药物代谢途径中扮演重要角色,通过将谷胱甘肽与药物中的电子亲和性官能团结合,使药物代谢产物更易于排泄,从而影响药物的代谢速率和药效。某些肿瘤细胞对化疗药物的耐药性可能与 GST 的高表达水平有关。评估肿瘤细胞中 GST 的表达水平可以帮助预测肿瘤对化疗药物的反应性和耐药性,为临床治疗方案的制订提供依据。

本章小结

酶是具有催化作用的生物催化剂,绝大多数是蛋白质,许多疾病的发生发展与酶的质或量相关。与临床其他指标相比,血清酶通常具有更高的诊断灵敏度和特异度,同工酶可用于不同器官组织疾病的诊断和鉴别诊断。血清酶可分为血浆特异酶、非血浆特异酶和巨型酶,非血浆特异酶可再分为分泌酶和胞内酶。正常情况下血清酶的活性相对恒定,性别、年龄、饮食、运动、妊娠等因素可引起其生理性变化,某些病理情况常导致血清酶活性的改变。

利用酶的作用特性可以进行酶或同工酶的活性测定,即通过测定酶促反应体系中单位时间内底物的消耗量或产物的生成量来计算标本中的酶活性。酶促反应进程包括延滞期、线性期和非线性期三个时期。酶活性浓度测定方法主要包括定时法和连续监测法,目前大多采用连续监测法。酶活性浓度测定要在最适条件下才能得出准确结果,方法因素和检测系统也会影响测定结果。临床上还可利用酶的抗原性,通过免疫化学方法直接进行酶质量浓度测定。同工酶的常用分析方法有电泳法、层析法、免疫分析法等。

本章还介绍了临床常用血清酶和同工酶的测定,包括肌肉酶、肝脏酶、胰腺酶、药物代谢酶和各自相应的同工酶,重点阐述了这些酶和同工酶的生化及生理、检测方法、参考区间和临床意义,如 CK、LDH、ALT、AST、GGT、ALP、AMY、LPS、TRY、CYP450、GST 等,并对测定方法进行了评价。至今 IFCC 已经推荐了大多数酶学项目测定的参考方法和参考物质,随着标准化工作的进一步发展,将会有更多的参考方法和参考物质被推广使用。

近年来,随着免疫学技术的发展,越来越多的同工酶及其亚型应用于临床,这是诊断酶学快速发展的方向之一。酶试剂分析、工具酶、抗体酶、固相酶等其他领域研究将使酶学驶向更为广阔的发展之路。

(邬 强)

第八章　糖及相关代谢物的生物化学检验

糖代谢紊乱主要指血糖浓度过高或过低,还包括一些先天性糖代谢相关酶缺陷所致的单糖或糖原在体内累积。临床常见的是糖尿病,本章将重点阐述糖尿病及其相关代谢紊乱的生物化学检验。

第一节　概　述

人体中的糖具有多种重要的生物学功能,不仅是主要的能量来源,也是构成机体结构物质的重要组成部分。

一、糖类物质

糖(carbohydrate,saccharide)是一大类有机化合物,其本质是多羟基酮或多羟基醛类以及它们的衍生物和多聚物,可分为单糖、寡糖、多糖和糖复合物。

(一)单糖、寡糖和多糖

1. 单糖　单糖(monosaccharide)是含有 3～6 个碳原子的多羟基醛或多羟基酮,是不能再水解的碳水化合物,是构成各种糖分子的基本单位,如葡萄糖、果糖、半乳糖、甘露糖等。

2. 寡糖　寡糖(oligosaccharide)是由 2～10 个单糖通过糖苷键结合而成的直链或支链糖聚合物,根据含单糖的数目分为二糖、三糖、四糖等,如蔗糖、乳糖、麦芽糖等。

3. 多糖　多糖(polysaccharide)是由 10 个以上单糖通过糖苷键连接而成的线性或分支的糖聚合物,包括同多糖和杂多糖,以淀粉、糖原和纤维素等最为重要。

(二)糖复合物

糖类与蛋白质或脂质形成的共价结合物称为糖复合物(glycoconjugate),主要包括糖蛋白、蛋白聚糖和糖脂。

1. 糖蛋白　糖蛋白(glycoprotein)是糖类分子与蛋白质分子通过共价键结合形成的结合蛋白质。糖基化修饰使蛋白质分子的性质和功能更为丰富多样。分泌蛋白质和质膜外表面的蛋白质大多为糖蛋白,如血浆蛋白、酶、激素、载体、凝集素、抗体等。

2. 蛋白聚糖　蛋白聚糖(proteoglycan)是由糖胺聚糖与线性多肽共价结合形成的多糖和蛋白质复合物。蛋白聚糖能够形成水性胶状物,主要存在于人体结缔组织和细胞表面,如透明质酸、硫酸软骨素等。

3. 糖脂　糖脂（glycolipid）是糖和脂质以共价键连接形成的复合物。糖脂是细胞膜的重要成分，包括鞘糖脂、甘油糖脂、脂多糖等。

蛋白质和脂类的糖基化过程是在内质网上由酶催化进行的，糖基化形成的糖链结构非常复杂，糖链结构与细胞间识别、细胞分化、病毒感染及肿瘤等疾病密切相关。目前，糖复合物中的糖类结构解析还存在技术瓶颈，如果其技术瓶颈能够攻克，必将为临床生物化学检验开辟一片新的天地。

二、血糖的来源与去路

血糖（blood glucose）是指血液中的葡萄糖。血糖的来源与去路见图8-1。

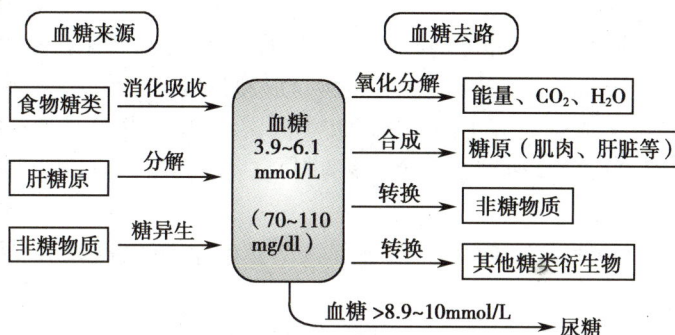

图8-1　血糖的来源与去路

三、血糖浓度的调节

由于机体的能量需求，血糖浓度处于不断的变化和调节中，正常情况下空腹血糖浓度相对恒定在 $3.9\sim6.1mmol/L$ 的范围内，这是在激素、神经以及肝脏、肾脏等因素调节下，血糖的来源和去路保持动态平衡的结果，也是肝脏、肌肉、脂肪等各组织器官代谢协调的结果。激素是维持血糖浓度的重要因素，多种激素对血糖浓度具有重要的调节作用（图8-2）。

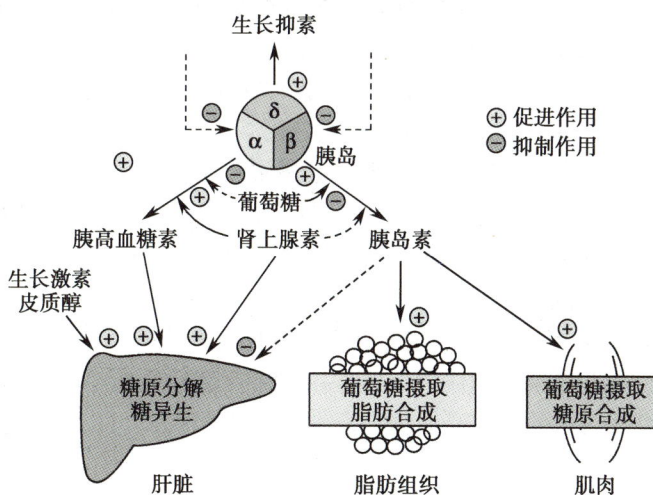

图8-2　激素对血糖的调节作用

α、β和δ分别代表胰岛的α细胞、β细胞和δ细胞。

（一）降低血糖的激素

1. 胰岛素　胰岛素（insulin）是胰岛 β 细胞产生的多肽激素，可促进肝脏、骨骼肌和脂肪组织对葡萄糖的摄取，促进葡萄糖转换成糖原或脂肪储存；抑制肝脏的糖异生，促进蛋白质合成并抑制蛋白质分解，总的效应是降低血糖。

2. 胰岛素样生长因子 胰岛素样生长因子（insulin-like growth factor，IGF）是由肝脏合成的多肽，其结构与胰岛素相似，包括 IGF-1 和 IGF-2，参与细胞的生长与分化。IGF-1 的受体与胰岛素受体的结构和生化特性类似，IGF-1 能够与胰岛素受体结合发挥降血糖的作用。

（二）升高血糖的激素

低血糖时，数分钟之内胰高血糖素和肾上腺素就能刺激葡萄糖迅速释放，随后 3～4 小时生长激素和皮质醇释放，增加葡萄糖的动员并减少血糖的利用。

1. 胰高血糖素 胰高血糖素（glucagon）是由胰岛 α 细胞分泌的含 29 个氨基酸残基的多肽，是升血糖激素中最为重要的一种，可促进肝糖原分解和糖异生，同时促使肝脏生成酮体，并且促进脂肪的动员。

血糖浓度降低、应激、运动等可刺激胰高血糖素的分泌；血糖浓度升高则抑制其分泌。胰岛素可抑制胰高血糖素基因表达，减少其生物合成和释放。

2. 肾上腺素 肾上腺髓质分泌的儿茶酚胺类激素，通过促进肝糖原分解和抑制血糖利用而升高血糖；还可刺激胰高血糖素分泌，并抑制胰岛素分泌。在胰高血糖素分泌受损时，肾上腺素是上调血糖的关键激素。

3. 生长激素 是由垂体分泌的多肽，能促进糖异生和脂肪分解，并拮抗胰岛素的促组织细胞摄取葡萄糖的作用。

4. 皮质醇 由肾上腺皮质分泌，能促进糖异生以及蛋白质和脂肪分解。

（三）影响血糖的其他因素

其他多种生理、病理因素都可以影响血糖的水平。

1. 饮食 摄入过多甜食会使血糖浓度在短时间内迅速升高，刺激胰岛素分泌，但长期刺激会使胰腺对血糖水平变化不敏感，造成胰腺功能失常，导致糖尿病发生；过多摄入高油脂食物会使胰岛功能下降，导致胰岛素分泌不足、血糖升高。

2. 黎明现象 是指黎明时分（03:00:00—09:00:00）由多种激素分泌不平衡所引起的高血糖状态。

3. 运动 适宜的运动可增强胰岛 β 细胞分泌胰岛素的功能、提高机体对胰岛素的敏感性，而剧烈运动会使血糖降低。

4. 睡眠 研究认为睡眠时间小于 6 小时或频繁的睡眠不足，会导致糖耐量降低、夜间糖皮质激素分泌增加、交感神经系统兴奋、瘦素分泌减少。

5. 月经周期 月经周期中，机体雌激素和孕激素分泌会出现周期性波动，高水平雌激素和孕激素会引起血糖降低。

6. 妊娠 妊娠期妇女某些激素的分泌水平增加，使机体组织对胰岛素的敏感性降低，即胰岛素抵抗程度加重，血糖升高。

7. 药物 烟酸、苯妥英钠等药物均会引起血糖升高。

8. 其他疾病 脑外伤、颅内出血等致颅内压增高，刺激血糖中枢，使血糖水平升高；呕吐、腹泻和高热等会因脱水而引起高血糖；感冒、麻醉等情况亦可出现高血糖。

第二节　糖代谢紊乱的临床生物化学检测

糖代谢紊乱相关的临床生物化学检测指标在糖尿病的早期筛查、诊断、分型、病情监控、疗效评估以及并发症的诊断和鉴别中都有重要意义。

一、葡萄糖的测定

（一）血浆葡萄糖

1. 生化及生理 在机体糖代谢中，葡萄糖居于主要地位，占比很小的其他单糖也通过葡萄糖途径进行代谢。糖代谢紊乱的生物化学表现主要为血糖浓度异常。临床实验室常用血浆标本测定葡萄糖浓度，即血浆葡萄糖（plasma glucose，PG）检测。

2. 检测方法

（1）己糖激酶法：利用己糖激酶和葡萄糖 -6- 磷酸脱氢酶偶联测定。

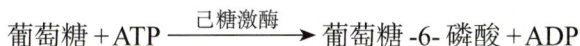

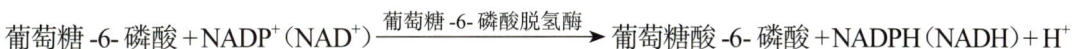

$$葡萄糖 + ATP \xrightarrow{己糖激酶} 葡萄糖 \text{-}6\text{-} 磷酸 + ADP$$

$$葡萄糖 \text{-}6\text{-} 磷酸 + NADP^+(NAD^+) \xrightarrow{葡萄糖 \text{-}6\text{-} 磷酸脱氢酶} 葡萄糖酸 \text{-}6\text{-} 磷酸 + NADPH(NADH) + H^+$$

NADPH（或 NADH）的生成增加导致 340nm 波长处吸光度值升高，升高程度与标本中葡萄糖含量成正比。

本法准确度、精密度均高，线性范围可达 33.31mmol/L，平均回收率为 100.5%，日内变异系数为 0.6%～1.0%，日间变异系数为 1.3%。无论血清还是血浆都能作为标本，氟化钠、EDTA 等抗凝剂对本法无干扰。由于超过 0.3mmol/L 的血红蛋白以及红细胞释放的磷酸酯等能干扰检测，故溶血标本不适合用于血糖的测定。一些药物、胆红素及脂血等都能对检测结果产生干扰。

（2）葡萄糖氧化酶法：葡萄糖氧化酶偶联过氧化物酶进行检测。

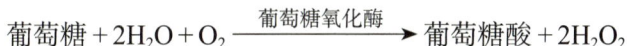

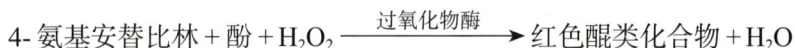

$$葡萄糖 + 2H_2O + O_2 \xrightarrow{葡萄糖氧化酶} 葡萄糖酸 + 2H_2O_2$$

$$4\text{-} 氨基安替比林 + 酚 + H_2O_2 \xrightarrow{过氧化物酶} 红色醌类化合物 + H_2O$$

葡萄糖氧化酶法对 β-D- 葡萄糖有高度特异性，由于溶液中 α 型葡萄糖占 36%、β 型占 64%，延长孵育时间或试剂中加入变旋酶，使 α 型变旋为 β 型后才能完全反应。

本法适合血液和脑脊液中葡萄糖含量的测定，若尿液中含有大量可干扰过氧化物酶反应的物质如尿酸等，则会使结果假性降低，故本法不适合用于尿液标本的检测。

（3）葡萄糖脱氢酶法：使葡萄糖氧化生成葡萄糖酸内酯。反应式如下：

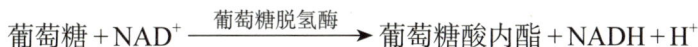

$$葡萄糖 + NAD^+ \xrightarrow{葡萄糖脱氢酶} 葡萄糖酸内酯 + NADH + H^+$$

NADH 的生成增加导致 340nm 波长处吸光度值升高，升高程度与标本中葡萄糖含量成正比。

本法对葡萄糖高度特异，常规抗凝剂和血清中常见物质都不会对本法产生干扰，其检测结果与己糖激酶法检测结果有良好的一致性。

3. 参考区间 成人 3.9～6.1mmol/L；儿童 3.5～5.5mmol/L；足月新生儿 1.7～3.3mmol/L；早产新生儿 1.1～3.3mmol/L。

4. 临床意义 临床上可以检测血液、尿液与脑脊液等体液中的葡萄糖浓度，反映机体即时的糖含量，是最常用的了解体内葡萄糖水平的检验项目。

各种因素如神经性疾病（血管意外、神经肿瘤等）、药物（长期使用肾上腺皮质激素、苯丙胺类等）、肾脏疾病（慢性肾炎、肾病综合征等）以及妊娠等，都可以影响血糖的生成及代谢，使血糖增高。血糖浓度高于肾糖阈时能导致糖尿。

血糖仪采用毛细血管检测，所获得的结果只能用于血糖监测，用于糖尿病患者调整生活方式、监控血糖控制情况，不能用于糖尿病的诊断。

5. 血糖测定的影响因素

（1）空腹血糖和随机血糖：空腹血糖（fasting plasma glucose，FPG）是在隔夜空腹（除饮水外至少 8～10 小时未进食任何食物）后、早餐前的血糖浓度，反映胰岛 β 细胞功能，代表基础胰岛素的分泌功能。随机血糖（random plasma glucose，RPG）是一天中任何时间采血检测所得的血糖值。一般指餐后血糖，即不用禁食，随时采血检验的结果。FPG 和 RPG 均可用于糖尿病的诊断。

需要注意的是，在 2 型糖尿病中，空腹血糖浓度增高是相对较晚才产生的，故仅用 FPG 指标会延误诊断，并过低估计糖尿病的流行病学趋势。在 30～60 岁期间，空腹血糖浓度每 10 年增高约 0.11mmol/L，餐后血糖浓度每 10 年增高 0.22mmol/L，60 岁以后空腹血糖水平不会显著升高。

（2）血糖自我监测：血糖自我监测（self-monitoring of blood glucose，SMBG）是糖尿病患者采用血糖仪在家中进行末梢血糖的测定，主要监测空腹血糖、餐前血糖、餐后 2 小时血糖、睡前血糖，或有低血糖时随时监测，SMBG 是糖尿病管理和教育的组成部分。糖尿病患者自我监测一般使用血糖仪，采用葡萄糖氧化酶法或葡萄糖脱氢酶法检测毛细血管全血葡萄糖含量。血糖仪根据检测方法主要分为电化学法（检测反应过程中产生的电流信号）和干化学法（检测反应过程中试纸条的颜色变化）两类，除前述干扰物外，环境的温度、湿度和海拔等都会影响血糖仪和试纸的最佳工作状态。

采用血浆校准的血糖仪，空腹时检测数值与实验室数值较接近，餐后或服糖后毛细血管葡萄糖会略高于静脉血糖；采用全血校准的血糖仪，空腹时检测数值比实验室数值低 12% 左右，餐后或服糖后毛细血管葡萄糖与静脉血糖较接近。

（3）血液标本的影响：由于葡萄糖可自由透过红细胞膜，使红细胞水相中葡萄糖浓度与血浆中葡萄糖浓度相同，但由于血浆含水量比全血含水量高 11% 左右，对血细胞比容正常的患者而言，空腹全血葡萄糖浓度比空腹血浆葡萄糖浓度低大约 10%～12%。大多数的实验室都采用血浆或血清作为标本来检测葡萄糖浓度，而当使用血糖仪时会采用全血作为标本，为了与血浆标本的血糖浓度一致、使用统一的参考区间，目前血糖仪显示的是考虑了血细胞比容和含水量差异后的校正值。

由于血液是从毛细血管流入静脉，在此过程中一部分糖被利用，因此毛细血管血糖浓度会略高于静脉血糖浓度。禁食期间，毛细血管血糖浓度仅比静脉血糖高 0.11～0.28mmol/L，但在糖负荷以后，会比静脉血糖高 1.11～3.89mmol/L（平均约 1.67mmol/L）。

室温下糖酵解会使未分离血清的血液标本中的葡萄糖浓度以每小时 5%～7%（0.28～0.56mmol/L）的速度下降，在标本中加入氟化钠或碘乙酸钠抑制糖酵解后，血糖浓度可在室温下稳定 3 天。但高浓度氟离子处理的标本不宜再用于脲酶法测定尿素，也不适合某些酶的直接测定。在白细胞计数大大增多的标本中，有抑制剂和无抑制剂可使血糖浓度差异值在 1～2 小时内达 3.61mmol/L。

（二）葡萄糖耐量试验

1. 生化及生理 正常人服用一定量葡萄糖后，血糖浓度会暂时升高（一般不超过 8.9mmol/L），2 小时内血糖浓度恢复至空腹水平，称为耐糖现象。葡萄糖耐量试验是经口服或静脉给予受试者一定负荷量的葡萄糖后，通过测定不同时间的血糖浓度，了解受试者的血糖调节能力，包括口服葡萄糖耐量试验（oral glucose tolerance test，OGTT）和静脉葡萄糖耐量试验（intravenous glucose tolerance test，IGTT），临床常用前者。

2. 检测方法 世界卫生组织推荐的标准化 OGTT：试验前 3 天受试者每日食物中含糖量不低于 150g，维持正常活动，影响试验的药物应在 3 天前停用。试验前空腹 10～16 小时，坐位取血后 5 分钟内饮入 250ml 含 75g 无水葡萄糖的糖水（妊娠妇女用量为 100g；儿童按 1.75g/kg 体重计算,总量不超过 75g)。之后,每隔 30 分钟取血 1 次,共 4 次,历时 2 小时(必要时可延长血标本的收集时间,可长达服糖后 6 小时)。采血同时,每隔 1 小时可留取尿液做尿糖测定。试验过程中不可吸烟、喝咖啡、喝茶或进食。根据 5 次血糖水平(空腹时测定时间为 0)绘制糖耐量曲线。

3. 参考区间 不同人群 OGTT 结果见图 8-3。

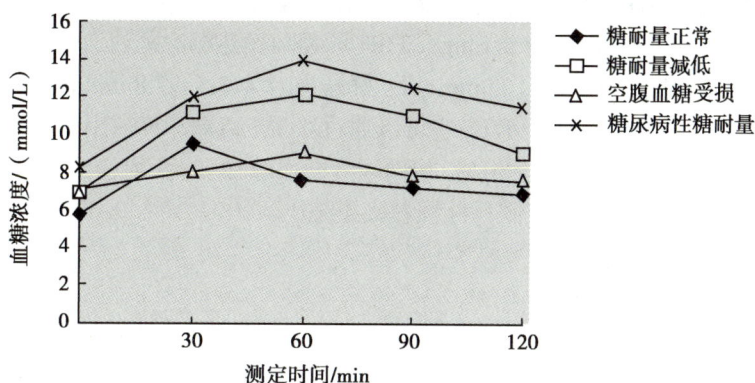

图 8-3 不同人群 OGTT 结果

4. 临床意义 OGTT 结合 FPG 可协助诊断糖尿病及相关状态。

(1) FPG 正常(<6.1mmol/L),且 2 小时 PG<7.8mmol/L 为正常糖耐量。

(2) FPG 为 6.1～<7.0mmol/L,2 小时 PG<7.8mmol/L 为空腹血糖受损(impaired fasting glucose,IFG)。

(3) FPG<7.0mmol/L,2 小时 PG 介于 7.8～<11.1mmol/L 为糖耐量减低(impaired glucose tolerance,IGT)。

(4) FPG≥7.0mmol/L,和/或 2 小时 PG≥11.1mmol/L 为糖尿病性糖耐量。

OGTT 主要用于:①诊断妊娠糖尿病;②诊断糖耐量减低;③对无法解释的肾病、神经病变或视网膜病变,其随机血糖<7.8mmol/L,可用 OGTT 了解糖代谢状况;④人群筛查,以获取流行病学数据。

5. OGTT 的影响因素

(1) OGTT 的重复性:虽然 OGTT 比 FPG 更灵敏,但它受多种因素影响且重复性差。除非第一次 OGTT 结果明显异常,否则应该在不同时间做两次 OGTT 测定以正确判断。

(2) 年龄对 OGTT 的影响:30～60 岁期间 OGTT 结果每 10 年增高 0.44～0.72mmol/L,60 岁以后虽然 FPG 水平不会显著升高,但 OGTT 结果基本都会增高。

(3) 餐后 2 小时血糖:餐后 2 小时血糖即进食 2 小时后检测的血糖值,餐后 2 小时血糖检查实际上是一种简化的葡萄糖耐量试验,由于这种方法比 OGTT 采血次数少,简单易行,易为患者接受。

(4) 静脉葡萄糖耐量试验的意义:IGTT 的适应证与 OGTT 相同,对某些不宜做 OGTT 的患者(如不能承受大剂量口服葡萄糖、胃切除后及其他可致口服葡萄糖吸收不良等情况),为排除葡萄糖吸收因素的影响,可进行 IGTT。

(三)连续血糖监测

1. 原理 连续血糖监测(continuous glucose monitoring,CGM)或称动态血糖监测,是指通过葡萄糖感应器连续监测皮下组织间液葡萄糖浓度的技术,可提供连续、全面、可靠的全天候血糖信息,了解血糖波动的趋势和特点。

2. 检测方法 通过埋植于皮下组织的微电极,记录组织间液葡萄糖氧化反应产生的电信号反映血糖水平。

3. 参考区间 24 小时平均血糖值 <6.6mmol/L、平均血糖波动幅度 <3.9mmol/L 以及血糖标准差 <1.4mmol/L。

4. 临床意义 CGM 是传统血糖监测方法的一种有效补充,其优势在于:①可发现与食物种类、治疗方案等因素有关的血糖变化;②了解传统血糖监测方法难以发现的餐后高血糖、夜间低血糖等;③帮助制订个体化的治疗方案;④提高治疗依从性。

糖尿病目标范围内时间(time in range,TIR)和葡萄糖达标时间百分比分别指 24 小时内血糖在目标范围内(成人为 3.9～10.0mmol/L,妊娠患者为 3.5～7.8mmol/L)的时间(以分钟为单位)和其所占百分比(用 % 表示)。它可以通过 CGM 结果计算得出,是血糖监测的一个新指标。TIR 与糖化血红蛋白线性相关,与糖尿病微血管病变、大血管病变和尿白蛋白间存在显著相关性,1 型糖尿病患者控制目标推荐大于 70%。

二、糖代谢物的测定

(一)β- 羟丁酸

1. 生化及生理 酮体(ketone body)为乙酰乙酸、丙酮和 β- 羟丁酸的统称,是脂肪酸在肝脏氧化分解的中间产物。当糖代谢发生障碍时,脂肪分解代谢加速,不能充分氧化,产生大量酮体,可导致酸中毒乃至昏迷。正常人血液中酮体浓度较低,其组成比例为乙酰乙酸占 20%,丙酮占 2%,β- 羟丁酸约占 78%。β- 羟丁酸(β-hydroxybutyric acid)是酮体的主要组成成分,临床常定量检测血清 β- 羟丁酸以反映酮体代谢异常。

2. 检测方法 通过 β- 羟丁酸脱氢酶分解底物生成乙酰乙酸从而进行测定。340nm 波长处检测 NADH 所致的吸光度增加速率,可反映 β- 羟丁酸的浓度。

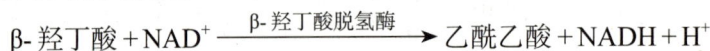

$$\beta\text{-羟丁酸} + NAD^+ \xrightarrow{\beta\text{-羟丁酸脱氢酶}} 乙酰乙酸 + NADH + H^+$$

3. 参考区间 空腹血清中 β- 羟丁酸为 0.02～0.27mmol/L;长时间运动后血液中酮体含量可达 2.0mmol/L。

4. 临床意义 在未控制的糖尿病中,胰岛素缺乏导致血浆中游离脂肪酸增加,同时胰高血糖素 / 胰岛素比率增加使脂肪酸在肝脏中的氧化增强,故酮体生成增加;糖的来源减少(饥饿或频繁呕吐)或糖的利用下降(如糖尿病、糖原贮积病等)可导致酮体形成过多;尿酮体阳性还见于饥饿、高脂饮食、呕吐、腹泻、脱水、甲状腺毒症、消化吸收障碍等。

对于糖尿病酮症酸中毒,血酮体检测比尿酮体检测更为准确,但后者操作更方便,故尿酮体已被纳入尿常规检验项目,用于 1 型糖尿病的病情监测。

由于多数检测方法都只测定乙酰乙酸,而糖尿病酮症时体内酮体是以 β- 羟丁酸为主,会出现症状与实验室结果矛盾的情况,如:患者酮症酸中毒初期,酮体检测仅为弱阳性,经过治疗后,β- 羟丁酸脱氢生成乙酰乙酸,实验室检测结果显示酮症更为严重,故需要监测 β-羟丁酸的含量才能得到酮症的真实情况。

(二)乳酸

1. 生化及生理 乳酸(lactic acid)是机体无氧糖酵解的终产物,是人体代谢过程中的一种重要中间产物,与糖代谢、脂类代谢、蛋白质代谢及细胞内的能量代谢关系密切。约 65%的乳酸由肝脏利用,但当乳酸浓度超过 2mmol/L 时,肝脏对其摄取达到饱和。血液乳酸浓度与组织产生乳酸的速率和肝脏对乳酸的代谢速率有关,剧烈运动时,乳酸浓度可在短时间内明显增加。

2. 检测方法 在 NAD$^+$ 存在的条件下,乳酸被乳酸脱氢酶氧化生成丙酮酸,340nm 波长处检测反应生成 NADH 所致的吸光度值增高速率,可反映乳酸含量。

$$L\text{-乳酸}+NAD^+ \xrightarrow[\text{pH }9.0\sim9.6]{\text{乳酸脱氢酶}} \text{丙酮酸}+NADH+H^+$$

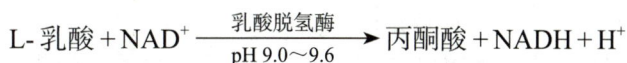

一般情况下反应的平衡是偏向生成乳酸的，但在缓冲液 pH 为 9.0～9.6、体系中存在过量 NAD^+、用肼捕获丙酮酸等条件下，反应平衡会偏向生成丙酮酸。

本法特异性强、灵敏度高。血液标本采集前后都必须严格遵循收集和处理程序，以防止乳酸浓度改变。受试者需要禁食，并完全静息至少 2 小时，以保证血液乳酸浓度达到稳定状态。

静脉血或动脉血标本都必须使用肝素抗凝，一旦血浆与血细胞分离，乳酸浓度可稳定。不管采用哪种检测方法，血浆乳酸浓度都比全血中浓度高 7%。

3. 参考区间　不同标本中乳酸的参考区间见表 8-1。

表 8-1　不同标本中乳酸的参考区间

标本	乳酸参考区间
静脉血	
静息时	0.5～1.3mmol/L
住院患者	0.9～1.7mmol/L
动脉血	
静息时	0.36～0.75mmol/L
住院患者	0.36～1.25mmol/L
尿液	5.5～22mmol/24h

4. 临床意义　血液乳酸浓度超过 5mmol/L 以及 pH 小于 7.25 时，提示有明显的乳酸酸中毒。

（三）丙酮酸

1. 生化及生理　丙酮酸（pyruvic acid）是烯醇式丙酮酸经非酶促反应转变为酮式的产物，是许多糖类和大多数氨基酸分解代谢过程中的重要中间产物。在三羧酸循环中，丙酮酸位于无氧分解和有氧分解的交会点上。丙酮酸在促进减体重及减体脂、改善运动情绪、增加肌肉耐力及提高运动能力、抑制自由基生成和促进自由基清除、抗疲劳等方面具有作用。

2. 检测方法　检测丙酮酸利用的是检测乳酸所采用反应的逆反应。

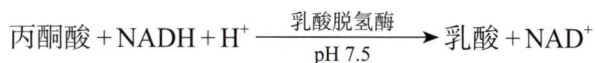

$$\text{丙酮酸}+NADH+H^+ \xrightarrow[\text{pH }7.5]{\text{乳酸脱氢酶}} \text{乳酸}+NAD^+$$

在 pH 为 7.5 的条件下，反应平衡偏向生成乳酸。本方法特异性高，α-酮戊二酸、草乙酸盐、乙酰乙酸、β-羟丁酸盐等物质都不会产生干扰。

3. 参考区间　不同标本中丙酮酸的参考区间见表 8-2。

表 8-2　不同标本中丙酮酸的参考区间

标本	丙酮酸参考区间
安静状态下	
空腹静脉全血	0.03～0.10mmol/L
动脉全血	0.02～0.08mmol/L
脑脊液	0.06～0.19mmol/L
尿液	≤1mmol/24h

4. 临床意义 乳酸 / 丙酮酸比值反映了糖代谢中酵解和三羧酸循环的比值，也反映了机体的代谢状态，对诊断糖尿病酸中毒有一定的灵敏性和特异性。若乳酸 / 丙酮酸比值 <25，提示糖异生缺陷；若比值 ≥35 则提示缺氧导致的胞内代谢降低。

三、糖化蛋白质的测定

血液中的葡萄糖会通过非酶促反应将糖基加到蛋白质的氨基酸残基基团上，形成糖化蛋白质，其合成速率与血糖浓度成正比，直到蛋白质降解后才释放，故能持续存在于该蛋白质代谢的整个过程中。血红蛋白、白蛋白、晶状体蛋白、胶原蛋白等都可发生糖基化反应，糖化后的蛋白可变性，是引起糖尿病慢性并发症的原因之一。由于不同蛋白质的半衰期不同，通过测定不同的糖化蛋白质可了解糖尿病治疗过程中的血糖水平，并估计并发症的危险度。

（一）血红蛋白 A1c

1. 生化及生理 成人血红蛋白（Hb）通常由 HbA（97%）、HbA_2（2.5%）和 HbF（0.5%）组成。HbA 由四条肽链组成，包括两条 α 链和两条 β 链。对 HbA 进行色谱分析发现了几种微小血红蛋白，即 HbA1a、HbA1b 和 HbA1c，统称为 HbA1，或快速血红蛋白（电泳时迁移率比 HbA 高）。糖基化也可以发生在血红蛋白 β 链的其他位点，如赖氨酸残基或 α 链上，所生成的糖化蛋白质称为 HbA0，不能根据电荷的不同而将其与普通血红蛋白分离。表 8-3 显示了不同糖化血红蛋白及其糖化位点。

表 8-3 血红蛋白糖基化产物

名称	组成
HbA0	糖基化发生在 β 链的其他位点，如赖氨酸残基或 α 链上
HbA1a1	果糖 -1,6- 二磷酸结合在 HbA 的 β 链 N 端上
HbA1a2	葡萄糖 -6- 磷酸结合在 HbA 的 β 链 N 端上
HbA1a	由 HbA1a1 和 HbA1a2 组成
HbA1b	丙酮酸结合在 HbA 的 β 链 N 端上
HbA1c	葡萄糖结合在 HbA 的 β 链 N 端的缬氨酸残基上
前 HbA1c（pre-HbA1c）	HbA1c 中存在不稳定的希夫碱
HbA1	由 HbA1a、HbA1b、HbA1c 组成
总的糖化血红蛋白	HbA1c 及其他所有的血红蛋白 - 碳水化合物复合物

血红蛋白 A1c（hemoglobin A1c，HbA1c）是由葡萄糖的醛基与 HbA 的 β 链 N 端的缬氨酸残基缩合而成，先形成前 HbA1c（此反应迅速可逆），解离或分子重排而形成稳定的氨基酮即 HbA1c（此反应缓慢不可逆）。HbA1c 是 HbA1 的主要成分，约占 80%，浓度相对稳定。通过分析血红蛋白糖基化产物可知，机体中许多生化物质可以糖基化血红蛋白，但是仅仅 HbA1c 是葡萄糖糖基化血红蛋白的产物，能够反映血液中葡萄糖的平均水平。临床上也将 HbA1c 称为糖化血红蛋白（glycosylated hemoglobin）。

2. 检测方法 根据电荷、结构差异等采用不同的检测方法。

（1）离子交换高效液相色谱法：在偏酸溶液中总糖化血红蛋白（GHb）及 HbA 均具有阳离子的特性，流经阳离子交换层析柱时，不同血红蛋白组分的吸附能力不同，再使用不同 pH 的磷酸盐缓冲液分次洗脱出 GHb 和 HbA，得到相应 Hb 层析谱，HbA1c 值以 HbA1c 占总血红蛋白的百分率来表示。

离子交换高效液相色谱法是 HbA1c 检测的"金标准",是目前精密度、准确性最高的方法,分析时间短,CV<3.5%。阳离子交换树脂微柱法适合大量标本的检测。

(2)亲和层析法:硼酸阴离子能可逆地结合糖化血红蛋白上葡萄糖分子中的顺位二醇基,再以高浓度含顺位二醇基的多羟基复合物(如山梨醇)替换糖化血红蛋白,测量后计算比值。由于本法检测的是 α 链和 β 链上赖氨酸和缬氨酸残基氯胺酮样结构的物质,所以测定的是总糖化血红蛋白,包括除 HbA1c 之外的物质,但允许用经验算法从总糖化血红蛋白值计算出"标准的 HbA1c"。

本法操作简便易行、快速准确,经翻译后修饰的血红蛋白和血红蛋白变异型如 HbS 和 HbC、HbE 等对结果的影响都很小,也不受温度、HbF 等干扰。

(3)免疫化学法:以血红蛋白 β 链 N 端前 4～8 个氨基酸残基糖基化产物作为抗体识别位点,制备单克隆抗体,再利用抗原-抗体结合反应检测。包括:①离子捕获法;②胶乳凝集免疫比浊法;③胶乳凝集抑制法;④酶免疫法。

(4)酶法:利用蛋白酶与果糖氨基酸氧化酶,生成 H_2O_2 后,与显色剂产生颜色反应,通过吸光度值求出 HbA1c 的浓度,进一步计算得出 HbA1c 所占百分率。

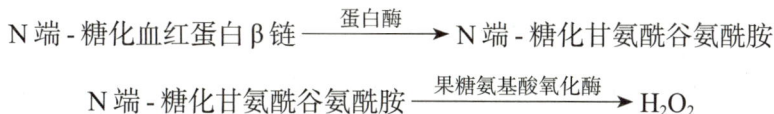

$$\text{N 端 - 糖化血红蛋白 β 链} \xrightarrow{\text{蛋白酶}} \text{N 端 - 糖化甘氨酰谷氨酰胺}$$

$$\text{N 端 - 糖化甘氨酰谷氨酰胺} \xrightarrow{\text{果糖氨基酸氧化酶}} H_2O_2$$

本法的特点:①蛋白酶特异性酶解血液中的糖化血红蛋白,其他蛋白如白蛋白、球蛋白等对结果不产生干扰;②果糖氨基酸氧化酶特异性较高。本法精密度良好,CV 为 1%,测定结果与常规高效液相色谱法和免疫法的测定值有很好的相关性。

3. 参考区间 HbA1c 4%～6%(高效液相色谱法)。

4. 临床意义 ①糖尿病的诊断,HbA1c≥6.5% 可以确诊为糖尿病。②血糖控制的监测,其检测通常可反映患者近 8～12 周的血糖控制情况(表 8-4)。③糖尿病的筛查和风险评估。④HbA1c 为糖尿病患者心血管事件的独立预测危险因素。HbA1c 水平每增高 1%,对于 1 型糖尿病患者而言发生冠心病的相对危险性增加 32%,对于 2 型糖尿病患者而言相对危险性增加 18%。

表 8-4 HbA1c 水平与血糖控制情况

HbA1c 水平	血糖控制情况
4%～6%	血糖控制良好
5.7%～6.4%	糖尿病前期,存在发生糖尿病的风险
6%～7%	糖尿病患者的血糖控制比较理想,但视网膜病变风险显著升高
7%～8%	糖尿病患者的血糖控制一般
8%～9%	糖尿病患者的血糖控制较差,需注意饮食及运动,在医师指导下调整治疗方案
>9%	糖尿病患者的血糖控制很差,有可能发生糖尿病慢性并发症和急性并发症

5. 影响因素 HbA1c 的形成是不可逆的,其浓度与红细胞寿命(平均 120 天)、该时期内血糖的平均浓度有关,不受每天葡萄糖波动的影响,也不受运动或食物的影响,所以 HbA1c 反映的是过去 2～3 个月的平均血糖浓度。血糖浓度急剧变化后,在起初 2 个月 HbA1c 的变化速度很快,在 3 个月之后则进入一个动态的稳定状态。

（二）糖化白蛋白

1. 生化及生理 果糖胺（fructosamine）是血液葡萄糖通过非酶促糖基化反应与其他蛋白质（如白蛋白、膜蛋白、晶状体蛋白）结合形成的酮胺化产物的总称。而血液中的白蛋白与葡萄糖发生非酶促糖基化反应的产物称为糖化白蛋白（glycated albumin，GA）。由于白蛋白是血清蛋白中最丰富的成分，半衰期为 19 天，因此测定果糖胺和糖化白蛋白均可反映患者 2~3 周的平均血糖水平。临床上常测定糖化白蛋白，用糖化白蛋白占总白蛋白的百分比表示。

2. 检测方法 常用的是硫代巴比妥酸法和酮胺氧化酶法。

（1）硫代巴比妥酸法：通过水解作用将糖化白蛋白中葡萄糖和白蛋白共价结合的桥梁结构 5-羟甲基糠醛分离出来，从而使之与硫代巴比妥酸发生反应，以此测定糖化白蛋白含量。

（2）酮胺氧化酶法：蛋白酶、酮胺氧化酶与过氧化物酶联用测定糖化白蛋白含量；同时测定血清总白蛋白的含量，计算出糖化白蛋白占总白蛋白的百分比。

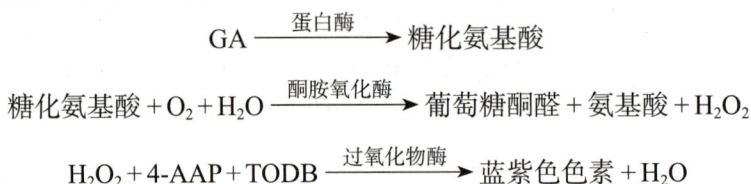

$$GA \xrightarrow{\text{蛋白酶}} \text{糖化氨基酸}$$

$$\text{糖化氨基酸} + O_2 + H_2O \xrightarrow{\text{酮胺氧化酶}} \text{葡萄糖酮醛} + \text{氨基酸} + H_2O_2$$

$$H_2O_2 + 4\text{-}AAP + TODB \xrightarrow{\text{过氧化物酶}} \text{蓝紫色色素} + H_2O$$

式中，TODB 为 N,N-双（4-磺丁基）-3-甲基苯胺二钠盐，是一种色素原。

本法简便快捷、精密度高、准确性好，胆红素对其干扰较小。

3. 参考区间 10.8%~17.1%。

4. 临床意义 ①白蛋白在体内的半衰期约为 19 天，且白蛋白与葡萄糖结合的速度比血红蛋白快，故 GA 反映了 2~3 周前血糖的平均水平。②辅助鉴别应激性高血压：急性应激如外伤、感染以及急性心脑血管事件等发生时，会出现高血糖，与糖尿病难以区分。GA 与 HbA1c 联合测定有助于判断高血压的持续时间，可作为既往糖尿病史的辅助诊断。③GA≥17.1% 可以筛查出大部分未诊断的糖尿病患者，同时测定 FPG 和 GA 可提高糖尿病的筛查率。④GA 是自我血糖监测和长期血糖监测指标 HbA1c 的有效补充，不受血红蛋白代谢异常的影响，但在评估伴有白蛋白异常的疾病如肾病综合征、肝硬化等的糖尿病患者时需慎重。

（三）晚期糖基化终末产物

1. 生化及生理 晚期糖基化终末产物（advanced glycation end product，AGE）是蛋白质的氨基与糖的醛基之间发生自发糖基化反应生成的一类糖蛋白，该反应不可逆，且不需要酶的催化。AGE 广泛存在，具有荧光特性和特殊的吸收光谱，具有交联性、不可逆性、结构异质性，对酶稳定，可与多种细胞膜特异性受体结合发挥生物学效应。

2. 检测方法 免疫荧光法、ELISA、荧光分光光度法等可以检测血清/血浆或组织中的 AGE。

3. 参考区间 血清 AGE 20~500ng/L（ELISA 法）。

4. 临床意义 AGE 与糖尿病、尿毒症、阿尔茨海默病、肾脏病变、衰老等的发生发展密切相关。检测体内 AGE 对监测长期血糖水平、评估糖尿病并发症的程度，以及指导糖尿病治疗等有重要意义。AGE 与 HbA1c 存在线性关系，随血糖改变的变化速率比后者低 23%，提供了一种比 HbA1c 更长期的糖尿病控制指标。

四、血糖调节物的测定

（一）胰岛素

1. 生化及生理 胰岛素（insulin）是由胰岛 β 细胞分泌的蛋白质类激素，由 A、B 链组成，共含 51 个氨基酸残基,分子量为 5.8kDa。胰岛素能促进细胞对葡萄糖的摄取利用,促进蛋白质及脂质的合成,是调节血糖浓度的重要激素。胰岛素分泌入血后在体内的生物半衰期为 5～10 分钟,主要由肝脏摄取并降解。

正常人体中胰岛素呈脉冲式分泌,基础分泌量约 1U/h,每天总量约 40U。健康人在葡萄糖的刺激下,胰岛素呈二时相脉冲式分泌:静脉注射葡萄糖后的 1～2 分钟内是第一时相,10 分钟内结束,呈尖而高的分泌峰,代表贮存胰岛素的快速释放;紧接着为第二时相,持续 60～120 分钟,直到血糖水平回到正常,代表了胰岛素的合成和持续释放能力。

2. 检测方法 主要分为 2 类:免疫法(如化学发光法、电化学发光法)和非免疫法(如同位素稀释法、高效液相色谱法)。

接受外源性胰岛素治疗的患者会产生抗胰岛素抗体,可与免疫法使用的抗体竞争。内源性抗体和它结合的胰岛素可被聚乙二醇(PEG)沉淀,再测定游离胰岛素,用盐酸洗脱抗体结合的胰岛素后,PEG 沉淀抗体可测定总胰岛素。

3. 参考区间 空腹血清胰岛素 10～20mU/L。

4. 临床意义 血浆胰岛素测定主要用于:①对空腹低血糖患者进行评估。②确认需进行胰岛素治疗的糖尿病患者,并与可通过饮食控制的糖尿病患者进行区分。③预测 2 型糖尿病的发展并评估患者状况,预测糖尿病易感性。④通过血胰岛素浓度和胰岛素抗体来评估胰岛素抵抗机制。

(二)胰岛素释放试验

1. 原理 胰岛素释放试验(insulin releasing test)是在进行口服葡萄糖耐量试验的同时测定血浆胰岛素水平以了解胰岛 β 细胞功能的试验。葡萄糖是最强的胰岛素分泌刺激物,不仅可直接刺激 β 细胞释放胰岛素,还可增强其他非葡萄糖物质的胰岛素释放作用。因此葡萄糖激发胰岛素释放试验是了解胰岛 β 细胞分泌功能有无障碍和有无胰岛素抵抗的重要方法。

2. 检测方法 胰岛素释放试验常与 OGTT 同时进行。禁食至少 8 小时后,次日清晨空腹采血,口服 75g 无水葡萄糖(或 100g 标准面粉制作的馒头),分别于 0.5 小时、1 小时、2 小时取血,检测空腹及服糖后的血浆胰岛素水平。

3. 临床意义 胰岛素释放试验可反映基础状态和葡萄糖刺激下的胰岛素释放功能:正常人胰岛素分泌常与血糖值呈平行状态,服糖后高峰在 60 分钟内,通常为空腹值的 5～10 倍,2 小时后接近基础水平,3～4 小时恢复到基础水平。胰岛素释放试验有利于糖尿病类型的鉴别诊断(图 8-4)。随着胰岛 β 细胞功能进行性损害,它对葡萄糖刺激反应的第一时相将丧失,而其他的刺激物(如氨基酸或胰高血糖素)仍能刺激其释放,所以大多数 2 型糖尿病仍保留第二时相的反应。1 型糖尿病患者则基本没有任何反应。

(三)C-肽

1. 生化及生理 C-肽(C-peptide)是胰岛 β 细胞分泌产物胰岛素原的组成部分。一分子胰岛素原经酶切后裂解成一分子胰岛素和一分子 C-肽,两者以等分子数共存于分泌颗粒并同时释放入血。C-肽不被肝脏破坏,半衰期比胰岛素长,不受胰岛素抗体的影响,血清 C-肽含量能反映 β 细胞合成与释放胰岛素的功能。C-肽主要在肾脏中降解,部分以原形从尿液排出。

2. 检测方法 采用免疫法,但由于抗体的特异性不同等情况,不同检测方法间的差异很大。

与胰岛素相同,采用 C-肽激发试验,即患者空腹时口服定量葡萄糖(或馒头),使血糖升高刺激胰岛 β 细胞释放 C-肽,可反映基础状态和葡萄糖刺激下的胰岛素释放功能。

3. 参考区间 血浆 C-肽:0.3～1.3nmol/L。

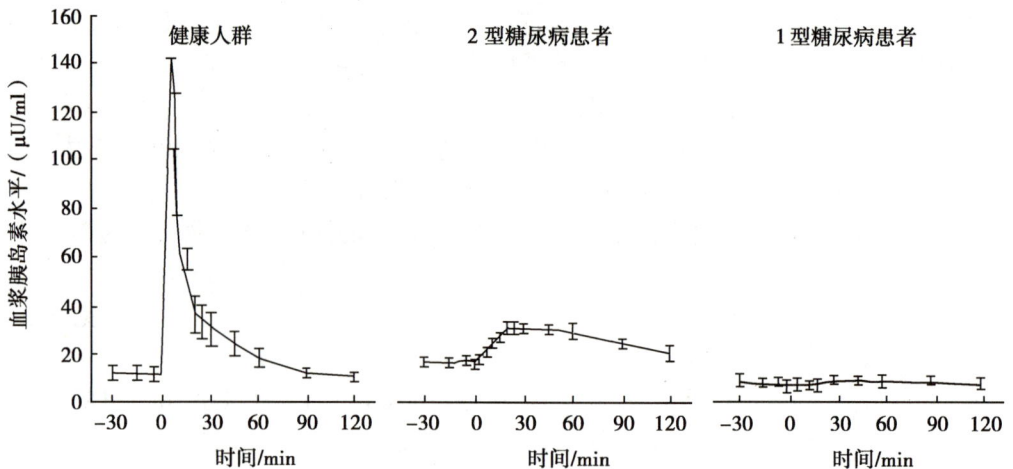

图 8-4　葡萄糖刺激胰岛素分泌的动态试验

4. 临床意义　血浆 C- 肽主要用于：①评估空腹低血糖。某些 β 细胞瘤患者，尤其存在间歇性胰岛素分泌过多时，胰岛素检测可正常，但 C- 肽浓度都升高。②当注射胰岛素导致低血糖发生时，胰岛素水平会很高而 C- 肽降低，这是因为药用胰岛素中没有 C- 肽存在，且外源性胰岛素会抑制胰岛 β 细胞的分泌功能。③监测胰腺手术效果。在全胰腺切除术后检测不到 C- 肽，而在胰腺或胰岛细胞移植成功后其浓度应该增加。

与外周血胰岛素浓度相比，C- 肽测定具有更多优势：①能更好地反映 β 细胞功能；②不受外源性胰岛素干扰且不与胰岛素抗体反应；③C- 肽释放试验在鉴别糖尿病类型时更特异和灵敏。

C- 肽通过肾脏排泄，肾病时血中 C- 肽浓度会升高，但尿 C- 肽浓度的个体差异大，限制了其评价胰岛素分泌能力的价值。当需要连续评估 β 细胞功能或不能频繁采血时，可测定尿 C- 肽。非肾衰竭者 24 小时尿 C- 肽与空腹血清 C- 肽浓度、葡萄糖负载后连续取血标本的 C- 肽浓度相关性均很好。

（四）胰高血糖素

1. 生化及生理　胰高血糖素（glucagon）是由胰岛 α 细胞分泌的一种 29 肽，由胰高血糖素原水解生成。胰高血糖素的分泌受血糖、氨基酸及激素、神经的调节，它能促进肝细胞糖原分解为葡萄糖，抑制糖原合成，使血糖升高，与胰岛素相对抗，促进脂肪分解。

2. 检测方法　采用免疫法。

3. 参考区间　空腹血浆胰高血糖素：20～52pmol/L。

4. 临床意义　胰腺 α 细胞瘤或胰高血糖素瘤患者血中胰高血糖素水平显著升高，并多伴有体重减轻、高血糖症等。若超过参考区间上限 500 倍，可能是自主性分泌的 α 细胞瘤。胰高血糖素浓度降低常与慢性胰腺炎和长期使用磺酰脲类药物治疗有关。

五、胰岛相关自身抗体的测定

1 型糖尿病（type 1 diabetes，T1DM）是遗传易感个体通过自身抗原介导的免疫反应引起的胰岛 β 细胞破坏所致的自身免疫性疾病。检测时组织标本采用免疫荧光法、组织化学染色法等；血液标本采用放射配体法、电化学发光法等。正常时为阴性。多个自身抗体已用于分型、指导治疗和患病风险预测等。

（一）胰岛细胞抗体

1. 生化及生理　胰岛细胞抗体（islet cell antibody，ICA）是针对胰岛细胞胞质成分或微粒体组分的一组抗体,主要为 IgG,提示胰岛 β 细胞严重损害。

2. 临床意义 ①1 型糖尿病患者中检出率为 70% 左右,常在临床发病前期即可测出,发病 3 年后检出率降至 20%;②1 型糖尿病患者一级亲属中阳性率为 15%,高危人群筛查 ICA 可作为预测 1 型糖尿病的指标;③2 型糖尿病出现高滴度 ICA,是提示进展为胰岛素依赖的高危信号。

（二）抗胰岛素抗体

1. 生化及生理 抗胰岛素抗体(insulin autoantibody,IAA)是一种在糖尿病发病前存在、与 1 型糖尿病发生有关的自身抗体,主要为 IgG。

2. 检测方法 放射配体法(RLA)和电化学发光法。

3. 参考区间 <0.4U/ml(放射配体法);<0.02nmol/L(电化学发光法)。

4. 临床意义 ①在未曾使用过外源性胰岛素的患者中,其产生与 1 型糖尿病的发生有显著相关性。在小于 4 岁、新发现的 1 型糖尿病患者中阳性率超过 90%,12 岁之后才发病的患者中阳性率不到 40%。②IAA 高滴度者 1 型糖尿病发病快。③为改进糖尿病治疗方案提供重要依据。IAA 的产生与胰岛素制剂的免疫原性有关,亦与患者的个体差异相关,接受胰岛素治疗后,IAA 一般在 3～6 个月出现,9～12 个月达高峰。该抗体的大量产生可导致患者对胰岛素不敏感。④是评价药用胰岛素的免疫原性和纯度的可靠指标。

（三）谷氨酸脱羧酶抗体

1. 生化及生理 谷氨酸脱羧酶(glutamic acid decarboxylase,GAD)是人及动物体内神经递质 γ- 氨基丁酸的合成酶,根据分子量的不同有 GAD65 和 GAD67 两种形式,分别存在于胰腺和脑组织。谷氨酸脱羧酶抗体(glutamic acid decarboxylase antibody,GADA)是针对 GAD65 产生的抗体,是 1 型糖尿病发病初期的免疫标志物,也作为 1 型糖尿病患者接受治疗时的疗效监测指标。

2. 检测方法 放射配体法(RLA)。

3. 参考区间 正常人血清 <5.0U/ml。

4. 临床意义 ①新发现的 1 型糖尿病患者中阳性率为 70%～80%;②GADA 可于发病前 10 年检测出,呈持续高滴度状态,可作为普查指标,用于筛查和发现 1 型糖尿病高危人群和个体。

（四）胰岛素瘤相关抗原 -2 抗体

1. 生化及生理 胰岛素瘤相关抗原 -2(insulinoma-associated antigen 2,IA-2)是受体型蛋白酪氨酸磷酸酶(PTP)超家族中的一员。IA-2 主要在神经内分泌细胞中表达,是 1 型糖尿病体液性自身免疫反应的一个主要靶抗原。胰岛素瘤相关抗原 -2 抗体(insulinoma-associated antigen 2 antibody,IA-2A)是 1 型糖尿病发病初期的免疫标志物。

2. 临床意义 IA-2A 是预测和诊断 1 型糖尿病的重要血清学标志物,超过 50% 的新发 1 型糖尿病患者体内可检出该抗体。

（五）锌转运体 8 自身抗体

1. 生化及生理 锌转运体 8(zinc transporter-8,ZnT8)是胰岛 β 细胞特异性 Zn^{2+} 转运体,仅在胰岛 β 细胞表达,参与胰岛素合成、储存及分泌的调节,介导 Zn^{2+} 从细胞质转运至囊泡。锌转运体 8 自身抗体(zinc transporter 8 autoantibody,ZnT8A)是 1 型糖尿病发病初期的免疫标志物。

2. 临床意义 ZnT8A 近来被认为是 1 型糖尿病的主要自身抗体,新发 1 型糖尿病中阳性率为 60%～80%。

上述抗体的联合检测对 1 型糖尿病的诊断灵敏度可达 98%,特异度可达 99.6%。

第三节 糖尿病的发病机制和实验诊断

一、糖尿病及分型

当血糖浓度超过参考区间上限时称为高血糖症（hyperglycemia）。糖尿病（diabetes mellitus，DM）是由胰岛素分泌不足和 / 或胰岛素作用低下引起的糖、脂、蛋白质、水和电解质等紊乱的代谢性疾病，其特征是高血糖症，典型症状是多食、多饮、多尿和体重减轻，是糖代谢紊乱最常见、最重要的表现形式。

2019 年世界卫生组织根据病因将糖尿病分为六种类型，分别为 1 型糖尿病、2 型糖尿病、混合型糖尿病、其他特殊类型糖尿病、未分类糖尿病和妊娠期首次发现高血糖症（表 8-5）。

表 8-5　WHO 糖尿病的分型及其病因

类型	病因
1 型糖尿病	胰岛 β 细胞破坏和绝对胰岛素缺乏，最常见于儿童和青年
2 型糖尿病	最常见的类型，不同程度的 β 细胞功能障碍和胰岛素抵抗，通常与超重和肥胖有关
混合型糖尿病	
成人隐匿性自身免疫性糖尿病	与成人缓慢进展的 1 型糖尿病相似，但更常具有代谢综合征的特征及单一 GADA，并保留较大部分 β 细胞功能
酮症倾向的 2 型糖尿病	表现为酮症和胰岛素缺乏；常见酮症发作，非免疫介导
其他特殊类型糖尿病	
单基因糖尿病	由特定基因突变引起
胰源性糖尿病	影响胰腺的各种情况均可导致高血糖
内分泌疾病性糖尿病	发生于胰岛素拮抗类激素分泌过多的疾病中
药物或化学品相关性糖尿病	多种药物和化学物质会损害胰岛素的分泌、作用，或损伤 β 细胞
感染相关性糖尿病	多种病毒可介导 β 细胞直接损伤
罕见免疫介导性糖尿病	与罕见的免疫性疾病有关
遗传综合征相关性糖尿病	多种遗传性疾病和染色体异常会增加糖尿病患病风险
未分类糖尿病	当没有明确的诊断类别时，应暂时使用此类别
妊娠期首次发现高血糖症	
妊娠期显性糖尿病	妊娠期首次诊断的 1 型糖尿病或 2 型糖尿病，其糖代谢紊乱通常不会在妊娠结束后恢复正常
妊娠糖尿病	妊娠期高血糖但未达到糖尿病诊断标准，与妊娠中后期的生理性胰岛素抵抗相关

空腹血糖受损（IFG）、糖耐量减低（IGT）和血红蛋白糖基化受损是正常糖代谢与糖尿病之间的中间状态，统称为糖尿病前期（prediabetes），也是发展为糖尿病及心血管病变的危险因子和标志。根据 2024 年美国糖尿病学会（ADA）糖尿病诊疗指南，糖尿病前期的确定标准为：空腹血糖浓度 6.1～<7.0mmol/L，为 IFG；或 OGTT 2 小时血糖浓度为 7.8～<11.1mmol/L，为 IGT；或 HbA1c 为 5.7%～6.4%。

二、糖尿病发病机制

本部分主要介绍临床最常见的 1 型糖尿病和 2 型糖尿病的发病机制。

（一）1 型糖尿病

1 型糖尿病（type 1 diabetes，T1DM）是由遗传和环境因素导致胰岛 β 细胞的破坏和绝对胰岛素缺乏而引起。

1 型糖尿病是一种多基因遗传病，目前已确认 10 多个相关的易感基因：与 6 号染色体上的人类白细胞抗原（HLA）和 9 号染色体上的至少 11 个位点有很强的关联性。这些易感基因可能作用于同一或相关的生物学途径，但 1 型糖尿病也存在着遗传异质性，遗传背景不同的亚型在病因和临床表现上也不尽相同。

风疹病毒、腮腺炎病毒、柯萨奇病毒等都与 1 型糖尿病有关。病毒感染导致胰岛 β 细胞损伤的机制包括：①直接损伤。胰岛 β 细胞大量、迅速地被破坏，导致患者死亡。也可表现为慢性过程，病毒长期停留在 β 细胞中，最终导致细胞数量减少。②启动胰岛 β 细胞的自身免疫反应，进一步损伤胰岛 β 细胞。③诱导胰岛 β 细胞表达多种抗原及细胞因子，激活 B 淋巴细胞或 T 淋巴细胞。

由于遗传易感性和病毒等环境因素的共同作用，机体免疫系统对自身成分发生免疫应答而产生自身抗体，严重损伤胰岛 β 细胞的功能，导致胰岛素绝对缺乏。因此，1 型糖尿病是一种自身免疫性疾病。

（二）2 型糖尿病

2 型糖尿病（type 2 diabetes，T2DM）是由 β 细胞功能障碍和胰岛素抵抗共同作用导致的胰岛素分泌障碍和 / 或作用异常而引起，通常在糖尿病患者有明显临床表现时两者均存在。2 型糖尿病多见于中年人或老年人，也可以发生在青少年。确切病因尚不清楚，目前认为遗传因素可增加疾病易感性，加上环境因素的作用导致胰岛素分泌障碍。另外，胰岛素抵抗导致的胰岛素作用异常也是一个重要原因。

1. 遗传因素 具有明显的遗传倾向和家族聚集性。目前全球已经定位超过 100 个易感位点，包括 *KCNJ11*、*PPARG*、*KCNQ1* 等，在中国人中还发现了 *PAX4*、*NOS1AP* 等易感基因。

2. 环境因素 环境因素是 2 型糖尿病的另一类致病因子，可促使和 / 或加速疾病的显现，主要包括以下几种。

（1）年龄：随年龄的增加，周围组织对胰岛素的敏感性减弱，胰岛 β 细胞的功能缺陷亦加重，故 40 岁以上发病率显著上升。

（2）食物热量和结构：影响血浆脂肪酸水平，其水平升高会加重胰岛素抵抗和 β 细胞功能损害。

（3）肥胖：常是 2 型糖尿病的伴随和前导因素。目前认为，肥胖患者是否发生 2 型糖尿病取决于胰岛素抵抗的程度和 β 细胞的功能。多采用体重指数（BMI）、腰臀比指数（WHR）、内脏脂肪容积、腹内脂肪层等指标预测发病的危险性。

（4）伴有其他危险因子（如高血压、高 BMI、糖尿病家族史）的人，其体力活动不足会促进 2 型糖尿病的发展。

3. 胰岛素抵抗 胰岛素抵抗（insulin resistance，IR）是指各种原因导致机体对胰岛素的反应性降低，致使胰岛素不能发挥正常刺激组织细胞对葡萄糖摄取和利用的作用，发生单位胰岛素功能下降的现象。体内胰岛素的浓度并不下降，甚至高于正常。胰岛素抵抗是 2 型糖尿病、代谢综合征和肥胖等多种疾病发生的原因，也是糖尿病病理生理的基本组成部分。在胰岛素抵抗状态下，为维持血糖稳定，会迫使胰岛 β 细胞分泌更多的胰岛素进行代偿，导致高胰岛素血症，亦引发一系列代谢紊乱。胰岛素抵抗是 2 型糖尿病的早期事件，阳性率约90%，患者对胰岛素生物反应性降低了约40%。

三、糖尿病的实验诊断

（一）糖尿病的早期筛查

1. 糖尿病的早期筛查指标 包括：①免疫学标志物（如IAA、GADA和IA-2A等）；②基因标志物，如HLA的某些基因型；③胰岛素，包括空腹血浆胰岛素和葡萄糖刺激后血浆胰岛素；④血糖，包括FPG和餐后2小时血糖或OGTT 2小时血糖。

2. 1型糖尿病的筛查 对于1型糖尿病而言，一般不推荐使用免疫学标志物进行常规筛查，只有下述情况下才进行该项检查：①最初诊断为2型糖尿病，却出现了1型糖尿病的自身抗体并发展为依赖胰岛素治疗者；②准备捐赠肾脏或部分胰腺用于移植的非糖尿病家族成员；③评估妊娠糖尿病妇女演变为1型糖尿病的风险；④从儿童糖尿病患者中鉴别出1型糖尿病患者，以尽早进行胰岛素治疗。

3. 2型糖尿病的筛查 对于2型糖尿病，由于在临床诊断时，30%已存在糖尿病并发症，说明至少在临床诊断的10年前疾病就已经发生了。2024年美国糖尿病学会（ADA）糖尿病诊疗指南推荐对有关人群进行FPG或OGTT筛查，具体如下。

（1）无症状成人，若超重或肥胖（BMI≥25kg/m^2）并有一个或多个糖尿病危险因素，应该从任何年龄开始筛查糖尿病和糖尿病前期。危险因素包括：糖尿病患者一级亲属、高风险人种、心血管疾病史、高血压、HDL＜0.9mmol/L和/或甘油三酯（TG）＞0.8mmol/L、多囊卵巢综合征患者、缺乏体力活动、胰岛素抵抗相关的其他临床表现（如严重肥胖、黑棘皮病）。

（2）糖尿病前期人群（HbA1c≥5.7%、IGT或IFG），应该每年检测一次。

（3）被诊断为妊娠糖尿病的人群应至少每3年进行一次检测，持续终身。

（4）其他人群应从35岁开始筛查。

（5）如果检查结果正常，应至少每3年复查一次。

（6）HIV感染者、高风险医疗暴露人群、胰腺炎史。

（二）糖尿病的诊断

目前糖尿病和妊娠糖尿病的诊断主要取决于生物化学检验结果。

1. 糖尿病的诊断标准 糖尿病的诊断标准（WHO，2019年）为：满足以下4项标准中的任何1项即可诊断为糖尿病。

（1）HbA1c≥6.5%，试验需采用美国糖化血红蛋白标准化计划组织（NGSP）认证的方法进行，并与糖尿病控制和并发症研究（DCCT）的检测进行标化。

（2）FPG≥7.0mmol/L（空腹指至少8小时无热量摄入）。

（3）75g葡萄糖耐量试验2小时血浆葡萄糖浓度（2h-PG）≥11.1mmol/L。

（4）有高血糖典型症状或高血糖危象的患者，随机血糖浓度≥11.1mmol/L。

2. 妊娠糖尿病的筛查和诊断 根据2024年美国糖尿病学会（ADA）糖尿病诊疗指南，妊娠糖尿病的筛查和诊断方法包括一步法和两步法。

（1）一步法：对以前未被诊断患有糖尿病的孕妇，在妊娠24~28周进行75g OGTT（OGTT应在禁食至少8小时后的早晨进行），测量1小时和2小时血浆葡萄糖浓度。当达到或超过以下任一血糖值时，即可诊断为妊娠糖尿病：①空腹：5.1mmol/L；②1小时：10.0mmol/L；③2小时：8.5mmol/L。

（2）两步法

1）对以前未被诊断患有糖尿病的孕妇，在妊娠24~28周进行50g葡萄糖负荷试验（非空腹），负荷1小时后检测血糖。如果负荷后1小时测得的血糖＞7.2mmol/L，则进行100g OGTT。

2) 患者应空腹时进行 100g OGTT。当达到或超过以下任意两种血糖值时,即可诊断为妊娠糖尿病:①空腹:5.3mmol/L;②1 小时:10.0mmol/L;③2 小时:8.6mmol/L;④3 小时:7.8mmol/L。

(三)糖尿病治疗效果评价

糖尿病是一个长期存在的疾病,因此必须对其进行监控,以观察疗效和疾病进程。不同的糖化蛋白质因其半衰期等不同可反映不同时间段内血糖的控制情况。GA 反映的是糖尿病患者测定前 2~3 周的血糖平均水平,HbA1c 反映的是过去 2~3 个月的平均血糖浓度,而 AGE 则是更长期的糖尿病控制指标。

(四)糖尿病并发症的实验诊断

1. 糖尿病急性并发症 指在糖尿病患者中出现的一组急性代谢紊乱综合征,主要包括下述三种。

(1)糖尿病酮症酸中毒:糖尿病酮症酸中毒(diabetic ketoacidosis,DKA)是糖尿病患者在各种诱因的作用下,出现严重代谢紊乱,形成的高血糖、高血酮、酮尿、脱水、电解质紊乱、代谢性酸中毒等病理改变的综合征。DKA 是一种糖尿病急性并发症,也是内科常见急症之一,多见于 1 型糖尿病。实验诊断要点是体内酮体增加和代谢性酸中毒:尿糖、尿酮呈强阳性;血糖增高,一般为 11.1~33.3mmol/L,≥33.3mmol/L 时多伴有高血糖高渗状态或肾功能障碍;血酮体≥3mmol/L;血 pH 和 CO_2 结合力降低,碱剩余负值增大,阴离子间隙明显增大,血清氯离子浓度下降。

(2)糖尿病非酮症高渗性昏迷:糖尿病非酮症高渗性昏迷(hyperosmolar nonketotic diabetic coma,HNDC)是指糖尿病患者在血浆高渗而无酮体增多时,出现的以意识障碍为主要表现的代谢性脑病。酮体、血糖无明显增高,以高渗透压及高度脱水为特征。多见于中老年 2 型糖尿病患者,可无糖尿病史,长期注射葡萄糖、限制水分、高蛋白鼻饲、甜食饮料等可诱发本病。除有意识障碍外,可出现癫痫发作、偏瘫、失语、幻觉等。实验诊断要点是体内高渗状态,实验室检查标准为:①血糖≥33.3mmol/L;②有效血浆渗透压≥320mOsm/L;③血清 CO_2 结合力≥18mmol/L 或动脉血 pH≥7.30;④尿糖呈强阳性,而血酮体及尿酮呈阴性或为弱阳性;⑤阴离子间隙<12mmol/L。

(3)糖尿病乳酸酸中毒:糖尿病乳酸酸中毒(diabetic lactic acidosis)是由各种原因导致糖尿病患者体内乳酸聚集而引起的一种急性代谢性并发症。血中乳酸浓度≥5mmol/L,有时可达 35mmol/L,丙酮酸浓度相应升高达 0.2~1.5mmol/L,乳酸/丙酮酸≥30:1,HCO_3^- 明显降低,常小于 10mmol/L,阴离子间隙一般为 25~45mmol/L,酮体可正常或轻度升高。

2. 糖尿病慢性并发症 糖尿病慢性并发症累及多种组织器官,共同特点是大血管、微血管病变。

(1)糖尿病心血管并发症:包括冠心病、脑血管疾病和心力衰竭等。预防糖尿病心血管疾病,需要每年对所有患者进行危险因素筛查,包括超重与肥胖、高血压、血脂紊乱、冠心病家族史等。对于糖尿病冠心病还可检测血肌钙蛋白 T 或者 I 等心肌损伤标志物。HbA1c 每降低 1%,大血管事件发生率减少 22%,微血管事件发生率减少 26%。

(2)糖尿病肾病:糖尿病肾病(diabetic nephropathy,DN)是由糖尿病继发的以微血管损害为主的肾小球病变,是糖尿病全身微血管病性并发症之一。随病程延长,临床上可表现为持续性蛋白尿、水肿、高血压、肾功能减退等。临床上以持续性白蛋白尿和/或估算的肾小球滤过率进行性下降为主要特征,可进展为终末期肾病。尿白蛋白测定是早期发现肾病最灵敏的指标,尿白蛋白/肌酐比值≥30mg/g 和/或估算的肾小球滤过率(eGFR)<60ml/(min·1.73m²),且持续超过 3 个月。建议糖尿病患者自行进行尿白蛋白 POCT 监测,并定期到医院检查以便早期发现糖尿病肾病。

第四节　低血糖症的实验诊断

低血糖症（hypoglycemia）是一组由多种病因引起血浆葡萄糖浓度过低（血糖<2.8mmol/L），以交感神经兴奋和脑细胞缺糖为主要临床特点的综合征。低血糖的临床症状因人而异，缺乏特异性，主要是交感神经兴奋症状如出汗、神经质、颤抖、无力、眩晕、心悸等，以及中枢神经系统症状如意识混乱、行为异常、视力障碍、木僵、昏迷和癫痫等。不同类型的低血糖及其病因见表8-6。

表8-6　低血糖的类型与病因

类型	病因
新生儿低血糖	早产、母体糖尿病、妊娠子痫、呼吸窘迫综合征、其他（冷应激、红细胞增多症等）
婴幼儿低血糖	遗传性代谢缺陷、酮性低血糖、先天性的酶缺乏、半乳糖血症
成人低血糖	①内分泌性：胰岛素或胰岛素样物质过多、升血糖激素缺乏等；②肝源性：严重肝脏疾病、重度心力衰竭伴肝淤血等；③过度消耗、摄入不足：高热、慢性腹泻、长期饥饿、过度饮酒、肾性糖尿、严重营养不良等；④先天性代谢病：如糖原贮积病等
餐后低血糖	原因不明的功能性低血糖、2型糖尿病早期、胃肠手术后、大量摄入半乳糖或果糖等
糖尿病性低血糖	胰岛素或降糖药使用过多

1. 新生儿低血糖　新生儿血糖浓度远低于成人，平均约1.94mmol/L，并在出生后由于肝糖原耗尽而迅速下降。因此，在无任何低血糖临床表现的情况下，足月新生儿的血糖可低至1.67mmol/L，早产儿可低至1.11mmol/L。

2. 成人低血糖　血糖水平低合并相关体征或症状，可诊断为低血糖紊乱，仅有血糖降低不能确诊。一般而言，当血糖浓度<3.0mmol/L时，开始出现低血糖有关症状；血糖浓度<2.8mmol/L时，开始出现脑功能损伤。经典的低血糖紊乱诊断试验是72小时禁食试验。

3. 餐后低血糖　为一种临床病症，患者在日常生活中有餐后低血糖症状，并且血糖浓度低于2.8mmol/L，升高血糖后症状即减轻。

4. 糖尿病性低血糖　1型糖尿病和2型糖尿病患者在药物治疗期间经常发生低血糖。其诊断标准为：①有糖尿病病史；②有中枢神经系统症状或交感神经系统症状；③血糖浓度<2.8mmol/L（接受药物治疗的糖尿病患者血糖浓度≤3.9mmol/L即为低血糖）；④给予葡萄糖治疗后症状好转。

本章小结

糖是人体的主要能量来源，也是构成机体结构物质的重要组成成分。糖在人体内主要以葡萄糖的形式进行代谢。血糖浓度的相对恒定是体内激素等多种因素共同调节，使血糖的来源和去路达到动态平衡的结果。

糖尿病是一组由胰岛素分泌不足和/或胰岛素作用低下引起的代谢性疾病，体内糖、脂、蛋白质的代谢均显著异常，高血糖是其特征。根据病因将糖尿病分为六大类型，其中最常见的是1型糖尿病、2型糖尿病。糖尿病的生物化学检验项目在糖尿病的病因分类、临床诊断、疗效评估和糖尿病并发症的鉴别诊断等方面具有重要价值，包括：血浆葡萄糖（了解机体葡萄糖水平，其中空腹血糖是常用指标）、餐后2小时血糖（反映胰岛β细胞的储备功能)、口服葡萄糖耐量试验(了解受试者的血糖调节能力)、糖化蛋白质(反映一段时间以来血糖的控制情况,其中糖化白蛋白反映 2～3 周血糖的平均水平,糖化血红蛋白反映过去 2～3 个月的平均血糖浓度,而糖基化终末产物是比 HbA1c 更长期的糖尿病控制指标)、胰岛素 /C- 肽、胰岛素释放试验 /C- 肽激发试验(了解机体自身的胰岛素分泌状态)、酮体、全血乳酸和全血丙酮酸(反映机体的代谢状态、诊断糖尿病并发症)、糖尿病自身抗体(IAA、GADA 和 IA-2A 等对 1 型糖尿病的筛查、预测、鉴别诊断有意义)等。此外,低血糖症是一组由多种病因引起血浆葡萄糖浓度过低(血糖＜2.8mmol/L),以交感神经兴奋和脑细胞缺糖为主要临床特点的综合征,诊断依据为血浆葡萄糖浓度测定和其他体征指标。

(张 彦)

第九章　脂类和脂蛋白的生物化学检验

1. 血浆中的胆固醇、甘油三酯和脂肪酸应该如何检测？这些检测的常用方法、原理以及临床意义是什么？
2. 各类脂蛋白在结构组成和生理功能上有哪些区别与联系？
3. 外源性脂代谢、内源性脂代谢和胆固醇逆向转运的主要途径是什么？
4. 高密度脂蛋白胆固醇与低密度脂蛋白胆固醇检测在血脂管理中分别扮演什么角色？
5. 实验室常用血脂指标在心血管疾病风险管理中如何应用？

　　脂类（lipid）又称脂质，是由脂肪酸与醇（甘油、神经酰胺、胆固醇等）作用脱水缩合生成的酯及其衍生物的统称，包括脂肪酸、甘油酯、类固醇及其酯、磷脂、鞘脂等。脂类是构成细胞结构的基本成分，具有贮存能量、提供能量、参与信号转导等功能。高脂血症（hyperlipidemia）是指血液中脂类浓度过高的疾病，特别是胆固醇、甘油三酯和脂蛋白过高，高脂血症是动脉粥样硬化性心血管疾病（ASCVD）的主要危险因素。因此，临床实验室血脂检测可为相关疾病的风险评估、早期诊断、疗效评估和预后预测提供有价值的量化依据。本章将简要介绍血脂和脂蛋白的基本结构功能，结合脂质代谢主要途径，详述血脂和脂蛋白检测原理、方法和临床应用价值。

第一节　血脂和脂蛋白

一、血脂和脂蛋白的概念

（一）血脂

　　血脂（blood lipid）是血液中脂类物质的总称，包括甘油三酯、胆固醇、游离脂肪酸、磷脂、鞘脂、糖脂和类固醇等。脂质是疏水性物质，比较重要的是甘油三酯（triglyceride，TG）和胆固醇（cholesterol，Ch）。

（二）脂蛋白

　　脂蛋白（lipoprotein）是脂质与蛋白质分子结合而形成的结合蛋白质，存在于血液中或其他细胞外液体中。脂蛋白是水溶性物质，各类脂蛋白具有相似的球形结构，内部核心为疏水的甘油三酯和胆固醇酯，表面覆盖少量极性的载脂蛋白、胆固醇和磷脂，以保持良好的亲水性（图9-1）。

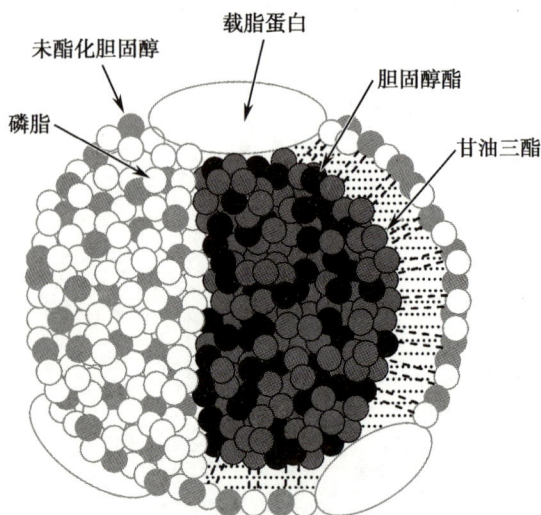

图9-1　脂蛋白复合体的基本结构示意图

二、血浆脂蛋白的分类及特性

（一）血浆脂蛋白的分类

血浆脂蛋白的种类、体积和构成并不均一，难以根据单一的理化性质分类，目前主要依据超速离心法和电泳法对脂蛋白进行分类。

1. 超速离心法分类 采用超速离心法将血浆脂蛋白根据密度由小到大依次分为乳糜微粒、极低密度脂蛋白、中密度脂蛋白、低密度脂蛋白、脂蛋白（a）和高密度脂蛋白。

2. 琼脂糖凝胶电泳法分类 根据各类脂蛋白表面电荷量、分子构象和分子量造成的电场迁移速率不同，可将其分离为乳糜微粒（原位）、β脂蛋白、前β脂蛋白和α脂蛋白四类。临床上常常通过分析电泳条带的变化、额外条带的有无，评价血脂状态，辅助高脂血症的诊断。

（二）血浆脂蛋白的特性

1. 乳糜微粒 乳糜微粒（chylomicron，CM）是密度小于0.95kg/L的一种血浆脂蛋白。其甘油三酯的含量约为90%，颗粒直径为80～1 200nm。主要负责将外源性甘油三酯和胆固醇运输到全身的多个组织。在小肠合成，正常人空腹12小时后血浆中应无CM。

2. 极低密度脂蛋白 极低密度脂蛋白（very low density lipoprotein，VLDL）由肝脏合成，甘油三酯占比大约为60%，因此VLDL与CM一起统称为富含甘油三酯的脂蛋白（triglyceride-rich lipoprotein，TRL）。其主要结构蛋白是载脂蛋白B（ApoB），含有ApoB100的VLDL可被代谢为VLDL残粒、中密度脂蛋白（IDL）和低密度脂蛋白。

3. 低密度脂蛋白 低密度脂蛋白（low density lipoprotein，LDL）由VLDL转化而来，胆固醇约占50%，是血液中胆固醇含量最多的脂蛋白，主要结构蛋白为ApoB100。LDL运送胆固醇到外周组织后，剩余脂蛋白经肝细胞和肝外细胞表面的LDL受体介导代谢。采用高分辨率聚丙烯酰胺凝胶电泳或者超速离心法可根据LDL颗粒和密度差异进一步将LDL分为3个LDL亚型（LDL subclass）：即大而轻型LDL（large buoyant LDL，lbLDL）、中间型LDL（intermediate LDL，iLDL）和小而密型LDL（small dense LDL，sdLDL）。sdLDL具有更强的致动脉粥样硬化作用，是动脉粥样硬化性心血管疾病的独立危险因素。

在生理和病理情况下，LDL的蛋白组分可以发生氧化、乙酰化、糖基化等化学修饰，形成的产物称为修饰LDL（modified LDL）。经修饰后的LDL不仅正常形态发生了变化，生物活性也发生了相应的改变。在动脉粥样硬化病变区内，LDL氧化形成氧化LDL（oxidized LDL，oxLDL）。血浆oxLDL浓度升高与动脉粥样硬化关系密切。

4. 高密度脂蛋白 高密度脂蛋白（high density lipoprotein，HDL）主要由肝脏和小肠合成，体积最小、密度最大。脂质与蛋白质成分各占一半，载脂蛋白以ApoAⅠ为主。HDL存在异质性，根据结构大小可分为载脂蛋白AⅠ（ApoAⅠ）、贫脂的ApoAⅠ、圆盘状HDL及富含脂质的球状HDL；而通过密度梯度超速离心法分类，又可将HDL分为HDL_2（1.063～1.125kg/L）和HDL_3（1.125～1.210kg/L）两个亚型，二者的主要差别在于HDL_2中胆固醇酯含量较多，Apo含量相对较少，HDL_3则常被称为小而密型HDL。

LDL和HDL中胆固醇含量较为稳定，临床实验室常规通过检测低密度脂蛋白胆固醇（LDL-C）和高密度脂蛋白胆固醇（HDL-C）水平间接反映患者血浆LDL和HDL含量。

5. 脂蛋白（a） 脂蛋白（a）[lipoprotein（a），Lp（a）]由肝脏独立合成，不能由VLDL转化，也不能转化为其他脂蛋白。结构上，Lp（a）由LDL样颗粒和载脂蛋白（a）[Apo（a）]组成，ApoB100与Apo（a）以二硫键共价结合。Apo（a）的三环结构域（Kringle结构域）的肽链长度不一，导致Lp（a）呈现明显的多态性。血浆Lp（a）水平基本由基因决定，相对稳定。目前证据显示Lp（a）是动脉粥样硬化性心血管疾病和钙化性主动脉瓣狭窄的独立危险因素。

各类脂蛋白的物理特性、主要成分及功能见表9-1。

表9-1　脂蛋白的物理特性、主要成分及功能

分类	密度/(kg/L)	颗粒直径/nm	脂质含量/% TG	脂质含量/% 胆固醇	主要载脂蛋白	主要来源	功能
CM	<0.950	80～1 200	90	10	B48	小肠合成	将食物中的 TG 和胆固醇从小肠转运至其他组织
VLDL	0.950～1.006	30～80	60	20	B100、CⅡ、E	肝脏合成	转运内源性 TG 至外周组织，脂酶水解后释放游离脂肪酸
IDL	1.006～1.019	23～35	35	35	B100、E	VLDL 中 TG 经脂酶水解后形成	属 LDL 前体，部分经肝脏代谢
LDL	1.019～1.063	18～25	10	50	B100	VLDL 和 IDL 中 TG 经脂酶水解后形成	胆固醇的主要载体，经 LDL 受体介导而被外周组织摄取和利用
HDL	1.063～1.210	5～12	<5	20	AⅠ、AⅡ	主要由肝脏和小肠合成	促进胆固醇从外周组织移去，转运胆固醇至肝脏或其他组织进行再分布
Lp(a)	1.055～1.085	25～30	4～8	35～46	(a)、B100	在肝脏或肝外由 Apo(a) 通过二硫键与 LDL 形成的复合物	功能尚不完全清楚

三、载脂蛋白

载脂蛋白（apolipoprotein, Apo）是脂蛋白中的蛋白质部分，主要分为 A、B、C、D、E 五类，每类中又可细分若干亚类，以罗马数字表示，迄今已发现 20 余种。不同脂蛋白携带 Apo 的种类和数量不同。如：ApoAⅠ主要存在于 HDL；ApoB100 是 LDL 和 Lp(a) 的主要蛋白成分；ApoB48 由 ApoB100 信使 RNA 编辑产生，分布于 CM。Apo 具有三个主要生理功能：①激活脂蛋白代谢途径的相关酶；②维持脂蛋白复合体结构完整性；③识别细胞表面的特定受体，促进脂蛋白摄取代谢。大多数 Apo 含有两亲性螺旋，一端疏水，一端有极性，能够同时与脂质和水环境作用。表9-2 总结了人血浆主要载脂蛋白的特性及功能。

表9-2　人血浆主要载脂蛋白的特性及功能

载脂蛋白	分子量/kDa	脂蛋白中的分布	合成部位	功能
AⅠ	28	HDL、CM	肝、小肠	LCAT 辅因子，识别 HDL 受体
AⅡ	17	HDL、CM	肝、小肠	HL 激活剂，识别 HDL 受体
AⅣ	26	HDL、CM	肝、小肠	活化 LCAT，参与 RCT
AⅤ	39	VLDL、CM、LDL、HDL	肝	参与 TG 代谢调节

续表

载脂蛋白	分子量/kDa	脂蛋白中的分布	合成部位	功能
B100	550	VLDL、IDL、LDL	肝	参与 VLDL 的合成与分解, 识别 LDL 受体
B48	275	CM	小肠	参与 CM 的合成与分解, 转运外源 TG
C I	7	CM、VLDL、HDL	肝	LCAT 激活剂
C II	9	CM、HDL、VLDL	肝	LPL 激活剂
C III	9	CM、HDL、VLDL	肝	LPL、HL 抑制剂, 介导 TRL 通过 LRP 摄取
D	33	HDL	肝、脾、小肠、脑	逆转运 CE
E	34	CM、HDL、VLDL、IDL	肝、巨噬细胞、脑	LDL 受体, LRP 配体, 参与 RCT、免疫调节等
(a)	287~662	LDL、HDL	肝	抑制纤溶酶活性, Lp (a) 结构蛋白

注: LCAT. 卵磷脂胆固醇酰基转移酶; HL. 肝脂酶; LPL. 脂蛋白脂肪酶; RCT. 胆固醇逆向转运; LRP. LDL 受体相关蛋白质。

四、脂蛋白受体

(一) 低密度脂蛋白受体

低密度脂蛋白受体(low density lipoprotein receptor, LDLR)即 LDL 受体, 广泛分布于肝细胞、动脉壁平滑肌细胞、血管内皮细胞、淋巴细胞、单核细胞、巨噬细胞等的细胞膜。LDL 受体特异结合 LDL 颗粒上的 ApoB100, 也可结合 CM 残粒及 IDL 上的 ApoE。LDL 受体主要调控 LDL 的胞吞作用, 摄取胆固醇进入细胞内, 参与细胞增殖和固醇类激素及胆汁酸盐的合成等。

(二) 极低密度脂蛋白受体

极低密度脂蛋白受体(very low density lipoprotein receptor, VLDLR)即 VLDL 受体, 其结构与 LDL 受体相似, 主要分布于脂肪细胞、心肌、骨骼肌等, 肝内基本没有。VLDL 受体可以特异识别 VLDL 颗粒上的 ApoE。VLDL 受体的作用是清除血液循环中的 CM 残粒和 VLDL 残粒。

(三) 清道夫受体

清道夫受体(scavenger receptor, SR)是吞噬细胞表面的一组异质性分子, 至少以 6 种不同的分子形式存在, 可识别脂蛋白、细菌和真菌细胞壁的多糖和脂质, 起着清除体内有毒物质和衰老、凋亡或坏死细胞的作用。根据其配体的不同, SR 可分为 10 种不同的类型, 其中 B 类清道夫受体又包括 SR-B1、SR-B2、CD36 和 LIMP2。B 类 1 型清道夫受体(scavenger receptor class B type 1, SR-B1)是位于细胞表面的一种呈马蹄形结构的糖蛋白, 定位于细胞表面富含糖脂和胆固醇的小窝, 可特异结合 VLDL、LDL、HDL 等脂蛋白, 对调节脂类和脂蛋白代谢具有重要作用。

第二节　脂蛋白代谢

脂蛋白代谢是指血液中脂质、脂蛋白及其受体和关键酶相互作用的代谢过程, 主要体现为脂蛋白的合成与分解、脂质转运利用、胆固醇逆向转运的动态平衡(图 9-2)。肝脏是脂蛋白代谢的中心器官,关键酶包括脂蛋白脂肪酶(lipoprotein lipase,LPL)、肝脂酶(hepatic lipase,HL)、卵磷脂胆固醇酰基转移酶(lecithin-cholesterol acyltransferase,LCAT)、羟基甲基戊二酸酰辅酶 A 还原酶(HMG-CoA reductase)等。参与脂类代谢的还有一些特殊蛋白质如胆固醇酯转运蛋白(cholesterol ester transfer protein,CETP)、LDL 受体相关蛋白质(LDL receptor related protein,LRP)和固醇调节元件结合蛋白(sterol regulatory element-binding protein,SREBP)等。这些酶和蛋白质也常被用作脂代谢异常的诊断标志物或者治疗靶点。按照脂蛋白携带脂质的来源不同,可将脂蛋白代谢分为:①外源性代谢途径(膳食来源);②内源性代谢途径(肝源性与其他组织来源);③胆固醇逆向转运途径;④细胞内胆固醇代谢平衡。

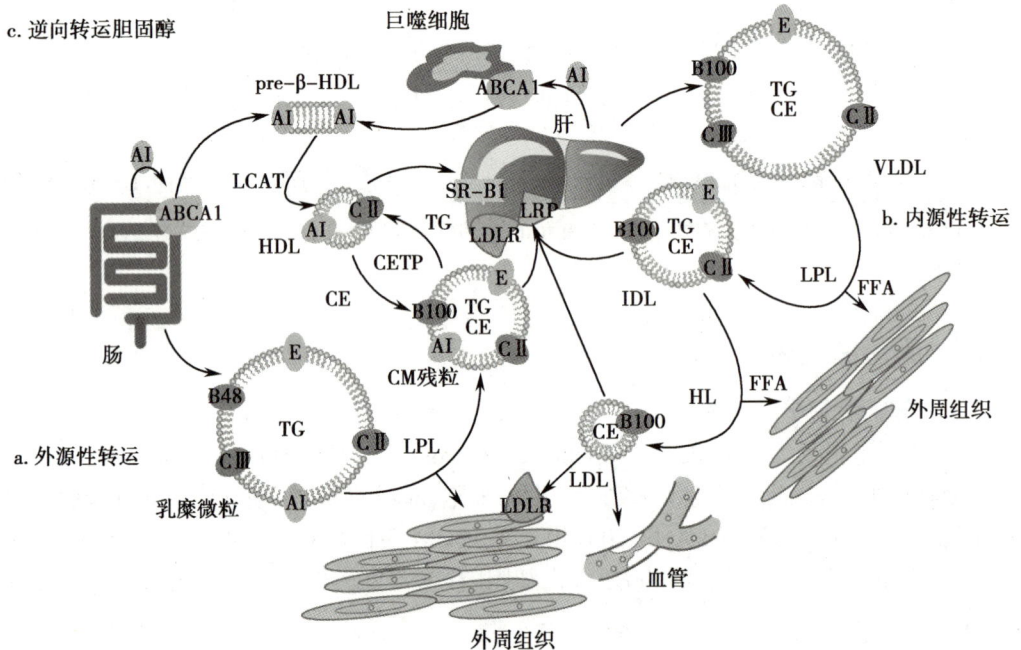

图 9-2 脂蛋白代谢途径示意图

ABCA1. ATP 结合盒转运蛋白 A1;CE. 胆固醇酯;FFA. 游离脂肪酸;pre-β-HDL. 前 β-HDL。

一、外源性代谢途径

从食物中摄取的脂质,在肠道胰酶的作用下,甘油三酯分解为脂肪酸和甘油一酯,胆固醇酯则经去酯化形成游离胆固醇。二者经肠黏膜吸收后重新合成甘油三酯和胆固醇酯,并与少量游离胆固醇、磷脂、ApoA、ApoB48 一起包装成巨大的新生乳糜微粒,由淋巴管经胸导管进入血液循环。血液中的乳糜微粒与 HDL 进行成分交换获取其他载脂蛋白,包括 ApoC 和 ApoE,使乳糜微粒蛋白增加、脂质减少,转化为成熟型 CM 进入各组织器官。血液乳糜微粒中的甘油三酯,经血管内皮细胞分泌的脂蛋白脂肪酶(LPL)水解产生甘油及游离脂肪酸,被肌肉和脂肪细胞摄取并储存或转化为能量;而载脂蛋白则重新转移给 HDL。失去甘油三酯的乳糜微粒,成为更小、更致密的乳糜微粒残粒(CM 残粒),然后进入肝脏被迅速代谢(图 9-2a)。

二、内源性代谢途径

甘油三酯、胆固醇及载脂蛋白在肝脏重新装配为 VLDL 后被释放进入血液,并转移到外周组织进行能量代谢的过程称为脂蛋白内源性代谢途径。与乳糜微粒代谢类似,VLDL

中的甘油三酯在血液中经脂蛋白脂肪酶水解被组织利用，同时与其他脂蛋白相互作用，获取 ApoE、ApoCⅡ和 ApoCⅢ等载脂蛋白和胆固醇。当 VLDL 中甘油三酯和胆固醇含量相等时，称为中密度脂蛋白（IDL）。IDL 的去向有两条：一是直接经肝脏 ApoE 受体结合后被摄取进入细胞内进行代谢；二是经持续的肝脂酶（HL）作用转变成 LDL，与外周组织的 LDL 受体（LDLR）结合进入细胞内进行代谢（见图 9-2b）。

血液中 VLDL、IDL 和 LDL 清除率取决于 ApoE 与 LDL 受体的亲和力。VLDL 残余物和 IDL 均保留足够的 ApoE，可以被快速清除，半衰期为 1～12 小时。但 LDL 体积太小而无法含有任何 ApoE，半衰期可达 3～5 天。大部分 VLDL 中的胆固醇最终会返回肝脏重新用于脂蛋白的合成，或者转化为胆汁盐，少量直接排泄到胆汁中。

三、胆固醇的逆向转运

胆固醇逆向转运（reverse cholesterol transport，RCT）是 HDL 将外周组织中过多的胆固醇转运到肝脏的代谢过程。首先，ApoAⅠ的 C 端结构域与 ATP 结合盒转运蛋白 A1（ATP-binding cassette transporter A1，ABCA1）的细胞外环相互作用，此时 ABCA1 可以将细胞膜中的磷脂与游离胆固醇不断转运至细胞表面，形成 HDL 的前体，即前 β-HDL（pre-β-HDL），呈圆盘形（图 9-2c）。

随后前 β-HDL 中的磷脂由 LCAT 水解产生脂肪酰基以及溶血磷脂酰胆碱，LCAT 将脂肪酰基转移到胆固醇的 3-羟基，从而生成胆固醇酯，而溶血磷脂酰胆碱则与白蛋白结合。由于胆固醇酯具有极强的疏水性，因此它们会集中到圆盘状 HDL 的中心，从而转化为球形颗粒 HDL_3。

在 LCAT 的持续作用下，胆固醇酯逐步增加，HDL_3 中的胆固醇酯在胆固醇酯转运蛋白（CETP）的作用下向 VLDL 转移，而 VLDL 中的甘油三酯（TG）向 HDL_3 转移，形成含胆固醇酯较少而甘油三酯较多的密度小、颗粒大的 HDL_2 颗粒。CETP 是一种由肝脏合成的血浆糖蛋白，可以促进胆固醇酯和甘油三酯在脂蛋白组分颗粒之间的双向转移，会使胆固醇酯从 HDL 转移到其他脂蛋白组分中的颗粒，甘油三酯从乳糜微粒和 VLDL 转移到 LDL 和 HDL 组分中，生成富含甘油三酯的 HDL。

HDL 主要在肝脏中降解，成熟的 HDL 可能与肝细胞膜的 HDL 受体（如 SR-B1）结合，然后被肝细胞摄取，其中的胆固醇可用于合成胆汁酸或直接通过胆汁排出体外。HDL 在血中的半衰期为 3～5 天，其中 SR-B1 可以促进 HDL 中的胆固醇酯被选择性摄取到肝脏和生成类固醇的组织中，从而生成胆汁酸以及类固醇激素等。

四、细胞内胆固醇代谢平衡

食物中的胆固醇主要通过小肠吸收，C 型 1 类尼曼-匹克蛋白（Niemann-Pick C1-like1，NPC1L1）可以与胆固醇特异结合，在小肠吸收胆固醇而使其进入循环系统中发挥重要作用。人体中 60%～70% 的血浆胆固醇由 LDL 运输，而血浆中 75% 左右的 LDL 通过肝细胞的 LDL 受体内吞进入细胞被清除，其余 25% 左右被外周组织器官吸收利用。细胞内胆固醇水平主要受胆固醇生物合成、摄取、排出和酯化的综合调节，其信号通路既是血脂异常的重要治疗靶点，也是潜在的生物标志物的来源。

胆固醇的生物合成是以乙酰辅酶 A 为原料在多种酶的作用下完成的。羟基甲基戊二酸酰辅酶 A 还原酶（HMG-CoA 还原酶）是胆固醇合成的关键限速酶，他汀类药物就是通过抑制胆固醇合成中的关键酶从而降低血液中胆固醇水平的。

细胞对胆固醇的摄取在机体维持胆固醇动态平衡的过程中起着重要作用。首先，摄取胆固醇的细胞需要具有正常的合成及分泌 LDL 受体和前蛋白转化酶枯草溶菌素 9

（proprotein convertase subtilisin kexin type 9，PCSK9）的功能（图 9-3a）。根据 PCSK9 是否参与，可将 LDL 的吸收途径分为 LDL 受体介导途径和 LDL 受体 -PCSK9 介导途径：①LDL 受体介导途径：循环中的 LDL 与细胞表面的 LDL 受体结合形成复合物，在 LDL 受体衔接蛋白（LDL receptor adaptor protein）和网格蛋白（clathrin）介导下启动内吞作用，形成网格蛋白包被小窝（clathrin-coated pit）。网格蛋白进一步聚集装配多聚化成网状结构，由胞膜拉向胞质侧形成包被小泡（coated vesicle）。在酸性核内体中，LDLR 与 LDL 解离，LDLR 循环回到细胞表面再利用，释放的 LDL 将被运送到溶酶体中降解（图 9-3b）。②LDL 受体 -PCSK9 介导途径：分泌到胞外的 PCSK9 与 LDLR 通过内吞方式进入细胞内，最终在溶酶体降解。在酸性核内体中，PCSK9 和 LDLR 形成紧密的复合物，并进入溶酶体中均被降解，从而减少肝细胞表面 LDLR 的水平，降低肝脏对 LDL-C 的清除。机体通过 PCSK9 调节 LDLR 降解从而调节机体胆固醇的平衡，其抑制剂是一类降脂新药。

人体大多数细胞无法分解胆固醇，需要将多余的游离胆固醇排出细胞，或转化为胆固醇酯储存在细胞脂滴中。细胞膜载脂蛋白 A I 结合蛋白（apolipoprotein A I binding protein，ApoA I BP）及 4 种 ATP 结合盒转运蛋白（ABCA1、ABCG1、ABCG5、ABCG8）能特异性介导细胞排出胆固醇；而脂酰辅酶 A- 胆固醇酰基转移酶（ACAT）调控胆固醇的酯化作用（图 9-3）。

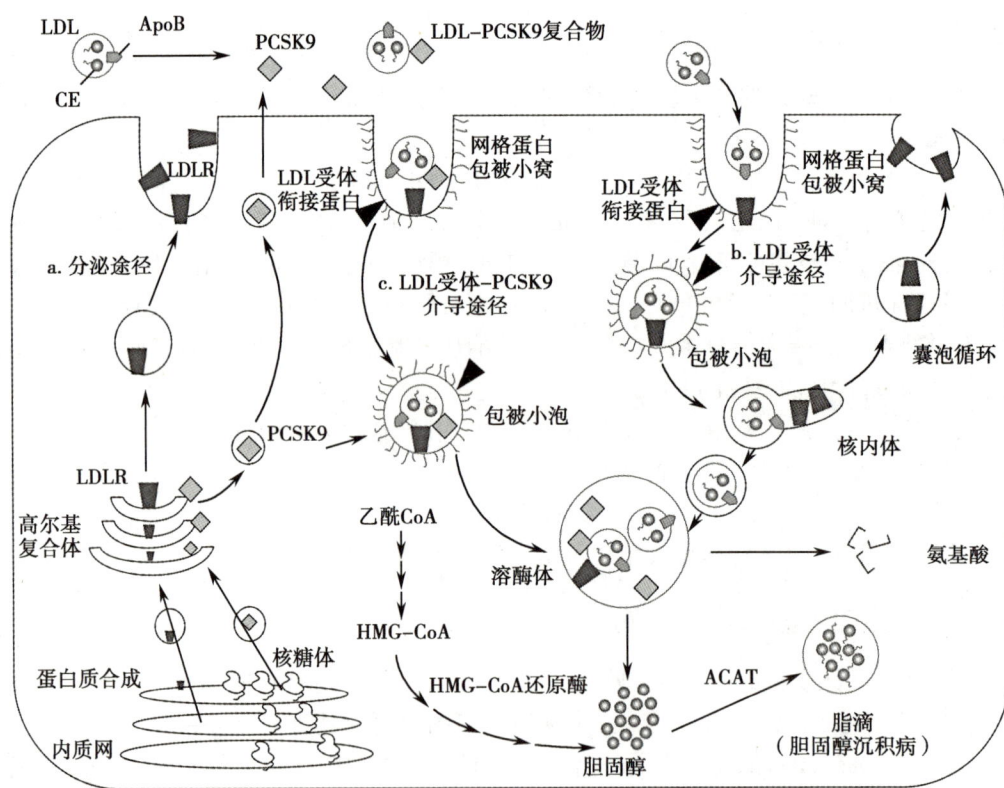

图 9-3 细胞内胆固醇动态平衡

第三节 临床血脂和脂蛋白的测定

临床上血脂测定的常规项目包括总胆固醇（TC）、甘油三酯（TG）、低密度脂蛋白胆固醇（LDL-C）、高密度脂蛋白胆固醇（HDL-C）。大型医院也开展载脂蛋白 A I（ApoA I）、载脂蛋白B（ApoB）和脂蛋白（a）[Lp（a）]的检测。此外，部分研究型医院还开展脂蛋白脂肪酶、oxLDL、脂蛋白亚型（如sdLDL）、脂蛋白颗粒浓度等检测。

动脉粥样硬化性心血管疾病（ASCVD）的风险分层和患病率判断主要依据临床血脂检测，提高公众或ASCVD患者对血脂异常的知晓率、治疗率和控制率则是ASCVD一级预防、二级预防的核心策略。表9-3是《中国血脂管理指南（2023年）》推荐的中国ASCVD低危人群的主要血脂指标参考标准。需要特别指出的是，血脂异常的患病率是以表9-3分类中"升高"为标准进行判断的，其分界值相当于血脂指标的参考区间，本章节将不再介绍各项血脂检测指标的参考区间。

表9-3 中国ASCVD一级预防低危人群主要血脂指标的参考标准

分类	TC/ （mmol/L）	LDL-C/ （mmol/L）	HDL-C/ （mmol/L）	TG/ （mmol/L）	非HDL-C/ （mmol/L）	Lp（a）/ （mg/L）
理想水平	—	<2.6	—	—	<3.4	—
合适水平	<5.2	<3.4	—	<1.7	<4.1	<300
边缘升高	≥5.2且<6.2	≥3.4且<4.1	—	≥1.7且<2.3	≥4.1且<4.9	—
升高	≥6.2	≥4.1	—	≥2.3	≥4.9	≥300
降低	—	—	<1.0	—	—	—

一、血脂的测定

（一）总胆固醇

1. 生化及生理 总胆固醇（total cholesterol，TC）是指血液中各种脂蛋白所含的胆固醇总和，包括胆固醇酯（cholesterol ester，CE）和游离胆固醇（free cholesterol，FC）。其中CE占60%～70%，FC占30%～40%，二者比例基本稳定。

游离胆固醇在卵磷脂胆固醇酰基转移酶（lecithin-cholesterol acyltransferase，LCAT）的作用下，与卵磷脂（即磷脂酰胆碱）中的脂肪酸（通常是位于sn-2位的亚油酸）发生反应，生成胆固醇酯（CE）。血液中LDL含胆固醇最多，其次是Lp（a）、IDL、HDL和VLDL，CM最少。

2. 检测方法 总胆固醇测定的决定性方法是放射性核素稀释-气相色谱-质谱法，参考方法为ALBK法，常规方法为酶法。

（1）ALBK法：Abell-Levy-Brodie-Kendall法（ALBK法）最初由Abell于1952年提出，后由Levy、Brodie和Kendall进行改进，成为一种经典的总胆固醇测定方法。该方法包括抽提、皂化、沉淀纯化和显色比色四个步骤。由于操作过程烦琐、干扰因素较多，且难以实现自动化，现已逐渐被更简便、高效的酶法替代。

（2）胆固醇氧化酶-过氧化物酶-4-氨基安替比林和酚法（CHOD-PAP）：是临床实验室测定血浆TC的常规方法。其检测原理如下：

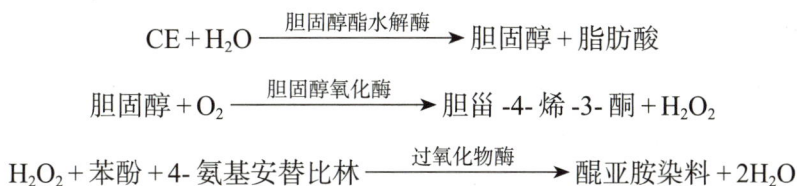

$$CE + H_2O \xrightarrow{\text{胆固醇酯水解酶}} 胆固醇 + 脂肪酸$$

$$胆固醇 + O_2 \xrightarrow{\text{胆固醇氧化酶}} 胆甾-4-烯-3-酮 + H_2O_2$$

$$H_2O_2 + 苯酚 + 4-氨基安替比林 \xrightarrow{\text{过氧化物酶}} 醌亚胺染料 + 2H_2O$$

（过氧化物酶、4-氨基安替比林和酚三者合称PAP，即Trinder反应）

3. 临床意义 TC浓度增高，ASCVD发生的危险性增高。但TC为LDL和HDL运载的胆固醇之和，二者在ASCVD发病机制中作用相反，故胆固醇值并非越低越好。需要注意

TC 水平变化：①新生儿 TC 很低，哺乳后很快接近成人水平，之后随年龄而上升，但 70 岁后不再上升或略有下降。中青年女性略低于男性，绝经后 TC 水平比同年龄男性高。②长期高胆固醇、高饱和脂肪酸摄入可造成 TC 升高。③脂蛋白代谢相关酶或受体基因发生突变，也是引起 TC 显著升高的原因之一。

4. 影响因素 酶法测定 TC 时，标本中血红蛋白浓度高于 2g/L 会引起正干扰；胆红素浓度高于 0.1g/L 时有明显负干扰；维生素 C 与甲基多巴胺浓度高于治疗水平时，会使 TC 结果偏低，若采用速率法测定可减小干扰；自动化检测方法的 CV 值要求≤3%。

（二）甘油三酯

1. 生化及生理 临床上所测定的甘油三酯（triglyceride，TG）是血浆中各类脂蛋白所含甘油酯的总和，90%～95% 为甘油三酯，5%～10% 为甘油二酯和甘油一酯。个体 TG 水平除受遗传因素影响外，还与种族、年龄、性别、生活习惯密切相关。个体内和个体间 TG 水平变异较大，人群中呈现明显的偏态分布。

2. 检测方法 TG 检测的决定性方法是放射性核素稀释 - 气相色谱 - 质谱法，参考方法是二氯甲烷抽提 - 变色酸显色法，常规方法为磷酸甘油氧化酶 - 过氧化物酶 -4- 氨基安替比林和酚法（GPO-PAP 法）。反应式如下：

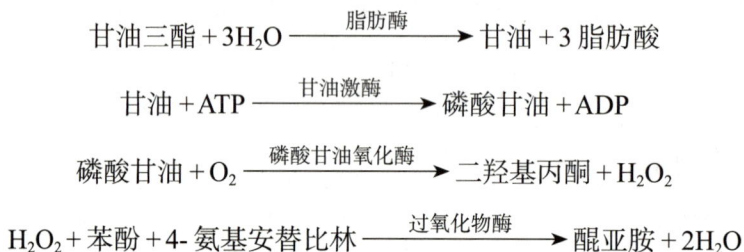

$$甘油三酯 + 3H_2O \xrightarrow{脂肪酶} 甘油 + 3 脂肪酸$$

$$甘油 + ATP \xrightarrow{甘油激酶} 磷酸甘油 + ADP$$

$$磷酸甘油 + O_2 \xrightarrow{磷酸甘油氧化酶} 二羟基丙酮 + H_2O_2$$

$$H_2O_2 + 苯酚 + 4- 氨基安替比林 \xrightarrow{过氧化物酶} 醌亚胺 + 2H_2O$$

3. 临床意义

（1）生理性改变：TG 水平受生活方式和遗传因素共同影响。无论血脂有无异常，进食后 TG 水平都会增高，一般餐后 2～4 小时达高峰，8 小时后基本恢复空腹水平。运动不足、肥胖导致 TG 水平上升，成年后随年龄增加 TG 水平上升（中青年男性高于女性，50 岁后女性高于男性）。

（2）病理性改变：轻至中度升高者，ASCVD 危险性增加；重度升高者，即 TG≥5.63mmol/L 时，伴发急性胰腺炎风险。

（3）低 TG 血症：指 TG＜0.56mmol/L。原发性常见于遗传性无 β 脂蛋白血症和低 β 脂蛋白血症；继发性见于继发性脂质代谢异常，如消化道疾病（肝肠疾病、吸收不良综合征）、内分泌疾病（甲状腺功能亢进、慢性肾上腺皮质功能不全）、癌症晚期、恶病质及肝素等药物的应用。

（4）其他：人类 TG 的个体内生物学变异在 30% 左右，个体间生物学变异达到 50% 左右。因此，不能笼统地指定"参考范围"，需要长期监测。

4. 影响因素

（1）甘油的影响：GPO-PAP 法测定的是甘油水平，包括甘油二酯、甘油一酯和游离甘油，所以 TG 测得值略高于真实值。如果游离甘油水平过高，需要采用设计实验消除其影响，一般采用外游离甘油空白法和内游离甘油空白法。

（2）其他干扰物的影响：酶法测定 TG 时，当胆红素浓度高于 0.1g/L、维生素 C 浓度高于 0.17g/L，以及甲基多巴胺浓度高于治疗水平时可出现负干扰；血红蛋白由于其本身为红色而引起正干扰，当浓度低于 2g/L 时干扰不显著，所以明显溶血的标本不适宜进行 TG 测定。自动化检测方法的 CV 值要求≤5%。

（三）游离脂肪酸

1. 生化及生理 游离脂肪酸（free fatty acid，FFA）是指未与甘油、胆固醇等酯化的脂肪酸，主要是长链脂肪酸，又称非酯化脂肪酸（non-esterified fatty acid，NEFA）。正常情况下，血液中 FFA 含量少，占总脂肪酸含量的 5%～10%。在血浆中的半衰期为 2～3 分钟，主要与白蛋白结合转运到全身组织。FFA 是血液中能直接参与能量代谢的脂质，也是一种具有生理功能的信号分子，参与细胞增殖、炎症反应、激素调控等。

2. 检测方法 临床测定 FFA 的方法包括高效液相色谱法和酶法等。高效液相色谱法设备昂贵，操作较复杂。目前临床上通常采用液体双试剂酶法（主要用脂肪酶）检测 FFA，又称为 ACS-ACOD 法，其检测原理如下：

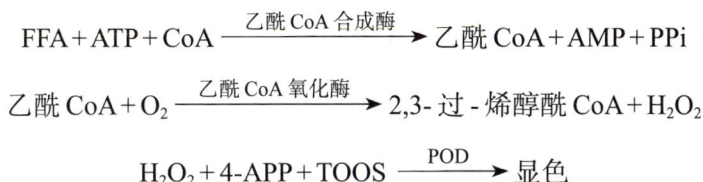

$$FFA + ATP + CoA \xrightarrow{\text{乙酰 CoA 合成酶}} 乙酰 CoA + AMP + PPi$$

$$乙酰 CoA + O_2 \xrightarrow{\text{乙酰 CoA 氧化酶}} 2,3\text{-}过\text{-}烯醇酰 CoA + H_2O_2$$

$$H_2O_2 + 4\text{-}APP + TOOS \xrightarrow{POD} 显色$$

3. 临床意义 血清 FFA 水平变化可见于以下情况。

（1）生理性改变：饮食、运动、应激情况均可使游离脂肪酸水平发生变化。

（2）病理性升高：甲状腺功能亢进患者、未经治疗的糖尿病患者（可高达 1.5mmol/L），注射肾上腺素或去甲肾上腺素及生长激素后；任何能使体内激素（甲状腺素、肾上腺素、去甲肾上腺素、生长激素等）水平升高的疾病；咖啡因、乙醇、肝素、烟酸、避孕药等。

（3）病理性降低：甲状腺功能减退、胰岛素瘤、垂体功能减退、艾迪生病，用胰岛素或葡萄糖后的短时间内，以及某些药物如阿司匹林、氯贝丁酯、烟酸和普萘洛尔等。

FFA 水平受多种因素影响，个体内变异相当大，需要规范检测方法。

4. 影响因素 FFA 测定以早晨空腹、安静状态下采血为宜，在 4℃下尽快分离血浆测定，未及时测定应冷冻保存。肝素可使 FFA 测定结果偏高，故不可在肝素治疗时（后）采血，且不可使用肝素抗凝血做 FFA 测定。酶法检测稳定性好，基本不受血红蛋白、胆红素、甘油三酯等干扰物质的影响。FFA 自动化检测方法的推荐 CV 值 ≤5%。

二、血浆脂蛋白的测定

（一）高密度脂蛋白胆固醇

1. 生化及生理 高密度脂蛋白胆固醇（high-density lipoprotein cholesterol，HDL-C）是指 HDL 所携带的胆固醇。HDL 主要逆向转运胆固醇酯，将其运入肝脏，再清除出血液，能够有效防止心脏病和其他血管疾病。HDL 含有的胆固醇占人血浆胆固醇总量的 20%～30%，HDL-C 水平高低明显受个体遗传因素的影响。

2. 检测方法 HDL-C 的测定方法分为沉淀法和均相法。

（1）沉淀法（precipitation method）：首先采用超速离心和沉淀剂清除血清中的非 HDL，上清液中的 HDL-C 再用 ALBK 法测定。超速离心法除去 VLDL，再用肝素 -Mn 沉淀 LDL 为 HDL-C 测定的参考方法。

（2）均相法（homogeneous method）：是目前临床使用的常规方法。临床可供选择的均相法很多，根据其原理不同分为以下几种类型：①清除法（clearance method），包括反应促进剂 - 过氧化物酶清除法（synthetic polymer/detergent HDL-C assay，SPD 法）和过氧化氢酶清除法（catalase HDL-C assay，CAT 法）；②PEG 修饰酶法（PEG-modified enzyme HDL-C assay，PEGME 法）；③选择性抑制法（polyanion polymer/ detergent HDL-C assay，PPD 法）；④免疫分离法（immunoseparation method，IS 法），包括 PEG/ 抗体包裹法；⑤抗体免疫分离

法（antibody immunoseparation HDL-C assay，AB法）。前3类为目前国内临床实验室最常用的方法。

下面以SPD法为例介绍检测原理。SPD法基于脂蛋白与表面活性剂的亲和性差异进行检测。在反应促进剂的作用下（试剂1），血清中乳糜微粒（CM）、极低密度脂蛋白（VLDL）和低密度脂蛋白（LDL）形成可溶性复合物，其表层的游离胆固醇在胆固醇氧化酶（CHOD）作用下生成H_2O_2，在过氧化物酶（POD）的作用下H_2O_2被清除。加入特殊的选择性表面活性剂和胆固醇酶法测定试剂（试剂2），此时只有HDL颗粒可溶，HDL被裂解释放胆固醇，在胆固醇酯酶（CHER）和CHOD作用下生成H_2O_2，再进行Trinder显色反应。

$$CM、VLDL、LDL + \alpha\text{-环状葡聚糖硫酸盐} + Mg^{2+} \rightarrow CM、VLDL、LDL\text{的可溶性复合物}$$

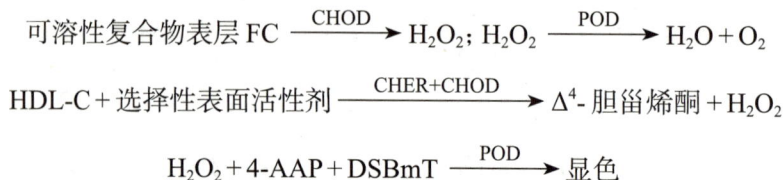

$$\text{可溶性复合物表层FC} \xrightarrow{CHOD} H_2O_2；H_2O_2 \xrightarrow{POD} H_2O + O_2$$

$$HDL\text{-}C + \text{选择性表面活性剂} \xrightarrow{CHER+CHOD} \Delta^4\text{-胆甾烯酮} + H_2O_2$$

$$H_2O_2 + 4\text{-}AAP + DSBmT \xrightarrow{POD} \text{显色}$$

式中，DSBmT为N, N-双（4-磺丁基）-间甲苯胺二钠盐。

均相法相对于沉淀法的优势在于操作简单、样本无须特殊处理且用量小，便于自动化检测；不足在于缺乏特异性。目前临床常规方法为均相法，自动化检测方法的CV值应≤4%。

3. 临床意义

（1）HDL-C被证实是动脉粥样硬化和其他心血管疾病的保护因子，一般认为随着HDL-C水平的降低，缺血性心血管疾病的发病风险增加，与HDL-C＜1.04mmol/L的人群相比，HDL-C＞1.55mmol/L的人群ASCVD的发病风险降低约50%。

（2）非高密度脂蛋白胆固醇：非高密度脂蛋白胆固醇（non-HDL-C）是指除HDL以外其他脂蛋白中含有的胆固醇总量，包括VLDL、IDL、LDL和Lp（a）中的胆固醇。计算公式为：非HDL-C＝TC－HDL-C。非HDL-C实际上代表了含有ApoB的脂蛋白颗粒中胆固醇的总量。国际上部分指南建议将非HDL-C作为ASCVD一级预防和二级预防的首要目标。

4. 影响因素 影响HDL-C水平的因素包括以下几个方面。

（1）年龄和性别：儿童时期男性和女性的HDL-C水平相同；青春期男性开始下降，至18～19岁达最低点，以后男性低于女性，女性绝经后与男性接近。

（2）饮食：高糖及素食时HDL-C常降低。

（3）肥胖：肥胖者常有TG升高，同时伴有HDL-C降低。

（4）饮酒与吸烟：饮酒可使HDL-C升高，而吸烟可使HDL-C减低。

（5）运动：长期足量的运动可使HDL-C升高。

（6）药物：睾酮等雄激素、降脂药普罗布考、β受体拮抗剂（普萘洛尔）、噻嗪类利尿药等，使HDL-C降低；雌激素类药物、烟酸和苯氧乙酸类降脂药、洛伐他汀、苯妥英钠等，可使HDL-C升高。

（7）疾病状态：糖尿病、肝炎、肝硬化等可伴有HDL-C降低；高TG血症患者HDL-C下调。

（二）低密度脂蛋白胆固醇

1. 生化及生理 低密度脂蛋白胆固醇（low-density lipoprotein cholesterol，LDL-C）是LDL中的胆固醇。LDL是运输胆固醇到肝外组织的重要运载体。血液中LDL-C偏高常会引起冠心病等心脑血管疾病。LDL-C基本可以反映LDL颗粒浓度，更能反映个体的血脂水平。影响总胆固醇（TC）的因素同样影响LDL-C。

2. 检测方法 LDL-C的测定方法为超速离心法、电泳法、色谱法、公式计算法、沉淀法和均相法。超速离心结合ALBK法为测定的参考方法；Friedewald公式计算法曾是国际使用最普遍的 LDL-C 测定方法,即通过已经测定的 TG、TC 和 HDL-C 含量,根据公式 LDL-C = TC − HDL-C − TG/2.2(以 mmol/L 为单位)计算获得。这类方法在 TG<2.8mmol/L 的情况下有一定可靠性,但不适用于 TG≥4.5mmol/L 的情况或者某些异常脂蛋白血症的样本。

目前建议用均相法作为临床实验室血清 LDL-C 的常规测定方法,它是通过特异性试剂封闭或沉淀其他类别的脂蛋白,然后检测 LDL-C 浓度。可供选择的方法主要有:表面活性剂清除法(surfactant LDL-C assay,SUR 法)、过氧化氢酶清除法(catalase LDL-C assay,CAT 法)、可溶性反应法(solubilization LDL-C assay,SOL 法)、保护性试剂法(protecting reagent LDL-C assay,PRO 法)和杯芳烃法(calixarene LDL-C assay,CAL 法)。前 3 种为国内临床实验室最常用的方法。

下面以表面活性剂清除法(SUR 法)为例介绍检测原理。试剂 1 中的表面活性剂 1 改变 LDL 以外的脂蛋白(HDL、CM 和 VLDL 等)的结构并使其解离,释放出的微粒化胆固醇分子与胆固醇酶试剂反应,产生的过氧化氢在缺乏偶联剂时被消耗而不显色,此时 LDL 颗粒保持完整。加入试剂 2(含表面活性剂 2 和偶联剂 DSBmT),使 LDL 颗粒解离并释放胆固醇,参与 Trinder 反应而显色。因其他脂蛋白胆固醇分子已除去,因此色泽深浅仅与 LDL-C 含量成比例。反应式如下。

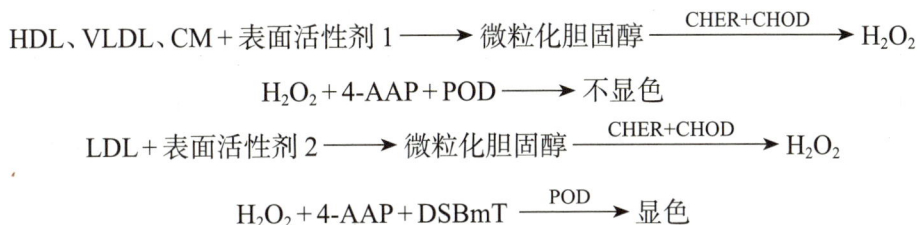

$$HDL、VLDL、CM + 表面活性剂 1 \longrightarrow 微粒化胆固醇 \xrightarrow{CHER+CHOD} H_2O_2$$

$$H_2O_2 + 4\text{-}AAP + POD \longrightarrow 不显色$$

$$LDL + 表面活性剂 2 \longrightarrow 微粒化胆固醇 \xrightarrow{CHER+CHOD} H_2O_2$$

$$H_2O_2 + 4\text{-}AAP + DSBmT \xrightarrow{POD} 显色$$

式中,DSBmT 为 N,N-双(4-磺丁基)-间甲苯胺二钠盐。

3. 临床意义 LDL-C 升高是 ASCVD 的致病性危险因素,是血脂干预的首要靶点,并以患者危险等级确定其目标值水平。LDL-C 水平增高还见于家族性高胆固醇血症(TC 增高,LDL-C 增高,伴有 HDL-C 减低)、Ⅱa 型高脂蛋白血症(TC 增高,LDL-C 增高,TG 正常或轻度增高)。

4. 影响因素 高脂血症对 LDL-C 检测可产生干扰,需要考虑年龄、性别、种族、遗传、饮食、疾病等对检测结果的影响。故 LDL-C 水平的高低要结合流行病学和临床实际情况进行综合评估。

(三)脂蛋白(a)

1. 生化及生理 脂蛋白(a)[lipoprotein(a),Lp(a)]是一种独立的特殊脂蛋白,化学结构和低密度脂蛋白相似,但多含一个载脂蛋白(a)。主要在肝脏合成,与低密度脂蛋白不一样,Lp(a)并不是由极低密度脂蛋白转化而来,也不能转化为其他脂蛋白。其升高是动脉粥样硬化的独立危险因素。血清 Lp(a)水平主要与遗传有关,正常人群中 Lp(a)水平呈明显偏态分布,存在地域与种族差异。

2. 检测方法 Lp(a)的测定较复杂,主要原因在于 Apo(a)的不均一性。临床实验室常用 ELISA 法和免疫比浊法测定,首选免疫透射比浊法。

3. 临床意义

(1)Lp(a)增高:Lp(a)病理性增高可见于以下几种情况。①缺血性心脑血管疾病;②心肌梗死、外科手术、急性创伤和急性炎症时,Lp(a)和其他急性期蛋白一样增高;③肾病综合征和尿毒症;④除肝癌以外的恶性肿瘤;⑤糖尿病肾病。

Lp(a)增高是冠心病、缺血性脑卒中、外周血管疾病、冠状动脉钙化、钙化性主动脉瓣狭窄的独立危险因素。通常以 300mg/L 为切点,高于此水平则 ASCVD 风险增加。此外,还可见于妊娠和服用生长激素等。

（2）Lp（a）减低：Lp（a）合成于肝脏，在肝脏疾病（慢性肝炎除外）时水平降低。

4. 影响因素

（1）一般认为 Lp（a）对同一个体相对恒定，但个体间差异很大，波动范围为 0～1mg/L。Lp（a）水平高低主要由遗传因素决定，受性别、年龄、饮食、营养和环境影响较小。应尽量避免样本反复冻融，长期冰冻可引起 Lp（a）测定结果升高；血浆测定结果高于血清。

（2）目前临床常规方法均基于 Apo（a）的抗原 - 抗体反应，灵敏度高，自动化检测方法的 *CV* 值应≤4%。因 Apo（a）呈明显多态性，不同 Apo（a）异构体的分子量不同，导致 Lp（a）检测结果并不完全一致，检测结果单位有 nmol/L 和 mg/L 两种，二者不可直接换算。

（四）氧化低密度脂蛋白

1. 生化及生理 氧化低密度脂蛋白（oxidized LDL, oxLDL）是低密度脂蛋白（LDL）在体内多种复杂因素作用下发生氧化修饰形成的。LDL 氧化修饰过程主要发生在动脉管壁，经修饰后的 oxLDL 可被巨噬细胞吞噬，导致巨噬细胞内脂质堆积，形成泡沫细胞，并不断堆积、融合，最终形成脂质条纹、脂质斑块，从而诱发动脉粥样硬化等事件的发生。

2. 检测方法 ELISA 法。

3. 参考区间 10～170ng/ml。

4. 临床意义 oxLDL 的测量已用于临床诊断和治疗血脂紊乱（如糖尿病）、动脉粥样硬化以及各种肝脏和肾脏疾病，尤其是与氧化应激评估有关的疾病。oxLDL 颗粒被认为是动脉粥样硬化病理生理学的一个重要驱动因素，其测量已被用于测试心血管疾病药物（如他汀类药物）对减少氧化应激的疗效评估。

三、载脂蛋白的测定

血清中的载脂蛋白均结合于脂蛋白中，测定时需加用解链剂，使载脂蛋白从脂蛋白复合体中暴露后，再进行测定。现阶段临床实验室载脂蛋白测定的主要方法是免疫比浊法，原理是利用相应的特异抗体与载脂蛋白结合，包括羊抗人 ApoA I、ApoB100、ApoE 等抗体。

（一）载脂蛋白 A I

1. 生化及生理 载脂蛋白 A I（apolipoprotein A I，ApoA I）是 HDL 颗粒的主要蛋白质成分（占 65%～75%），其他脂蛋白中含量极少。因此，血清 ApoA I 可以反映 HDL 颗粒水平，与 HDL-C 呈明显正相关。虽然 ApoA 有各类亚型，但 ApoA I 意义最明确、含量最高，是临床常用的血脂检测指标之一。

2. 检测方法 免疫透射比浊法。

3. 参考区间 正常人群 ApoA I 水平为 1.20～1.60g/L，女性略高于男性。

4. 临床意义 血清 ApoA I 水平与 HDL-C 水平呈正相关，临床意义大体相似。少数情况如家族性高 TG 血症患者 HDL-C 往往偏低，但 ApoA I 不一定低，与 HDL-C 同时测定对患者病理状态分析更有价值。此外，ApoA I 缺乏症 ApoA I、HDL-C 极低；糖尿病、慢性肝病、肾病综合征等都可以出现血清 ApoA I 降低。升高主要见于妊娠、雌激素疗法、饮酒等。

5. 影响因素 ApoA I 测定干扰主要来自血清大分子物质如脂蛋白、内源性化合物及聚合物等，而且每份标本干扰程度不一。使用自动生化分析仪时，应该采用双试剂通过两点法进行测定，要求批内 *CV*≤3.0%，批间 *CV*≤5.0%。

（二）载脂蛋白 B

1. 生化及生理 载脂蛋白 B（apolipoprotein B，ApoB）有 ApoB48 和 ApoB100 两种亚型，前者主要存在于 CM 中，参与外源性脂质的消化、吸收和运输；后者主要存在于 LDL，参与 VLDL 的装配和分泌。

2. 测定方法 免疫透射比浊法为测定 ApoB 的常规方法。其方法学评价同 ApoA I 免疫透射比浊法，要求批内 $CV \leq 3.0\%$，批间 $CV \leq 5.0\%$。

3. 临床意义 ApoB 主要反映 LDL 颗粒水平，与 LDL-C 水平呈明显正相关，两者临床意义相似。ApoB 水平升高对于 ASCVD 发病率及严重性有较强的预测能力，且男性高于女性。在某些病理情况下，如高 TG 血症时，由于 TRL 及残粒、sdLDL 颗粒增多，会出现血清 ApoB 含量高而 LDL-C 含量相对较低的情况，即"高 ApoB 血症"。因此，ApoB 与 LDL-C 同时测定有利于临床相关疾病的风险判断。

（三）载脂蛋白 E

1. 生化及生理 载脂蛋白 E（apolipoprotein E，ApoE）主要由肝脏合成，是含有 299 个氨基酸残基的糖蛋白。ApoE 参与脂蛋白的转化与代谢过程，同时也是 LDL 受体及肝细胞 CM 残粒受体的配体，直接参与脂质代谢。ApoE 的基因位点具有遗传多态性，与个体血脂水平及动脉粥样硬化的发生发展密切相关。ApoE 包括 ApoE2、ApoE3 和 ApoE4 三种异构体，参与血浆脂蛋白的组成和代谢。ApoE4 水平升高是阿尔茨海默病和冠状动脉粥样硬化性心脏病的易感因素。

2. 检测方法 常用免疫透射比浊法，要求批内 $CV \leq 3.0\%$，批间 $CV \leq 5.0\%$。

3. 临床意义 ApoE 是一种多态性蛋白质，等位基因型影响血浆脂质浓度。携带 ApoEε2 等位基因者，其血液中 ApoE 浓度高，ApoB 浓度低，胆固醇含量也低，对动脉粥样硬化有防护作用；而携带 ApoEε4 等位基因者，则血液中 ApoE 浓度低，ApoB 浓度高，胆固醇及甘油三酯含量也高，是 ASCVD 的潜在危险因素。

四、血浆脂代谢相关酶的测定

（一）卵磷脂胆固醇酰基转移酶

1. 生化及生理 卵磷脂胆固醇酰基转移酶（lecithin-cholesterol acyltransferase，LCAT）由肝脏合成释放入血液，以游离或与 HDL 脂蛋白结合的形式存在，由 416 个氨基酸残基组成，分子量为 63kDa。LCAT 在 HDL 颗粒表面活性高并起催化作用，但对 VLDL 和 LDL 颗粒几乎不起作用。其功能是将 HDL 游离胆固醇转变成胆固醇酯，将磷脂转变成溶血磷脂酰胆碱，参与外周组织中的胆固醇逆向转运和清除。ApoA I 为其主要激活剂。血清胆固醇中的 70%～80% 是胆固醇酯，均由 LCAT 催化生成。

2. 检测方法 主要包括比色法、同位素标记法和共通基质法。在比色法测定中，LCAT 催化胆固醇与卵磷脂反应生成胆固醇酯，通过比较反应前后游离胆固醇的含量变化来计算 LCAT 的活性。常用的检测体系为加入或不加入二棕榈酰卵磷脂与血浆共孵育，测定血浆中游离胆固醇的减少量来衡量 LCAT 的活性。同位素标记法是通过检测 ^{14}C、^{3}H 等标记的胆固醇转化为胆固醇酯的量来反映 LCAT 的活性。比色法和同位素标记法所测的酶活性都受酶浓度和患者血浆脂蛋白成分及浓度的影响。

共通基质法是以除去全部脂蛋白的血浆作为酶制剂，以脂质体为作用物，使检测结果不受患者血浆脂蛋白的成分与浓度的影响，该法为临床检测常用方法。

3. 参考区间 5.19～7.05mg/L（比色法）；58～79U/L（同位素标记法）；262～502U/L（共通基质法，37℃）。

4. 临床意义 升高见于原发性高脂蛋白血症（Ⅱa、Ⅱb、Ⅳ、Ⅴ型）、肥胖、糖尿病等。降低见于肝实质细胞受损致肝功能降低的相关疾病和卵磷脂胆固醇酰基转移酶缺乏症等。家族性卵磷脂胆固醇酰基转移酶缺乏症（familial lecithin cholesterol acyltransferase deficiency）是一种常染色体隐性遗传病，是由 *LAT*（16q22.1）基因突变导致的脂蛋白代谢障碍。临床表现为弥散性角膜混浊、溶血性贫血和肾衰竭蛋白尿。

（二）脂蛋白脂肪酶

1. 生化及生理 脂蛋白脂肪酶（lipoprotein lipase，LPL）是催化乳糜微粒及极低密度脂蛋白中的甘油二酯、甘油三酯中的 1 或 3 位酯键水解的酶，使之转变为分子量小的脂肪酸，以供各种组织储存和利用。LPL 是重要的调控脂质代谢的酶，主要由脂肪细胞、心肌细胞、骨骼肌细胞、乳腺细胞以及巨噬细胞等合成和分泌，分子量为 60kDa。ApoCⅡ是 LPL 的激活剂，而 ApoCⅢ则是 LPL 的抑制剂。此外，LPL 还具有提高 CM 残粒结合到 LPL 受体上的能力，促进 CM 残粒摄取。LPL 主要存在于脂肪组织，循环血液中仅有微量的无活性 LPL 存在。

2. 检测方法 酶法和酶免疫分析法是目前常用的 LPL 检测方法。酶法的原理是以酶催化底物的减少量对其进行定量，此时血浆的肝脂酶经 SDS 或抗体抑制活性。酶免疫分析法是以酶标记的 LPL 单克隆抗体作为主要试剂，根据抗原 - 抗体反应的特异性和酶催化底物反应的高效性和专一性原理进行检测。

循环血液中仅有微量无活性的 LPL 存在。进行 LPL 活性测定时，首先需要将其活化，静脉注射肝素，使 LPL 从内皮细胞表面释放入血。通常按每千克体重 10 单位的量静脉注射肝素，10 分钟后采静脉血得到血浆后再测 LPL 活性。

3. 参考区间 成人 LPL>150mg/L。

4. 临床意义 血浆 LPL 活性检测可用于判定 TG 升高的原因，Ⅰ、Ⅳ、Ⅴ型高脂血症时，LPL 活性会降低。LPL 活性测定用于家族性脂蛋白脂肪酶缺乏症（familial lipoprotein lipase deficiency）的诊断及亚型的判断，低于 40mg/L 属于 LPL 纯合子缺乏，40～150mg/L 属于杂合子缺乏。

第四节　血脂和脂蛋白测定的临床应用

一、脂蛋白代谢紊乱中的应用

脂蛋白代谢紊乱（disorders of lipoprotein metabolism）是由遗传、营养和生活方式等因素的影响所导致的血脂异常。脂蛋白代谢紊乱分为高脂蛋白血症和低脂蛋白血症。

（一）高脂蛋白血症

高脂蛋白血症（hyperlipoproteinemia）是指一种或多种血浆脂蛋白异常升高的病理状态。

1. 类型 高脂蛋白血症分为原发性高脂蛋白血症和继发性高脂蛋白血症，其中原发性高脂蛋白血症又包括家族性和散发性两种类型。前者发病可能受家族遗传因素的影响；后者既无遗传因素，又无继发因素。

（1）原发性高脂蛋白血症：原发性高脂蛋白血症（primary hyperlipoproteinemia）是一组遗传性血浆脂类代谢障碍疾病，以血浆脂类升高为主要特征。

1）分型：原发性高脂蛋白血症的 Fredrickson 分型始于 1967 年，其主要依据是脂蛋白电泳，分型方式忽略了分子缺陷这一导致脂质代谢异常的重要病因，也没有考虑到 HDL，但因其分型方法简便而被广泛熟知。1970 年经 WHO 修订并补充完善后演变至今。根据空腹血清外观、生化检测指标 TG 及 TC、脂蛋白电泳图谱，将原发性高脂蛋白血症分为六型（表 9-4）。

2）病因：目前已知的原发性高脂蛋白血症的发病原因主要包括脂蛋白代谢相关酶、载脂蛋白、脂蛋白受体基因突变或缺陷三个方面。LPL 是脂蛋白代谢过程中水解甘油三酯的重要酶，其基因突变或缺陷时，LPL 合成受阻或活性下降均可造成血清甘油三酯水平显著增高，导致Ⅰ型高脂蛋白血症的发生。ApoCⅡ在激活LPL中起重要作用，ApoCⅡ缺陷造成LPL不能激活从而导致Ⅰ型高脂蛋白血症。LPL活性降低还与Ⅳ型高脂蛋白血症有关。ApoCⅢ表达增多而ApoCⅡ缺陷导致LPL活性降低是Ⅴ型高脂蛋白血症的重要发病因素之一。ApoE缺陷常与Ⅲ型高脂蛋白血症的发生关系密切。载脂蛋白E、B受体缺陷与Ⅱ型高脂蛋白血症有关。

表9-4 原发性高脂蛋白血症分型及特点

特点	Ⅰ型	Ⅱa型	Ⅱb型	Ⅲ型	Ⅳ型	Ⅴ型
同义词	①脂蛋白缺乏症；②外源性甘油三酯血症；③家族性脂肪诱导性高脂血症；④高乳糜微粒血症	高胆固醇血症	混合型高脂蛋白血症	①宽β病；②异常β脂蛋白血症	①内源性高甘油三酯血症；②高β脂蛋白血症；③宽β脂蛋白血症	①混合型高甘油三酯血症；②混合型高脂血症；③伴乳糜微粒型宽前β脂蛋白血症
遗传方式	常染色体隐性遗传	常染色体显性遗传	常染色体显性遗传	常染色体显性遗传	常染色体显性遗传	常染色体显性遗传
血清外观	上层奶油状，下层澄清	澄清	轻微浑浊	浑浊	浑浊	浑浊并有奶油状上层
生化指标	①TG显著升高；②TC升高；③HDL-C降低；④LDL-C降低	①TG正常；②TC升高；③HDL-C时常降低；④LDL-C升高	①TG升高；②TC升高；③HDL-C时常降低；④LDL-C升高	①TG升高；②TC升高；③HDL-C时常降低；④LDL-C升高或正常	①TG正常或升高；②TC升高；③HDL-C时常降低；④LDL-C正常	①TG正常或升高；②TC升高；③HDL-C时常降低；④LDL-C升高或正常
脂蛋白电泳	CM原点部分条带深染	β脂蛋白条带加深	β脂蛋白、前β脂蛋白条带均加深	前β脂蛋白条带加深	前β脂蛋白条带加深	CM和前β脂蛋白条带均加深
黄色瘤	结节状	腱状、结节状	腱状、结节状	扁平状、结节状	结节状	结节状
致动脉硬化危险性	一般	较高	较高	较高	高	一般

（2）继发性高脂蛋白血症：某些原发性疾病在发病过程中可能导致脂质代谢紊乱，进而引发高脂蛋白血症。由于该类高脂蛋白血症可随原发疾病的治愈而逐渐消退，故将其称为继发性高脂蛋白血症（secondary hyperlipoproteinemia）。引起血脂升高的系统性疾病主要有糖尿病、肾病综合征、甲状腺功能减退症等。此外，药物（如利尿药）、食物（高胆固醇食物）以及吸烟、饮酒等因素也可引起继发性高脂蛋白血症。继发性高脂蛋白血症在临床上常见，准确查出继发原因是临床诊断的关键。

2. 诊断标准 根据流行病学调查结果显示，人体内血脂水平与人群、种族、地区、年龄、性别、生活方式、习惯、劳动强度、文化水平和遗传因素均相关。《中国血脂管理指南（2023年）》提出根据TC、TG和HDL-C进行血脂异常的诊断，并制定了血脂异常的临床诊断标准。WHO的分型标准过于复杂，因此这种分类标准更适合临床常规应用（表9-5）。

表9-5　血脂异常的临床分类

分型	TC	TG	HDL-C	相应的 WHO 表型
高胆固醇血症	增高	—	—	Ⅱa 型
高 TG 血症	—	增高	—	Ⅳ型、Ⅰ型
混合型高脂血症	增高	增高	—	Ⅱb 型、Ⅲ型、Ⅳ型、Ⅴ型
低 HDL-C 血症	—	—	降低	—

（二）低脂蛋白血症

低脂蛋白血症（hypolipoproteinemia）是指血浆脂蛋白低于正常水平。相对于高脂蛋白血症，临床上低脂蛋白血症较为少见，常见的有四种类型（表9-6）。

表9-6　低脂蛋白血症分类

类型	遗传类型	病因	生化检查	动脉粥样硬化、冠心病危险性
低 LDL 血症	常染色体显性遗传	ApoB100 低下	血浆 LDL 减少，TC 下降	无
无 LDL 血症	常染色体隐性遗传	ApoB 缺损	血浆中无 LDL，TC 显著下降	无
低 HDL 血症	尚不清楚	不详	血清 TG 升高	高
无 HDL 血症（Tangier 病）	常染色体隐性遗传	ApoAⅠ、AⅡ缺损	血浆 TC 下降，HDL-C 下降	不详

二、动脉粥样硬化性心血管疾病风险评估

动脉粥样硬化性心血管疾病（atherosclerotic cardiovascular disease，ASCVD）是由于血管内膜长期受到各种危险因素的损伤，导致血管壁的胆固醇和脂质沉积，形成动脉粥样硬化斑块。这些斑块可能破裂或破碎，导致血管堵塞，引发心肌梗死、脑卒中等严重的心血管事件。

（一）中国血脂管理指南

《中国血脂管理指南（2023 年）》推荐以 LDL-C 作为血脂干预的首要靶点，推荐采用基于我国人群长期队列研究建立的"中国成人 ASCVD 总体发病风险评估流程图"进行风险评估，并以危险分层确定 LDL-C 的控制目标值。重点强调 LDL-C 的参考水平仅适用于 ASCVD 总体风险为低危的人群，即对 ASCVD 超（极）高危患者，其 LDL-C 参考水平要低于低危人群。

ASCVD 总体发病风险评估和 LDL-C 水平分层标准如下。首先，按照是否患有 ASCVD 划分为二级预防和一级预防两类情况。在已诊断 ASCVD 的人群中，将发生过≥2 次严重 ASCVD 事件，或发生过 1 次严重 ASCVD 事件且合并≥2 个高危险因素者列为超高危人群，其他 ASCVD 患者列为极高危人群。在尚无 ASCVD 的人群中，符合如下 3 个条件之一者，直接列为高危人群，不需要再进行 ASCVD 10 年发病风险评估：① LDL-C≥4.9mmol/L 或 TC≥7.2mmol/L；②年龄≥40 岁的糖尿病患者；③ CKD 3～4 期。不具有以上 3 种情况的个体（包括 <40 岁的糖尿病患者），在考虑是否需要降脂治疗时，应进行未来 10 年间 ASCVD 总体发病风险的评估：按照 LDL-C、有无高血压及其他 ASCVD 危险因素个数分成 21 种组合，10 年发病平均风险 <5%、5%～9% 和≥10% 分别定义为低危、中危和高危。对于 ASCVD 10 年发病风险为中危的人群，如果年龄 <55 岁，则需进行 ASCVD 余生风险的评估。具有以下任意 2 个或以上危险因素者 ASCVD 余生风险为高危：①收缩压≥160mmHg（1mmHg=

0.133kPa）或舒张压≥100mmHg；②非 HDL-C≥5.2mmol/L；③HDL-C＜1.0mmol/L；④体重指数≥28kg/m²；⑤吸烟。

（二）美国心脏病学学会／美国心脏协会心血管风险评估指南

2019 年美国心脏病学学会／美国心脏协会（ACC/AHA）联合发布了《2019 ACC/AHA 心血管疾病一级预防指南》。建议所有＞20 岁且无 ASCVD 病史的成年人每 4～6 年进行一次血脂筛查。指南明确指出临床医师应考虑 ASCVD 风险增强因素，包括早发 ASCVD 家族史、原发性高胆固醇血症等。

三、不同人群的血脂管理

（一）健康体检

建议 20 岁以上的成年人至少每 5 年检测 1 次空腹血脂，包括 TC、LDL-C、HDL-C 和 TG 测定。对于缺血性心血管疾病患者及其高危人群，则应每 3～6 个月测定 1 次血脂。住院治疗的患者应在入院时或 24 小时内检测血脂。建议 40 岁以上男性和绝经期后女性应每年均进行血脂检查。

（二）血脂相关疾病

1. 高血压患者 高血压患者能从强化降脂治疗中显著获益。根据风险分层确定高血压个体相应的 LDL-C 目标值。

2. 糖尿病患者 糖尿病是 ASCVD 的重要独立危险因素，其血脂异常特点为 TG 升高、HDL-C 降低、LDL-C 正常或轻度升高，常伴随 LDL 颗粒具有小而密的特点，有更强的致 ASCVD 作用。若仅将 LDL-C 作为降脂目标可能低估风险值；非 HDL-C 包含 LDL-C 和 TRL 胆固醇，能更好地反映患者致 ASCVD 的脂蛋白特征。因此，推荐采用 LDL-C 和非 HDL-C 同时作为降脂目标。

3. 慢性肾病患者 其血脂特点为 TG 升高明显而 HDL-C 降低，合并 sdLDL 颗粒水平明显增加。他汀类药物治疗是否降低患者 ASCVD 风险，受肾功能状态影响。在轻中度肾功能不全患者中，能显著降低风险。

4. 缺血性脑卒中 在缺血性脑卒中二级预防中，他汀类药物每降低 1mmol/L 的 LDL-C，脑卒中复发风险降低 12%，同时降低心肌梗死和其他心血管疾病死亡风险。根据 IMPROVE-IT 分层分析，他汀类药物联合胆固醇吸收抑制剂，可以将缺血性脑卒中再发风险降低 48%。

（三）老年人的血脂管理

对老年人不作治疗性的血脂靶目标的特别推荐。

（四）妊娠期的血脂管理

妊娠会导致妇女生理性的血脂升高，健康妊娠女性 LDL-C 可升高 40%～50%，TG 在妊娠 14 周左右有升高趋势。高脂血症对妊娠的影响与脂质成分及严重程度有关。高胆固醇血症相关的危害较为缓慢，但严重的高 TG 血症可导致急性胰腺炎和妊娠女性死亡率上升。血脂管理的重点是筛查，药物选择非常有限。

（五）儿童及青少年的血脂管理

目前，我国儿童及青少年脂质异常血症检出率高达 20.3%～28.5%。中国儿童及青少年血脂筛查及血脂异常参考标准如表 9-7 所示。建议以下儿童及青少年群体进行血脂筛查：①一级或二级亲属中，女性＜65 岁或男性＜55 岁有心肌梗死、心绞痛、脑卒中、猝死，或冠状动脉旁路移植术（CABG）、支架置入、血管成形术手术史；②父母 TC≥6.2mmol/L 或有已知的脂质异常病史；③有皮肤黄色瘤、腱黄色瘤或脂性角膜弓；④有糖尿病、高血压、肥胖（2～8 岁）、超重（12～16 岁），或有吸烟行为；⑤对于怀疑家族性高脂蛋白血症的对象应进行血脂异常基因筛查。

表 9-7　我国儿童及青少年血脂异常参考标准　　　　　　　　　　　　　　　　　单位：mmol/L

血脂	合适	临界升高 / 降低	异常
TC	<4.4	4.4～<5.2	≥5.2
LDL-C	<2.8	2.8～<3.4	≥3.4
TG			
<10 岁	<0.8	0.8～<1.1	≥1.1
≥10 岁	<1.0	1.0～<1.5	≥1.5
HDL-C	≥1.2	1.0～<1.2	<1.0
非 HDL-C	<3.1	3.1～<3.7	≥3.7

本章小结

　　脂质是维持机体正常生理活动的基本生物化学分子，不仅参与激素调控、能量代谢，还是细胞膜的基本组成成分。血脂是血液中各种脂类物质的总称，包括胆固醇、甘油三酯、游离脂肪酸、磷脂等。由于脂质具有疏水性，它们必须与载脂蛋白结合形成水溶性的脂蛋白复合体才能在血液中运输和代谢。机体内脂质代谢的平衡主要体现在各类脂蛋白的合成与分解、转运与逆向转运的动态平衡分布。按其来源不同，脂蛋白代谢可分为：①外源性代谢途径（膳食来源）；②内源性代谢途径（肝源性与其他组织来源）；③胆固醇逆向转运途径；④细胞内胆固醇代谢平衡。代谢过程涉及多种酶和蛋白质如脂蛋白脂肪酶和 LDL 受体等。

　　血脂检测在血脂异常诊断，ASCVD 等的病因分类、临床诊断、风险评估、治疗监测、预后预测，以及人群健康管理方面具有重要价值。临床实验室常规的血脂和脂蛋白生物化学检验项目包括血浆总胆固醇、LDL-C、HDL-C、非 HDL-C 和 TG 等。例如，LDL-C 是血脂干预的首要靶点，HDL-C 则被视为保护因子。此外，Lp（a）、sdLDL 颗粒及其亚组分、载脂蛋白和血浆脂质代谢相关酶的检测也提供了重要信息。

（涂建成）

第十章 电解质和血液气体的生物化学检验

通过本章学习，你将能够回答下列问题：

1. 钠、钾离子的常用检测方法有哪些？简述其原理及方法学评价。
2. 血浆中钙有哪些存在形式？
3. 钙、镁、磷的常用检测方法有哪些？简述其原理及方法学评价。
4. 简述血气分析常用指标及其临床意义。
5. 什么是亨德森-哈塞尔巴尔赫方程？
6. 简述血气分析仪的工作原理。
7. 试述酸碱平衡紊乱的类型、代偿机制及如何根据试验指标结果进行判断。

组织和器官发挥正常生理功能依赖于其所处体液环境的正常和稳定。血液中存在许多电解质，如钾、钠、氯、钙、磷、镁、碳酸氢根、氢离子等，它们具有维持体液渗透压、电解质和酸碱平衡等作用，因此体液电解质的测定可评估人体内环境稳定性和代谢功能；同样，血液气体检测对于判断机体是否存在酸碱平衡失调，以及缺氧和缺氧程度具有重要意义。

第一节　体液电解质的测定

电解质（electrolyte）是体液中以离子状态存在的无机盐和一些有机物，它们在人体内发挥着维持渗透压、酸碱平衡、肌肉收缩、神经传导等重要作用。当机体失去对电解质的调节能力或电解质超过了机体可代偿程度时，电解质浓度、渗透压不能维持在正常范围的现象称为电解质紊乱（electrolyte disturbance）。

一、钠离子

（一）生化及生理

钠离子（sodium ion）是钠的离子形式（Na^+），是细胞外液的主要阳离子，是保持细胞外液容量、调节酸碱平衡、维持正常渗透压和细胞正常生理功能的重要因素。钠主要来源于食物中的 NaCl，随食物进入消化道的 NaCl 几乎全部以离子形式被人体吸收，50% 存在于细胞外液，40% 存在于骨骼，约 10% 存在于细胞内液。

（二）检测方法

钠离子测定的决定性方法是重量分析法和中子活化法；参考方法是火焰发射分光光度法（FES）；常规方法为离子选择电极法（ISE 法）和酶法。

1. 离子选择电极法　离子选择电极（ion selective electrode, ISE）法是利用电极电位和离子活度的关系来测定待测离子活度的一种电化学技术，其核心是采用对被测离子选择性响应的敏感膜。钠电极是一种含铅硅酸钠的玻璃膜电极，由特殊玻璃毛细管等组成，对 Na^+ 具有高度选择性响应，对 Na^+ 的选择性比对 K^+ 高数千倍，产生的电位与 Na^+ 浓度成比例。

ISE 法是目前临床检测中最常用的方法，具有标本用量少，快速准确，重复性好、特异性强,操作简便等优点。缺点是电极具有一定的寿命,使用一段时间后,电极会老化,需要定期更换。

2. 酶法 邻硝基酚-β-D-半乳糖苷(ONPG)在钠依赖性β-D-半乳糖苷酶的催化下生成邻硝基酚和半乳糖。邻硝基酚的生成量和标本中 Na^+ 浓度成正比。邻硝基酚在碱性环境中呈黄色,可在 405nm 波长处检测吸光度的升高速率,计算 Na^+ 的浓度。酶法测定 Na^+、K^+ 一般要求双试剂,适用于较大型的全自动生化分析仪。

(三)参考区间

血清钠:137~147mmol/L;尿钠:130~260mmol/24h。

(四)临床意义

1. 高钠血症 血清中 Na^+ 浓度大于 147mmol/L 为高钠血症(hypernatremia)。高钠血症可由摄入钠增多或体液中水丢失增多引起。根据发生的原因和机制,高钠血症分为浓缩性高钠血症和潴留性高钠血症两种。浓缩性高钠血症最常见,临床上主要见于水排出过多而无相应的钠丢失,如尿崩症、水样泻、换气过度、大汗以及糖尿病患者。

2. 低钠血症 血清中 Na^+ 浓度小于 137mmol/L 为低钠血症(hyponatremia)。可分肾性和非肾性原因两大类:①肾性原因:肾排钠过多所致低钠血症见于肾上腺功能低下、渗透性利尿、肾素生成障碍等;②非肾性原因:常见于循环血容量减少继发抗利尿激素(ADH)大量分泌导致水潴留引起的稀释性低钠血症,如肝硬化腹腔积液患者。

二、钾离子

(一)生化及生理

钾离子(kalium ion)是细胞内液的主要阳离子,机体内 98% 的钾存在于细胞内,对维持神经肌肉兴奋性、应激性,维持细胞内适宜的渗透压和体液的酸碱平衡有重要作用,还参与细胞内糖和蛋白质的代谢等。虽然血清钾测定实为细胞外液 K^+ 测定,但体内的 K^+ 不断地在细胞内与体液之间互相交换,以保持动态平衡。因此,血清 K^+ 浓度的高低在一定程度上也可间接反映细胞内钾的水平。

(二)检测方法

钾离子测定的决定性方法是同位素稀释质谱法和中子活化法;参考方法是火焰发射分光光度法(FES);常规方法为离子选择电极法(ISE法)和酶法。

1. 离子选择电极法 钾电极采用的选择性响应的敏感膜为由缬氨霉素和聚氯乙烯等组成的膜电极,利用 K^+ 与缬氨霉素的强络合力而达到高选择性响应。

2. 酶法 磷酸烯醇丙酮酸(PEP)与二磷酸腺苷(ADP)在钾依赖性丙酮酸激酶(PK)的催化下,生成丙酮酸和三磷酸腺苷(ATP);然后,所生成的丙酮酸和 NADH 在 LDH 的催化下发生反应,生成乳酸和 NAD^+。反应中 NADH 的消耗量与标本中 K^+ 浓度成正比。因此,根据 340nm 处测定的吸光度下降速率可以计算 K^+ 含量。

(三)参考区间

血清钾:3.5~5.3mmol/L;尿钾:25~100mmol/24h。

(四)临床意义

1. 高钾血症 血清钾浓度高于 5.3mmol/L 为高钾血症(hyperkalemia)。常见于:①肾脏功能障碍使排钾减少:如少尿、尿闭、尿毒症等;②释放性高钾血症:如重度溶血反应;③组织低氧:如急性哮喘发作、急性肺炎、呼吸障碍等;④肾上腺皮质功能减退:如艾迪生病,远曲小管泌钾减少,导致高钾血症、低钠血症;⑤含钾药物及潴钾利尿药的过度使用:如注射大剂量青霉素钾等。

2. 低钾血症 血清钾浓度低于 3.5mmol/L 为低钾血症(hypokalemia)。常见于:①钾进食量不足；②钾丢失过多：呕吐、腹泻；③肾脏疾病：急性肾衰竭多尿期，尿液中排出大量电解质；④肾上腺皮质功能亢进：尤其是醛固酮增多症时，尿钾丢失过多。

3. 尿钾增加、减少　尿钾增加见于肾上腺皮质功能亢进、使用利尿药后排钾增加、碱中毒使尿钾排出增加；尿钾减少见于肾上腺皮质功能减退、酸中毒使尿钾排出减少等。

三、氯离子

（一）生化及生理

氯离子（chloride ion）是机体细胞外液的最主要阴离子，是保持细胞外液容量、调节酸碱平衡、维持正常渗透压的重要物质。正常成人每日平均摄入 70～210mmol，人体摄入的氯约 70% 存在于血浆、细胞间液和淋巴液中，仅少量存在于细胞内液和分泌氯的细胞内。

（二）检测方法

Cl^- 的测定方法主要有：①库仑滴定法（又称恒电流库仑法）；②硫氰酸汞比色法；③离子选择电极法；④酶法。同位素稀释质谱法是氯测定的决定性方法，临床常用的检测方法为离子选择电极法。

1. 离子选择电极法　基本原理与 Na^+、K^+ 离子选择电极法相似。氯电极是由氯化银、氯化铁 - 硫化汞等模型材料制成的固体膜电极，对标本中的 Cl^- 有特殊响应。

2. 库仑滴定法　库仑滴定法中，银电极被置于待测标本中，其中的 Ag^+ 逐渐释放并与标本中的 Cl^- 发生反应，形成不溶的氯化银（AgCl）。当标本中的 Cl^- 被完全消耗，溶液中的 Ag^+ 浓度开始上升，电导率显著增加。此时，仪器会自动切断电流，并记录消耗 Cl^- 所需的时间。通过将该时间与已知浓度的标准液所需的时间进行比较，可以准确计算出标本中 Cl^- 的浓度。

3. 酶法　活化的淀粉酶作用于 2- 氯 -4- 硝基酚 -α-D- 麦芽三糖苷使其解离生成 2-氯 -4- 硝基酚（CNP）和麦芽三糖（G_3），CNP 的最大吸收峰在 405nm，连续测定 405nm 处吸光度变化可直接反映 CNP 生成量，其与酶活性成正比。Cl^- 是淀粉酶的激动剂，可以活化淀粉酶，反应速率变化可反映 Cl^- 的浓度。

（三）参考区间

成人血清氯化物：99～110mmol/L；尿液氯化物：170～250mmol/24h；脑脊液氯化物：120～132mmol/L。

（四）临床意义

1. 血清氯增高　常见于高钠血症、高氯性代谢性酸中毒、过量注射生理盐水等。

2. 血清氯减低　临床上低氯血症较为多见，常见原因为氯化钠摄入不足或丢失增加，如严重呕吐、腹泻，胃液、胰液或胆汁大量丢失，长期限制氯化钠的摄入，艾迪生病，抗利尿激素分泌增多所致的稀释性低钠、低氯血症。

四、碳酸氢盐

（一）生化及生理

碳酸氢盐（bicarbonate）是碳酸氢根离子（HCO_3^-）与金属阳离子结合形成的化合物，是机体内二氧化碳最主要的储存和运输形式。在不同部位，碳酸氢盐的形式不同，细胞外液中主要是碳酸氢钠，细胞内则主要是碳酸氢钾。碳酸氢盐的浓度受肾脏和呼吸系统的调节，肾脏通过排泄或保留碳酸氢盐来控制血液 pH，而呼吸系统则通过调节呼吸速率来控制血液中的二氧化碳水平，进而影响碳酸氢盐的浓度。

（二）检测方法

常用测定方法为酶法。首先将标本碱化，将所有 CO_2 和碳酸转化为 HCO_3^-。血清（浆）

中的 HCO_3^- 在磷酸烯醇式丙酮酸羧化酶催化下和磷酸烯醇式丙酮酸反应,生成草酰乙酸和磷酸;草酰乙酸在苹果酸脱氢酶的催化下,生成苹果酸,同时 NADH 被氧化成 NAD^+,引起 340nm 波长处的吸收减少,其下降程度与所检测标本中的 HCO_3^- 浓度成正比。

(三)参考区间

成人血浆碳酸氢盐:23～29mmol/L。

(四)临床意义

1. 血清碳酸氢盐增高　见于代谢性碱中毒,如缺钾、肾上腺皮质功能亢进、过量使用肾上腺皮质激素;呼吸性酸中毒,如呼吸道阻塞、重症肺气肿、支气管扩张;代谢性碱中毒合并呼吸性酸中毒。

2. 血清碳酸氢盐降低　见于代谢性酸中毒,如糖尿病酮症酸中毒、尿毒症、休克等;呼吸性碱中毒,如呼吸中枢兴奋、呼吸增快、换气过度等;代谢性酸中毒合并呼吸性碱中毒等。

五、钙离子和离子钙

(一)生化及生理

钙离子(calcium ion)是钙原子失去 2 个电子而形成的 +2 价阳离子。在人体内钙离子含量很高,且绝大部分存在于骨骼和牙齿中。体液中钙离子的含量很低,但有重要的生理作用,它能降低毛细血管及细胞膜的通透性,降低神经在肌肉的兴奋性,参与肌肉收缩及凝血等过程;有利于心肌收缩,与有利于心肌舒张的钾离子相拮抗,维持正常的心肌收缩与舒张功能。

钙离子在机体内以离子钙和结合钙两种形式存在。离子钙(ionized calcium)也称游离钙,是机体内以游离形式存在的钙离子,是钙离子发挥作用的基本形式,占钙总量的 50%;结合钙(bound calcium)是与其他物质结合在一起的钙离子。在血浆内主要与白蛋白结合形成蛋白结合钙(protein-bound calcium)。结合钙和离子钙可以相互转化,结合钙转化为离子钙后才能发挥生理作用。

(二)检测方法

1. 钙离子　IFCC 推荐血清总钙测定的决定性方法为同位素稀释质谱法,参考方法为原子吸收光谱法,WHO 推荐的常规方法为邻甲酚酞络合酮(OCPC)法。邻甲酚酞络合酮是金属络合指示剂,同时也是酸碱指示剂,在碱性溶液中与钙及镁螯合,生成紫红色螯合物,570～580nm 波长处测定吸光度可定量钙浓度。钙测定时,在试剂中加入 8- 羟基喹啉以消除标本中镁离子的干扰。

2. 离子钙　血清离子钙使用 ISE 法测定。钙离子选择电极膜与钙离子结合,如果钙离子在膜内、外两面分布不均,将产生一个跨膜电位,因为电极内溶液离子钙浓度是恒定的,所以膜电位的变化与标本中离子钙浓度成正比。多数血气分析仪也采用 ISE 法快速测定标本中的离子钙。

(三)参考区间

成人血清钙离子:2.11～2.52mmol/L;成人血清离子钙:1.10～1.34mmol/L。

(四)临床意义

1. 血清钙离子

(1)升高:常见于原发性甲状旁腺功能亢进症、腺瘤或腺增生,甲状腺功能亢进,维生素 D 过量,良性家族性低钙尿症,多发性骨髓瘤,乳碱综合征,服用噻嗪类利尿药等。

(2)降低:常见于原发性甲状旁腺功能减退症、腺体发育不全、切除,维生素 D 缺乏,假性甲状旁腺功能减退症等。

2. 血清离子钙

（1）增高：常见于甲状旁腺功能亢进症、代谢性酸中毒、肿瘤、维生素 D 过多症等。

（2）降低：见于原发性和继发性甲状旁腺功能减退症、慢性肾衰竭、肾移植或进行血液透析、维生素 D 缺乏症、呼吸性或代谢性碱中毒、新生儿低钙血症。

六、镁离子

（一）生化及生理

镁离子（magnesium ion）是体内含量占第 4 位的阳离子。正常成人体内镁含量约 25g，其中 60%～65% 存在于骨、牙齿中，27% 分布于软组织。体液中的镁离子主要分布于细胞内，细胞外液不超过 1%，其主要生理功能是激活人体多种酶的活性，维护骨骼生长和神经肌肉的兴奋性，维护胃肠道和激素的功能。血清中 71% 的镁以游离状态存在，22% 与白蛋白结合，7% 与球蛋白结合。

（二）检测方法

决定性方法是同位素稀释质谱法，参考方法是原子吸收光谱法，常规方法为甲基麝香草酚蓝（MTB）比色法、钙镁试剂（calmagie）法。

MTB 比色法的原理为：血清中的镁、钙离子在碱性溶液中能与 MTB 染料结合，生成蓝紫色的复合物，加入乙二醇双（2- 氨基乙醚）四乙酸（EGTA）可遮蔽钙离子的干扰。根据颜色深浅比色定量。EGTA 为一种金属络合剂，在碱性条件下能络合钙而不络合血镁。

（三）参考区间

成人血清镁浓度：0.75～1.02mmol/L；成人尿镁：0.04～0.08mmol/24h；儿童血清镁浓度：0.5～0.9mmol/L。

（四）临床意义

1. 血清镁增高　可见于肾脏疾病，如急性或慢性肾衰竭；内分泌疾病，如甲状腺功能减退症、甲状旁腺功能减退症、艾迪生病；多发性骨髓瘤、严重脱水等血清镁也增高。

2. 血清镁降低　可见于镁摄入不足或由消化道丢失，如长期禁食、吸收不良、长期丢失胃肠液、慢性腹泻等；镁由尿路丢失，如慢性肾炎多尿期，或长期用利尿药治疗；内分泌疾病，如甲状腺功能亢进症、甲状旁腺功能亢进症、糖尿病酸中毒、醛固酮增多症等。

七、磷

（一）生化及生理

磷（phosphorus）是人体必需的常量元素之一，体内含量仅次于钙。磷分为有机磷和无机磷两种。血清磷（serum phosphorus）是指血清中的无机磷，其浓度变化很大，与年龄、饮食、性别有一定的关系。血清磷浓度有昼夜变化的规律，凌晨开始下降，到上午 10 时左右最低，随后逐渐上升，后半夜可达到高峰值。主要功能包括：参与牙齿和骨骼的构成；参与物质代谢；维持机体酸碱平衡。

（二）检测方法

决定性方法是同位素稀释质谱法，常规方法是以硫酸亚铁或对甲氨基酚硫酸盐为还原剂的磷钼酸还原法。

1. 磷钼酸还原法　无机磷在酸性溶液中与钼酸铵反应生成磷钼酸铵复合物，用还原剂对甲氨基酚硫酸盐使其还原生成钼蓝。在试剂中加入 Tween-80 以抑制蛋白质的干扰。

2. 紫外分光光度法　在酸性条件下，标本中的无机磷与钼酸铵反应生成磷钼酸盐复合物。这种复合物在 340nm 波长处有吸收峰，吸光度的变化与无机磷的浓度成正比，与同样处理的标准品比较，可求得标本中无机磷的含量。

（三）参考区间

儿童血清磷：1.45～2.10mmol/L；成人血清磷：0.85～1.51mmol/L；成人尿液磷：32.3～38.4mmol/24h。

（四）临床意义

1. 血清磷升高　见于慢性肾脏病、急慢性肾衰竭患者，肾脏排磷减少；甲状腺功能亢进同时出现高钙血症与高磷血症；磷酸盐摄入过多；乳酸酸中毒、酮症酸中毒等。

2. 血清磷降低　见于使用葡萄糖、营养素、胰岛素；甲状旁腺功能亢进症；呕吐、腹泻；维生素 D 缺乏。

第二节　血液气体分析

血气分析（blood gas analysis）即血液气体分析，是对动脉血中的 pH、氧分压和二氧化碳分压的检测。血气分析项目是临床急救和监护患者的一组重要生化指标，尤其对呼吸衰竭和酸碱平衡紊乱患者的诊断和治疗起着关键的作用。血气分析主要用于对呼吸、氧合功能和酸碱平衡进行判断。

一、血液中的气体

呼吸（respiration）是指机体从外界环境不断吸入氧（O_2）并排出二氧化碳（CO_2）的气体交换过程。血液的功能是将肺吸入的 O_2 运至组织，同时将代谢过程中产生的 CO_2 运至肺部排出体外。

氧在血液中以化学结合和溶解两种方式进行运输。其中主要以与血红蛋白（Hb）化学结合的方式，占血液中总氧量的 98.5%；物理溶解在血液中的氧量极少，约占血液总氧量的 1.5%，氧分压（PO_2）取决于该部分的氧。在肺泡和组织进行 O_2 交换时，均须首先溶解在血液中，再与 Hb 结合或释放，而且血液中 PO_2 的改变将直接影响 Hb 与 O_2 的结合。

血液中 CO_2 的存在形式有三种，即：①物理溶解（占总量的 8.8%）；②HCO_3^- 形式（占总量的 77.8%）；③与 Hb 结合成氨基甲酸血红蛋白（占总量的 13.4%）。CO_2 在血液中的这三种存在形式，实际上也是其三种运输方式。CO_2 从组织进入血液后溶解于血浆中，其中少量 CO_2 与水作用生成 H_2CO_3（血浆中无碳酸酐酶），大部分 CO_2 向红细胞内扩散。进入红细胞中的 CO_2 有两种代谢方式：①在碳酸酐酶（CA）的作用下，与 H_2O 反应生成 H_2CO_3，H_2CO_3 再迅速解离成 H^+ 和 HCO_3^-。HCO_3^- 通过红细胞膜进入血浆，它是血液运输 CO_2 的最主要形式。②与 Hb 结合成氨基甲酸血红蛋白（HbNHCOOH）。

二、亨德森 - 哈塞尔巴尔赫方程及应用

（一）亨德森 - 哈塞尔巴尔赫方程

1908 年，Henderson 在研究碳酸的缓冲能力时提出亨德森方程。1916 年，Hasselbalch 将其写为对数形式，并用于研究血液中碳酸引起的代谢性酸中毒。亨德森 - 哈塞尔巴尔赫方程（Henderson-Hasselbalch equation，H-H equation）又称为 H-H 方程，它使用 pK'（即酸解离常数）描述 pH 的变化，可以用来估算缓冲体系的 pH。

CO_2 与 H_2O 反应生成 H_2CO_3，H_2CO_3 又可分解为 H^+ 和 HCO_3^-。

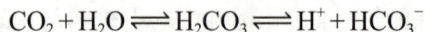

$$CO_2 + H_2O \rightleftharpoons H_2CO_3 \rightleftharpoons H^+ + HCO_3^-$$

因此，总 CO_2 浓度（$ctCO_2$）、碳酸氢盐浓度（$cHCO_3^-$）、溶解 CO_2 浓度（$cdCO_2$）和氢离子浓度（cH^+）是相互关联的。

Henderson 方程使用 HCO_3^-、CO_2 和 H^+ 的浓度，并假设 H_2O 的浓度不变，合并常数 K'，其值为 4.68×10^{-7}，因此在 37℃时 pK' 为 6.33。K' 不仅取决于温度，还取决于溶液的离子强度。

$$K' = \frac{cH^+ \times cHCO_3^-}{cdCO_2}$$
式 10-1

$cdCO_2$ 包括少量的未解离的碳酸，表示为 $cdCO_2 = \alpha \times PCO_2$，其中 α 是 CO_2 的溶解系数。$cHCO_3^-$ 代表 $ctCO_2$ 减去 $cdCO_2$（包括碳酸浓度）。重新排列 Henderson 方程，则得到以下方程：

$$cH^+ = K' \times \frac{\alpha \times PCO_2}{cHCO_3^-}$$
式 10-2

pH 被定义为 H^+ 活度（aH^+）的负对数，这是用 pH 计实际测量的数值。这样 H-H 方程就变为：

$$pH = pK' + \lg \frac{cHCO_3^-}{\alpha \times PCO_2} \quad \text{或者} \quad pH = pK' + \lg \frac{ctCO_2 - \alpha \times PCO_2}{\alpha \times PCO_2}$$
式 10-3

在 37℃血液中 $pK'(P) = 6.103$，$\alpha = 0.030\,6 mmol/(L \cdot mmHg)$。则 H-H 方程为：

$$pH = 6.103 + \lg \frac{cHCO_3^-}{0.030\,6 \times PCO_2}$$
式 10-4

（二）临床意义

H-H 方程也可写为：

$$pH = 6.103 + \lg \frac{cHCO_3^-}{cdCO_2}$$
式 10-5

$cHCO_3^-/cdCO_2$ 在血浆中的浓度比是 25（mmol/L）/1.25（mmol/L）= 20/1，任何原因引起 $cHCO_3^-$ 或 $cdCO_2$ 浓度改变而使该比例变化都将伴随 pH 的改变。临床根据原发性 $cHCO_3^-$ 紊乱对代谢性酸碱平衡紊乱进行分类；根据原发性 $cdCO_2$ 紊乱对呼吸性酸碱平衡紊乱进行分类。在 $cHCO_3^-$ 或 $cdCO_2$ 改变时，各种代偿机制都试图将其比例恢复到正常。H-H 方程在人酸碱平衡中的应用见杠杆 - 支点图（图 10-1）。

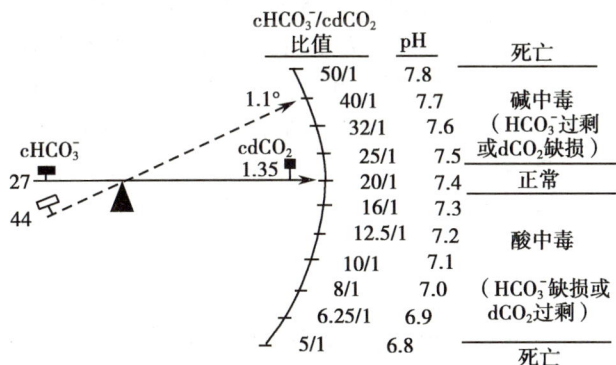

图 10-1 pH 与 $cHCO_3^-/cdCO_2$ 比例关系图
图中实线代表 $cHCO_3^-/cdCO_2$ 比例为 20/1，pH = 7.40；虚线为未代偿的呼吸性碱中毒，$cHCO_3^- = 44mmol/L$，$cdCO_2 = 1.1mmol/L$，比例为 40/1，pH = 7.7。

三、血气分析仪

血气分析仪（blood gas analyzer）是利用电极法等原理对血液中的气体和酸碱物质进行分析的仪器。一般直接测定血液中的酸碱度、氧分压、二氧化碳分压等三项指标，利用公式推算其他指标。现代血气分析仪还可以测定电解质浓度、碳氧血红蛋白等。

（一）基本原理

被测血液在管路系统的抽吸下，被抽进样品室内的测量毛细管中进行测量。毛细管管壁上开有 4 个孔，pH、pH 参比、PO_2 和 PCO_2 4 支电极感测头紧紧将这 4 个孔堵严。其中，pH 电极和 pH 参比电极共同组成 pH 测量系统，被测量的血液吸入测量毛细管后，管路系统停止抽吸；这样，血液中 pH、PCO_2 和 PO_2 同时被 4 支电极所感测，电极将它们转换成各自的电信号，电信号经过放大模数转换后被送至计算机系统，计算机处理后将测量值和计算值显示出来并打印出测量结果。

（二）血气分析仪的电极

pH 测定电极头是由 H^+ 敏感玻璃制成的。为适用于血气分析仪，专门制作成小型化电极，这与一般 pH 计不同，电位仪更加敏感，因为它被校正到一个很狭窄的范围。

PCO_2、PO_2 气体电极头上带有一个透气膜，其被橡皮圈固定在电极头上。PCO_2 电极膜通常是聚四氟乙烯或硅橡胶材料，厚度约 $25\mu m$。电极内液是 $0.005mol/L$ 的碳酸氢钠和 $0.1mol/L$ 的氯化钠经 AgCl 饱和后的溶液，一个尼龙网垫片或玻璃纸放在电极内液与 H^+ 敏感玻璃之间。当 CO_2 从标本中扩散到内液，通过水化反应使 cH^+ 轻微变化，用特别敏感的电位仪检测 ΔpH 并转换成 $\Delta lgPCO_2$。

PO_2 电极膜通常为厚度小于 $20\mu m$ 的聚丙烯，电极内液是磷酸盐缓冲液用 AgCl 饱和并含有 KCl 的溶液薄层，它与极化的铂金负极和 Ag/AgCl 正极接触。当 O_2 从标本中扩散进入电极液，与正极反应产生电流，产生的电流被检测器测定。

四、血气分析常用指标及临床意义

（一）酸碱度

血液酸碱度（potential of hydrogen，pH）是 $[H^+]$ 的负对数值，是反映酸碱平衡紊乱最直接的指标，$[HCO_3^-]/[H_2CO_3]$ 是决定血液 pH 的主要因素。

1. 检测方法 常采用电极法检测。pH 测定系统包括玻璃电极、参比电极。玻璃电极的玻璃膜厚度仅为 $0.05\sim0.10mm$，内部充满 pH 恒定的溶液，溶液中浸泡着 Ag/AgCl 内参比电极，玻璃膜与水溶液接触后，表面的 Na^+ 与水溶液中的 H^+ 交换，形成 $10^{-5}\sim10^{-4}mm$ 的硅酸水化膜。电极浸入血标本时，玻璃膜处于 H^+ 活度恒定的内参比液和未知 H^+ 的标本之间，玻璃膜内外侧就产生一个跨膜电位差，此电位差与血标本中 H^+ 浓度存在对数关系。

在实际应用中，电极的精确度会受到多种因素的影响，包括温度、气压、电极老化速度等。优质的 pH 电极应当具备快速响应 pH 变化的能力，此外，pH 电极的耐用性及其维护成本也是评价其性能不可或缺的部分。

2. 参考区间 动脉血 pH $7.35\sim7.45$。

3. 临床意义

（1）pH 在参考区间：①正常酸碱平衡；②有酸碱平衡紊乱，完全代偿；③同时存在强度相等的酸中毒和碱中毒，即 pH 正常不代表机体没有酸碱平衡紊乱发生。

（2）pH 超出参考区间：①pH<7.35 为酸中毒；②pH>7.45 为碱中毒。

（二）二氧化碳分压

二氧化碳分压（partial pressure of carbon dioxide，PCO_2）是指物理溶解在血液中的 CO_2 所产生的压力。PCO_2 是反映呼吸性酸、碱中毒的重要指标。

1. 检测方法 采用电极法检测。PCO_2 电极属于 CO_2 气敏电极，是经过改进的 pH 玻璃电极。测定系统主要由特殊玻璃电极、Ag/AgCl 参比电极及电极缓冲液组成。这种特殊的玻璃电极是将 pH 敏感的玻璃电极的玻璃膜放置在碳酸氢钠溶液中，溶液的外侧是一层气体可透膜，由聚四氟乙烯或硅橡胶制成，只允许 CO_2 选择性透过。当血标本与此膜接触时，

血浆中溶解的 CO_2 透过此膜,扩散到碳酸氢钠溶液中与 H_2O 发生如下反应:

$$CO_2 + H_2O \rightleftharpoons H_2CO_3 \rightleftharpoons H^+ + HCO_3^-$$

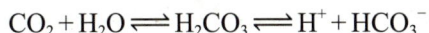

反应的结果是膜内侧 $NaHCO_3$ 溶液的 H^+ 发生变化,并通过玻璃电极测定。

2. 参考区间 动脉血 PCO_2 35~45mmHg。

3. 临床意义 $PCO_2 < 35$mmHg 时为低碳酸血症,提示肺通气过度,发生在呼吸性碱中毒或代谢性酸中毒的代偿期。$PCO_2 > 45$mmHg 时为高碳酸血症,提示肺通气不足,见于呼吸性酸中毒或代谢性碱中毒代偿期。新生儿常由于胎儿宫内窒迫或新生儿窒息造成一过性酸血症,脐动脉 PCO_2 可高达 58mmHg,一般数小时即可恢复,但早产儿恢复较慢。

(三)氧分压

氧分压(partial pressure of oxygen,PO_2)是指血浆中物理溶解的 O_2 所产生的压力。PO_2 是判断机体是否缺氧的重要指标。

1. 检测方法 采用电极法检测。PO_2 电极是由铂(Pt)丝阴极和 Ag/AgCl 参比阳极组成的 O_2 敏感电极。阴极和阳极之间有磷酸盐缓冲液,缓冲液外包裹一层聚丙烯膜,将标本池与磷酸盐缓冲液隔开。此膜仅允许血液中的 O_2 自由透过。当标本中的 O_2 透过聚丙烯膜到铂阴极表面时,O_2 不断被还原,产生如下化学变化:

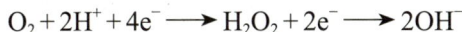

$$O_2 + 2H^+ + 4e^- \longrightarrow H_2O_2 + 2e^- \longrightarrow 2OH^-$$

氧的还原反应导致阴阳极之间产生电流,其强度与 O_2 的扩散量成正比,由此可以测出标本的 PO_2 值。

氧分压电极法用于精确测量标本中的溶解氧分压,湿度和温度是影响氧分压测量的重要环境因素。此外,患者的生理因素,如贫血、肺部疾病等也可能对氧分压结果造成影响。

2. 参考区间 动脉血 PO_2 80~100mmHg。

3. 临床意义 动脉血 PO_2 可判断缺氧程度及呼吸功能。动脉血 $PO_2 < 55$mmHg 时,提示呼吸衰竭,动脉血 $PO_2 < 30$mmHg 可危及生命。

(四)氧饱和度

氧饱和度(oxygen saturation,SO_2)是指在一定的 PO_2 下,血液中氧合血红蛋白(HbO_2)占全部 Hb 的百分比。

1. 计算公式

$$SO_2(\%) = \frac{HbO_2}{HbO_2 + HHb} \times 100\% = \frac{氧含量}{氧结合量} \times 100\% \qquad 式10\text{-}6$$

2. 参考区间 91.9%~99%。

3. 临床意义 判断 Hb 与 O_2 的亲和力,降低时表明 Hb 与 O_2 的亲和力下降,PO_2、PCO_2 和甘油酸 -2,3- 二磷酸(2,3-DPG)对 SO_2 有影响。

(五)实际碳酸氢盐及标准碳酸氢盐

实际碳酸氢盐(actual bicarbonate,AB)是指人体血浆中实际的 HCO_3^- 含量,是体内代谢性酸碱失衡的重要指标,也受呼吸因素改变的影响。标准碳酸氢盐(standard bicarbonate,SB)是指在体温为 37℃、PCO_2 为 40mmHg、SO_2 为 100% 时的 HCO_3^- 含量,排除了呼吸因素的影响。

1. 计算公式

$$AB = 10^{[pH + \lg(PCO_2) - 7.608]} \qquad 式10\text{-}7$$

$$SB = 25 + 0.78 \times BE + 0.002 \times Hb \times (HbO_2 - 100) \qquad 式10\text{-}8$$

2. 参考区间 动脉血 AB:21~28mmol/L;SB:21~25mmol/L。

3. 临床意义 AB 与 SB 两个指标联合分析,更有参考价值。两者正常为酸碱平衡正常,两者皆低为代谢性酸中毒失代偿,两者皆高为代谢性碱中毒失代偿,AB＞SB 为呼吸性酸中毒,AB＜SB 为呼吸性碱中毒。

(六)缓冲碱

缓冲碱(buffer base,BB)指全血中具有缓冲作用的阴离子的总和,包括 HCO_3^-、Hb^-、血浆蛋白及少量的有机酸盐和无机磷酸盐。BB 不仅受 Hb 和血浆蛋白的影响,而且还受电解质及呼吸因素的影响。因此,一般认为它不能确切反映代谢性酸碱平衡状态。BB 有全血缓冲碱(BBb)和血浆缓冲碱(BBp)两种。

1. 计算公式

$$BB = BE + 41.7 + 0.42 \times Hb \qquad \text{式 10-9}$$

2. 参考区间 45～55mmol/L。

3. 临床意义 BB 增高为代谢性碱中毒或呼吸性酸中毒,BB 降低为代谢性酸中毒或呼吸性碱中毒。

(七)碱剩余

碱剩余(base excess,BE)是指在 37℃和 PCO_2 为 40mmHg 时,将 1L 全血的 pH 调整到 7.4 时所需加入的酸量或碱量。当需要加入酸时,BE 为正值,表示碱过量;当需要加入碱时,BE 为负值,表示酸过量。BE 是诊断代谢性酸、碱中毒平衡紊乱的指标。

1. 计算公式

$$BE = HCO_3^- - 24.8 + 16.2 \times (pH - 7.4) \qquad \text{式 10-10}$$

2. 参考区间 -3～+3mmol/L。

3. 临床意义 BE 正值为代谢性碱中毒;BE 负值为代谢性酸中毒。

(八)阴离子间隙

阴离子间隙(anion gap,AG)指血浆中未测定的阴离子(UA)与未测定的阳离子(UC)浓度间的差值,即 AG＝UA-UC。该值可根据血浆中常规可测定的阳离子(Na^+)与常规测定的阴离子(Cl^- 和 HCO_3^-)的差算出。

1. 计算公式

$$AG = [Na^+] - \{[Cl^-] + [HCO_3^-]\} \qquad \text{式 10-11}$$

2. 参考区间 8～16mmol/L。

3. 临床意义 AG 增高为代谢性酸中毒,即表明固定酸增加,如肾衰竭、酮症酸中毒和乳酸酸中毒等,此时可测定的 HCO_3^- 被未测定阴离子代替,而 Cl^- 大多数情况下正常,即为高 AG 型代谢性酸中毒。但并非所有的代谢性酸中毒 AG 值均升高,如肠瘘、胆瘘、肾小管病变等。由 HCO_3^- 丢失引起的代谢性酸中毒,HCO_3^- 减少由 Cl^- 增加代偿,而 AG 值变化不大,即为高氯型代谢性酸中毒。AG 降低临床表现为低蛋白血症。

(九)肺泡-动脉氧分压差

肺泡-动脉氧分压差(alveolar-arterial oxygen partial pressure difference,$P_{A-a}DO_2$)是肺泡气氧分压和动脉血氧分压之间的差值。是判断肺换气功能的重要指标,在无效腔增加或肺循环功能障碍的情况下,该差值增大。$P_{A-a}DO_2$ 不是直接测定的数据,而是依据测得的 PaO_2、$PaCO_2$ 及吸入氧浓度(FiO_2)数据通过公式计算而来。

1. 计算公式

$$P_{A-a}DO_2 = P_AO_2 - PaO_2 = FiO_2 \times (BP - 47 \times PaCO_2) - PaO_2 \qquad \text{式 10-12}$$

式中,P_AO_2 为肺泡气氧分压;PaO_2 为动脉血氧分压;$PaCO_2$ 为动脉血二氧化碳分压;FiO_2 为吸入氧浓度;BP 为大气压强。

2. 参考区间 儿童期为 5mmHg;青年期为 8mmHg;60 岁以上人群为 24mmHg。

3. 临床意义 $P_{A-a}DO_2$ 升高表明存在肺换气障碍。

（十）血浆二氧化碳总量

血浆二氧化碳总量（total plasma carbon dioxide content，TCO_2）是指血浆中以各种形式存在的 CO_2 的总量。由三个部分组成，即 HCO_3^-、物理溶解的 CO_2 及 H_2CO_3。TCO_2 是代谢性酸、碱中毒的指标之一，但受体内呼吸及代谢两方面因素的影响。

1. 计算公式

$$TCO_2 = HCO_3^- + PCO_2 \times 0.03 \qquad \text{式 10-13}$$

2. 参考区间 24～32mmol/L。

3. 临床意义 TCO_2 增高见于代谢性碱中毒或呼吸性酸中毒；TCO_2 降低见于代谢性酸中毒或呼吸性碱中毒。

五、酸碱平衡紊乱的类型及判断

正常状态下，机体有一套调节酸碱平衡的机制。病理情况下很多因素引起酸碱负荷过度、严重不足或调节机制障碍，导致细胞外液酸碱平衡被破坏，血液 pH 偏离正常范围 7.35～7.45 的病理生理状态称为酸碱平衡紊乱（acid-base disturbance）。

（一）单纯性酸碱平衡紊乱

1. 代谢性酸中毒 代谢性酸中毒（metabolic acidosis）是由 HCO_3^- 原发性减少导致的以动脉血 pH<7.35、PCO_2 代偿性下降为特征的酸碱平衡紊乱。

（1）病因：①固定酸产生或摄入增加，超过了肾脏排泄酸的能力。如糖尿病酮症酸中毒、乳酸酸中毒、缺氧、休克等。②酸性物质产生正常，但排泄减少，如肾衰竭、醛固酮缺乏等。③体内碱丢失过多，使 HCO_3^-/H_2CO_3 比值降低，如腹泻丢失过多 HCO_3^-。

（2）代偿机制：①呼吸调节：H^+ 浓度增加刺激呼吸中枢，加大通气量，通过深而快的呼吸使 CO_2 排出，使 pH 恢复到正常范围。②肾脏的调节：肾可通过 H^+-Na^+ 交换，分泌有机酸以及排泄 NH_4^+，调节和恢复血浆 HCO_3^- 及 pH，同时使尿液酸化。

2. 代谢性碱中毒 代谢性碱中毒（metabolic alkalosis）是由原发性 HCO_3^- 增多导致的以动脉血 pH>7.45、PCO_2 代偿性升高为特征的酸碱平衡紊乱。

（1）病因：①酸性物质大量丢失，如呕吐、胃肠减压等致胃液大量丢失，肠液 HCO_3^- 因未被胃酸中和而吸收增加。②摄入过多的碱，如治疗溃疡病时碱性药物服用过多。③胃液丢失，Cl^- 大量丢失，导致肾近曲小管对 HCO_3^- 的重吸收增加；排钾性利尿药也可使排 Cl^- 多于排 Na^+。二者均造成低氯性碱中毒。④低钾患者由于肾小管 K^+-Na^+ 交换减弱，H^+-Na^+ 交换增强，使 $NaHCO_3$ 重吸收增多，导致碱中毒。

（2）代偿机制：①缓冲作用：血液中增加的 HCO_3^- 由来自磷酸盐、细胞内液及蛋白质中的 H^+ 中和，使 pH 维持在正常参考区间。②呼吸调节：pH 增加将抑制呼吸中枢，使 CO_2 潴留，PCO_2 升高，调节 HCO_3^-/H_2CO_3 比值趋向正常。③肾脏的调节：肾脏通过使尿中 HCO_3^- 排出增多，改善碱中毒的情况。

3. 呼吸性酸中毒 呼吸性酸中毒（respiratory acidosis）是由原发性 H_2CO_3 潴留导致的以动脉血 PCO_2 升高和 pH<7.35、血 HCO_3^- 代偿性升高为特征的酸碱平衡紊乱。

（1）病因：①呼吸中枢抑制，如中枢神经系统药物损伤、创伤、肿瘤等；②肺和胸廓疾病，如肺部感染、异物阻塞、气胸、肿瘤压迫等；③药物过量，如巴比妥酸盐、吗啡、乙醇。

（2）代偿机制：①血液缓冲作用：急性期在 10～15 分钟内即出现血浆 HCO_3^- 浓度明显升高，使 pH 维持在正常参考区间；②呼吸调节：高碳酸血症可以刺激呼吸中枢，使呼吸加快加深，加速排出 CO_2；③肾脏调节：主要表现为肾小管加强排 H^+ 保 Na^+ 作用，增加 HCO_3^- 的重吸收，使血浆中 HCO_3^- 增多。

4. 呼吸性碱中毒 呼吸性碱中毒（respiratory alkalosis）是由过度通气引起的以动脉血

PCO_2 下降和 $pH > 7.35$、血 HCO_3^- 代偿性下降为特征的酸碱平衡紊乱。

（1）病因：①非肺部性因素刺激呼吸中枢致呼吸过度，如代谢性脑病、中枢神经系统感染、脑血管意外等；②肺部功能紊乱致呼吸过度，如肺炎、哮喘、肺栓塞等；③其他，如呼吸设备引起通气过度、分离性障碍等。

（2）代偿机制：①血液缓冲作用：在急性期由红细胞内 Hb 和组织中缓冲对提供 H^+，消耗 HCO_3^-，使 HCO_3^- 浓度降低；②肾脏调节：主要为肾小管减少 H^+ 的分泌，使 H^+-Na^+ 交换减少，肾小管对 HCO_3^- 的重吸收减少，从而增加 HCO_3^- 排出。

（二）混合性酸碱平衡紊乱

两种或三种单纯性酸碱平衡紊乱同时存在时，称为混合性酸碱平衡紊乱。最常见的是呼吸性酸中毒合并代谢性碱中毒、代谢性酸中毒合并呼吸性碱中毒、代谢性酸中毒合并代谢性碱中毒、呼吸性酸中毒合并代谢性酸中毒等。两种酸碱平衡紊乱在影响 H^+ 浓度方面作用相反时，其中一种类似代偿作用。

导致混合性酸碱平衡紊乱的病因包括：①慢性气道阻塞性疾病，呼吸性酸中毒首先发生，伴随着治疗中噻嗪类药物使用而引发的钾丢失，从而继发代谢性碱中毒；②过度通气引起呼吸性碱中毒，又长期使用鼻胃吸管引流而导致代谢性碱中毒；③水杨酸盐中毒刺激呼吸中枢过度通气导致呼吸性碱中毒，又因毒物代谢而发生代谢性酸中毒。

（三）酸碱平衡紊乱的判断

1. 一般判断　当 pH、PCO_2、$cHCO_3^-$ 以及 AG 值均在参考值范围内时，可认为机体尚无酸碱平衡紊乱发生。下列有关数据是诊断酸碱平衡紊乱的依据之一：$PCO_2 < 35mmHg$，应考虑呼吸性碱中毒；$PCO_2 > 45mmHg$，应考虑呼吸性酸中毒；$cHCO_3^- < 21mmol/L$，应考虑代谢性酸中毒；$cHCO_3^- > 28mmol/L$，应考虑代谢性碱中毒；$AG > 16mmol/L$，应考虑代谢性酸中毒。若其结果与临床症状一致，可考虑单纯性酸碱平衡紊乱。

若临床症状不明显而 pH 异常，则可从 PCO_2（mmHg）与 $cHCO_3^-$（mmol/L）变化程度进行区别，其方法如下。

$pH < 7.4$，$cHCO_3^- \times PCO_2 > 1\,000$，应考虑呼吸性酸中毒（因 $PCO_2 \uparrow\uparrow\uparrow$ 及 $cHCO_3^- \uparrow$）。

$pH < 7.4$，$cHCO_3^- \times PCO_2 < 1\,000$，应考虑代谢性酸中毒（因 $PCO_2 \downarrow$ 及 $cHCO_3^- \downarrow\downarrow\downarrow$）。

$pH > 7.4$，$cHCO_3^- \times PCO_2 < 1\,000$，应考虑呼吸性碱中毒（因 $PCO_2 \downarrow\downarrow\downarrow$ 及 $cHCO_3^- \downarrow$）。

$pH > 7.4$，$cHCO_3^- \times PCO_2 > 1\,000$，应考虑代谢性碱中毒（因 $PCO_2 \uparrow$ 及 $cHCO_3^- \uparrow\uparrow\uparrow$）。

PCO_2 与 HCO_3^- 变化方向相反者为酸碱一致型酸碱平衡紊乱。在两种酸中毒并存或两种碱中毒并存的酸碱一致型酸碱平衡紊乱中，除 pH 发生显著变化外，PCO_2 与 HCO_3^- 的变化方向一定是相反的。PCO_2 与 HCO_3^- 变化方向一致者为酸碱混合型酸碱平衡紊乱，一种酸中毒与一种碱中毒并存的酸碱混合型酸碱平衡紊乱，PCO_2 与 HCO_3^- 的变化方向也是一致的。

2. 综合判断　从病史中了解酸碱平衡紊乱的诱因，分析是由呼吸因素还是由代谢因素引起，并以此作为判定原发紊乱的优先条件。可根据发病时间选择慢性代偿公式，原发性呼吸性酸中毒和呼吸性碱中毒分别以 >72 小时和 >48 小时作为选择慢性代偿公式的依据。

代谢性酸碱平衡紊乱时，原发性变化指标为 HCO_3^-，PCO_2 出现代偿性变化。呼吸性酸碱平衡紊乱时，原发性变化指标为 PCO_2，HCO_3^- 出现代偿性变化。通过发病时间和代偿性指标预估值计算，可进一步判断酸碱平衡紊乱类型。酸碱平衡紊乱预计代偿公式见表 10-1。

在确定原发紊乱后，将相应测定值代入相应公式计算。若测定结果在代偿范围内，为单纯性酸碱平衡紊乱。如果低于或超过预计代偿范围，表示存在混合性酸碱平衡紊乱。如原发性代谢性酸中毒时，实测 PCO_2 超过预计代偿值上限，判为合并呼吸性酸中毒；低于预计代偿值下限，判为合并呼吸性碱中毒；在该范围内，则判为单纯性代谢性酸中毒。

表 10-1 酸碱平衡紊乱预计代偿公式

紊乱类型	原发变化	代偿变化	预计代偿计算公式	代偿时限	代偿极限
代谢性酸中毒	$HCO_3^- \downarrow$	$PCO_2 \downarrow$	$PCO_2 = 40 - (24 - cHCO_3^-) \times 1.2 \pm 2$	12~24小时	10mmHg
代谢性碱中毒	$HCO_3^- \uparrow$	$PCO_2 \uparrow$	$PCO_2 = 40 + (cHCO_3^- - 24) \times 0.9 \pm 5$	12~24小时	55mmHg
急性呼吸性酸中毒	$PCO_2 \uparrow$	$HCO_3^- \uparrow$	$cHCO_3^- = 24 + (PCO_2 - 40) \times 0.07 \pm 1.5$	几分钟	30mmHg
慢性呼吸性酸中毒	$PCO_2 \uparrow$	$HCO_3^- \uparrow$	$cHCO_3^- = 24 + (PCO_2 - 40) \times 0.4 \pm 3$	3~5天	42~45mmol/L
急性呼吸性碱中毒	$PCO_2 \downarrow$	$HCO_3^- \downarrow$	$cHCO_3^- = 24 - (40 - PCO_2) \times 0.2 \pm 2.5$	几分钟	18mmol/L
慢性呼吸性碱中毒	$PCO_2 \downarrow$	$HCO_3^- \downarrow$	$cHCO_3^- = 24 - (40 - PCO_2) \times 0.5 \pm 2.5$	2~3天	12~15mmol/L

注：表中 PCO_2 单位为 mmHg；$cHCO_3^-$ 单位为 mmol/L。

（四）临床案例

【案例1】 一患者胆道感染输用 $NaHCO_3$ 后，血气分析结果：pH = 7.47，$PCO_2 = 50mmHg$，$cHCO_3^- = 37mmol/L$，请判断酸碱平衡紊乱的类型。

【分析思路】 由 pH > 7.4，$cHCO_3^- \times PCO_2 = 1\,850 > 1\,000$，先判为原发性代谢性碱中毒。

代偿计算：$PCO_2 = 40 + (37 - 24) \times 0.9 \pm 5 = 46.7 \sim 56.7mmHg$。因测得 PCO_2 为 50mmHg，在该范围内，故 PCO_2 的升高为正常代偿。

结论：代谢性碱中毒。

【案例2】 一肾移植术后患者，血气结果分析：pH = 7.24，$PCO_2 = 37mmHg$，$cHCO_3^- = 16mmol/L$。请判断酸碱平衡紊乱的类型。

【分析思路】 由 pH < 7.4，$cHCO_3^- \times PCO_2 = 592 < 1\,000$，故有代谢性酸中毒。

代偿计算：$PCO_2 = 40 - (24 - 16) \times 1.2 \pm 2 = 28.4 \sim 32.4mmHg$。测得 PCO_2 高于该范围上限，表示合并呼吸性酸中毒。

结论：代谢性酸中毒合并呼吸性酸中毒。

本章小结

体液中电解质阴阳离子电荷相等时处于电中性，钠是细胞外液主要的阳离子，钾是细胞内液主要的阳离子。血清中 $Na^+ < 137mmol/L$ 的病理生理状态称为低钠血症，$Na^+ > 147mmol/L$ 称为高钠血症。血清 $K^+ < 3.5mmol/L$ 时的病理生理状态称为低钾血症，$K^+ > 5.3mmol/L$ 时称为高钾血症。氯在体内的变化基本与钠一致。钠、钾、氯测定多采用 ISE 法或酶法。钙、磷、镁等矿物质是机体骨组织无机成分中的主要元素，体内的含量也较高，血液中这些元素的水平会影响骨组织的代谢和发育。

机体可以通过血液缓冲系统、呼吸和肾脏等自身的酸碱平衡调节体系，使血液 pH 维持在 7.35~7.45，这种调节酸碱物质含量及其比例，维持血液 pH 在正常范围内的过程称为酸碱平衡。病理情况下，体内酸碱物质的产生或丢失超过了机体调节能力，或这种调节机制本身发生障碍，就会导致酸碱平衡紊乱。临床常采用血气分析仪同时测出 PO_2、PCO_2 和 pH 三项指标，由此计算出气体及酸碱平衡诊断指标，酸碱平衡紊乱的诊断一定要结合病史、血气分析及电解质测定和临床资料综合判断分析。

（王国庆）

第十一章 维生素和微量元素的生物化学检验

通过本章学习,你将能够回答下列问题:

1. 何谓维生素?列表说明维生素的命名及常见缺乏症。
2. 何谓微量元素?简述微量元素检测标本的采集方法。
3. 人体微量元素测定的标本和方法都有哪些?各方法有何优缺点?
4. 简述亚铁嗪比色法检测血清铁和总铁结合力的原理及临床意义。
5. 简述测定维生素 A、维生素 C 的原理及临床意义。
6. 常见的患者营养状况评估方法有哪些?

《中国居民营养与慢性病状况报告(2020 年)》表明我国居民不健康生活方式仍然普遍存在;居民超重肥胖问题不断凸显,慢性病患病、发病仍呈上升趋势;部分重点地区、重点人群面临重要微量营养素缺乏等问题,营养与健康密切相关。虽然微量元素和维生素在人体内的含量与蛋白质、糖类和脂类三大营养物质相比相对较少,但它们对机体的影响很大,且具有不可替代性。人体内微量元素和维生素的功能复杂多样,它们之间相互作用,既相互协同,又相互拮抗,以此维持平衡状态。摄入过量、不足或不平衡,都会不同程度地导致人体生理功能出现异常。因此,准确、快速且便捷地检测人体微量元素和维生素水平,对于探究微量元素和维生素与疾病的发生、发展、预后、转归及防治的关系,以及在疾病诊断方面的应用,均具有重要指导意义。本章重点介绍维生素和微量元素这两类重要的微量营养素,并简单介绍营养评价。

第一节 维生素的生物化学检测

人类健康长期面临维生素缺乏的困扰,但是一直不明其病因。在古代,人们发现食用动物肝脏可以治疗夜盲症;航海时代早期,海员因长期缺乏蔬菜而容易患某些疾病;以大米为主食的人群则易患脚气病,早期认为是细菌感染所致。1897 年,荷兰医师 Eijkman 采用精大米和糙大米分别喂食鸡,发现大米精加工才是导致脚气病的原因。1912 年,英国生物化学家 Hopkins 发现维生素。1929 年,Eijkman 和 Hopkins 因为对维生素研究的贡献而荣获诺贝尔生理学或医学奖。

维生素(vitamin)是维持有机体正常生命活动所必需的一类小分子有机化合物。有机体对维生素的需要量极小,但其自身不能合成或合成量很少,必须通过食物获取。按其溶解性质不同分为脂溶性维生素和水溶性维生素两大类。人体缺乏维生素时,生长会受影响,并发生特异性病变,即维生素缺乏症(vitamin deficiency)。但是,现代社会人们大量使用保健品和添加剂,由大量摄入维生素而导致的毒性作用也值得关注,例如维生素 D 中毒现象。

一、维生素的类型及功能

（一）脂溶性维生素

脂溶性维生素（fat-soluble vitamin）是不溶于水而可溶于脂质或有机溶剂的一类维生素，包括维生素 A、维生素 D、维生素 E 和维生素 K。在食物中与脂肪共存，在肠道中与脂肪共同被吸收；吸收入血后的脂溶性维生素与脂蛋白及某些特殊的结合蛋白特异地结合而被运输。在人体内，大部分脂溶性维生素储存于肝及脂肪组织，可通过胆汁代谢并排出体外。

脂溶性维生素可在人体肝脏贮存一定时间，短期摄入不足不会引起缺乏症，而摄入量过多有时会引起中毒症状。脂溶性维生素的主要生理功能及其代谢紊乱见表 11-1。

表 11-1　脂溶性维生素的主要生理功能及缺乏症

类型	活性形式	主要生理功能	主要缺乏症
维生素 A	11-顺视黄醛、视黄醇、视黄酸	①参与视紫红质的合成，维持正常视觉；②维持上皮正常生长与分化；③促进生长发育；④抑癌作用；⑤维持机体正常免疫功能	夜盲症、眼干燥症
维生素 D	$1,25-(OH)_2D_3$	①促进钙磷吸收，调节钙磷代谢；②促进骨盐代谢与骨的正常生长；③调节基因转录；④对骨细胞呈现多种作用	佝偻病、骨软化症
维生素 E	生育酚	①抗氧化作用，维持生物膜结构与功能；②维持生育功能；③促进蛋白质更新合成；④调节血小板黏附和聚集作用	溶血性贫血
维生素 K	2-甲基-1,4-萘醌	①参与凝血因子Ⅱ、Ⅶ、Ⅸ、Ⅹ合成；②参与骨钙代谢	新生儿出血、出血倾向

（二）水溶性维生素

水溶性维生素（water-soluble vitamin）是指可溶于水而不溶于有机溶剂的一类维生素，包括维生素 B 族（维生素 B_1、维生素 B_2、维生素 B_6、维生素 B_{12}、泛酸、烟酸、生物素、叶酸）和维生素 C。大多数能作为辅酶的组成部分发挥作用。在组织内达到饱和后，多余部分随尿排出，摄入不足时易发生缺乏症。水溶性维生素的主要生理功能及缺乏症见表 11-2。

表 11-2　水溶性维生素的主要生理功能及缺乏症

水溶性维生素	活性形式	主要生理功能	主要缺乏症
维生素 B_1	硫胺素焦磷酸（TPP）	①构成 α-酮戊二酸氧化脱羧反应和磷酸戊糖途径转酮醇反应的辅酶；②抑制胆碱酯酶的活性；③维持神经、肌肉的正常功能	脚气病、周围神经炎
维生素 B_2	黄素单核苷酸（FMN）、黄素腺嘌呤二核苷酸（FAD）	①构成黄素酶的辅酶成分，参与体内氧化还原反应过程；②具有抗氧化活性	口角炎、舌炎、唇炎
维生素 PP	烟酰胺腺嘌呤二核苷酸（NAD^+）、烟酰胺腺嘌呤二核苷酸磷酸（$NADP^+$）	①构成以 NAD^+ 和 $NADP^+$ 为辅基的脱氢酶类的成分，参与细胞生物氧化过程；②增强胰岛素的效能	糙皮病
维生素 B_6	磷酸吡哆醛、磷酸吡哆胺	①以磷酸吡哆醛的形式参与多种酶促反应②构成氨基酸脱羧酶和转氨酶的辅酶，参与氨基酸分解代谢；③构成 5-氨基酮戊酸（ALA）合酶的辅酶，参与血红素的合成	高同型半胱氨酸血症

191

续表

水溶性维生素	活性形式	主要生理功能	主要缺乏症
叶酸	四氢叶酸（FH_4）	以 FH_4 的形式参与一碳单位的代谢，与蛋白质及核酸合成、红细胞及白细胞成熟有关	巨幼细胞贫血
维生素C	抗坏血酸	①参与羟化反应，促进胶原合成、类固醇羟化、氨基酸代谢及神经递质合成；②参与解毒和造血过程；③促进抗体合成，在抗病毒和预防肿瘤方面具有作用	维生素C缺乏症

二、维生素的测定方法及影响因素

（一）测定方法

维生素的测定方法分为两类，即直接测定法和间接测定法。

1. 直接测定法　一般采用高效液相色谱（HPLC）和液相色谱 - 串联质谱联用（LC-MS/MS）。它们可以直接定量测定血液中维生素的浓度，特别是 LC-MS/MS，可以准确测定几乎所有维生素的浓度。HPLC 和 LC-MS/MS 是临床最常用的维生素检测方法。

2. 间接测定法　是一类利用维生素的各种特殊功能进行测定的方法。B 族维生素是许多酶的辅酶，可以利用酶活性反映维生素的浓度，例如红细胞转酮酶用于测定维生素 B_1、红细胞谷胱甘肽还原酶用于测定维生素 B_2、天冬氨酸转氨酶用于测定维生素 B_6；维生素 K 具有促进凝血的作用，可以利用凝血酶原时间（PT）和维生素 K 缺乏诱导蛋白（PIVKA-Ⅱ）反映维生素 K 的浓度；微生物法是利用微生物的生长与维生素浓度之间的线性关系，通过制备标准曲线来计算样品中的维生素含量，可以用于泛酸、叶酸、维生素 B_{12} 等的测定。

（二）影响因素

1. 标本　由于大部分维生素对光照、温度、氧气及酶的作用敏感，并且在一般标本中，维生素常与大量的干扰物质共存，或以结合态的形式存在，这就使维生素的测定较为困难。因此，在分析过程中对标本应采取一些必要的措施，如避光、冷冻、干燥、隔绝氧气、通入惰性气体以及选择合适的溶剂等，而且在标本提取后应尽快地完成分析测定。

测定维生素时，常用血浆或者血清标本，但是泛酸测定也可采用尿液标本。

2. 炎症　当急性期反应发生时，维生素浓度会降低。例如随着血清 C 反应蛋白浓度的升高，维生素 A、E、B_2、B_6、C 和 D 均出现显著降低。

三、主要维生素的测定

（一）维生素A

1. 生化及生理　维生素 A（vitamin A）是第一个被发现的维生素，是具有脂环的不饱和一元醇，在化学结构上与 β- 胡萝卜素相关。天然维生素 A 有视黄醇（即维生素 A_1）及 3- 脱氢视黄醇（即维生素 A_2）两种。维生素 A 在人体内的活性形式包括视黄醇、视黄醛和视黄酸。其中，全反式视黄醇具有较高的生物学活性，对视力、皮肤和黏膜及骨骼生长、免疫功能等都有调节作用。人体缺乏维生素 A 时，可引起眼干燥症。

2. 检测方法　高效液相色谱（HPLC）和液相色谱 - 串联质谱联用（LC-MS/MS）。

3. 参考区间　成年人 1.05～2.80μmol/L；1～6 岁 0.70～1.40μmol/L。

4. 临床意义　维生素 A 缺乏时，会导致夜盲症、眼干燥症、角膜软化症、视觉缺失、鼻咽和泌尿生殖道感染及生长发育缓慢等。

（二）维生素 D

详见第十三章。

（三）维生素 K

1. 生化及生理 维生素 K（vitamin K）为 2- 甲基 -1,4- 萘醌及其衍生物的总称，是具有促进凝血功能的一组脂溶性维生素。存在于自然界的维生素 K 有叶绿醌（即维生素 K_1）和甲基萘醌（即维生素 K_2）；人工合成的维生素 K 有维生素 K_3 和维生素 K_4。维生素 K 为肝脏合成活性凝血因子 II、凝血因子 VII、凝血因子 XI 和凝血因子 X 所必需，缺乏时会导致凝血时间延长和引起出血病症。

2. 检测方法 包括高效液相色谱（HPLC）、液相色谱 - 串联质谱联用（LC-MS/MS）、凝血酶原时间（PT）和维生素 K 缺乏诱导蛋白（PIVKA-II）检测。血清标本需避光。

3. 参考区间 血清维生素 K_1 0.1～2.2ng/ml。

4. 临床意义 主要用于评估维生素 K 缺乏症。阻塞性肝病、梗阻性黄疸、乳糜泻引起的吸收不良、胰腺炎、腹泻和抗生素滥用都可能诱发维生素 K 缺乏症；也可用于治疗凝血障碍、骨代谢障碍和新生儿出血性疾病。

（四）维生素 B_{12} 的检测

1. 生化及生理 维生素 B_{12}（vitamin B_{12}）又称钴胺素（cobalamin）和氰钴胺素（cyanocobalamin），是唯一含金属元素的维生素。在动物性食物中广泛存在，其体内活性形式主要有氰钴胺素、羟钴胺素、甲钴胺素和 5'- 脱氧腺苷钴胺素。前两者是药用维生素 B_{12} 的常见形式，后两者分别是甲硫氨酸合成酶和 L- 甲基丙二酰辅酶 A 变位酶的辅酶，也是血液中存在的主要形式。维生素 B_{12} 缺乏可导致恶性贫血。

2. 检测方法 电化学发光免疫分析、竞争蛋白结合分析（competitive protein binding assay）。

3. 参考区间 232～1 245pg/ml。

4. 临床意义 WHO 推荐将血清维生素 B_{12} 浓度小于 203pg/ml 作为缺乏。主要用于诊断恶性贫血中的维生素 B_{12} 缺乏症；诊断叶酸缺乏症、巨幼细胞贫血；评估粒细胞核分叶过多；对平均红细胞体积（MCV）>100fl 的情况进行随访；评估酒精中毒、产前护理情况；评估吸收不良、神经系统疾病、肝细胞损伤或髓系白血病时的维生素 B_{12} 水平。

（五）叶酸

1. 生化及生理 叶酸（folic acid）由蝶啶、对氨基苯甲酸及 L- 谷氨酸残基结合而成，因在绿叶中含量丰富而得名。在体内其活性形式是四氢叶酸。四氢叶酸是一碳单位转移酶的辅酶，在一碳单位代谢中具有重要作用。动植物性食物中都含有叶酸，肝与肾中含量丰富。叶酸需经蝶酰多谷氨酸水解酶作用，以单谷氨酸盐的形式在小肠吸收。在十二指肠及空肠上皮黏膜细胞叶酸还原酶的作用下，转变成活性型的叶酸即四氢叶酸。叶酸主要通过胆汁和尿排出。

2. 检测方法 电化学发光免疫分析、竞争蛋白结合分析。

3. 参考区间 >3.0ng/ml。

4. 临床意义 叶酸缺乏可导致巨幼细胞贫血和神经嵴缺陷。叶酸检测的作用包括：监测叶酸治疗；评估巨幼细胞贫血和大细胞性贫血；评估酗酒患者、因病态肥胖进行空肠搭桥术的患者或盲襻综合征患者的情况。

叶酸用于预防和治疗叶酸缺乏及其所致的巨幼细胞贫血；还可用于营养不良、慢性溶血性贫血患者，以及孕妇、哺乳期妇女等。孕妇在孕前和孕期预防性给药，可减少胎儿神经管畸形的发生。

（六）维生素 C

1. 生化及生理 维生素 C（vitamin C）又称抗坏血酸，是含有 6 个碳原子的酸性多羟基化合物。水果和蔬菜中含量丰富,其水溶液不稳定,高温下容易被破坏,在有氧存在或碱性环境中极易氧化。维生素 C 在小肠被吸收,从尿中排出。它是一些羟化酶的辅酶,作为抗氧化剂可直接参与体内氧化还原反应。其功能包括促进骨胶原的生物合成、改善铁和叶酸代谢、清除自由基、改善免疫功能、解毒及预防癌症等。维生素 C 缺乏可引起维生素 C 缺乏症。

2. 检测方法 HPLC 和 LC-MS/MS。

3. 参考区间 4～15mg/L。

4. 临床意义 维生素 C 缺乏症一般指血浆或血清中的维生素 C 浓度低于 2mg/L。血清维生素 C 测定可用于维生素 C 缺乏症的诊断;当出现维生素 C 缺乏症的症状和体征时,也可作为诊断参考。血清维生素 C 浓度为 2～4mg/L 被认为是低水平的。对于有典型维生素 C 缺乏症症状和体征的患者,以及有常见、非特异性、慢性肌肉骨骼不适症状的患者,在了解饮食史的同时,还应考虑评估血清中的维生素 C 水平。

第二节　微量元素的生物化学检测

一、微量元素及其分类

(一)常量元素和微量元素

人体由 80 余种元素组成,根据元素在人体内的含量不同,可分为常量元素和微量元素。

1. 常量元素 常量元素(macroelement)是指含量占人体总体重 0.01% 以上的元素,共11 种,即碳、氢、氧、氮、磷、硫、氯、钾、钠、钙和镁。

2. 微量元素 微量元素(trace element)是指含量占人体总体重 0.01% 以下的元素。

(二)微量元素的分类

根据微量元素的生物学作用,可将其分为必需微量元素和非必需微量元素两大类。

1. 必需微量元素 必需微量元素(essential trace element)是维持生命正常活动不可缺少,且必须通过食物摄取的微量元素。机体缺乏微量元素常会引起生理功能及结构异常,导致各种病变和疾病。被确定对人体有益,且必需的微量元素有铁、铜、锌、锰、铬、钴、钼、钒、锡、镍、碘、氟、硒、硅等。

2. 非必需微量元素 非必需微量元素(non-essential trace element)是生物效应不明确且无明显毒性的微量元素。随着工业化不断发展,人体内的非必需微量元素不断增加,有些微量元素浓度高时对人体有害,如汞、铅;有些则作用不明,如钛、锆等。

将微量元素分为必需与非必需、无害与有害均是基于剂量。微量元素只有在适宜浓度下才能发挥正常生理功能,在浓度范围内是有益的,超过某一浓度就是有害的。人体微量元素的分类见表 11-3。

表 11-3　微量元素的分类

类别	微量元素
必需微量元素	铁(Fe)、铜(Cu)、锌(Zn)、锰(Mn)、钼(Mo)、钴(Co)、钒(V)、铬(Cr)、锡(Sn)、氟(F)、碘(I)、硒(Se)、镍(Ni)、锶(Sr)
可能必需微量元素	硼(B)、铋(Bi)、铷(Rb)、硅(Si)、砷(As)
非必需的无害微量元素	锆(Zr)、钛(Ti)、铌(Nb)、钡(Ba)
有害微量元素	铍(Be)、镉(Cd)、汞(Hg)、铅(Pb)、铝(Al)

二、主要微量元素的功能及异常

（一）微量元素的功能

不同的微量元素具有不同的生理功能。主要微量元素是指目前临床应用较多的微量元素，有些已成为临床的常规检测项目，包括铁、碘、锌、硒、铜等（表11-4）。

表11-4 主要微量元素的生理功能及异常

元素	体内分布	生理功能	主要缺乏症	主要过多症
铁（Fe）	约70%是血红蛋白、肌红蛋白、血红素酶类、转铁蛋白所含功能铁；约30%是铁蛋白、含铁血黄素所含贮存铁	合成血红蛋白与肌红蛋白；构成人体必需的酶；参与能量代谢和免疫功能	缺铁性贫血是常见铁营养缺乏病。治疗最常用硫酸亚铁	铁中毒，包括急性中毒和慢性中毒
碘（I）	70%~80%被甲状腺细胞贮存、利用，其余分布于血浆、肾上腺、皮肤、肌肉、卵巢等处	通过甲状腺素促进蛋白质的合成，活化多种酶，调节能量代谢。甲状腺素具有的生物学作用都与碘有关	碘缺乏引起地方性甲状腺肿；地方性克汀病	碘过量引起高碘性甲状腺肿、碘致甲状腺功能亢进症等
锌（Zn）	骨骼、前列腺、视网膜、肌肉	组成酶成分或激活酶；促进生长与组织再生；维持膜结构和功能；促进维生素A代谢和生理作用；参与免疫功能	缺锌常见于营养性侏儒症、原发性男性不育症等	锌摄入过量导致消化不适、免疫抑制、神经系统异常等
硒（Se）	肝脏、胰腺、胃和脾。以含硒酶或硒蛋白的形式存在	与酶、维生素关系密切；增强免疫功能；保护心血管；促进生长，保护视觉及抗肿瘤；解毒	硒缺乏已被证实是发生克山病的重要原因	误服或接触引起硒中毒
铜（Cu）	肝脏、脑、心及肾脏含铜浓度最高，其次为脾、肺和肠。肌肉和骨骼等含铜量较低	构成含铜酶与铜结合蛋白的成分；维持正常造血功能；参与铁的代谢和红细胞生成；促进正常黑色素形成及维护毛发正常结构；保护机体细胞免受超氧阴离子的损伤	贫血；骨骼发育障碍；生长发育停滞；肝脾大等	包括急性中毒和慢性中毒

除上述几种主要微量元素外，其他微量元素也在被研究并逐渐进入临床应用（表11-5）。

表11-5 其他微量元素的生理功能及异常

元素	含量/g	吸收部位	主要生理功能	主要缺乏症	主要过多症
氟（F）	2.600	小肠上段	防龋齿；促进生长；参与氧化还原和钙磷代谢	龋齿，骨质疏松，贫血	氟斑牙，氟骨症、骨质增生
锶（Sr）	0.320	未明确	维持血管功能和通透性；是骨骼和牙齿的组成成分	骨质疏松，抽搐症，龋齿	关节痛，大骨节病，肌肉萎缩
锰（Mn）	0.020	十二指肠	参与糖代谢；促进蛋白质代谢；合成维生素；预防癌症	软骨病，营养不良，神经功能紊乱，生殖功能障碍	乏力，帕金森病，心肌梗死
钒（V）	0.018	胃肠道	刺激骨髓造血；促进生长；参与胆固醇和脂肪代谢	胆固醇水平高，生殖功能低下，贫血，冠心病	结膜炎，鼻咽炎，心肾功能受损

续表

元素	含量/g	吸收部位	主要生理功能	主要缺乏症	主要过多症
锡（Sn）	0.017	呼吸道，皮肤	促进蛋白质和核酸合成；促进生长；催化氧化还原反应	抑制生长	贫血，胃肠炎，影响寿命
镍（Ni）	0.010	呼吸道	参与细胞激素和色素的代谢；刺激造血；激活酶	生长抑制，肾衰竭，脂质代谢异常	鼻咽痛，皮肤炎，白血病，肺癌
钼（Mo）	0.005	呼吸道，消化道	组成氧化还原酶；抗铜贮铁；维持动脉弹性	心血管克山病，生长缓慢，龋齿	脱毛，软骨病，贫血，侏儒症
铬（Cr）	0.006	回肠，十二指肠	增强胰岛素作用；调节胆固醇、糖和脂肪代谢	糖尿病，心血管病，高血脂，胰岛素功能失常	肝肾损伤，皮肤炎，致癌
钴（Co）	0.003	十二指肠，回肠	造血；维生素 B_{12} 的成分；促进核酸和蛋白质合成	心血管病，贫血，脊髓炎，气喘	心肌病变，心力衰竭，高血脂

（二）微量元素剂量 - 效应关系

微量元素对人体的作用遵从的剂量 - 效应关系是：合适剂量的微量元素是人体所必需的；微量元素摄入不足或吸收障碍会导致微量元素缺乏症（trace element deficiency）；微量元素摄入过多会导致中毒，如锌中毒。微量元素剂量 - 效应关系见图 11-1。

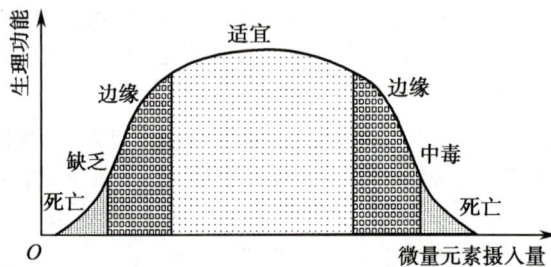

图 11-1　微量元素剂量 - 效应关系

三、微量元素的测定方法及影响因素

（一）测定方法

微量元素的测定方法很多，如紫外 - 可见分光光度法、电化学法、酶活性恢复法、原子吸收光谱法、电感耦合等离子体发射光谱法、电感耦合等离子体质谱法等（表 11-6）。此外还有中子活化分析法、分子发光分析法、X 射线荧光光谱法、电子探针、生物样品微量元素 2D 或 3D 图谱分析技术等方法应用于微量元素的检测分析。人体微量元素的测定正向着高灵敏度、高准确度、高精密度、超痕量分析和化学状态分析等方面迅速发展。

表 11-6　临床常用微量元素检测方法及评价

检测方法	评价
紫外 - 可见分光光度法	灵敏度有限，只能检测少数高含量元素，如铁、锌
电化学法	只能检测离子化的元素
酶活性恢复法	部分微量元素是酶的激活剂，如铜离子、锌分别是超氧化物歧化酶、碳酸酐酶的激活剂
原子吸收光谱法	常用方法，不能直接测定非金属元素，不能同时测定多种元素
电感耦合等离子体发射光谱法	常用，准确，可测所有元素
电感耦合等离子体质谱法	常用，准确，可测所有元素

（二）影响因素

许多微量元素是微量乃至超微量的，除要求检测技术灵敏外，标本的采集与处理、生物学因素和病理因素（炎症）均会影响微量元素的测定。

1. 标本的采集与处理 微量元素检测常用标本包括血液、尿液、脑脊液、唾液、毛发等。临床实验室常用血液和尿液标本，检测结果准确；微量元素缺乏筛查时，常用唾液和毛发，标本易于获得，但是干扰因素较多。

用于微量元素检测采样用的注射器、标本容器，以及检测试剂，必须符合特定要求，防止引入干扰。

微量元素检测时常常需要对标本进行预处理，根据所采样的标本和检测技术的不同，标本预处理的方法各异。例如，体液样本需要加入特殊溶剂，对于不溶于水的标本或是难熔元素需要采用高温干灰化法，常压湿消化法用于难消化的组织标本。

2. 生物学因素 微量元素的影响因素很多，如年龄、性别、民族、饮食、药物、烟草等均会对测定产生影响，因此其测定值的变异也比较大。其参考区间的建立面临较大的挑战。

3. 炎症 与维生素类似，炎症会影响微量元素的测定。急性期反应的发生会导致微量元素浓度的下降。主要原因是有些急性期蛋白能够结合微量元素，例如转铁蛋白结合铁、白蛋白结合锌、铜蓝蛋白结合铜、硒蛋白质 P 结合硒，因此在急性期反应发生时，这些蛋白的浓度升高，结合更多的相关微量元素，导致微量元素的测定值下降。

四、主要微量元素的测定

（一）铁和总铁结合力

1. 生化及生理 铁（iron）是人体内含量最多的必需微量元素，为血红蛋白、肌红蛋白及一些呼吸酶的成分。铁的分布和含量与年龄、性别、营养状况、健康状况等因素有关。一般正常成年人体内铁总量为 3～5g，以功能性铁和储备铁两种形式存在于体内。功能性铁是铁的主要存在形式，其中血红蛋白含铁量占总铁量的 60%～75%，3% 存在于肌红蛋白，1% 存在于含铁酶类，这些铁发挥着铁的功能作用，参与氧的转运和利用。储备铁以铁蛋白和含铁血黄素形式存在于血液、肝、脾与骨髓中，占体内总铁的 25%～30%。在人体器官组织中，铁的含量以肝、脾为最高，其次为肾、心、骨骼肌与脑。铁参与体内氧与二氧化碳的转运、交换和组织呼吸过程，此外还参与多种氧化还原酶的构成，并在维生素 A 生成、抗体产生、脂质转运及肝脏生物转化等过程中发挥作用。

血清铁（serum iron）是指血液中与转铁蛋白结合的铁，其作为一种转运铁为机体细胞提供可利用的铁。但是，血清转铁蛋白分子中只有一部分被饱和，而另一部分未被饱和，这一部分称为未饱和铁结合力（unsaturated iron binding capacity，UIBC）。当血清转铁蛋白全部被饱和后，其结合的铁量即为总铁结合力（total iron binding capacity，TIBC）。临床上一般同时测定血清铁与 TIBC，以更加全面地反映血清铁的代谢状况，临床意义更大。有时临床上也会通过血清铁与总铁结合力的比值计算血清转铁蛋白饱和度（serum transferrin saturation），即血清转铁蛋白饱和度 = 血清铁 / 总铁结合力 × 100%。

2. 检测方法

（1）血清铁：检测方法包括原子吸收分光光度法、亚铁嗪直接比色法和红菲绕啉直接比色法。亚铁嗪比色法最常用，其原理是：血清铁和转铁蛋白结合成复合物，在酸性介质中铁从复合物中解离出来，再被还原剂还原成二价铁，并与亚铁嗪生成紫红色化合物，在波长 562nm 处有一吸收峰，与同样处理的标准液比较，即可求得血清铁的含量。

（2）血清总铁结合力：在血清样品中加足量的铁标准液使转铁蛋白被铁饱和。过量的铁用 $MgCO_3$ 除去，离心取上清液，按测血清铁的方法求出铁的含量，即为 TIBC。由 TIBC

减去血清铁值,即为UIBC。

3. 参考区间 健康成年人血清铁:男性,11.0～30.0μmol/L;女性,9.0～27.0μmol/L。健康成年人血清总铁结合力:男性,50.0～77.0μmol/L;女性,54.0～77.0μmol/L。

4. 临床意义

(1)血清铁减少:缺铁性贫血是铁缺乏最严重的疾病,如儿童生长发育期、妇女妊娠期铁供应不足;还有某些疾病,如细菌性感染等,患者的铁吸收减少,可引起血清铁减少。体内缺铁可分为3个阶段:第一阶段为铁减少期,体内储存铁减少,血清铁浓度下降,无临床症状;第二阶段为红细胞生成缺铁期,又称无贫血缺铁期,血清铁蛋白、血清铁下降,总铁结合力增高,处于亚临床症状阶段;第三阶段为缺铁性贫血期,此时血红蛋白和血细胞比容下降,出现不同程度的低色素性贫血。

(2)血清铁增加:铁在体内储存过多也会导致中毒。铁中毒有急性和慢性之分。

急性铁中毒多见于儿童,多因过量误服亚铁盐类、食用铁器煮的食物如山里红、静脉注射铁剂过量等,表现为少尿、肾衰竭、肝脏损害、中枢神经系统和心血管系统中毒等。

慢性铁中毒见于长期过量服用或注射铁剂、摄入含铁量高的特殊食品、慢性酒精中毒、原发性血色病、多次大量输血等。临床表现为各脏器不同程度受损,如肝大、心脏疾病、胰腺病变、垂体功能低下等。

(二)锌的测定

1. 生化及生理 锌(zinc,Zn)是人体多种酶的组成成分,如碳酸酐酶和羟肽酶等。在正常成年人体内锌的总含量为2～3g,人们平均每天从膳食中摄入约10～15mg的锌,它会先与胰腺中的一种小分子量的配体结合进入小肠黏膜,然后再与血浆中的白蛋白或转铁蛋白结合,随血流进入门脉循环,输送到人体各个部位。锌存在于人体所有组织中,视网膜、胰腺及前列腺含锌较高。锌主要通过粪便、尿、汗、乳腺排泄,失血也是丢失锌的重要途径。锌具有促进人体生长发育、维持胸腺发育以促进细胞免疫功能、促进伤口和创伤愈合、味觉、维持男性正常的生精功能和免疫调节等多种功能。

2. 检测方法 原子吸收分光光度法和吡啶偶氮酚比色法。临床常用吡啶偶氮酚比色法,其原理是:硝基-PAPS[3-羟基-4-(5-硝基吡啶偶氮)]在碱性溶液中与Zn^{2+}反应,生成红色复合物,在570nm处比色测定。铜和铁离子是重要的干扰因素,可以通过调节pH和添加螯合物完全清除干扰。

3. 参考区间 成人血清锌:9.0～20.7μmol/L;尿锌:2.3～19.9μmol/L。

4. 临床意义

(1)血清锌降低:见于①酒精性肝硬化及慢性肝脏疾病;②急慢性传染病、急性组织损伤(如急性心肌梗死)等;③肾病综合征、慢性肾功能不全;④胃肠道吸收障碍、糖尿病等;⑤肺癌及恶性淋巴瘤等。

(2)血清锌增高:见于儿童不适当补锌,工业污染中的急性锌中毒,也可见于甲状腺功能亢进、高血压等。

(三)铜的测定

1. 生化及生理 铜(copper,Cu)是人体不可缺少的微量元素,参与铜蛋白与多种酶的构成。铜经消化道吸收,主要吸收部位是十二指肠和小肠上段,少量由胃吸收。铜被吸收进入血液,铜离子与血浆中的白蛋白疏松结合,形成铜-氨基酸-白蛋白络合物进入肝脏。在肝脏内,该络合物中的部分铜离子与肝脏生成的α_2-球蛋白结合,形成铜蓝蛋白并释放入血,发挥运输铜的作用。人体主要通过胆汁排泄铜,少量通过尿液、汗液排出。肝脏是储存铜的仓库,含铜量最高,脑、肾脏和心脏也含有较多的铜。铜是多种酶的组成成分,如铜蓝蛋白、超氧化物歧化酶、细胞色素C氧化酶等,这些酶在氧化还原反应、电子传递、自由基清除等过程中发挥关键作用,对维持神经系统正常功能、促进造血、维持心血管健康等至关重要。

2. 检测方法 包括原子吸收分光光度法、抗坏血酸比色法和双环己酮草酰二腙比色法。

(1)抗坏血酸比色法:在酸性条件下,铜蓝蛋白和白蛋白中的铜解离出来,抗坏血酸(还原型)将解离出来的二价铜离子还原成一价铜离子,一价铜离子与显色剂 3,5-DiBr-PAESA 生成蓝色络合物,在 600nm 波长处测定,通过检测蓝色铜络合物的吸光度,可以计算出铜的浓度。

(2)双环己酮草酰二腙比色法:加稀盐酸于血清中,使血清中与蛋白质结合的铜游离出来,再用三氯乙酸沉淀蛋白质,滤液中的铜离子与双环己酮草酰二腙反应,生成稳定的蓝色化合物,与同样处理的标准液比较,即可求得血清铜含量。

3. 参考区间 成年男性血铜:10.99～21.98μmol/L;成年女性血铜:12.56～23.55μmol/L;尿铜:0.24～0.47μmol/24h。

4. 临床意义 血清铜增高见于:①肝内、外胆汁淤滞,如肝硬化、转移性肝癌或其他恶性肿瘤等,血清铜及铜蓝蛋白均升高;②各种感染、白血病、贫血、心肌梗死及淋巴瘤等;③风湿病、甲状腺功能亢进、妊娠或注射雌性激素等。

(四)铅的测定

详见第二十章。

(五)其他微量元素的测定

人体其他常用微量元素的检测方法见表 11-7。

表 11-7 其他常用微量元素的检测方法

元素	检测方法	标本	参考范围
硒	荧光分光光度法、原子吸收光谱法、中子活化法	血清、血浆、全血、尿液	尿液:0.06～0.38μmol/24h 全血:0.94～1.88μmol/L
锰	石墨炉原子吸收光谱法、发射光谱法、分光光度法	血清、血浆和全血	血清:9.0～24.0nmol/L 尿液:<27.3nmol/L 全血:127.44～191.10nmol/L
铬	石墨炉原子吸收光谱法、中子活化法	血清、血浆、尿液	血清:2.0～3.0nmol/L 尿液:<3.0nmol/L
镍	原子吸收光谱法、电感耦合等离子体发射光谱法、同位素稀释质谱法	血清、血浆、尿液	血清:0.85～18.40nmol/L 尿液:11.9～88.6nmol/L 全血:0.85～18.20nmol/L
钴	石墨炉原子吸收光谱法、中子活化法、发射光谱法	血清、血浆、全血、尿液	血清:<8.48nmol/L 尿液:<16.97nmol/L 全血:8.48～66.27nmol/L
钼	原子吸收光谱法	血清、血浆、尿液	血清:<10.4nmol/L 尿液:104.2～166.8nmol/L

第三节 营养评估

营养与健康的关系十分密切,合理的营养可以增进健康。营养素摄入过剩或不足,或结构不合理,均会引起营养相关疾病。营养相关的肥胖、心脑血管疾病、糖尿病等已经成为全球重要的健康问题。营养咨询和营养评估能够有效促进健康,预防疾病。

一、营养和营养素

（一）营养

营养（nutrition）是机体摄取、消化、吸收和利用食物中的营养物质以满足生理需要的生物学过程。简单地讲，营养是人类的摄食过程。

（二）营养素

营养素（nutrient）是可给人体提供能量、构成人体组织成分，以及具有组织修复和生理调节功能的物质，分为必需营养素和非必需营养素。

1. 必需营养素 必需营养素（essential nutrient）是指人体维持生命、正常生长和功能必需，但是人体内不能合成或合成不足，必须从食物中获得的营养素，主要有蛋白质、脂质、糖类、维生素、无机盐、水和膳食纤维七大类。

2. 非必需营养素 非必需营养素（nonessential nutrient）是指人体内可合成，不一定由食物供给的营养素。

二、宏量营养素和微量营养素

（一）宏量营养素

宏量营养素（macronutrient）是指能量营养素，主要包括蛋白质、糖类和脂质。这些营养素是人体日常饮食的主要组成部分，为人体提供能量以及生长和维持生命活动所必需的养分。作为食物中的主要营养素，宏量营养素维持身体的结构和功能。宏量营养素通常以克（g）来度量。

（二）微量营养素

微量营养素（micronutrient）是指需要量相对较低的营养素，主要指微量元素（至少包括铁、钴、铬、铜、碘、锰、硒、锌和钼）和维生素。

三、营养评估及方法

营养评估（nutrition assessment）是判定机体营养状况的方法。主要根据临床病史、体格测量和血清蛋白等的测定确定营养状态，并监测营养支持治疗的疗效。

营养状况的评估是临床诊断的基础，常见的营养状况评估方法包括以下几种。

（一）病史和营养史调查

在病史调查时应该注意了解患者营养状况产生的影响因素，了解患者一般健康状况、饮食习惯和饮食方式等。

（二）体格测量

体格测量是评价群体或个体营养状况的有效指标，从人体的形态和人体测量资料中能较好反映营养状况，体格的大小和生长速度是营养状况的灵敏指标。体格测量的主要项目有身高、体重、上臂围、腰围、皮褶厚度等。

（三）临床检查

临床检查可根据患者的症状和体征了解其营养状况，判断患者是否有营养失调。

（四）临床生物化学实验室检查

1. 血清前白蛋白、白蛋白和转铁蛋白 营养不良时测定值均有不同程度下降，白蛋白的半衰期较长，前白蛋白和转铁蛋白的半衰期均较短，转铁蛋白常能反映短期内的营养状态变化。

2. 淋巴细胞计数 参考区间为$(0.8\sim4.0)\times10^9/L$。当淋巴细胞计数持续低于$0.8\times10^9/L$时，提示存在营养不良，特别是蛋白质类物质缺乏引起的营养不良。

3. 氮平衡测定 蛋白质中氮元素含量较为稳定,约为16%,食物中含氮物质绝大部分是蛋白质,而蛋白质分解产生的含氮物质主要由尿液、粪便及汗液排出,因此比较摄入氮和排出氮的量可基本反映蛋白质的代谢状况,并同时可了解机体对蛋白质的需要量及机体对蛋白质的消化吸收情况。

计算公式:氮平衡=氮摄入量[静脉输入氮量或口服蛋白质(g)/6.25]-氮排出量(尿中尿素氮+4g)。正、负值分别代表正氮平衡和负氮平衡,可用于指导营养支持治疗。氮平衡>0时机体处于合成代谢状态,氮平衡<0时机体处于分解代谢状态。

4. 肌酐身高指数 是指2~3次24小时尿肌酐总量测定的平均值与相同性别及身高的标准肌酐值比较所得的百分比。在肾功能正常的患者中,肌酐身高指数可作为一种衡量人体蛋白质水平的指标。

本章小结

维生素可分为脂溶性和水溶性两大类。脂溶性维生素包括维生素A、D、E、K,随脂类一同吸收。水溶性维生素包括维生素B和维生素C等。维生素一般在动物和人体内不能合成或合成数量少,必须依靠从食物中摄取。体内某些维生素缺乏或吸收障碍时,影响酶的催化功能,物质代谢发生障碍,均可在临床上出现相应的疾病。维生素测定的方法有生物法、物理和化学法,尤其是高效液相色谱法,对维生素具有较高的分离效能,越来越受到重视。

微量元素在人体内含量不多,但种类繁多,与人的生存和健康息息相关,对人的生命维持起至关重要的作用。目前,临床应用较多的微量元素有铁(Fe)、碘(I)、锌(Zn)、硒(Se)、铜(Cu)等,除上述几种主要微量元素外,还有许多其他微量元素,如氟(F)、锶(Sr)、锰(Mn)、钒(V)、锡(Sn)、镍(Ni)、钼(Mo)、铬(Cr)、钴(Co)等也在研究中并逐渐进入临床应用。它们摄入过量、不足或不平衡都会不同程度地引起人体生理的异常或疾病的发生。常用于测定微量元素的标本有组织标本和体液标本。组织标本包括各器官组织、毛发和指甲;体液标本包括全血、血清、间隙液、尿液和精液,其中以血清最为常用。测定人体微量元素常用的分析方法有分光光度法、原子吸收光谱法、电感耦合等离子体发射光谱法、中子活化分析法。

根据营养素在膳食中所占的比重,可将其分为宏量营养素和微量营养素。营养状况的评估是临床诊断的基础,常见的患者营养状况评估方法是病史和营养史调查、体格测量、临床检查及借助临床生物化学实验室检查等。

(韩学波)

第三篇

器官－系统功能评价的生物化学检验

第十二章　内分泌疾病的生物化学检验

通过本章学习，你将能够回答下列问题：

1. 简述主要的下丘脑-垂体激素及其分泌调控机制。

2. 目前临床上有哪些检测激素的方法？简述电化学发光免疫分析法检测促甲状腺激素的基本原理及临床意义。

3. 有哪些因素影响激素的表达水平？临床如何能够对血液激素含量结果进行正确解释？

4. 简述库欣综合征的临床生物化学诊断方法。

5. 甲状腺功能紊乱的生物化学检测主要有哪些指标？如何通过这些指标进行甲状腺功能亢进的临床生物化学诊断？

内分泌系统（endocrine system）是由内分泌腺（主要有脑垂体、甲状腺、甲状旁腺、胰岛、肾上腺和性腺）及存在于某些脏器中的内分泌组织和细胞所组成的一个体液调节系统，它与神经系统相辅相成，共同调节机体的生长发育和各种代谢过程，维持内环境的稳定。由内分泌细胞分泌的激素通常以恒定速度或节律释放，若内分泌调控障碍导致激素分泌异常，会引起内分泌失调和相应临床表现，因此医学实验室检测结果对内分泌疾病的诊断和疗效监测非常重要。

第一节　概　述

一、激素分类

激素（hormone）是由多细胞生物的腺体产生，通过循环系统运送至靶器官从而发挥生理效应的一类活性物质。

（一）按化学本质分类

激素按照化学本质不同可分为3大类：多肽或蛋白质类、胺类、脂类激素。常见主要激素的化学本质如表12-1所示。

（二）按激素作用的受体分类

激素按照作用的受体不同可分为3大类。

1. 膜受体激素　膜受体激素多为亲水性的，又称为亲水性激素，包括肽类激素、蛋白质类激素、前列腺素等。

2. 胞质受体激素　位于靶细胞的胞质内，如肾上腺皮质激素、性激素。

3. 核受体激素　核受体激素多为脂溶性的，又称为脂溶性激素，包括类固醇激素、甲状腺激素等。

表 12-1　机体主要激素的化学本质

腺体类型	激素名称	英文或缩写	化学本质
下丘脑	促甲状腺激素释放激素	TRH	多肽或蛋白质类
	促肾上腺皮质激素释放激素	CRH	多肽或蛋白质类
	生长激素释放激素	GHRH	多肽或蛋白质类
	生长激素释放抑制激素（生长抑素）	GHIH	多肽或蛋白质类
腺垂体	促甲状腺激素	TSH	多肽或蛋白质类
	促肾上腺皮质激素	ACTH	多肽或蛋白质类
	卵泡刺激素	FSH	多肽或蛋白质类
	黄体生成素	LH	多肽或蛋白质类
	生长激素	GH	多肽或蛋白质类
	催乳素	PRL	多肽或蛋白质类
神经垂体	抗利尿激素（精氨酸升压素）	ADH（AVP）	多肽或蛋白质类
	缩宫素	oxytocin	多肽或蛋白质类
肾上腺髓质	肾上腺素	E	胺类
	去甲肾上腺素	NE	胺类
肾上腺皮质	醛固酮	aldosterone	脂类
	皮质醇	cortisol	脂类
性腺	雄激素	androgen	脂类
	雌激素	estrogen	脂类
	人绒毛膜促性腺激素	hCG	多肽或蛋白质类
	前列腺素	prostaglandin	脂类

二、激素的作用机制

激素作用于靶细胞的方式主要有以下 3 种：经血液循环运输到远距离的靶细胞发挥调节作用，称为远距分泌；通过扩散进入周围组织液而作用于邻近细胞，称为旁分泌；下丘脑某些神经元分泌的神经激素沿神经纤维轴浆运输到神经垂体或经垂体门脉系统运输至腺垂体，称为神经分泌。激素的分泌调节主要受下丘脑 - 垂体 - 内分泌腺调节轴的影响。

激素能对特定组织细胞（靶细胞）发挥作用，主要是因为靶细胞含有能识别激素信号并与激素特异结合的物质，即激素受体（hormone receptor）。受体与激素结合后，将激素的信号转化为细胞内的一系列化学反应，表现出激素的生物学效应。激素与受体结合具有以下特点：①高度特异性；②高度亲和性；③结合的可逆性；④量 - 效性与饱和性；⑤类似化合物的可竞争性。

根据激素受体在细胞内定位的不同，通常将激素的作用机制分为 2 种：通过细胞膜受体和细胞内受体起作用。但两种机制之间无截然界限，某些激素发挥作用时涉及两种机制。

蛋白质及肽类激素、氨基酸衍生物类激素由于具有水溶性不易穿透细胞膜，主要通过细胞膜受体起作用，膜受体与激素特异性结合后，能将激素的信息向细胞的其他部位传递，引起膜通透性和膜上某些酶活性的改变。类固醇激素主要通过细胞内受体发挥作用，这类激素脂溶性较强，易穿透靶细胞膜进入细胞内与特异性受体结合，形成激素 - 受体复合物。在一定条件下，受体发生变构，复合物转变成活性复合物，或转移至细胞核内再转变成活性复合物。活性复合物与核内染色质的亲和力很高，能与染色质特定部位的 DNA 结合，将结合位点的基因活化,从而转录出特异的 mRNA。后者移至细胞质,在核糖体上翻译成酶蛋白或功能性蛋白,最终显示出激素特有的生物学效应。

三、激素检测方法及影响因素

(一)主要检测方法

血液中激素的检测方法有多种,包括化学发光免疫分析(CLIA)、电化学发光免疫分析(ECLIA)、液相色谱-串联质谱联用(LC-MS/MS)、高效液相色谱(HPLC)和放射免疫分析(RIA)等。目前临床常用前 3 种,放射免疫分析法由于存在同位素危害目前很少使用。

(二)影响因素

激素的测定受多种因素的影响,需要仔细分析,规范测定方法与检测全过程,并对结果进行合理解释。在测定中要考虑到分析前、分析中和分析后各种因素的干扰和影响,主要包括生物节律性变化、年龄、妊娠、药物、方法、试剂、仪器和环境等,而且标本的采集时间、身体姿势及作息等均可对激素的检测结果产生影响。因此有必要固定测定方法与试剂,建立本实验室的参考区间。

第二节　下丘脑－垂体激素的检测及临床应用

一、概述

下丘脑与垂体在结构和功能上紧密相关,下丘脑、腺垂体分泌多种调节内分泌功能的激素,也分泌一些功能性激素。

(一)垂体激素

垂体激素(pituitary hormone)是由垂体分泌的激素的总称。垂体激素包括小肽、蛋白质和糖蛋白,受来自下丘脑的神经递质或下丘脑激素的调节,以及受来自其靶点的激素如肾上腺皮质激素、性激素的反馈调节。垂体从组织学上可分为神经垂体和腺垂体,分泌的激素也相应地分为神经垂体激素和腺垂体激素。表 12-2 概括了主要的垂体激素及其生理功能。

表 12-2　主要的垂体激素及其生理功能

激素名称	生理作用
腺垂体激素	
生长激素(GH)	促进生长发育
促肾上腺皮质激素(ACTH)	促进肾上腺皮质激素的合成及释放
促甲状腺激素(TSH)	促进甲状腺激素的合成及释放
卵泡刺激素(FSH)	促进卵泡或精子生成
黄体生成素(LH)	促进排卵和黄体生成,刺激孕激素、雄激素分泌
催乳素(PRL)	刺激乳房发育及泌乳
促黑素细胞激素(MSH)	刺激黑色素细胞合成黑色素
神经垂体激素	
抗利尿激素(ADH)	收缩血管,促进远曲小管对水的重吸收
缩宫素(OT)	促进子宫收缩、乳腺泌乳

（二）下丘脑激素

下丘脑激素（hypothalamic hormone）是由第三脑室下部两侧神经组织分泌的肽类激素，属神经内分泌激素，通过垂体门脉系统作用于腺垂体。目前已知的下丘脑调节激素大多是呈间歇式或脉冲式分泌的多肽类激素。按功能的不同，可分为释放激素与抑制激素，详见表 12-3。

表 12-3　下丘脑分泌的主要调节性激素

激素分类与名称	调节的腺垂体激素
促甲状腺激素释放激素（thyrotropin releasing hormone，TRH）	TSH、GH、FSH、PRL
促肾上腺皮质激素释放激素（corticotropin releasing hormone，CRH）	ACTH
促性腺激素释放激素（gonadotropin releasing hormone，GnRH）	LH、FSH、PRL
生长激素释放激素（growth hormone releasing hormone，GHRH）	GH
催乳素释放激素（prolactin releasing hormone，PRH）	PRL
促黑素释放素（melanocyte stimulating hormone releasing hormone，MRH）	MSH
生长激素释放抑制激素（growth hormone release inhibiting hormone，GHIH）	GH、TSH、ACTH、PRL
催乳素释放抑制激素（prolactin release inhibiting hormone，PRIH）	PRL

二、下丘脑 - 垂体激素的测定

（一）生长激素及效应分子胰岛素样生长因子 1

1. 生长激素

（1）生化及生理：生长激素（growth hormone，GH）由腺垂体嗜酸细胞合成分泌，是由 191 个氨基酸残基组成的直链肽类激素，分子量为 22kDa，其结构与 PRL 相似，并有一定的交叉抗原性，释放入血液中的 GH 不与血浆蛋白结合，以游离形式输送到各靶组织发挥作用。GH 最主要的生理功能是成年前对长骨生长的促进作用，加速 RNA、DNA 及蛋白糖胺聚糖合成及软骨细胞分裂增殖，使骨骺板增厚，身体得以长高。

GH 的分泌主要受下丘脑 GHRH 和 GHIH 的控制，除 GH 和 IGF-1 可反馈性调节 GHRH 和 GHIH 释放外，剧烈运动、精氨酸、多巴胺、中枢 α_2 肾上腺素受体激动剂等，也可通过作用于下丘脑、垂体或下丘脑以外的中枢神经系统，促进 GH 的分泌。正常情况下，随机体生长发育阶段不同而有不同的 GH 水平。而每日 GH 的分泌存在昼夜节律性波动，分泌主要在熟睡后 1 小时左右且呈脉冲式进行，其检测对疾病的诊治具有重要意义。

（2）检测方法：采用 ECLIA 法检测。使用新鲜血清或肝素血浆，一般在清晨起床前安静平卧时采集标本，由于 GH 的分泌存在昼夜节律，夜间熟睡后 1 小时左右分泌最多，因此，在诊断 GH 缺乏症时，最好在患者熟睡后 1～1.5 小时取血。

（3）参考区间：儿童，<20μg/L；男性，<2μg/L；女性，<10μg/L。

（4）临床意义：GH 增高常见于垂体肿瘤所致的巨人症或肢端肥大症，创伤、麻醉、糖尿病、肾功能不全、低血糖也可引起 GH 升高。GH 降低见于垂体功能减退、垂体性侏儒症、遗传性或继发性 GH 缺乏症等。

（5）影响因素：GH 的分泌主要受 GHRH 和 GHIH 的调控，一天内水平变化大，在临床应用中要特别注意不同时间段的变化规律和取样时间。若在非脉冲式释放期取样测定，GH 水平高低的临床价值均不大，因此不能单凭 GH 测定作出 GH 功能紊乱的有关诊断，通常需要同时进行 GH 的刺激试验以鉴别垂体性和非垂体性的降低。

2. 胰岛素样生长因子1

（1）生化及生理：胰岛素样生长因子（insulin-like growth factor，IGF）主要由肝脏合成，包括 IGF-1 和 IGF-2 两种，具有类胰岛素样的结构和活性，能促进机体生长发育、调节糖代谢、抑制蛋白质分解。胰岛素样生长因子1（insulin-like growth factor 1，IGF-1）又称为生长调节素（somatomedin，SM），是生长激素依赖的生长因子，GH 的大部分生物学效应由 IGF-1 介导。IGF-1 半衰期长，水平较稳定，不受采血时间、进餐和其他激素的影响，是生长激素分泌的可靠指标。

（2）检测方法：采用 ECLIA 法检测。

（3）参考区间：0.5～2.0U/ml。

（4）临床意义

1）IGF-1 增高：患者可能存在 GH 分泌过多的情况。若患者年龄较小，则可能发生巨人症；若为成年患者，就会引发肢端肥大症。

2）IGF-1 降低：是由疾病因素和非疾病因素引起的。疾病因素主要包括内分泌疾病、心血管疾病、肝病、骨病等；非疾病因素主要包括营养缺乏等。

（5）影响因素：循环中大部分 IGF-1 与胰岛素样生长因子结合蛋白（IGFBP）结合，因此许多影响 GH 的因素，如昼夜节律、垂体脉冲式释放、运动、急性营养不良或血糖急剧波动等，对 IGF-1 的影响很小或无影响。因此，IGF-1 的血浓度比 GH 更稳定，对诊断 GH 紊乱非常有用。IGF-1 是反映儿童和成人内源性 GH 分泌状况的可靠指标。对于身材矮小患者，诊断时应联合检测其他内分泌指标，如三碘甲状腺原氨酸、甲状腺素、TSH 和 ACTH 等。

（二）催乳素

1. 生化及生理 催乳素（prolactin，PRL）是由腺垂体细胞合成分泌的糖蛋白类激素。由 198 个氨基酸残基组成，分子量约 22kDa，半衰期约为 20 分钟，其分子结构与人生长激素和胎盘催乳素相似。催乳素最重要的生理功能是促进乳腺发育，引起并维持泌乳，故又称为泌乳素。PRL 对性腺的作用比较复杂：在女性，PRL 可刺激 LH 受体的生成，调控卵巢内 LH 受体的数量，同时还可为孕酮的生成提供底物，促进孕酮生成，减少孕酮分解；在男性，PRL 可促进前列腺及精囊的生长，还可增强 LH 对间质细胞的作用，使睾酮的合成增加。此外，在应激状态下，血中 PRL 浓度升高，并常与 ACTH 和 GH 浓度的升高同时出现，是应激反应中腺垂体分泌的三种主要激素之一。催乳素分泌的调节主要受 PRH 和 PRIH 的双重控制，前者促进 PRL 分泌，而后者抑制其分泌。

2. 检测方法 采用 CLIA 法检测。使用新鲜的血清或肝素血浆，溶血或脂血对检测有影响。由于 PRL 分泌具有生物节律性，即 PRL 的浓度在白天逐渐下降，仅为清晨时的一半，夜间熟睡后又逐渐升高，清晨达到最高峰，故标本应在上午 8 时至 10 时之间采集。此外，由于应激或对乳头的刺激均可导致催乳素浓度升高到高催乳素血症的范围，故标本采集不应在妇科检查后（应激）或已进行催乳素治疗后进行。

3. 参考区间 男性：成人，2.64～13.13μg/L；女性：绝经前，3.34～26.72μg/L；绝经后，2.74～19.64μg/L。

4. 临床意义

（1）生理性增加：见于运动后、性交、妊娠、产后、吮乳、夜间熟睡、应激状态及月经周期中的分泌期。

（2）病理性增加：见于垂体肿瘤、乳腺肿瘤、非功能性肿瘤、库欣综合征、肢端肥大症、下丘脑肿瘤、肉芽肿和脑膜炎等。

5. 影响因素 PRL 分泌的调节主要受 PRIH 的控制，是唯一在生理条件下处于抑制状态的腺垂体激素。PRH、TRH、GnRH、雌激素、应激与睡眠等因素均可通过不同途径促进

PRL 的分泌。血清 PRL 显著升高主要与催乳素瘤（prolactinoma）相关，它是一种最常见的垂体腺瘤。

（三）抗利尿激素

1. 生化及生理 抗利尿激素（antidiuretic hormone，ADH）又称血管升压素（vasopressin）、精氨酸血管升压素（arginine-vasopressin，AVP），由神经垂体分泌。在中枢神经系统可调节颅内压和脑组织代谢，促进肾脏远曲小管和集合管对水的重吸收，具有抗利尿、缩血管、体温及免疫调节等功能。

2. 检测方法 采用电化学发光法和放射免疫法检测。

3. 参考区间 1.4～5.6pmol/L。

4. 临床意义

（1）ADH 增多：见于肾性尿崩症、ADH 分泌失调综合征、异位 ADH 的产生（全身系统肿瘤）、垂体前叶功能减退、慢性肾功能不全、出血、水肿、脱水等。

（2）ADH 减少：见于松果体瘤、垂体瘤、脑胶质瘤、黄色瘤等垂体疾病，也可见于肾病综合征、充血性心力衰竭等。

三、下丘脑－垂体功能紊乱的实验诊断

（一）垂体性侏儒

垂体性侏儒（pituitary dwarfism）又称生长激素缺乏症（GH deficiency，GHD），在出生后或儿童期起病，因 GH 缺乏或 GH 不敏感而出现生长缓慢、身材矮小，但比例均匀。按病因可分为特发性、遗传性和继发性三种，其生物化学诊断如下。

1. 血清 GH 测定 血清中 GH 的浓度明显降低，正常人空腹血清 GH 浓度为 3μg/L，儿童为 5μg/L，患儿常低于 5μg/L。但由于 GH 以脉冲式分泌，半衰期短（仅 20 分钟），采血时间点不够准确，因此不能单凭 GH 测定作出 GH 功能紊乱的有关诊断，必须结合生长激素刺激试验来作出判断。

2. 血清 IGF-1 及 IGFBP-3 测定 IGF-1 和胰岛素样生长因子结合蛋白 3（IGFBP-3）均是在 GH 作用下由肝细胞合成释放的细胞因子，虽然游离 IGF-1 半衰期仅 10 分钟，但血中 IGF-1 几乎全部和血浆蛋白结合，其半衰期长达 2 小时左右。IGFBP-3 和 IGF-1 一样，它们的合成均呈 GH 依赖性，并且血中半衰期长，不会呈脉冲式急剧改变。因此单次测量其血清浓度可了解一段时间内 GH 的平均水平，现均推荐检测血清 IGF-1 或 IGFBP-3 作为 GH 紊乱诊断的首选实验室检查项目。

3. 动态功能试验 包括运动刺激和药物刺激试验。正常儿童运动后 GH 水平 >7μg/L。若运动后 GH<3μg/L，应考虑为 GHD；运动后 GH 介于 3～7μg/L 之间为可疑。药物刺激试验主要有胰岛素低血糖试验，低血糖可刺激垂体释放 GH、ACTH 及 PRL 等，测定比较用药前后血浆 GH 水平变化，判断标准与运动刺激试验一致。

（二）肢端肥大症与垂体性巨人症

肢端肥大症（acromegaly）与垂体性巨人症（pituitary giant）均由 GH 过度分泌而致。前者起病于成年期，后者起病于生长发育期。其病因多为垂体腺瘤、腺癌或垂体嗜酸细胞异常增生。少数为异源性 GHRH 或 GH 综合征，见于胰腺瘤和胰岛细胞癌等。巨人症和肢端肥大症的生物化学诊断如下。

1. 血清 GH 测定 肢端肥大症患者的 GH 分泌丧失昼夜节律性，但仍保持间断的脉冲式分泌。患者分泌 GH 脉冲频率增加，且多数患者血 GH 基础值与空腹结果均增高，垂体 GH 瘤时 GH 大多呈自主性分泌。

2. 血清 IGF-1 测定 现认为血清 IGF-1 水平是反映慢性 GH 过度分泌的最优指标，绝

大部分活动性肢端肥大症患者的 IGF-1 浓度增高。患者血清 IGF-1 浓度与病情活动性及测定前 24 小时血 GH 值相关，血 IGF-1 与 IGFBP 结合，半衰期长，且为非脉冲式分泌，24 小时内浓度变化很小，GH 对低血糖症的反应迟钝、缺乏脉冲式分泌特点，而血 IGF-1 和 PRL 升高显著。

3. 动态试验 口服葡萄糖抑制试验是临床确诊肢端肥大症和巨人症最常用的试验，亦为目前判断各种药物、手术及放射治疗疗效的"金标准"。患者口服 75g 葡萄糖，分别于服糖前 30 分钟，服糖后 30、60、90 和 120 分钟采血测 GH 浓度。正常人服糖 120 分钟后，GH 降至 $2\mu g/L$ 或更低，男性（$<0.05\mu g/L$）比女性（$<0.5\mu g/L$）降低显著。垂体性腺瘤或异源性 GH 综合征所致巨人症或肢端肥大症，因 GH 呈自主性分泌，不会被明显抑制。

（三）尿崩症

尿崩症（diabetes insipidus，DI）是指 ADH 不同程度缺乏或各种原因所致肾脏对 ADH 的敏感性降低，从而导致的肾小管重吸收水功能障碍的综合征，可分为中枢性尿崩症、肾性尿崩症和妊娠性尿崩症。中枢性尿崩症是由下丘脑生成 ADH 不足或垂体释放障碍引起，常见于遗传缺陷、头部外伤、脑肿瘤、脑炎或脑膜炎等。肾性尿崩症是由肾脏对 ADH 的应答能力下降，无法浓缩尿液所致，常由遗传性肾病引起。妊娠性尿崩症是由胎盘产生的特定酶加速 ADH 降解，导致血清中 ADH 减少所致。临床表现为极度口渴、大量饮水，同时尿液排出以低渗性为主，尿比密一般低于 1.005，患者 24 小时内的尿量可达到 4～10L。其生物化学诊断如下。

1. 血清 ADH 测定 中枢性尿崩症、妊娠性尿崩症时 ADH 减少，肾性尿崩症或者 ADH 分泌失调综合征（SIADH）时 ADH 增加。

2. 禁水 -ADH 试验 比较禁水前后与使用 ADH 前后的尿渗透压变化。

第三节　甲状腺激素的检测及临床应用

一、概述

甲状腺激素（thyroid hormone，TH）是由甲状腺滤泡上皮细胞合成并分泌的以甲状腺球蛋白为载体的含碘酪氨酸衍生物。甲状腺球蛋白（thyroglobulin，Tg）是体内碘在甲状腺腺体内的贮存形式，经水解可生成甲状腺素和三碘甲状腺原氨酸。甲状腺激素主要包括甲状腺素（T_4）和三碘甲状腺原氨酸（T_3）。甲状腺激素具有促进细胞代谢，增加氧消耗，刺激组织生长、成熟和分化等功能。

甲状腺内分泌功能紊乱的常见激素检测指标有促甲状腺激素、总 T_3、总 T_4、游离 T_3、游离 T_4 和反式 T_3、血清甲状腺素结合球蛋白、促甲状腺激素释放激素兴奋试验及自身抗体的检测等。不同国家甲状腺功能的评价方法和甲状腺疾病的分类方法不同，但促甲状腺激素（TSH）浓度测定在甲状腺功能评价中都起着关键作用。

二、甲状腺激素的测定

（一）促甲状腺激素

1. 生化及生理 促甲状腺激素（thyroid-stimulating hormone，TSH）是由垂体前叶分泌的一种蛋白质类激素，是由 α 和 β 两个亚基组成的糖蛋白，β 亚基为功能亚基。主要作用是刺激甲状腺产生与分泌甲状腺素。

TSH 的分泌一方面受下丘脑分泌的促甲状腺激素释放激素（TRH）的调节，另一方面又

受到血中 T_3、T_4 反馈性抑制的影响，二者互相拮抗，共同组成下丘脑 - 腺垂体 - 甲状腺轴。正常情况下，下丘脑分泌 TRH 的水平决定了腺垂体 - 甲状腺轴反馈调节的水平，TRH 分泌多，则血中 T_3、T_4 水平的调定点高，当血中 T_3、T_4 超过此调定水平时，则反馈性抑制腺垂体分泌 TSH，并降低腺垂体对 TRH 的敏感性，从而使血中 T_3、T_4 水平保持相对恒定。

2. 检测方法　采用 CLIA 法检测。需新鲜血清或血浆，溶血、脂血干扰较大，TSH 的分泌存在昼夜节律，每日分泌高峰出现在清晨 2 时至 4 时，低谷则在下午 5 时至 6 时，一般在清晨起床前采血。新生儿出生后的前 3 天，因面对与母体内截然不同的环境，处于高度应激状态，血中 TSH 水平急剧升高，4～7 天后始趋于较稳定水平，故应在分娩时取脐血或出生 7 天后采血，以避开此应激期。

3. 参考区间　2～10mU/L。

4. 临床意义　TSH 测定配合甲状腺激素水平的测定，对甲状腺功能紊乱的诊断及病变部位的判断有较高的临床价值：①原发性甲状腺功能亢进时，T_3、T_4 增高，TSH 降低，主要病变在甲状腺；②继发性甲状腺功能亢进时，T_3、T_4 增高，TSH 也增高，主要病变在垂体或下丘脑；③原发性甲状腺功能减退时，T_3、T_4 降低而 TSH 增高，主要病变在甲状腺；④继发性甲状腺功能减退时，T_3、T_4 降低而 TSH 也降低，主要病变在垂体或下丘脑。

5. 影响因素　血中甲状腺激素水平的变化，可负反馈地导致血清 TSH 水平出现指数级的显著改变。因此，在反映甲状腺功能紊乱上，血清 TSH 是比甲状腺激素更灵敏的指标。TSH 不和血浆蛋白结合，测定干扰因素也比甲状腺激素少，结果更为可靠。目前国内外均推荐以血清 TSH 测定作为甲状腺功能紊乱的首选筛查项目。

（二）甲状腺素

1. 生化及生理　甲状腺素（thyroxine，Thx）又称四碘甲状腺原氨酸（tetraiodothyronine，T_4），是甲状腺的主要激素，是由两个 3,5- 二碘酪氨酸分子偶联而成的一种碘化的酪氨酸衍生物。主要控制耗氧速率和总代谢速率。

T_4 是血清中含量最高的碘化氨基酸，占血清中蛋白结合碘的 90% 以上。血清总甲状腺素（total T_4，TT_4）是甲状腺功能检查的重要指标之一，但是绝大部分甲状腺素会与其转运结合蛋白质（甲状腺素结合球蛋白、前白蛋白、白蛋白等）结合。游离甲状腺素（free T_4，FT_4）是其游离部分，仅占 0.04%，为 T_4 的生理活性部分。所以 TT_4 的结果会受到甲状腺素结合球蛋白（thyroxine-binding globulin，TBG）水平的影响，而 FT_4 的代谢水平不受其结合蛋白质的影响，直接测定 FT_4 对了解甲状腺功能更有意义。

2. 检测方法　采用 CLIA 法检测。

3. 参考区间　TT_4：65～155nmol/L；FT_4：10.3～25.7pmol/L。

4. 临床意义

（1）TT_4 增高见于甲状腺功能亢进、大量服用甲状腺素、慢性甲状腺炎急性恶化期等；TT_4 降低见于原发性或继发性甲状腺功能减退。

（2）FT_4 增高见于甲状腺功能亢进（包括甲状腺危象、多结节性甲状腺肿、弥漫性毒性甲状腺肿）、初期桥本甲状腺炎、部分无痛性甲状腺炎、重症感染发热、重危患者以及应用肝素和胺碘酮等药物后；FT_4 降低见于甲状腺功能减退、黏液性水肿、晚期桥本甲状腺炎以及应用苯妥英钠、糖皮质激素、多巴胺治疗后。

5. 影响因素　由于 TT_4 在血清中与 TBG 结合，所以凡是能引起血清 TBG 水平变化的因素均可能影响 TT_4 的测定结果。当 TBG 浓度正常时，TT_4 水平可以反映甲状腺功能；当 TBG 浓度或结合度有改变时，需将 TT_4 的测定结果与 TSH、TT_3、FT_4 等指标以及患者的临床表现、影像学检查等结果结合，综合评估甲状腺功能。

（三）三碘甲状腺原氨酸

1. 生化及生理　三碘甲状腺原氨酸（triiodothyronine，T₃）是由 1 个二碘酪氨酸（DIT）和 1 个一碘酪氨酸（MIT）偶联形成的化合物，活性较甲状腺素强 3～4 倍。多数由甲状腺素在甲状腺外组织中脱去一个碘原子而生成，少数直接由甲状腺细胞合成。

血液循环中，TT_3 主要与甲状腺素结合球蛋白结合，仅有少部分（约 0.3%）为不结合的具有生理活性的游离部分（FT_3），其血清浓度与甲状腺的功能状态密切相关。FT_3 的测定不受血液循环中结合蛋白浓度和结合特性变化的影响，较 TT_3 的测定更为可靠。

反式三碘甲状腺原氨酸（reverse triiodothyronine，rT_3）是甲状腺素（T_4）在外周组织脱碘后的产物，其活性很低且衰变快，故认为是无活性激素，在血液中含量甚微。

2. 检测方法　采用 CLIA 法检测。需用新鲜血清或肝素血浆，溶血、脂血影响大。

3. 参考区间　TT_3：1.6～3.0nmol/L；FT_3：6.0～11.4pmol/L；rT_3：0.2～0.8nmol/L。

4. 临床意义

（1）TT_3

1）TT_3 增高：见于甲状腺功能亢进，如在弥漫性毒性甲状腺肿、毒性结节性甲状腺肿和甲状腺危象，TT_3 和 FT_3 水平显著升高，TT_3 水平早于 TT_4 升高。而在 T_3 型甲状腺功能亢进、功能亢进性甲状腺腺瘤、缺碘引起的地方性甲状腺肿、T_3 毒血症中，TT_3 水平升高较 TT_4 更明显。此外，亚急性甲状腺炎、甲状腺素结合球蛋白结合力增高等情况也会导致 TT_3 显著升高。

2）TT_3 降低：见于轻型甲状腺功能减退，血清中 TT_3 水平下降不如 TT_4 明显；黏液性水肿、克汀病、慢性甲状腺炎、甲状腺素结合球蛋白结合力下降、非甲状腺疾病的低 T_3 综合征等患者血清中 TT_3 水平明显下降。

（2）FT_3

1）FT_3 增高：甲状腺功能亢进（包括甲状腺危象）时，FT_3 水平明显升高，缺碘也会引起 FT_3 水平代偿性升高；T_3 型甲状腺功能亢进、弥漫性毒性甲状腺肿、初期桥本甲状腺炎等，FT_3 水平明显升高。

2）FT_3 降低：甲状腺功能减退、低 T_3 综合征、黏液性水肿、晚期桥本甲状腺炎等 FT_3 水平明显降低；应用糖皮质激素、苯妥英钠、多巴胺等药物治疗时可出现 FT_3 水平降低。

（3）rT_3

1）rT_3 增高：甲状腺功能亢进时血清 rT_3 增加，与血清 T_4、T_3 的变化基本一致，部分甲状腺功能亢进初期或复发早期仅有 rT_3 的升高。

2）rT_3 降低：见于甲状腺功能减退。

rT_3 是鉴别甲状腺功能减退与非甲状腺疾病功能异常的重要指标之一。

5. 影响因素　血清中 T_3 99% 以上与血浆蛋白结合，即与 TBG 结合为主。所以 TBG 含量可以影响 TT_3 的水平。当血清 TBG 增高时，TT_3 水平增高；反之，TT_3 水平也降低。血浆甲状腺激素结合型和游离型之间存在动态平衡，但只有游离型才具有生理活性，所以 FT_3 水平更能真实反映甲状腺功能状况并具有更重要的临床参考价值。rT_3 与 T_3 在化学结构上属异构体，但 T_3 是参与机体代谢的重要激素，而 rT_3 则几乎无生理活性，在血清中 T_4、T_3 和 rT_3 维持一定比例，rT_3 可以反映甲状腺激素在体内的代谢情况。

（四）甲状旁腺激素

详见本书第十三章。

（五）甲状腺素结合球蛋白

1. 生化及生理　甲状腺素结合球蛋白（thyroxine-binding globulin，TBG）主要由肝脏产生，是分布在血液中的一种分子量为 54kDa 的单链球蛋白。TBG 是血清中结合并转运甲状腺激素的主要蛋白质，T_4 与 TBG 的亲和力大于 T_3。TBG 的浓度变化可以影响总甲状腺激素的水平，但不影响游离甲状腺激素的水平。测定血清 TBG 浓度常用来排除非甲状腺功能紊乱所引起的 T_3、T_4 变化。

2. 检测方法 采用 CLIA 法检测。

3. 参考区间 15～34mg/L。

4. 临床意义

（1）TBG 增高：TBG 增高常伴有 TT_3、TT_4 水平升高，而 FT_3、FT_4 水平无明显变化，患者一般没有甲状腺功能亢进的表现，如妊娠、口服避孕药、大剂量雌激素治疗、家族性 TBG 增多症、肝硬化、多发性骨髓瘤等。甲状腺功能减退时 TBG 升高，但 TT_3、TT_4 水平降低。

（2）TBG 降低：TBG 降低常伴有 TT_3、TT_4 水平降低，而 FT_3、FT_4 水平无明显变化，患者一般没有甲状腺功能减退的表现，如大剂量雄激素或糖皮质激素治疗、家族性 TBG 缺乏症、肾病综合征、肢端肥大症、失蛋白性肠道疾病等。甲状腺功能亢进时 TBG 降低，但 TT_3、TT_4 水平升高。

5. 影响因素 为排除 TBG 浓度改变对 TT_3、TT_4 水平的影响，可用 TT_4（µg/L）/TBG（mg/L）的比值进行判断。若此比值为 3.1～4.5，提示甲状腺功能正常；若比值为 0.2～2.0，应考虑存在甲状腺功能减退；若比值为 7.6～14.8，则应考虑为甲状腺功能亢进。由 TBG 基因某些位点缺失、错位导致的遗传性 TBG 缺乏症，血清 TBG 极度减少，甚至可完全缺乏。

三、甲状腺功能紊乱的实验诊断

（一）甲状腺功能减退

甲状腺功能减退（hypothyroidism）简称甲减，是由甲状腺激素合成和分泌减少导致的以基础代谢降低和交感神经系统兴奋性减弱为特征的一组疾病。因起病年龄不同而各有特殊的临床症状：起病于胎儿或新生儿者称呆小病或克汀病（cretinism）；起病于儿童者称幼年型甲状腺功能减退；起病于成年者称成年型甲状腺功能减退。

临床生物化学检测主要表现为血清甲状腺激素水平异常低下，应考虑甲状腺功能减退。但由于甲状腺激素高血浆蛋白结合率的特点，血浆蛋白特别是 TBG 浓度的改变，将导致 TT_3、TT_4 水平产生相应的同向变化，从而使 TT_3、TT_4 水平改变往往与甲状腺功能状态不符。如果临床表现为甲状腺功能减退，而 TT_3、TT_4、FT_3、FT_4 均升高，应警惕存在抗甲状腺激素自身抗体的可能。

（二）甲状腺功能亢进

甲状腺功能亢进（hyperthyroidism）简称甲亢，是由于甲状腺激素合成和分泌增加，导致基础代谢增加和交感神经系统兴奋性增加，最后甲状腺呈现高功能状态的一组疾病。临床症状主要表现为多食但消瘦、怕热多汗、烦躁易激动、肌颤、心率加快、突眼。以毒性弥漫性甲状腺肿伴甲状腺功能亢进即 Graves 病最常见，约占 75%，为一种自身免疫性疾病；其次为腺瘤样甲状腺肿伴甲状腺功能亢进（近 15%）、亚急性或慢性淋巴细胞性甲状腺炎早期（近 10%）；垂体肿瘤、甲状腺癌性甲状腺功能亢进、异源性 TSH 综合征均少见。

临床生物化学检测表现为血清 TT_3、TT_4、FT_3、FT_4 水平均升高，血浆胆固醇降低，血及尿液中的尿素、肌酐浓度升高。尤其是血清 TT_3、TT_4、FT_3、FT_4 测定对甲状腺功能紊乱的类型判断、病情评估、疗效监测均有重要价值。特别是和 TSH 检测联合应用时，可对绝大部分甲状腺功能紊乱的类型、病变部位作出诊断。

第四节　肾上腺激素的检测及临床应用

一、概述

肾上腺是由中心部的髓质和周边部的皮质组成。肾上腺皮质和髓质各自分泌化学结构、性质、生理作用都完全不同的激素。肾上腺激素分为肾上腺皮质激素和肾上腺髓质激素。

（一）肾上腺皮质激素

肾上腺皮质激素（adrenal cortical hormone）是肾上腺皮质在腺垂体分泌的促肾上腺皮质激素的刺激下产生的类固醇激素。按其生理作用特点可分为盐皮质激素（醛固酮）和糖皮质激素（皮质醇）。前者主要调节机体水、盐代谢和维持电解质平衡；后者主要与糖、脂肪、蛋白质代谢和生长发育等有关。

（二）肾上腺髓质激素

肾上腺髓质激素（adrenal medullary hormone）是由肾上腺髓质中的嗜铬细胞分泌的激素，包括肾上腺素、去甲肾上腺素、多巴胺。由于化学结构为儿茶酚胺，因此统称为儿茶酚胺类激素（catecholamine hormone）。儿茶酚胺类激素生理功能广泛而复杂，主要表现为通过 α、β 受体的作用，使心肌收缩、心率加快、心输出量增加、心传导速度加快、内脏小血管收缩，同时参与水和电解质的代谢调节、改变血容量。

二、肾上腺激素及代谢物的测定

（一）皮质醇

1. 生化及生理　皮质醇（cortisol）又称氢化可的松（hydrocortisone）或 17- 羟皮质酮（17-hydroxycorticosterone），系统命名为 11β，17α，21- 三羟孕烯 -4- 烯 -3,20- 二酮。皮质醇是由人肾上腺皮质产生的一种糖皮质激素，由孕酮转变而成。在血液中与皮质激素转运蛋白结合，有较强的抗炎活性，能促进肝糖原分解、糖原异生，调节微循环和维持血压。

2. 检测方法　采用 ECLIA 法检测。

3. 参考区间　上午 8 时，140～630nmol/L；午夜 2 时，55～165nmol/L；昼夜皮质醇浓度比值＞2。

4. 临床意义

（1）皮质醇增加：常见于皮质醇增多症、高皮质醇结合球蛋白血症、肾上腺癌、垂体促肾上腺皮质激素腺瘤、异位促肾上腺皮质激素综合征、休克、严重创伤等。

（2）皮质醇降低：常见于肾上腺皮质功能减退症、Graves 病、家族性皮质醇结合球蛋白缺陷症；服用苯妥英钠、水杨酸钠等药物后也可使皮质醇的水平降低；严重的肝病、肾病和低蛋白血症，其血皮质醇降低。

5. 影响因素　正常人皮质醇的分泌存在昼夜节律，正确的标本采集对皮质醇测定结果真实反映肾上腺皮质功能状态有重要意义。皮质醇分泌的昼夜节律消失，为诊断皮质醇增多症的依据之一。

（二）尿液 17- 羟皮质类固醇

1. 生化及生理　17- 羟皮质类固醇（17-hydroxycorticosteroid，17-OHCS）是 17 号碳原子上有羟基的所有类固醇物质的总称，包括内源性及外源性两部分。内源性 17-OHCS 主要为肾上腺皮质分泌的糖皮质激素（glucocorticoid，GC）及其氢化代谢物，外源性 17-OHCS 主要来自食物。测定尿液中的 17- 羟皮质类固醇可以间接反映皮质醇的分泌状况。

2. 检测方法 LC-MS/MS 法和 Porter-Silber 比色法。

Porter-Silber 反应的原理为：在酸性溶液中，17,21- 二羟 -20- 酮类固醇与苯肼反应，形成一种能产生黄色腙的 21- 醛。用皮质醇标准液同样呈色，用分光光度计于 410nm 波长处比色，从而求得其含量。

3. 参考区间 女性：11.0～27.6μmol/24h；男性：13.8～41.4μmol/24h。

4. 临床意义

（1）17-OHCS 增高：主要见于各种原因所致的肾上腺皮质功能亢进，如肾上腺皮质肿瘤及双侧增生、肥胖、甲状腺功能亢进等。尤以肾上腺皮质肿瘤增高最为显著。

（2）17-OHCS 降低：主要见于肾上腺皮质功能不全如艾迪生病（Addison 病）、垂体前叶功能减退症，某些慢性病，如肝病、结核病等。

当注射 ACTH 后，正常人和皮质腺癌、双侧增生患者，尿液中 17-OHCS 可显著增高；而肾上腺皮质功能减退症和肾上腺癌患者，则变动不明显。

（三）尿液 17- 酮类固醇

1. 生化及生理 17- 酮类固醇（17-ketosteroid，17-KS）是在 17 号碳原子上有一个酮基的所有类固醇物质的总称，是肾上腺皮质类固醇和雄激素的代谢产物，主要有雄酮、脱氢表雄酮等。由尿排出，并作为体内雄激素生成的指标。

2. 检测方法 LC-MS/MS 和 Zimmerman 比色法。

Zimmerman 比色法是使经水解、提取的酮类固醇与碱性间二硝基苯反应形成紫色素，并在 515nm 波长处测定。该反应特异性不高，每种酮类的生色性并不相等。

3. 参考区间 女性：17.5～52.5μmol/24h；男性：34.7～69.4μmol/24h。

4. 临床意义 尿液 17-KS 试验主要用于测定雄激素的产生，尤其是来自肾上腺的部分，其主要价值在于筛查肾上腺和卵巢功能的失衡。

（1）尿液 17-KS 增高：主要见于各种原因引起的肾上腺皮质功能亢进，如肾上腺皮质癌、巨人症、肢端肥大症等。临床用促肾上腺皮质激素、雄激素、肾上腺皮质激素，可使 17-KS 排出增加。

（2）尿液 17-KS 减低：主要见于各种原因引起的肾上腺皮质功能减退，如垂体前叶功能减退、性功能减退，以及某些慢性病，如结核病、肝病、糖尿病和重度营养不良等。临床使用甲丙氨酯后，则可使 17-KS 显著下降。

（四）醛固酮

1. 生化及生理 醛固酮（aldosterone）是一种由肾上腺皮质球状带分泌，调节人体水、电解质平衡的盐皮质激素。主要作用于肾脏远曲小管和肾皮质集合管，增加对钠离子的重吸收和促进钾离子的排泄；也作用于髓质集合管，促进氢离子的排泄，酸化尿液。

2. 检测方法 采用 RIA 法检测。

（1）卧位：入睡（不要晚于午夜）后，次日早晨 7 时至 9 时取卧位，采集静脉血 8～10ml，分别置于特殊抗凝管及肝素管，并及时检测。

（2）直立位：在患者直立位或步行 2 小时后，采集静脉血 8～10ml，分别置于特殊抗凝管及肝素管，并及时检测。

3. 参考区间

（1）普通饮食：卧位，（238.6±104.0）pmol/L；直立位，（418.9±245.0）pmol/L。

（2）低钠饮食：卧位，（646.6±333.4）pmol/L；直立位，（945.6±491.0）pmol/L。

4. 临床意义

（1）醛固酮增高：见于原发性醛固酮增多症，假性醛固酮增多症（双侧肾上腺球状带增生），利尿药、心力衰竭、肝硬化、肾衰竭、肾病综合征等所致的继发性醛固酮增多症，特发性周期性水肿，巴特（Bartter）综合征，肾球旁器增生，手术后，低血容量，各种原因所致的低钾血症，部分恶性高血压及缓进型高血压等。

（2）醛固酮降低：见于腺垂体功能减退症、肾上腺皮质功能减退（如 Addison 病）、原发性单一醛固酮减少症、高钠饮食、自主神经功能紊乱、妊娠期高血压疾病、宫内死胎、恶性葡萄胎等。

5. 影响因素　由于醛固酮分泌受到循环血量、体位变化等因素的影响，故多在过夜空腹（禁水）卧位状态和肌内注射呋塞米后站立 2 小时采血，测定卧、立位血浆醛固酮水平。在健康个体中，肾素、醛固酮在入睡后可上升到基础水平的 150%～300%，故必须严格遵守标本采集的时间。

醛固酮基础水平升高，而在直立位一定时间后不升高反而下降，则可以提示醛固酮腺瘤或醛固酮分泌性癌、特发性醛固酮增多症、糖皮质激素可治疗的醛固酮增多症。特发性醛固酮增多症患者直立位一定时间后可见醛固酮基础水平轻度升高；在直立位一定时间后不升高或升高水平低于正常情况时可以提示存在继发性醛固酮增多症。

（五）儿茶酚胺

1. 生化及生理　儿茶酚胺（catecholamine，CA）是一种含有儿茶酚和胺基的神经类物质，主要包括肾上腺素（epinephrine，E）、去甲肾上腺素（norepinephrine，NE）、多巴胺（dopamine，DA）。儿茶酚胺由酪氨酸和苯丙氨酸衍生而来，其合成的第一步是通过限速酶酪氨酸羟化酶将酪氨酸转化为左旋多巴（L-DOPA）。随后 L-芳香族氨基酸脱羧酶将 L-DOPA 转化为 DA。DA 通过囊泡单胺转运体进入储存囊泡，在其中被多巴胺 β-羟化酶转化为 NE。NE 从储存囊泡释放到细胞质，由肾上腺嗜铬细胞中的苯基乙醇胺-N-甲基转移酶（PNMT）转化为肾上腺素。通常情况下儿茶酚胺及其代谢物在体内含量甚微，但在一些疾病的发生和发展过程中，其水平会出现异常变化。

2. 检测方法　采用 HPLC 法检测。

3. 参考区间　血浆肾上腺素：109～437pmol/L；血浆去甲肾上腺素：0.616～3.240nmol/L；尿儿茶酚胺：<591nmol/24h。

4. 临床意义

（1）儿茶酚胺升高：见于嗜铬细胞瘤、神经母细胞瘤、脑梗死、重症肌无力、进行性肌营养不良、低血糖、心肌梗死、躁狂性精神病等。

（2）儿茶酚胺降低：见于帕金森病、癫痫、肾上腺切除后、风湿热、营养不良等。

5. 影响因素　血、尿儿茶酚胺类激素检测可作为疾病的诊断依据，此外，儿茶酚胺类激素作为治疗药物时，在治疗过程中要随时检测血中的激素浓度，以调整治疗方案。高血压、动脉硬化、无尿症、心力衰竭、甲状腺功能亢进、糖尿病、严重肾功能不全的患者，微循环障碍的休克患者，老年人及妊娠妇女等要慎用此类激素。

（六）尿液香草扁桃酸

1. 生化及生理　香草扁桃酸（vanillylmandelic acid，VMA）又称 3-甲氧-4-羟基苦杏仁酸，是肾上腺素和去甲肾上腺素的主要代谢产物。大部分 VMA 与葡萄糖醛酸或硫酸结合后，随尿液排出体外。

2. 检测方法　包括 LC-MS/MS 法和分光光度法。

分光光度法的原理为：用乙酸乙酯从酸化尿液中提取 VMA 和其他酚酸，然后反提取到碳酸钾水层。加入高碘酸钠，使 VMA 氧化成香草醛。用甲苯从含有酚酸杂质的溶液中选择性提取香草醛，再用碳酸盐溶液反抽提到水层，用分光光度计在波长 360nm 处测定水层中香草醛的浓度。

3. 参考区间　5～45μmol/24h。

4. 临床意义 测定尿液中 VMA 含量，可反映体内肾上腺髓质激素的浓度水平，作为嗜铬细胞瘤的临床诊断指标。

（1）尿液 VMA 增高：主要见于嗜铬细胞瘤，神经母细胞瘤和交感神经节细胞瘤、原发性醛固酮增多症、脑血管疾病、糖尿病等 VMA 也可增高。

（2）尿液 VMA 减低：见于苯丙酮尿症、家族性自主神经功能障碍、脑脓肿等。

三、肾上腺功能紊乱的实验诊断

（一）肾上腺皮质功能亢进

肾上腺皮质功能亢进（hyperadrenocorticism）又称库欣综合征（Cushing syndrome），是各种原因导致慢性皮质激素（主要为糖皮质激素）分泌异常增多的综合征。临床上主要表现为向心性肥胖、高血压、骨质疏松以及皮肤和肌肉萎缩，女性可见多毛、痤疮、月经失调，甚至男性化。

常规临床生物化学检查除糖皮质激素显著升高外，还可见血糖升高，葡萄糖耐量降低，血 Na^+ 升高，血 K^+、Ca^{2+} 降低，血尿素、肌酐显著升高，外周血红细胞、血红蛋白、血小板、中性粒细胞增多，淋巴细胞和嗜酸性粒细胞减少等。

（二）肾上腺皮质功能减退

肾上腺皮质功能减退（hypoadrenocorticism）是指各种原因造成肾上腺皮质分泌糖皮质激素持续不足所致的综合征，包括原发性及继发性两种。其中原发者又称艾迪生病（Addison disease），是指自身免疫反应、结核等感染、转移性癌肿、手术切除等破坏肾上腺皮质，导致糖皮质激素分泌不足并常伴有盐皮质激素分泌不足所致疾病；继发者则是因肿瘤压迫或浸润、缺血、手术切除、放疗等破坏下丘脑、腺垂体，致 CRH、ACTH 释放不足，影响肾上腺皮质分泌糖皮质激素所致。临床可见全身各系统功能低下，低血糖、低钠血症、高钾血症、高钙血症等生物化学检查改变，以及红细胞、血红蛋白、血小板、中性粒细胞减少，淋巴细胞和嗜酸性粒细胞增多等。

（三）原发性醛固酮增多症

原发性醛固酮增多症（primary aldosteronism，PA）是由肾上腺皮质病变造成醛固酮分泌增多所致，导致水钠潴留，体液容量扩张而抑制肾素 - 血管紧张素系统，属于不依赖肾素 - 血管紧张素的盐皮质激素过多症。继发性醛固酮增多症病因在肾上腺外，多由有效血容量降低、肾血流量减少等原因致肾素 - 血管紧张素 - 醛固酮系统功能亢进。过多的血管紧张素 Ⅱ 兴奋肾上腺皮质球状带，使醛固酮分泌过多。

原发性醛固酮增多症多见于成人，女性较男性多见，占高血压患者的 0.4%～2.0%。该病的生物化学检测主要为血尿醛固酮增高，肾素、血管紧张素降低，低 K^+、低 Cl^-，血 Na^+ 轻度升高等。

（四）嗜铬细胞瘤

嗜铬细胞瘤（pheochromocytoma，PHEO）是发生于嗜铬细胞组织的肿瘤，多数为良性，嗜铬细胞瘤能自主分泌儿茶酚胺，包括肾上腺素、去甲肾上腺素以及多巴胺，因过量的肾上腺素及去甲肾上腺素释放入血，引起持续或阵发性高血压，并伴有血糖、血脂肪酸升高，血浆和尿液中儿茶酚胺类显著升高。如果肾上腺素升高幅度超过去甲肾上腺素，则支持肾上腺髓质嗜铬细胞瘤的诊断。

第五节 性腺激素的检测及临床应用

一、概述

性发育异常（disorder of sexual development）是指各种原因所致后天性性腺、性器官及第二性征发育异常的统称，包括性早熟、青春期延迟及性幼稚症。该类疾病可以通过性相关激素的检测来进行辅助诊断。

性腺激素（gonadal hormone）是由性腺（睾丸、卵巢）和肾上腺皮质网状带分泌，能刺激生殖器官、生殖细胞成熟及第二性征发育的一组类固醇激素，如雄激素、雌激素及孕激素。临床常通过检测催乳素（PRL）、卵泡刺激素（FSH）、黄体生成素（LH）、睾酮（T）、雌二醇（E_2）、孕激素（P）共6项激素水平来评估下丘脑-垂体-性腺轴功能。

二、性腺激素的测定

（一）孕酮

1. 生化及生理 孕酮（progesterone）亦称黄体酮，主要由黄体和胎盘产生，作用于子宫、乳腺和大脑，是胚胎植入、妊娠维持和乳腺发育所必需的，也是性腺类固醇激素和肾上腺皮质类固醇生物合成的中间产物。其浓度与黄体的生长和退化密切相关。孕酮在月经周期的卵泡前期浓度降低甚至难以检测，在排卵前一天开始升高。排卵后，黄体细胞大量分泌孕酮，并在排卵后6～8天达到高峰，随后逐渐降低。孕酮主要在肝脏降解为孕二醇，经尿或粪排出。妊娠期孕酮水平持续升高（第5～40周可增加10～40倍）。

2. 检测方法 采用 ECLIA 法检测。

3. 参考区间 女性：卵泡期，0.6～4.7nmol/L；排卵期，2.4～9.4nmol/L；黄体期，5.3～86.0nmol/L；绝经期，0.3～2.5nmol/L。

4. 临床意义

（1）孕酮增高：包括生理性增高和病理性增高。

1）生理性增高：表明女性排卵。

2）病理性增高：可见于葡萄胎、轻度妊娠期高血压疾病、肾上腺癌、库欣综合征、多发性排卵、多胎妊娠、原发性高血压等。

（2）孕酮降低：主要为病理性的，可见于垂体功能衰竭、卵巢功能衰竭、黄体功能不全、胎盘发育不良、妊娠毒血症、胎儿发育迟缓或死亡、先兆流产、无排卵性月经等。

5. 影响因素 由于妊娠期血清孕酮水平个体差异很大，而且胎盘有很强的代偿能力，因此妊娠期血清孕酮水平不是判断胎盘功能的理想指标。除检测血清孕酮外，还可测定唾液孕酮，用于非妊娠妇女黄体缺陷调查，监测分娩后生育能力的恢复状况，以及口服孕酮生物利用度的调查。一般认为，唾液孕酮反映了血清游离孕酮水平。

（二）雌二醇

1. 生化及生理 雌二醇（estradiol，E_2）主要是由卵巢产生的 17β- 雌二醇，是生物活性最强的雌激素，是以睾酮为前体而合成的。卵泡期主要由颗粒细胞和内膜细胞分泌，黄体期由黄体细胞分泌。睾丸和肾上腺皮质也产生少量的雌激素。妊娠期主要由胎盘产生。E_2 的主要生理作用为促进女性生殖器官的发育，调节卵泡发育、成熟和排卵，促进子宫发育和子宫内膜周期性变化及阴道生长。E_2 可促进乳腺等发育，维持女性的第二性征；E_2 还有预防骨质疏松，降低低密度脂蛋白、增加高密度脂蛋白以减少心血管疾病危险性等作用，血清

E$_2$测定是检查下丘脑 - 垂体 - 性腺轴功能的指标之一。

2. 检测方法 采用 CLIA 法检测。

3. 参考区间

（1）男性：青春期前，7.3～36.7pmol/L；成人，50～200pmol/L。

（2）女性：青春期前，7.3～28.7pmol/L；卵泡期，94～433pmol/L；黄体期，499～1 580pmol/L；排卵期，704～2 200pmol/L；绝经期，40～100pmol/L。

4. 临床意义

（1）雌二醇增高：主要见于妊娠、性早熟、卵巢癌，其次可见于肝硬化、心肌梗死、红斑狼疮等。

（2）雌二醇降低：主要见于无排卵性月经、原发性或继发性卵巢功能减退、垂体卵巢性闭经、皮质醇增多症等。口服避孕药和雄激素后也可见 E$_2$ 减低。女性 40 岁以后，卵巢功能逐渐减退，血清 E$_2$ 浓度逐渐降低，可表现出围绝经期综合征和绝经后的多种反应。

5. 影响因素 月经期和卵泡期雌二醇浓度最低，随着卵泡的发育雌二醇浓度逐渐升高，并在卵泡成熟即将排卵时达到峰值。随后雌二醇浓度下降，到黄体期再次升高，准备受精卵着床。如果未发生受精，黄体分泌的雌二醇逐渐减少，准备进入下一个月经周期。

在雌激素中，还可测定血清雌三醇及雌酮。联合测定血清游离雌三醇、甲胎蛋白及人绒毛膜促性腺激素可用于中期妊娠 21- 三体综合征（又称唐氏综合征）的筛查，血清雌酮的测定则用于绝经后出血及由腺体外雌酮产生所致月经紊乱的诊断。

（三）雌三醇

详见第二十二章。

（四）睾酮

1. 生化及生理 睾酮（testosterone，T）是体内最主要的雄激素，主要由睾丸间质细胞合成，同时肾上腺也可分泌。血中的睾酮 98% 与血浆蛋白[部分为性激素结合球蛋白（SHBG）]结合，仅 2% 以游离形式存在。游离的睾酮才具有生物活性。

睾酮主要在肝脏灭活，经尿液排出。睾酮合成分泌受垂体 - 下丘脑负反馈机制的影响。青年和中年男性血中的睾酮水平最高，50 岁以后，随年龄增高而逐渐减少，成年男性血中睾酮水平也呈节律性和脉冲式分泌现象，而且个体差异较大。一般上午睾酮水平较晚上高约 20%。短暂的剧烈运动可使血清睾酮增高，持续的疲劳可使血清睾酮水平降低。睾酮主要促进生殖器官的发育和生长，刺激性欲，并促进和维持男性第二性征的发育，维持前列腺和精囊的功能和生精作用。睾酮还可促进蛋白质合成，促进骨骼生长以及红细胞生成。

2. 检测方法 采用 CLIA 法检测。

3. 参考区间

（1）男性：青春期（后期），100～200ng/L；成人，300～1 000ng/L。

（2）女性：青春期（后期），100～200ng/L；成人，200～800ng/L；绝经后，80～350ng/L。

4. 临床意义

（1）睾酮增加：见于睾丸良性间质细胞瘤、先天性肾上腺皮质增生、女性皮质醇增多症、女性男性化肿瘤、女性特发性多毛、多囊卵巢综合征、睾丸女性化综合征等。

（2）睾酮降低：见于睾丸功能低下、男性性功能低下、原发性睾丸发育不良、勃起功能障碍、甲状腺功能减退、男性乳腺发育、肝硬化、慢性肾功能不全等。

5. 影响因素 血清睾酮可与 SHBG 结合，因此 SHBG 浓度可影响睾酮总浓度，测定血清 SHBG 对正确解释血清总睾酮浓度有较大的帮助。对于 SHBG 水平发生改变的患者，测定血清游离睾酮更能反映患者的雄激素状态。

（五）黄体生成素

1. 生化及生理 黄体生成素（luteinizing hormone，LH）是由腺垂体远侧部嗜碱性细胞分泌的糖蛋白，由两种亚单位（α 和 β）组成，含 121 个氨基酸残基和 3 条糖链，分子量为 29kDa。LH 需通过与靶细胞膜上的 LH 受体结合发挥作用，血或尿 LH 测定对预测排卵时间有特殊的意义。LH 对女性的作用主要表现为促进排卵和黄体生成，LH 对男性的作用主要表现为促进睾丸间质细胞的成熟并分泌雄激素。

2. 检测方法 采用 CLIA 法检测。

3. 参考区间 成年男性：5～20U/L。成年女性：卵泡期，2～30U/L；排卵期，40～200U/L；黄体期，0～20U/L；绝经期，40～200U/L。

4. 临床意义 主要用于月经周期异常的评估、不孕诊断的评估以及未绝经期激素替代治疗的评估。FSH 和 LH 持续升高，表明为原发性卵巢衰竭。FSH 和 LH 降低或低于参考区间下限，为继发性卵巢衰竭。连续检测 LH 可用于排卵预测，在 LH 上升后 30 小时，排卵预期发生。由于 LH 呈脉冲式分泌，多次动态检测血清 LH 变化或 3 小时定时检测尿液 LH 更有价值。

（六）卵泡刺激素

1. 生化及生理 卵泡刺激素（follicle stimulating hormone，FSH）的主要功能为促进女性卵巢卵泡细胞的发育和成熟，在男性则促进生精小管形成和生精作用。

FSH 的合成和释放受下丘脑肽能神经元分泌的促性腺激素释放激素（GnRH）的影响，由于 GnRH 的分泌呈脉冲式，FSH 和 LH 分泌也呈脉冲式。血中 FSH、LH 水平随月经周期而发生周期性改变。FSH 的半衰期较 LH 长，脉冲频率和脉冲振幅的变化取决于月经周期。

2. 检测方法 采用 CLIA 法检测。FSH、LH 的分泌虽无明显的昼夜节律，但每日中仍有波动。通常清晨高于下午，青春期这种波动更明显。为便于比较，一般均在早晨 8 时取血。

3. 参考区间 成年男性：5～20U/L。成年女性：卵泡期，5～20U/L；黄体期，6～15U/L；排卵期，12～30U/L；绝经期，20～320U/L。

4. 临床意义 FSH 一般与 LH 联合测定，两者的测定是判断下丘脑 - 垂体 - 性腺轴功能的常规检查方法。

（1）血清中两者水平增高的疾病：包括垂体促性腺激素细胞腺瘤、卵巢功能早衰、性腺发育不全、生精小管发育障碍、真性卵巢发育不全、完全性（真性）性早熟症等。

（2）血清中两者水平降低的疾病：一般由下丘脑 - 垂体病变引起，包括垂体性闭经、下丘脑性闭经、不完全性（假性）性早熟症（性腺或肾上腺皮质病变所致）等。

LH 与 FSH 在月经周期变化大，临床应用时需注意不同时间段的生理变化范围。

三、性腺功能紊乱的实验诊断

（一）性腺功能减退

1. 青春期延迟 青春期延迟（delayed puberty）是指已进入青春期但仍无性发育者，一般指男性到 18 岁、女性到 17 岁以后才出现性发育者。生物化学检测表现为性激素及促性腺激素 LH、FSH 水平降低。

2. 性幼稚症 性幼稚症（sexual infantilism）是指由下丘脑 - 垂体 - 性腺轴任何环节病变引起性腺各种先天缺陷及后天病变所致的原发性性腺功能低下，以及由各种下丘脑或腺垂体疾病、损伤所致的继发性性腺功能不足。表现为男性 20 岁、女性 19 岁后，性器官及第二性征仍未发育或发育不全。青春期延迟仅是性发育推迟，而性幼稚症如不及时治疗，可能终身不会性成熟。

临床生物化学检测表现为：原发者性激素水平明显降低，血清 LH、FSH 水平增高；男性做 hCG 兴奋试验,出现无反应或反应低下。继发者性激素及促性腺激素 LH、FSH 水平降低。

(二)性腺功能亢进

性早熟(sexual precosity)即青春期提前出现。正常男女青春期约于 13 岁开始,一般认为,女性在 9 岁前出现包括第二性征在内的性发育、10 岁以前月经来潮,男性在 10 岁以前出现性发育,即为性早熟。各种原因通过下丘脑 - 腺垂体促进性发育提前的性早熟,称真性早熟。若性早熟不是依赖于下丘脑 - 腺垂体释放的促性腺激素所致,则称假性早熟,也有由食品、药物等外源性摄入而致性早熟者。

性早熟者血中性激素均显著升高,达到青春期或成人水平,甚至更高。若促性腺激素 LH 及 FSH 水平仍在正常范围或更低,则提示假性早熟。当性激素及促性腺激素水平均达到或超出青春期或成人水平,而动态功能试验呈阳性反应或更强,提示为真性早熟;若兴奋试验无反应或仅有弱反应,则应考虑为假性早熟。

本章小结

下丘脑 - 腺垂体 - 内分泌腺激素系统的反馈调节是内分泌激素的主要调控机制。理解和掌握各种激素的分泌调控机制和分泌方式,有利于对结果的正确解释和临床疾病诊断的正确引导。由于体内激素含量甚微,检测技术要求较高,目前化学发光免疫分析、时间分辨荧光免疫分析、电化学发光免疫分析、质谱和色谱技术使用较多,他们是近年发展起来的新技术,检测速度快,具有灵敏度高、特异性好,没有核素污染等优点。

本章重点介绍了下丘脑 - 垂体内分泌、甲状腺内分泌、肾上腺内分泌和性腺内分泌等相关激素的生物合成、分泌调节、生理功能、检测方法、标本采集要求以及临床意义。同时介绍了垂体性侏儒、肢端肥大症、垂体性巨人症、尿崩症、甲状腺功能减退、甲状腺功能亢进、肾上腺皮质功能亢进、肾上腺皮质功能减退、原发性醛固酮增多症、嗜铬细胞瘤、性腺功能紊乱等主要内分泌相关疾病的临床生物化学检测指标等。在结果的应用中还应考虑激素的生物节律性变化、年龄、妊娠、药物、方法、试剂、仪器和环境等因素的影响。

(马 洁)

第十三章 骨代谢紊乱的生物化学检验

通过本章学习,你将能够回答下列问题:

1. 血浆中钙有哪些存在形式?为什么测定钙离子的同时要测 pH?
2. 简述钙、磷和镁代谢紊乱常用的检验项目。
3. 骨代谢调节相关的激素有哪些?对骨的作用分别是什么?
4. 简述 25-(OH)D 能够作为指导维生素 D 用量的最适指标的原因。
5. 反映骨形成和骨吸收的标志物有哪些?为什么脱氧吡啶酚作为骨吸收标志物具有更高的特异性和灵敏度?
6. 简述引起原发性骨质疏松症常见的原因。

　　骨是由骨组织、骨膜、骨髓等构成的器官,骨有新陈代谢活动和生长发育过程,外伤后有修复再生能力。骨的细胞在不停地进行着细胞代谢,不仅骨的细胞之间会相互作用,骨髓中的红细胞生成细胞、基质细胞也会相互作用,以进行骨的改建和重建。代谢性骨病(metabolic bone disease)是指人体内钙、磷代谢紊乱,导致骨骼吸收和骨骼代谢不平衡,从而引发的全身性骨病。与骨代谢有关的矿物质、激素、酶、胶原标志物等的检测,可以从不同侧面为临床诊断、治疗代谢性骨病提供可靠的实验室依据。

第一节 概　述

一、骨代谢

(一)骨的组成

　　骨组织(osseous tissue)是由骨组织细胞和骨基质构成的一种特殊结缔组织(图 13-1)。骨基质包括有机基质和无机物,其内有大量钙盐沉着,在体内最坚硬。骨组织承担最主要的支持作用,并参与体内钙、磷的代谢。

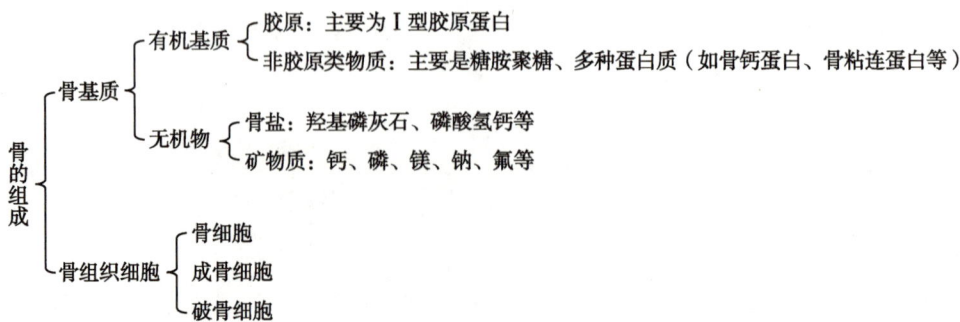

```
                          ┌ 胶原:主要为 I 型胶原蛋白
              ┌ 有机基质 ─┤
              │           └ 非胶原类物质:主要是糖胺聚糖、多种蛋白质(如骨钙蛋白、骨粘连蛋白等)
        ┌ 骨基质 ─┤
  骨的     │        │        ┌ 骨盐:羟基磷灰石、磷酸氢钙等
  组成 ─┤        └ 无机物 ─┤
        │                 └ 矿物质:钙、磷、镁、钠、氟等
        │        ┌ 骨细胞
        └ 骨组织细胞 ─┤ 成骨细胞
                 └ 破骨细胞
```

图 13-1　骨的基本成分

1. 骨组织细胞 骨组织细胞包括骨细胞（osteocyte）、成骨细胞（osteoblast）和破骨细胞（osteoclast）。

（1）骨细胞：骨细胞是骨的主体细胞，由成骨细胞包埋在骨基质中而形成。

（2）成骨细胞：成骨细胞主要合成胶原纤维、糖蛋白复合体和RNA，自细胞外液运送钙离子至骨基质，是实现骨骼发育、生长的主要细胞。

（3）破骨细胞：破骨细胞是一种特殊的多核巨噬细胞，在骨的重吸收和改造过程中起主要作用，可以促进骨盐溶解。成骨细胞和破骨细胞相互协调，共同维持骨的正常代谢。

2. 骨基质

（1）有机基质：有机基质包括胶原和非胶原类物质，约占骨干重的35%，由骨细胞分泌形成。有机基质在促进骨的生长、修复，供给骨生长所需要的营养，连结和支持骨细胞及骨骼的新陈代谢方面均起着重要作用。

1）胶原：胶原约占有机基质的90%以上，主要由Ⅰ型胶原蛋白组成。

2）非胶原类物质：非胶原类物质只占5%，呈凝胶状，主要含有中性和弱酸性的糖胺聚糖及多种蛋白质。

A. 糖胺聚糖：糖胺聚糖包括硫酸软骨素、硫酸角质素和透明质酸等。

B. 蛋白质：蛋白质成分中有些具有特殊作用。如骨粘连蛋白（osteonectin）可将骨的无机成分与骨胶原蛋白结合起来，其易与羟基磷灰石结合，可能作为骨盐沉积的核心。而骨钙蛋白（osteocalcin, OC）是与钙结合的蛋白质，其作用与骨的钙化及钙的运输有关。

（2）无机物：骨的无机物包括矿物质和骨盐，占骨干重的65%。

1）矿物质：矿物质主要有钙、磷、钠、镁、铁、氟等，其中钙含量最多，其次为磷。骨骼中矿物质含量越多，骨量就越高，骨密度也就越大。

2）骨盐：骨盐主要由羟基磷灰石结晶和无定形的磷酸氢钙组成。

（二）骨代谢

骨在其生长、发育和衰老的过程中，不断地进行着新陈代谢。骨代谢主要包括成骨细胞形成新骨和破骨细胞吸收旧骨的过程。

1. 成骨作用 成骨作用又称骨形成，是骨的生长、修复或重建过程，包括骨有机基质形成和骨盐沉积两个阶段。成骨细胞分泌蛋白多糖和胶原，形成胶原纤维作为骨盐沉积的骨架，成骨细胞被埋在有机基质中成为骨细胞。骨盐沉积于胶原纤维表面，先形成无定形骨盐如磷酸氢钙，继而形成羟基磷灰石结晶。碱性磷酸酶在这一过程中发挥重要作用，水解磷酸酯，提高局部磷酸盐浓度，并水解焦磷酸，减少对骨盐沉积的抑制，从而促进成骨作用。

2. 溶骨作用 溶骨作用又称骨吸收或脱钙，是骨的溶解和消失过程，包括基质的水解和骨盐的溶解，主要由破骨细胞引起。破骨细胞通过其刷状缘接触骨面，释放溶酶体中的水解酶（如胶原酶、糖苷酶），并产生乳酸和丙酮酸等酸性物质，增加局部酸性，促使羟基磷灰石从胶原中释放。破骨细胞还产生枸橼酸，后者与Ca^{2+}结合形成枸橼酸钙，降低局部Ca^{2+}浓度，促进磷酸钙的溶解。在溶酶体中，多肽被水解为氨基酸，羟基磷灰石转变为可溶性钙盐。由于骨有机基质主要为胶原，溶骨作用增强时，血液和尿液中的胶原降解产物增多，这些物质的含量可作为评估溶骨程度的参考指标。

3. 骨的重建 骨的重建是指在生长发育期间旧骨吸收和新骨形成的过程，受全身激素和局部因子调控。破骨细胞分泌水解酶分解胶原纤维，释放羟脯氨酸和钙，使血钙增加。成骨细胞随后在骨腔内形成新骨，维持骨骼力学性能。骨重建始于软骨边缘，先由破骨细胞吸收骨质形成腔，再由成骨细胞沉积新骨。成人骨骼虽无明显增大或缩小，但有3%~5%的骨质不断重建。放射性核素研究表明，每年约18%的总骨钙参与骨重建，表明骨骼是代谢活跃的组织，需要充分的血液供应。

在骨代谢中,如果骨质吸收和骨质形成失去动态平衡,便可出现各种代谢性骨病。

二、骨代谢的调节

骨的正常代谢中,成骨作用和溶骨作用能够保持动态平衡,主要是通过甲状旁腺激素、活性维生素 D、降钙素以及甲状旁腺激素相关蛋白等对骨代谢的调节作用。这些调节激素及蛋白参与了钙、磷、镁等的调节,共同协调成骨细胞与破骨细胞功能,进而影响骨的形成和溶解。

(一)甲状旁腺激素的调节

1. 甲状旁腺激素 甲状旁腺激素(parathyroid hormone,PTH)是甲状旁腺主细胞合成与分泌的一种单链多肽激素,其合成与分泌受细胞外液 Ca^{2+} 浓度的负反馈调节。血钙浓度降低可促进 PTH 合成与分泌;血钙浓度升高则抑制 PTH 合成与分泌。血钙浓度在 $1.3\sim3.9mmol/L$ 范围内时与 PTH 分泌呈负相关。

2. 甲状旁腺激素的调节作用 主要靶器官是骨和肾小管,其次是小肠黏膜等,总效应是升高血钙、降低血磷和酸化血液。

(1)对骨的作用:PTH 总的作用是促进溶骨,升高血钙。PTH 促进钙离子从胞外摄取及由线粒体释放,使胞质钙离子浓度增加。在破骨细胞中,增加的胞质钙离子促进溶酶体释放水解酶,产生乳酸和柠檬酸等酸性物质,促进骨溶解;在成骨细胞中,增加的胞质钙离子减慢 RNA 合成,抑制骨质合成代谢。PTH 还促使未分化的间质细胞转化为破骨细胞,同时抑制成骨细胞的活动,防止破骨细胞向成骨细胞转化,增强破骨细胞活性,使骨钙释放入血。

(2)对肾的作用:PTH 对肾脏作用出现较早。PTH 作用于肾远曲小管和髓袢升支,促进肾小管对钙的重吸收,并降低肾排磷阈,抑制近曲小管及远曲小管对磷的重吸收。即通过肾脏"保钙排磷",最终使血钙升高、血磷降低。

PTH 能升高肾 $25\text{-}(OH)D_3\text{-}1\alpha\text{-}$ 羟化酶活性,从而促进高活性的 $1,25\text{-}(OH)_2D_3$ 的生成。

(3)对小肠的作用:PTH 促进小肠对钙和磷的吸收,这一作用是促肾生成 $1,25\text{-}(OH)_2D$ 的继发效应。

(二)活性维生素 D 的调节

1. 维生素 D 维生素 D(vitamin D,VitD)为类固醇衍生物,现已知明确与骨代谢相关的有维生素 D_2 和维生素 D_3,两者结构十分相似,具有相同的核心结构,维生素 D_2 在 C_{22} 位上为双键,在 C_{24} 位上有一个甲基。

维生素 D_2 又称为麦角钙化醇,人体自身不能合成,可以从一些植物油和真菌等食物中获取。维生素 D_3 又称为胆钙化醇,小部分维生素 D_3 可以通过食用动物肝、鱼油、蛋黄等食物摄入,而大部分维生素 D_3 由皮下 7- 脱氢胆固醇经紫外线作用自身合成。两者代谢过程相同,它们的活性形式都能与维生素 D 受体(vitamin D receptor,VDR)结合,但由于维生素 D_2 来源很少,在体内发挥作用的主要是活性维生素 D_3。本章中如果没有特殊指出,则维生素 D 及其相关代谢产物指的是这两种异构体的总和。

2. 维生素 D 的转化 皮肤合成的维生素 D_3、食物摄入的维生素 D_2 或维生素 D_3 与血浆维生素 D 结合蛋白(vitamin D binding protein,DBP)结合后被运送到肝脏,在肝细胞微粒体中的维生素 D-25- 羟化酶系作用下,被羟化为 $25\text{-}(OH)D$。然后与血浆中特异的 α_2- 球蛋白结合运输到肾脏,在肾近曲小管上皮细胞线粒体中的维生素 D-1α- 羟化酶系催化下,羟化为 $1,25\text{-}(OH)_2D$。$25\text{-}(OH)D$ 和 $1,25\text{-}(OH)_2D$ 被称为活性维生素 D,但 $1,25\text{-}(OH)_2D$ 活性更强,被认为是维生素 D 的活性型。在肾上皮细胞还存在维生素 D-24- 羟化酶,可催化 $25\text{-}(OH)D$ 和 $1,25\text{-}(OH)_2D$ 转变成无活性的 $24,25\text{-}(OH)_2D$ 和 $1,24,25\text{-}(OH)_3D$。维生素 D 的转化见图 13-2。

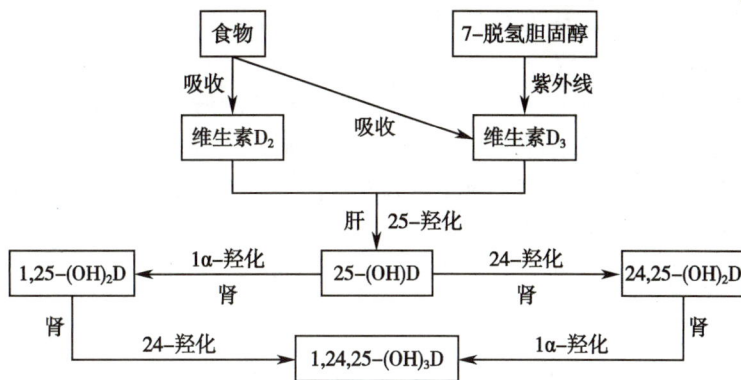

图 13-2 维生素 D 的转化

1,25-$(OH)_2$D 水平能负反馈地抑制肾 25-(OH)D-1α- 羟化酶的活性,正反馈地调节肾维生素 D-24- 羟化酶的活性。当体内 1,25-$(OH)_2$D 过多时,25-(OH)D-1α- 羟化酶的活性受到抑制,25-(OH)D 羟化为 1,25-$(OH)_2$D 的作用减弱;而此时维生素 D-24- 羟化酶将 1,25-$(OH)_2$D 羟化为无活性的 1,24,25-$(OH)_3$D,从而抑制钙的吸收,这对于防止维生素 D 中毒有重要意义。

血磷水平亦可负反馈地调节 25-(OH)D-1α- 羟化酶系的活性。血磷降低,25-(OH)D-1α- 羟化酶活性增强,1,25-$(OH)_2$D 生成增多;相反,血磷增高,1,25-$(OH)_2$D 的生成减少。甲状旁腺激素也可促进 1,25-$(OH)_2$D 的生成;而降钙素则抑制此过程。

3. 活性维生素 D 的调节作用 其作用的靶器官主要是小肠、骨和肾脏,总效应为升高血钙和血磷。

(1)对小肠的作用:活性维生素 D 具有促进十二指肠对钙的吸收及空肠、回肠对磷的吸收和转运的双重作用。其机制是活性维生素 D 与小肠黏膜细胞内的 VDR 结合后进入细胞核,促进钙结合蛋白和 Ca^{2+}/Mg^{2+}-ATP 酶的合成,从而增强钙和磷的吸收。活性维生素 D 还影响小肠黏膜细胞膜磷脂的合成,增加不饱和脂肪酸含量,提高 Ca^{2+} 的通透性,进一步促进钙和磷的吸收。

(2)对骨的作用:活性维生素 D 与 PTH 协同作用,既加速破骨细胞的形成,增强破骨细胞活性,促进溶骨;亦通过促进肠道对钙、磷的吸收,使血钙、血磷水平增高,利于骨的钙化。

(3)对肾的作用:活性维生素 D 促进肾小管上皮细胞对钙、磷的重吸收,从而维持血浆中钙、磷浓度的正常水平,有利于新骨的生成与钙化。

活性维生素 D 通过对靶器官的调节,使血钙、血磷增高,有利于骨的钙化。既维持了骨盐溶解,又促进了骨盐沉积,这种对立统一有利于骨的更新与生长。

(三)降钙素的调节

1. 降钙素 降钙素(calcitonin,CT)是由甲状腺滤泡旁细胞(parafollicular cell)合成、分泌的一种单链多肽激素,由 32 个氨基酸残基组成,分子量为 3 418Da。CT 在初合成时是含 136 个氨基酸残基、分子量为 15kDa 的前体物。此前体物中还含有一个称为降钙蛋白(katacalcin)的 21 肽片段。当血钙增高时,CT 与降钙蛋白等分子分泌,降钙蛋白能增强 CT 降低血钙的作用。血钙低于正常时,CT 分泌减少。

2. 降钙素的调节作用 CT 作用的靶器官主要为骨和肾,间接地作用于小肠,其作用受到雌激素的影响,总效应是降低血钙和血磷。

(1)对骨的作用:抑制破骨细胞生成及其活性,从而抑制骨基质的分解和骨盐溶解。还可促进间质细胞转变为成骨细胞,促进骨盐沉积,降低血钙。

(2)对肾的作用:抑制肾小管对钙、磷的重吸收,以增加尿钙、尿磷排泄,降低血钙、血磷。

（3）对小肠的作用：目前认为 CT 对胃肠道钙、磷的吸收有轻度影响，其通过抑制 1,25-$(OH)_2D$ 生成，间接抑制钙的吸收。

（4）与雌激素的关系：成年后血中 CT 含量随着年龄的增长而逐渐下降，给予雌激素能增加血中 CT 含量，说明雌激素可能直接影响 CT 分泌。许多研究表明，绝经后妇女血中 CT 含量明显低于同年龄组男性，因此，绝经后妇女雌激素缺乏以致 CT 减少，可能是绝经后骨质疏松发病的一个重要原因。

总之，甲状旁腺激素、活性维生素 D、降钙素三种激素共同作用，调节机体钙磷骨代谢的平衡（表 13-1）。

表 13-1　三种激素对钙磷骨代谢的调节作用

激素	肠钙吸收	溶骨	成骨	肾排钙	肾排磷	血钙	血磷
1,25-$(OH)_2D_3$	↑↑	↑	↓	↓	↑	↑	↑
PTH	↑	↑↑	↓	↓	↑	↑	↓
CT	↓	↓	↑	↑	↑	↓	↓

注：↑表示升高；↑↑表示显著升高；↓表示降低。

第二节　骨代谢紊乱的生物化学检测

骨代谢紊乱往往伴随机体血钙、磷、镁水平以及骨代谢相关激素水平和骨代谢产物等的变化，通过测定人体中这些成分的浓度水平和功能状态，可以为代谢性骨病的诊断和鉴别诊断提供依据。临床上常用的检测项目包括：①矿物质血钙、血磷、血镁（见第十章）；②骨代谢调节激素 PTH、维生素 D、CT；③骨形成标志物；④骨吸收标志物。

一、骨代谢调节激素的测定

（一）甲状旁腺激素

1. 生化及生理　甲状旁腺激素（parathyroid hormone，PTH）是由 84 个氨基酸残基组成的碱性单链多肽。在甲状旁腺主细胞内，首先合成含 115 个氨基酸残基的前体，再脱去 25 个氨基酸生成 90 肽的激素前体，最后脱去 6 个氨基酸形成 PTH。进入血液后，PTH 迅速分解为 1～34 个氨基酸的 N 端片段（PTH-N）和 35～84 个氨基酸的 C 端片段（PTH-C）。还有另外一种解离方式产生一个中间片段（PTH-M）。其 N 端 34 肽具有主要的生物学活性。目前测定的主要是 PTH-C、PTH-M 和完整的 PTH。由于血清 PTH 片段组成不均一，测定方法需根据疾病状态以及 PTH 片段的性质、分布和水平来选择。

2. 检测方法　目前 PTH 测定方法主要有酶联免疫吸附分析（ELISA）、化学发光免疫分析（CLIA）等。国内外应用最普遍的是 CLIA 测定完整的 PTH 分子，具有快速、灵敏、无核素污染的优点，为第三代 PTH 的分析法。

3. 参考区间　完整的 PTH 为 1～10pmol/L。

4. 临床意义

（1）PTH 增高：见于原发性和继发性甲状旁腺功能亢进、异位甲状旁腺功能亢进、甲状旁腺腺瘤、佝偻病、骨软化症、骨质疏松症等。

（2）PTH 减低：多见于甲状腺手术切除累及所致的甲状旁腺功能损伤、先天性甲状旁腺和胸腺发育不全等。

（二）活性维生素 D

1. 生化及生理 维生素 D 在体内的存在形式有 25-(OH)D、1,25-(OH)$_2$D、24,25-(OH)$_2$D、1,24,25-(OH)$_3$D 等，其中 25-(OH)D、1,25-(OH)$_2$D 为活性形式。1,25-(OH)$_2$D 的活性比 25-(OH)D 高 10～15 倍，对骨代谢的调节起关键作用，但其在血浆中的半衰期较短，为 3～4 小时。而 25-(OH)D 是维生素 D 在体内主要的存在形式和循环形式，在血浆中的浓度比 1,25-(OH)$_2$D 高 500～1 000 倍，并且半衰期长达 15～45 天，因此临床常常测定 25-(OH)D。血清 25-(OH)D 是 25-(OH)D$_2$ 和 25-(OH)D$_3$ 的总和。由于维生素 D$_2$ 来源很少，血中活性维生素 D$_2$ 远远小于活性维生素 D$_3$，所以认为有活性的 25-(OH)D 和 1,25-(OH)$_2$D 主要是 25-(OH)D$_3$ 和 1,25-(OH)$_2$D$_3$。

2. 检测方法 化学发光免疫分析法用于 25-(OH)D 和 1,25-(OH)$_2$D 的测定，液相色谱-串联质谱联用（LC-MS/MS）用于测定 25-(OH)D 的组分 25-(OH)D$_2$ 和 25-(OH)D$_3$。

3. 参考区间 成人 25-(OH)D 为 75～250nmol/L；1,25-(OH)$_2$D 为 45～140pmol/L。

需要指出的是 25-(OH)D 的参考区间存在分歧，普遍认为血浆 25-(OH)D 水平为 50nmol/L 足以确保骨骼健康，低于 30nmol/L 则不足以满足机体所需，而 30～50nmol/L 的水平取决于个人的饮食习惯和日晒时间，大部分人群 25-(OH)D 偏低，对参考区间的确定产生一定的影响。

4. 临床意义

（1）25-(OH)D：是反映维生素 D 状态的最佳指标，能够评估皮肤合成和食物摄取的维生素 D 营养状况，指导维生素 D 用量，且是临床常用的检测指标。测定维生素 D 有助于骨质疏松症的早期诊断，监测骨丢失速率，预测骨折风险，并评定治疗效果。血清 25-(OH)D 有随季节变化的特点，夏秋季高于冬春季；有随年龄增高而下降的趋势。

1）25-(OH)D 升高：见于维生素 D 中毒症（>250nmol/L）。

2）25-(OH)D 降低：见于维生素 D 缺乏性佝偻病、骨软化症、长期不见阳光、肝脏疾病、维生素 D 代谢障碍等。

（2）1,25-(OH)$_2$D：测定 1,25-(OH)$_2$D 的重要价值在于鉴别诊断。甲状旁腺功能减退和假性甲状旁腺功能减退、甲状旁腺功能损害或衰竭都与 1,25-(OH)$_2$D 减少及低钙血症有关。而原发性甲状旁腺功能亢进导致甲状旁腺激素分泌过剩，使 1,25-(OH)$_2$D 的生成增加并引起高钙血症。

1）1,25-(OH)$_2$D 升高：见于妊娠期、原发性甲状旁腺功能亢进及高钙血症性类肉瘤。

2）1,25-(OH)$_2$D 降低：见于肾衰竭、高磷酸盐血症、低镁血症、甲状旁腺功能减退、恶性肿瘤、维生素 D 缺乏性佝偻病及维生素 D 依赖性佝偻病等。

（三）降钙素

1. 生化及生理 降钙素（calcitonin，CT）是甲状腺的滤泡旁细胞产生和分泌的含 32 个氨基酸残基的多肽。主要生理功能是降低血钙的水平。血浆中钙离子浓度过高可促进 CT 的分泌。CT 在血中的含量甚微，临床上常用于一些恶性肿瘤的疗效观察和预后判断。

2. 检测方法 化学发光免疫分析（CLIA）。

3. 参考区间 血清 CT：成人男性为 1.1～11.4ng/L（CLIA）；成年女性为 0.9～9.2ng/L（CLIA）。

4. 临床意义

（1）CT 升高：见于妊娠妇女、儿童、甲状旁腺功能亢进、血胃泌素过多、急慢性肾衰竭、慢性炎症、泌尿系统感染、急性肺损伤、一些恶性肿瘤（如甲状腺髓样癌及白血病）、骨髓增殖症。

（2）CT 降低：见于甲状腺先天发育不全、甲状腺全切术后、停经以后、低钙血症、老年性骨质疏松等。

（四）甲状旁腺激素相关蛋白

1. 生化及生理 甲状旁腺激素相关蛋白（parathyroid hormone-related protein，PTHrP）是一种多肽类激素，最初因为引起恶性肿瘤患者发生高钙血症而被发现。PTHrP 由多种组织细胞产生，包括乳腺、肺、脑、胎盘以及某些肿瘤细胞，而非主要由甲状旁腺分泌。PTHrP 的功能多样，尤其在胎儿骨化过程和成人钙离子稳态调控中起重要作用。PTHrP 与 PTH 存在一些同源性，因此能与相同的 PTH-1 受体结合并活化受体后通路，这使得 PTHrP 具有部分与 PTH 相似的作用，能够影响钙和磷的代谢。其在骨骼和肾中的作用包括促进远端肾小管对钙的吸收和抑制近端小管对磷酸盐的转运。PTHrP 在骨组织中有丰富的表达，与细胞表面相应的受体结合发挥内分泌、旁分泌或自分泌作用，是骨形成和骨重建过程中一个重要的细胞因子。

2. 检测方法 CLIA、ECLIA 等。

3. 参考区间 正常成人血清 PTHrP < 1.4pmol/ml。

4. 临床意义 临床上 PTHrP 的测量通常用于鉴别诊断高钙血症的原因，尤其是当怀疑与某些肿瘤相关的高钙血症时。60% 的肿瘤相关患者 PTHrP 升高，很少在正常血钙患者中发现有 PTHrP 升高。

二、骨形成标志物的测定

反映骨形成的生化标志物主要有骨钙蛋白、骨碱性磷酸酶和 I 型前胶原前肽等。

（一）骨钙蛋白

1. 生化及生理 骨钙蛋白（osteocalcin，OC）又称骨谷氨酰基蛋白（bone glutamyl protein，BGP），是骨中含量十分丰富的非胶原蛋白，占骨总蛋白的 1%。OC 是在 1,25-$(OH)_2D$ 刺激下，由成骨细胞合成和分泌的一种活性多肽，与羟基磷灰石有较强的亲和力，约 50% 沉积于骨基质，其余 50% 进入血液循环。OC 主要的生理功能是抑制异常的羟基磷灰石结晶的形成，维持骨的正常矿化速率，在骨钙代谢调节中发挥重要作用。

2. 检测方法 包括 CLIA、ECLIA 等。受溶血干扰，血细胞含有的蛋白酶可分解骨钙蛋白，不受黄疸（胆红素 < 112μmol/L）干扰。

3. 参考区间 成年男性 OC 为 3.0～13.0μg/L，绝经前妇女为 0.4～8.2μg/L，绝经后妇女为 1.5～11μg/L。

4. 临床意义

（1）OC 升高：见于儿童生长期、肾性骨营养不良、骨佩吉特病（畸形性骨炎）、甲状旁腺功能亢进、甲状腺功能亢进、骨折、骨转移癌、低磷血症、肾功能不全等。老年性骨质疏松症患者可有轻度升高，高转换率的骨质疏松症患者、绝经后骨质疏松症患者 OC 升高明显，雌激素治疗 2～8 周后 OC 下降 50% 以上。

（2）OC 降低：见于甲状旁腺功能减退、甲状腺功能减退、肝病、长期应用肾上腺皮质激素治疗等。

5. 影响因素 血中 OC 是判断代谢性骨病和评定骨质疏松症治疗效果常用的生物化学指标，可以鉴别骨质疏松症是高转换型还是低转换型，也是了解成骨细胞状态和骨更新的灵敏指标。OC 进入血液后被肾迅速清除，循环中的半衰期约为 5 分钟，因此血浆 OC 水平能基本反映近期骨细胞合成 OC 和骨形成的情况。

（二）骨碱性磷酸酶

1. 生化及生理 血清总碱性磷酸酶（total alkaline phosphatase，TALP）广泛存在于人体各器官组织中，以肝脏中含量最多，其次是肾脏、胎盘、小肠、骨骼等。血清中 TALP 50% 来源于骨即骨碱性磷酸酶（bone alkaline phosphatase，B-ALP）。B-ALP 由成骨细胞分泌，半衰期为1～2天,是骨形成的特异性标志物,可直接反映成骨细胞的活性或功能状况。当骨中钙盐沉积不足时,该酶分泌增多;骨中钙盐充足时,其分泌减少。因此,B-ALP常用于检查钙吸收情况,主要用于早期诊断和亚临床鉴别小儿佝偻病,是目前用于评价人体骨矿化障碍的最佳指标。

2. 检测方法 CLIA法、电泳法。CLIA法具有高度的特异性和灵敏性,而且操作简便,重复性好,易于在临床实验室推广。但目前该方法存在的主要不足是抗B-ALP抗体特异性不高,与肝性ALP存在5%～20%的交叉反应。

3. 参考区间 随年龄变化明显,各实验室应建立起自己的参考区间。

4. 临床意义 B-ALP活性降低极少见,多数为增高。B-ALP增高见于甲状腺功能亢进、甲状旁腺功能亢进、骨转移癌、佝偻病、软骨病、骨折、骨佩吉特病、氟骨症、高骨转换型的骨质疏松症如绝经后骨质疏松症(而老年性骨质疏松症形成缓慢,ALP变化不显著)。肝胆疾病时,血清TALP升高,B-ALP正常。绝经期后B-ALP增高,但不超过参考区间的一倍。B-ALP也可用于骨转移癌患者的病程和治疗效果的监测。

(三)Ⅰ型前胶原前肽

1. 生化及生理 Ⅰ型前胶原肽(procollagen peptide Ⅰ)由成骨细胞的前体细胞合成,含N端(氨基端)和C端(羧基端)的延伸段又称为前肽。骨形成过程中,成骨细胞活性增强,合成Ⅰ型前胶原肽,Ⅰ型前胶原肽在形成胶原纤维时,其羧基前肽和氨基前肽分别从Ⅰ型前胶原肽上断裂下来成为Ⅰ型前胶原羧基前肽(C-terminal propeptide of type Ⅰ procollagen, PⅠCP)和Ⅰ型前胶原氨基前肽(N-terminal propeptide of type Ⅰ procollagen, PⅠNP),并以等浓度释放入血,它们均可作为评价骨形成的指标。其中PⅠCP更常用。

2. 检测方法 目前PⅠNP和PⅠCP的测定方法主要是ELISA和CLIA法。制备抗PⅠNP抗体或抗PⅠCP抗体建立的免疫标记法是测定PⅠNP或PⅠCP的主要方法。

3. 参考区间 PⅠNP:成年男性20～78μg/L,女性31.7～70.7μg/L。PⅠCP:成年男性38～202μg/L,女性50～170μg/L。

4. 临床意义

(1)PⅠNP增高:见于儿童发育期,正常儿童血清PⅠNP含量平均为正常成人的2倍。PⅠNP增高还见于妊娠最后3个月、骨肿瘤和肿瘤的骨转移(特别是前列腺癌骨转移、乳腺癌骨转移)、骨佩吉特病、酒精性肝炎、肺纤维化等。

(2)PⅠNP降低:绝经期后骨质疏松症患者经雌激素治疗6个月后PⅠNP可降低30%,但其降低的机制尚不清楚。

(3)PⅠCP/PⅠNP比值:正常成人血清中PⅠCP/PⅠNP约为3,儿童低于1。骨佩吉特病时,其比值接近1,而浸润性乳腺癌时比值更低。

三、骨吸收标志物的测定

反映骨吸收的生化指标主要有血抗酒石酸酸性磷酸酶、Ⅰ型胶原降解产物、吡啶酚和脱氧吡啶酚、尿羟脯氨酸等。

(一)抗酒石酸酸性磷酸酶

1. 生化及生理 酸性磷酸酶(acid phosphatase, ACP)主要存在于骨、前列腺、溶酶体、红细胞、血小板和脾脏中。ACP有多种同工酶,其中有些能被L-酒石酸抑制(如前列腺ACP),而在巨噬细胞和破骨细胞的ACP不能被L-酒石酸抑制,后者统称为抗酒石酸酸性磷酸酶(tartrate resistant acid phosphatase, TRACP)。它有两种不同的糖基化形式,即TRACP-5a和TRACP-5b,其中TRACP-5a主要来源于炎性巨噬细胞,而TRACP-5b主要来源于破骨细胞。当骨吸收时,TRACP-5b由破骨细胞释放入血液循环中,因此血浆中TRACP-5b水平是反映破骨细胞活性和骨吸收状态的生化标志物。TRACP-5b 的半衰期比其他的骨吸收标志物长,稳定性较好,被认为是合适的骨吸收检测指标。

2. 检测方法 TRACP 的测定方法有 ELISA 法、酶动力学法、L- 酒石酸抑制法和电泳法。

3. 参考区间 男性血清:22～54U/L(ELISA 法)。绝经前健康女性:22～54U/L(ELISA 法);绝经后健康女性:41～81U/L(ELISA 法)。健康老年人:55～79U/L(ELISA 法)。

4. 临床意义

(1)TRACP-5b 增高:见于原发性骨质疏松症、代谢性骨病(如骨佩吉特病)、转移性骨癌、原发性甲状旁腺功能亢进、慢性肾功能不全、糖尿病、卵巢切除术后等。

(2)TRACP-5b 降低:见于骨吸收降低的疾病,如甲状旁腺功能减退。老年性骨质疏松症患者 TRACP 增高不显著。

(二)Ⅰ型胶原降解产物

1. 生化及生理 Ⅰ型胶原交联羧基末端肽(C-terminal telopeptide of type Ⅰ collagen,CTX)和Ⅰ型胶原交联氨基末端肽(N-terminal telopeptide of type Ⅰ collagen,NTX)均是Ⅰ型胶原分解的产物。骨吸收增强时,骨胶原溶解释放出Ⅰ型胶原蛋白,该蛋白在肝脏中分解成 NTX 和 CTX,CTX 是骨组织中的Ⅰ型胶原羧基末端通过吡啶酚类结构连接起来的肽链部分,Ⅰ型胶原降解时,CTX 与Ⅰ型胶原降解的产物按 1:1 比例释放入血液中。血清 CTX 的变化与骨形态计量学骨吸收参数以及其他骨吸收生化指标如吡啶酚(PYD)、脱氧吡啶酚(DPD)呈显著正相关,是反映破骨细胞活性和代谢性骨病的灵敏标志物。Ⅰ型胶原降解后释放入血但很快随尿液排出,而 NTX 是其在尿中出现的一种稳定的最终产物。尿 NTX/ 肌酐(NTX/Cr)与骨矿物质密度呈显著负相关,是反映骨吸收的特异和灵敏的指标。

2. 检测方法 CTX 和 NTX 检测方法有纸层析法、HPLC 法、ELISA 法。实验室多采用 ELISA 法。血液标本一般为血清或肝素锂抗凝血浆,需尽快分离避免溶血。尿液标本为 24 小时尿液。

3. 参考区间

(1)CTX:各检测试剂盒差异很大,实验室应建立自己的参考区间。

(2)尿 NTX/Cr:男性为 0～62nmol/mmol Cr;绝经前女性 0～64nmol/mmol Cr,绝经后女性 0～89nmol/mmol Cr。

4. 临床意义 CTX 与 NTX/Cr 水平增高均可见于骨质疏松症、骨软化症、骨佩吉特病、其他代谢性骨病、原发性和继发性甲状腺功能亢进,以及其他伴有骨吸收增加的疾病。CTX 为血清标志物,稳定性高,适用于代谢性骨病的疗效监测;NTX/Cr 是尿液标志物,适用于快速筛查及甲状腺功能亢进等特定骨病的评估。在临床选择中,可根据检测目的、患者肾功能状态以及疾病类型综合判断,必要时可联合检测以提高准确性。

(三)吡啶酚和脱氧吡啶酚

1. 生化及生理 吡啶酚(pyridinoline,PYD)是骨内Ⅰ型胶原的重要组分,参与胶原分子间的交叉连接,骨吸收时胶原连接键 PYD 以原形的形式经尿液排出。尽管在软骨的Ⅱ型胶原中亦有少量 PYD,但其代谢极其缓慢,且数量较少,因此尿中 PYD 主要反映骨组织的代谢情况。

脱氧吡啶酚(deoxypyridinoline,DPD)仅见于细胞外Ⅰ型胶原蛋白中,由于Ⅰ型胶原蛋白转换的主要部位是骨,DPD 几乎仅存在于骨中。DPD 作为破骨细胞降解的副产物被释放入血,并从尿中排泄。尽管 DPD 不受饮食中胶原蛋白影响,但是为消除尿量变化带来的影响,测定尿 DPD 时需同时检测尿肌酐(Cr)的浓度,以 DPD/Cr 作为骨吸收的客观指标。

2. 检测方法 PYD 和 DPD 的检测方法有纸层析法、HPLC 法、ELISA 法。一般多采用 ELISA 法。

3. 参考区间 PYD 和 DPD 的参考区间见表 13-2。

表 13-2　不同方法检测时吡啶酚和脱氧吡啶酚的参考区间

方法	研究对象的标准标本	标本采集	统计学评估	参考区间*
HPLC-PYD HPLC-DPD	健康的绝经前期女性	晨起即时尿	平均值 ± 2SD	17～60 1.8～9.0
免疫方法 PYD 免疫方法 DPD	健康的绝经前期女性 针对年龄调整的男性	次日晨起即时尿	2.5%～97.5%	13～93 1.3～9.3
HPLC-PYD HPLC-DPD	2～15 岁的健康儿童	当日晨起即时尿	平均值 ± 2SD （在对数数据转换之后）	35～380 7.1～135.0

注：*值以 µmol/mol 肌酐的方式表示。

4. 临床意义

（1）PYD 和 DPD 升高：见于骨质疏松症及骨佩吉特病等代谢性骨病、原发性甲状旁腺功能亢进和甲状腺功能亢进，以及其他伴有骨吸收增加的疾病。绝经后女性与绝经前比较，PYD 和 DPD 通常比其他骨吸收和骨形成标志物增高明显。

（2）PYD 和 DPD 降低：绝经后女性或骨质疏松症患者用双膦酸盐或雌激素治疗，PYD 和 DPD 会降低。

（四）尿羟脯氨酸

1. 生化及生理 羟脯氨酸（hydroxyproline，HOP）是体内胶原代谢的最终产物之一，尿中 50% 的 HOP 来自骨，还有一部分来自骨以外的各种胶原组织及饮食中胶原的破坏。因此，尿中 HOP 排出的量可反映骨吸收和骨转换程度，但不特异。此外，HOP 在排入尿前，大部分已降解，尿 HOP 也缺乏灵敏性。

2. 检测方法 尿 HOP 常用的检测方法有氯胺 T 化学法、离子交换色谱法和反向 HPLC 法等。一般采用氯胺 T 化学法。

3. 参考区间 24 小时尿 HOP：114～300µmol/24h。

4. 临床意义

（1）HOP 增加：见于各种代谢性骨病，如骨佩吉特病、骨软化症、骨肿瘤等。严重骨折患者尿中也可增加。儿童生长期、甲状旁腺功能亢进、甲状腺功能亢进、骨转移癌、慢性肾功能不全、高转换型骨质疏松症、佝偻病和软骨病、绝经后骨质疏松症 HOP 均升高。

（2）HOP 降低：见于甲状腺功能减退、侏儒症等。

第三节　常见代谢性骨病的实验诊断

代谢性骨病是指由多种因素引起骨组织中钙、磷等矿物质代谢紊乱，成骨细胞和 / 或破骨细胞功能异常，导致骨形成和骨吸收两者之间的转换异常，从而造成的骨矿化缺乏、不足或沉积过多的全身性骨病。成骨细胞能合成并分泌胶原和糖蛋白等基质成分，然后基质进行骨盐沉积，形成骨质，而破骨细胞通过自溶酶体分泌的水解酶分解骨质中的胶原纤维和羟基磷灰石结晶，使骨质被吸收溶解并释放羟脯氨酸，同时溶解骨质中的羟基磷灰石结晶，增加血钙。在生长发育期间，旧骨不断被吸收，新骨不断形成，称为骨的重建，由于后者占优势，骨骼变粗。成人骨骼虽无明显增大或缩小，但也有 3%～5% 骨质处于不断重建中。常见的代谢性骨病包括骨质疏松症、骨软化症、佝偻病、骨硬化或过度钙化等。

一、骨质疏松症

骨质疏松症（osteoporosis，OP）是一种全身性的骨量减少，以骨组织显微结构退化为特征，并引起骨脆性增加、骨强度降低的疾病。基本特点是单位体积内骨组织量减少和骨折危险度升高。

主要表现为骨量减少、骨钙溶出、骨组织退化，骨脆性增高、骨折危险性增加、脊柱压缩性骨折，致使"龟背"出现，并伴老年呼吸困难、骨质增生、高血压、老年痴呆、糖尿病等一些老年性疾病；骨的微观结构退化，骨的强度下降、脆性增加，难以承载原来负荷。我国总患病率为16.1%，60岁以上发病率为女性50%～70%，男性30%～50%。骨质疏松症根据病因一般分为原发性、继发性和特发性三大类。

（一）原发性骨质疏松症

原发性骨质疏松症（primary osteoporosis）中退行性骨质疏松症发病率最高，它又分为Ⅰ型骨质疏松症（绝经后骨质疏松症）和Ⅱ型骨质疏松症（老年性骨质疏松症）两型。Ⅰ型骨质疏松症多见于55～70岁的绝经后妇女，以骨吸收增加、骨量快速丢失为其特点，主要累及松质骨。Ⅱ型骨质疏松症为男女两性与年龄相关的松质骨和皮质骨丢失，多见于70岁以上，骨形成减弱，骨丢失相当缓慢。

1. Ⅰ型骨质疏松症

（1）发病机制：主要原因是雌激素分泌不足，雌激素具有促进CT分泌和抑制破骨细胞、刺激成骨细胞的作用。雌激素分泌不足，抑制CT的分泌，使破骨细胞过于活跃，骨转换增加，即骨形成与骨吸收均增加，骨吸收大于骨形成，影响骨胶原的成熟、转换和骨矿化，造成骨质疏松。Ⅰ型骨质疏松症最常发生于妇女绝经后5～15年。

（2）实验室检查：血清钙、磷、碱性磷酸酶一般均在参考区间，但骨形成和骨吸收的生化指标有增高。与绝经前比较，患者血清骨钙蛋白、总碱性磷酸酶、抗酒石酸酸性磷酸酶及25-（OH）D、尿NTX/Cr比值明显增高，表现骨代谢呈现高转换的状态。性激素中血清E_2明显低于绝经前。

2. Ⅱ型骨质疏松症

（1）发病机制：随着年龄的增长，中老年人的成骨细胞功能衰减，骨的吸收大于骨形成，骨量减少。引起中老年人骨质丢失的因素十分复杂，近年来研究认为中老年人性激素分泌减少是导致骨质疏松的重要原因之一。另外还与年老致身体各功能退化，消化功能降低，蛋白质、钙、磷、维生素及微量元素摄入不足，户外运动及日照减少使维生素D合成降低等有关。Ⅱ型骨质疏松症骨转换有下降的趋势。Ⅰ型和Ⅱ型骨质疏松症的特点见表13-3。

表13-3　Ⅰ型和Ⅱ型骨质疏松症的特点

项目	Ⅰ型	Ⅱ型
年龄/岁	50～70	>70
性别（女:男）	>6:1	>2:1
主要原因	雌激素缺乏	衰老
肠钙吸收	降低	降低
1,25-（OH）$_2$D	继发性减少	原发性减少
骨丢失	松质骨（腰椎）	松质骨和皮质骨（四肢）
骨丢失速率	加速性	均速性
骨折部位	脊柱骨为主	脊柱骨和髋部
骨代谢	高转换型	低转换型

（2）实验室检查：血清钙、磷、碱性磷酸酶一般在参考区间内，骨形成与骨吸收的生化指标均有降低倾向，血清 1,25-$(OH)_2D$ 和 25-$(OH)D$ 明显下降，血清 PTH 有升高的趋势。性激素如女性雌二醇和男性睾酮均下降。

（二）继发性骨质疏松症

继发性骨质疏松症（secondary osteoporosis）指基于已知病因的骨量损失，有时能预防甚至逆转。

1. 病因 包括：①营养缺乏，如蛋白质、钙、维生素 C 或维生素 D 缺乏；②多种内分泌系统疾病，如库欣综合征、甲状旁腺功能亢进或性腺功能低下；③肿瘤或其他占位性骨髓病变造成的骨髓腔压力增加；④钙缺乏症、吸收不良、应用类固醇及肝素类药物等。

2. 实验室检查 主要是原发病的生化异常，骨转换生化指标异常见于原发性骨质疏松症。

（三）特发性骨质疏松症

特发性骨质疏松症包括特发性青少年骨质疏松症和特发性成年骨质疏松症，分别指青春发育期（8~14 岁）和成年女性在绝经前、男性在 60 岁以前无确切病因的骨质疏松症。

1. 特发性青少年骨质疏松症 特发性青少年骨质疏松症典型表现是青少年以背部、髋部和足部的隐痛开始，渐渐出现行走困难，常发生膝关节和踝关节疼痛和下肢骨折。其发生率无性别差异，与家族史和饮食结构无关。

2. 特发性成年骨质疏松症 特发性成年骨质疏松症与在成长时期发病的特发性青少年骨质疏松症不同，它以骨体积下降、骨小梁厚度下降、骨表面活性降低、骨矿化降低和骨形成率降低的组织形态学改变为特点。

二、骨软化症和佝偻病

骨软化症（osteomalacia）是继发于骨质疏松症的疾病，是骨矿化（羟基磷灰石结晶沉积）障碍造成的慢性全身性疾病，表现为骨组织内类骨组织（即非矿化骨）增加。病变如发生在生长中的骨骼，则形成佝偻病（rickets），多见于婴幼儿，称为婴幼儿佝偻病；发生在年龄较大的儿童者，称为晚期佝偻病，较为少见。病变如发生在成年人，骨的生长已停止，则称为骨软化症。佝偻病和骨软化症在病因及病变方面基本相同。

（一）主要病因

1. 维生素 D 缺乏 见于胃肠切除、小肠疾病、肝胆疾病、胰腺疾病。依赖维生素 D 的 Ⅰ 型佝偻病是一种遗传性疾病，以缺乏 25-$(OH)D$-1α 羟化酶为特征；依赖维生素 D 的 Ⅱ 型佝偻病也是一种遗传性疾病，以血清中 1,25-$(OH)_2D$ 异常升高为特征，与受体结合的亲和力缺乏，出现维生素抵抗。

2. 磷酸盐缺乏 低磷血症骨软化症是佝偻病的常见类型，为 X 连锁显性遗传病，以肾小管磷酸盐转运缺陷、大量排泄磷酸盐为特征。肾小管的磷酸盐丢失也偶见于范科尼综合征（Fanconi 综合征）和肾间质性肿瘤患者。

（二）实验室检查

骨软化症及佝偻病的实验室检查表现基本一致，主要是血浆钙和 / 或磷降低、血清碱性磷酸酶升高、血清 25-$(OH)D$ 降低、甲状旁腺激素升高以及尿钙排泄减少。

三、骨佩吉特病

骨佩吉特病（Paget disease of the bone）又称畸形性骨炎（osteitis deformans）或变形性骨炎。该病是骨重建（bone remodeling）异常所致的临床综合征，其病变特点是过多的破骨细胞失控后引起高速骨溶解，并导致成骨细胞增多和骨形成过多，生成的骨组织结构脆弱。

骨盐及胶原的转换率显著增高,致使骨局部膨大、疏松,易发生病理性骨折;骨周围血管增生或出现骨肉瘤。骨佩吉特病的病变侵蚀广泛,全身骨骼均可受累。好发部位是股骨、胫骨、颅骨、脊椎的腰骶部及骨盆。

(一)病因

病因尚不清楚,目前多认为本病是一种慢性病毒性感染,证据是:①超微结构观察发现,破骨细胞的细胞核及细胞质内有典型的包涵体;②本病有较长的潜伏期,呈亚急性临床过程;③本病的骨破坏及骨形成伴以纤维性变,是一种慢性炎症反应;④病变部位的大量多核巨细胞可能是多核合体巨细胞的遗留;⑤本病发病有一定地区性;⑥不少病例有家族史。

(二)实验室检查

血 ALP 升高有助于本病的诊断,但正常时不能排除患病的可能性。血中骨碱性磷酸酶水平和尿羟脯氨酸增加,血钙、磷、镁一般正常,部分患者血钙升高,血磷稍低。骨佩吉特病患者因其骨重建旺盛,尿羟脯氨酸排泄量可高达 2 000mg/d。此外,尿羟赖氨酸也能反映骨重建活动的水平和本病的病变程度。15%～20% 的患者因骨重建对钙的需求增加、血钙廓清加速,导致血 PTH 上升。骨受侵部位广泛或合并原发性甲状旁腺功能亢进症时有高钙血症和高钙尿症。

本章小结

骨由无机物、有机基质和骨组织细胞组成,是体内钙磷的最大储存库。骨通过成骨作用和溶骨作用不断与细胞外液进行钙磷交换,完成代谢更新。在骨骼生长时,血中钙磷等矿物质沉积于骨组织,构成骨盐;在骨骼更新时,骨盐溶解,骨中钙磷释放入血。因此,骨的代谢影响着血中钙磷的浓度,而血中钙磷含量也影响骨的代谢。镁在一定程度上可置换骨中的钙,能够影响骨的代谢。维持骨正常代谢调节的激素是 PTH、CT 及活性维生素 D,这些激素代谢发生紊乱可引起代谢性骨病。

正常成人成骨作用和溶骨作用保持着动态平衡。反映骨形成的标志物主要是 B-ALP、OC 和 PINP/PICP 等。反映骨吸收的标志物主要有 TRACP、CTX 和 NTX、PYD、DPD 和 HOP 等。

常见的骨代谢异常导致的疾病有骨质疏松症、骨软化症、佝偻病等疾病。

本章重点介绍了与骨代谢相关的检验项目,包括:骨代谢调节激素(PTH、CT、活性维生素 D)以及 PTHrP;骨形成和骨吸收标志物。介绍了这些检验项目的检测方法及在临床诊断、治疗代谢性骨病中的应用。由于多数采用的是免疫学方法,因此,试剂、仪器不同,参考区间也不同,建议各实验室应建立自己的检测系统参考区间。

(苏晓杰)

第十四章 肝胆疾病的生物化学检验

　　肝脏是人体内最大的实质器官，参与体内几乎所有物质的代谢，还具有生物转化和分泌排泄等多种重要生理功能。正常情况下肝脏各种代谢反应相互配合、有条不紊地进行。当肝脏发生病变或肝内、外胆道梗阻时，易引起肝细胞损伤和物质代谢紊乱，导致血液中某些生物化学成分的改变。临床实验室通过检测相应生物化学指标评估肝脏的生理或病理状况，这些指标的检测对肝胆疾病预防、早期诊断、治疗决策及预后评估等都具有重要的价值。

第一节　肝胆系统的结构与功能

一、肝胆系统的结构

（一）肝脏的组织与细胞结构

　　肝脏（liver）由肝小叶、血管、胆管、结缔组织、神经等组成。肝小叶（lobule of liver）是肝脏的基本结构和功能单位，整个肝脏有 50 万～100 万个肝小叶。构成肝脏的细胞主要包括肝细胞、肝窦内皮细胞、库普弗细胞和肝星状细胞等。

　　1. 肝细胞　肝细胞（hepatocyte）是最主要的肝脏实质细胞群，约占肝脏总量的 80%，具有分泌胆汁、合成多种血浆蛋白及进行各种代谢等功能。

　　2. 肝窦内皮细胞　肝窦内皮细胞（sinusoidal endothelial cell，SEC）是肝脏非实质细胞的主要细胞群，位于肝窦腔与肝细胞之间，在调节肝窦血流与周围组织的物质交换中发挥关键作用。

　　3. 库普弗细胞　库普弗细胞（Kupffer cell）是位于肝脏中的特殊巨噬细胞，主要定植于肝窦，储存含铁血黄素，具有吞噬能力，有处理衰老细胞、病毒、细菌及其相关产物的作用。

　　4. 肝星状细胞　肝星状细胞（hepatic stellate cell，HSC）是位于窦周隙中的一种间质细胞，主要功能是贮存视黄醛类物质。肝脏受到损伤时肝星状细胞被激活，可通过增生和分泌细胞外基质参与肝纤维化的形成和肝内结构的重建。

（二）胆道系统的结构

胆道系统包括肝内胆道系统和肝外胆道系统（图14-1）。

1. 肝内胆道系统　肝内胆道系统是指起源于肝细胞的毛细胆管经肝门出肝，至肝左、右管之间的胆管系统，由毛细胆管、细胆管、小叶间胆管和肝内部分的肝左、右管组成。肝内胆道系统的各级胆管逐级汇合形成更粗大的胆管，于邻近肝门处形成肝左管和肝右管，从肝门出肝，分别引流左侧肝脏和右侧肝脏的胆汁，肝左管和肝右管在肝外可汇合成为肝总管。

2. 肝外胆道系统　肝外胆道系统是指位于肝门之外的胆道系统，包括胆囊和输胆管道（肝左管、肝右管、肝总管、胆囊管和胆总管）。胆囊是贮存和浓缩胆汁的囊状器官，呈梨形，位于肝下面的胆囊窝内，借系膜连于胆囊窝。

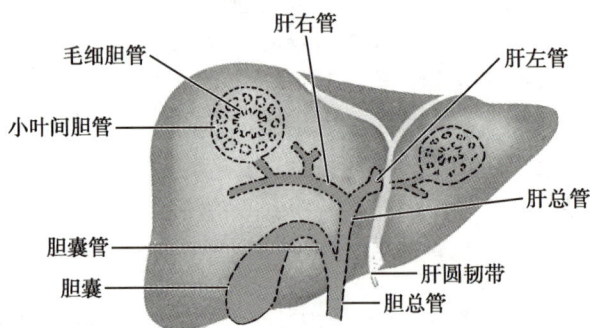

图 14-1　胆道系统结构

二、肝胆系统的生物化学功能

（一）物质代谢功能

肝脏在机体糖代谢、脂类代谢和蛋白质代谢中发挥着核心作用。肝脏通过糖原合成、糖原分解和糖异生作用来维持血糖水平的稳定。肝脏在脂类的消化和吸收、合成和分解、运输和排泄等过程中亦有重要作用。肝脏还是蛋白质代谢极为活跃的器官，如合成与分泌血浆蛋白、分解氨基酸及合成尿素等。同时肝脏在维生素的吸收、储存、运输和转化等方面也发挥重要作用。

（二）生物转化功能

生物转化（biotransformation）是指机体将非营养物质进行生物化学转变，增加其水溶性或极性，使其易随胆汁或尿液排出体外的过程。肝脏是生物转化的主要器官。肝脏通过生物转化作用对非营养物质进行代谢处理，一方面使其生物学活性降低或丧失，或使有毒物质的毒性减低或消除；另一方面通过生物转化增加这些物质的溶解度和极性，利于其排出体外。

（三）分泌与排泄功能

胆汁酸和胆红素均在肝脏进行代谢、转化并随胆汁分泌至十二指肠。

1. 胆汁酸代谢　胆汁酸（bile acid，BA）是胆固醇在肝中降解转化后形成的一大类胆烷酸的总称，是胆汁的主要成分，其生理功能包括促进脂类消化吸收、抑制胆固醇结石的形成及调节胆固醇代谢。胆汁酸按结构可分为游离胆汁酸（free bile acid）和结合胆汁酸（conjugated bile acid）。胆汁酸按来源可分为初级胆汁酸（primary bile acid）和次级胆汁酸（secondary bile acid）两类。

肝脏是体内合成胆汁酸的唯一器官。人体每日合成的胆固醇有 2/5 在肝内被转化为胆汁酸。正常情况下分泌到胆汁中的初级胆汁酸大部分为结合胆汁酸,它们随胆汁进入肠道,在肠道内帮助脂类物质消化吸收的同时,在肠道细菌作用下转变为次级胆汁酸。进入肠道的胆汁酸 95% 以上在回肠末端被重吸收,经门静脉入肝。重吸收回肝脏的胆汁酸经肝细胞加工转化为结合胆汁酸,连同新合成的初级胆汁酸一起再随胆汁排入肠道,构成胆汁酸的肠肝循环(图 14-2)。借此有效的肠肝循环机制可使有限的胆汁酸库存循环利用,以满足机体对胆汁酸的生理需求。

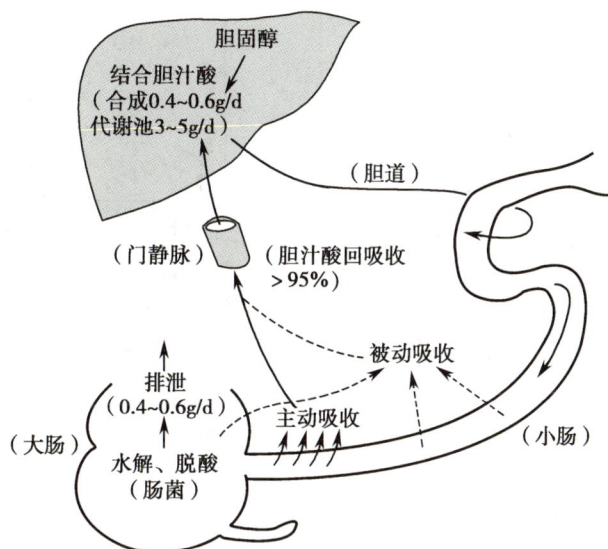

图 14-2　胆汁酸的肠肝循环

2. 胆红素代谢　胆红素(bilirubin)是血红蛋白及其他血红素蛋白中的血红素在单核吞噬细胞系统及肝细胞中的代谢产物。胆红素是人胆汁的主要色素,呈橙黄色。血中胆红素升高时可导致黄疸。

正常人每天可生成 250～350mg 胆红素,其中约 80% 以上来源于衰老红细胞被破坏后释放的血红素。衰老红细胞被肝、脾及骨髓的单核吞噬细胞系统吞噬后,释放出的血红蛋白随后分解为珠蛋白和血红素,血红素经微粒体血红素加氧酶作用生成胆绿素,进一步在胆绿素还原酶催化下还原为胆红素,呈游离态,称为游离胆红素(free bilirubin)。游离胆红素疏水亲脂,很容易透过细胞膜,对细胞产生毒性作用。

游离胆红素在血液中几乎全部与白蛋白以非共价键结合,形成非结合胆红素(unconjugated bilirubin, UCB),非结合胆红素不能自由透过各种生物膜,也不能从肾小球滤过。白蛋白因其水溶性和大分子量,既促进游离胆红素运输至肝脏,又限制了游离胆红素透过细胞膜。很少一部分游离胆红素在血液与白蛋白以共价键结合,称为 δ- 胆红素(δ-bilirubin)。

非结合胆红素经过血液循环运输至肝脏后,在肝血窦与白蛋白分离,随即被肝细胞迅速摄取,然后在肝细胞胞质中与 Y、Z 蛋白结合,并被转运至内质网。在滑面内质网中葡萄糖醛酸转移酶的催化下,非结合胆红素与葡萄糖醛酸结合生成胆红素二葡萄糖醛酸酯和少量胆红素—葡萄糖醛酸酯,即水溶性的结合胆红素(conjugated bilirubin, CB)。经肝细胞转化生成的结合胆红素被运送至毛细胆管,随胆汁排泄。

结合胆红素随胆汁排入肠道后,在肠道细菌的作用下,脱去葡萄糖醛酸基,逐步还原成为胆素原(胆原)。无色的胆素原在肠道下段接触空气后被氧化为棕黄色的胆素,为粪便的主要色素,并随粪便排出。在小肠下段有 10%～20% 的胆素原被肠黏膜细胞重吸收,经门静脉入肝,其中大部分以原形再次排入胆道,构成"胆素原的肠肝循环"。少部分胆素原进入血液循环经肾从尿中排出，与空气接触后氧化为胆素，成为尿的主要色素（图14-3）。

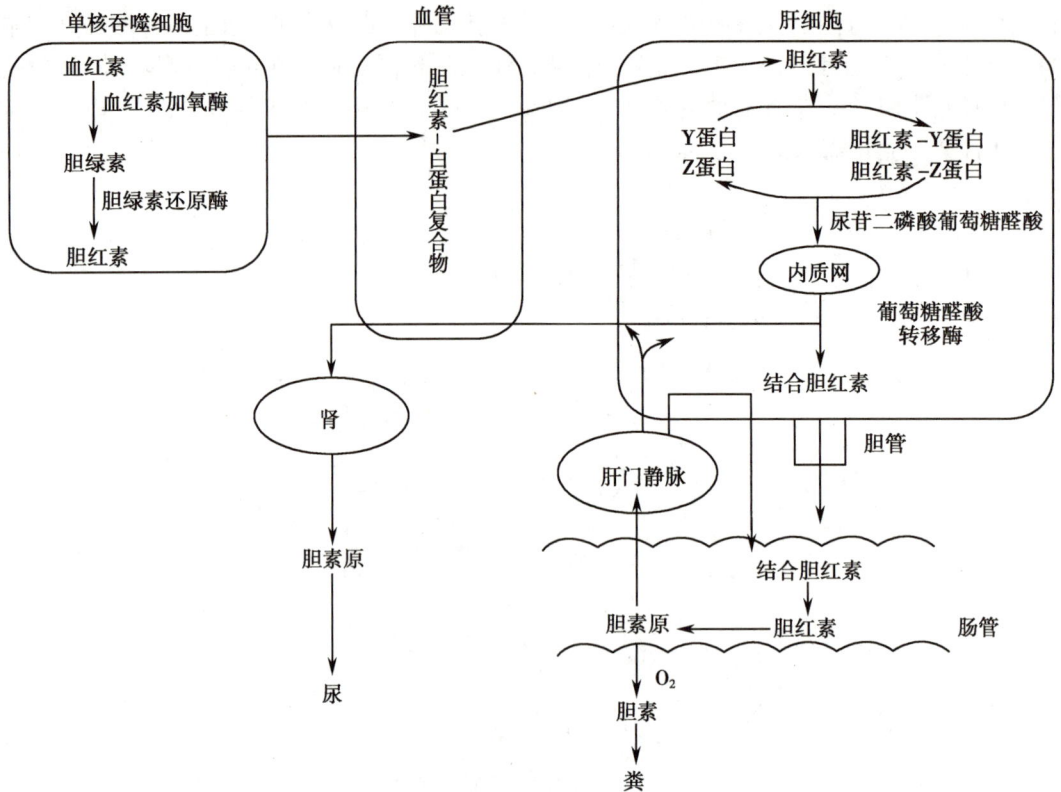

图 14-3　胆红素代谢

三、肝胆疾病的代谢紊乱

肝胆疾病的代谢紊乱包括蛋白质代谢紊乱、糖代谢紊乱、脂质代谢紊乱、胆红素代谢紊乱及胆汁酸代谢紊乱等。

（一）蛋白质代谢紊乱

蛋白质代谢发生紊乱时，主要表现为血浆白蛋白和总蛋白的水平下降，下降程度取决于肝损害的类型、严重程度和持续的时间。

在急性肝损伤时，由于肝脏的储备能力很强和多数蛋白质的半衰期较长，故血浆总蛋白与白蛋白浓度变化不大。

在慢性肝病时，血浆中白蛋白降低，而γ-球蛋白升高，出现白蛋白与球蛋白比值（A/G）降低，甚至倒置。白蛋白合成不足致使血浆胶体渗透压下降，是肝纤维化患者水肿和腹腔积液形成的重要原因。对于肝硬化患者，门静脉高压和肝功能受损导致进入肝脏的氨基酸减少，进而影响了蛋白质的合成，因此患者可出现水肿，甚至出现腹腔积液与胸腔积液。

（二）糖代谢紊乱

轻度肝损伤很少出现糖代谢紊乱。当发生严重肝损伤时，糖耐量异常。原因是肝糖原合成障碍，进食后不能及时地把摄入的葡萄糖合成肝糖原，因而引发血糖升高；而空腹时贮存的肝糖原较少，导致血糖降低。此外，肝病时磷酸戊糖途径和糖酵解途径相对增强，糖有氧氧化及三羧酸循环运转不佳，血中丙酮酸和乳酸水平显著上升。

（三）脂质代谢紊乱

肝脏在脂质的消化、吸收、运输、合成及转化等过程中都起重要作用。

肝细胞损伤时,胆汁酸代谢紊乱,引起胆汁中胆汁酸含量下降及分泌量减少,出现脂质消化吸收不良症状,如恶心、厌油腻和水样腹泻或者脂肪泻。肝功能障碍会影响胆固醇的合成、酯化和排泄,血浆胆固醇含量增加,而胆固醇酯生成减少,因此胆固醇酯/胆固醇比值下降。由于肝内脂肪氧化分解降低和磷脂合成障碍,导致脂肪无法有效输出,从而在肝细胞内沉积形成脂肪肝。

在肝功能严重障碍时,肝合成胆固醇和高密度脂蛋白(HDL)减少,极低密度脂蛋白(VLDL)输出减少,由此可引起血浆中总胆固醇(TC)、甘油三酯(TG)、低密度脂蛋白(LDL)及 HDL 减少,尤其以 HDL 下降最明显。

慢性肝内外胆汁淤积患者,血浆出现异常的大颗粒脂蛋白 X(lipoprotein-X,LP-X),同时胆固醇和磷脂含量明显增高。在酒精性肝炎时,乙醇可诱导载脂蛋白 A I(ApoA I)表达增加,HDL 特别是 HDL_3 可能升高。

(四)胆红素代谢紊乱

正常人血清胆红素总量小于 17.1μmol/L,其中约 80% 是非结合胆红素。当体内胆红素生成过多,或肝脏对胆红素的摄取、转化及排泄能力下降时均可引起胆红素代谢紊乱,导致血浆胆红素含量增多。

当血清胆红素含量超过 17.1μmol/L 时称为高胆红素血症(hyperbilirubinemia)。胆红素为橙黄色,过量的胆红素可扩散进入组织造成黄染,尤其是巩膜、黏膜或皮肤中含有较多的弹性蛋白,弹性蛋白与胆红素有较强的亲和力。当血清中胆红素浓度超过 34.2μmol/L 时,可出现巩膜、皮肤及黏膜黄染,临床上称其为黄疸(jaundice)。黄疸的程度取决于血浆胆红素的浓度。若血清胆红素浓度超过参考值(17.1μmol/L),但未超过 34.2μmol/L,肉眼未见组织黄染,临床上称其为隐性黄疸。常见黄疸类型包括溶血性黄疸、肝细胞性黄疸和梗阻性黄疸。

1. 溶血性黄疸 溶血性黄疸(hemolytic jaundice)是指多种原因导致红细胞大量破坏,因而胆红素生成加速,超过了肝脏的处理能力,引起患者出现高非结合胆红素血症。这种情况下,肝脏对胆红素的处理能力增加,过多的胆红素排入肠道,胆红素的肠肝循环也增强。溶血性黄疸的特征为:①血清总胆红素、非结合胆红素含量增高;②结合胆红素浓度改变不大或轻度增加,尿胆红素阴性;③尿胆素原和尿胆素含量增多,粪胆素原与粪胆素也增加;④伴有其他特征如贫血、脾大及末梢血液网织红细胞增多等。输血不当、药物、某些疾病(如恶性疟疾、过敏等)均可引起溶血性黄疸发生。

2. 肝细胞性黄疸 肝细胞性黄疸(hepatocellular jaundice)是由肝细胞受损,造成其摄取、结合和排泄胆红素的能力降低所致。一方面肝脏摄取胆红素障碍,造成血中非结合胆红素升高;另一方面肝细胞受损肿胀,压迫毛细胆管,造成肝内毛细胆管阻塞,而后者与肝血窦直接相通,使肝内部分结合胆红素反流入血,使血液中结合胆红素浓度升高。此外,经肠肝循环入肝的胆素原可经损伤的肝细胞进入体循环,并从尿中排出,使尿胆素原升高。但若胆小管阻塞严重,则尿胆素原反而降低。肝细胞性黄疸的特征为:①血清非结合胆红素与结合胆红素均升高;②尿胆红素呈阳性;③尿胆素原升高或降低;④粪胆素原含量正常或降低,粪便颜色可变浅;⑤其他特征如血清转氨酶活性明显升高。肝细胞性黄疸常见于肝实质性疾病如各种肝炎、肝硬化、肝肿瘤及中毒等引发的肝损伤。

3. 梗阻性黄疸 梗阻性黄疸(obstructive jaundice)是指各种原因引起胆管系统阻塞,胆汁排泄障碍,使胆小管和毛细胆管内的压力增大而破裂,导致结合胆红素逆流进入血液,造成血液结合胆红素升高,因而从肾脏排出体外,尿胆红素呈现阳性;由于胆管阻塞,肠道胆素原生成减少,尿胆素原水平降低。梗阻性黄疸的特征为:①血清结合胆红素升高明显,非结合胆红素升高不明显;②尿胆红素呈强阳性,尿的颜色加深;③尿胆素原降低或消失;

④粪胆素原及胆素含量降低,完全阻塞的患者粪便呈灰白色或白陶土色;⑤其他特征如血清胆固醇和碱性磷酸酶活性明显升高等。梗阻性黄疸常见于胆管炎症、肿瘤(尤其是胰头癌)、胆结石或先天性胆管闭锁等疾病。

4. 新生儿黄疸　新生儿黄疸(neonatal jaundice)是指新生儿时期,胆红素代谢异常引起血中非结合胆红素水平升高,而出现以皮肤、黏膜及巩膜黄染为特征的症状,是新生儿中最常见的现象。引起新生儿黄疸的原因主要有:①新生儿体内红细胞数量相对较多,寿命较短,破坏增多,引起胆红素产生过多;②肝细胞内葡萄糖醛酸转移酶活性不高;③新生儿肝细胞内缺乏 Y 蛋白,胆红素的摄取能力不及成人;④母乳中含有孕二醇,对葡萄糖醛酸转移酶有抑制作用;⑤无效红细胞生成等。一般而言,生理性黄疸对机体不构成损害,通常不需要特殊治疗,加强喂养,促进胆红素排泄即可。

(五)胆汁酸代谢紊乱

肝脏在胆汁酸代谢中扮演关键角色,其合成、摄取和分泌胆汁酸的功能,以及胆道、门静脉系统和肠道的功能状况,都是影响胆汁酸代谢的重要因素。肝细胞受损时,肝细胞合成和摄取胆汁酸能力下降,导致胆汁酸池变小,胆汁中胆汁酸浓度降低。胆汁淤积时,常出现胆汁反流和门静脉分流,引起血清和尿液中胆汁酸浓度显著升高。小肠疾病时胆汁酸重吸收减少,胆汁酸肠肝循环受阻,血清胆汁酸水平降低,出现不同程度的水样腹泻并伴脂肪泻。

第二节　肝胆疾病的生物化学检测

肝胆疾病病因多样、临床症状复杂,为了解、评估肝脏功能及发现肝脏损伤而设计的实验室检测方法,广义上统称为肝功能试验(liver function test),主要包括反映肝脏代谢功能状态的相关指标和反映肝损伤的相关指标。

一、蛋白质代谢功能检测

反映肝细胞蛋白质合成功能的指标有血清总蛋白(TP)、白蛋白(Alb)、前白蛋白(PAB)、胆碱酯酶(ChE)、凝血酶原时间(PT)。它们都是由肝细胞合成,当肝脏蛋白质合成功能下降时,以上相关蛋白在血液中的浓度也降低,其降低程度与肝细胞合成功能损害程度呈正相关。

(一)血清总蛋白、白蛋白和白蛋白/球蛋白比值与肝脏功能

人体 90% 以上的 TP 和全部的血清 Alb 是由肝脏合成的,因此 TP 和 Alb 含量是反映肝脏合成功能的重要指标(检测方法见第五章)。

当肝脏发生病变时,Alb 的合成减少。持续测定 TP 中的 Alb、G 及 A/G 比值,可以了解肝脏病情、病程的变化,为肝病的诊断及治疗提供重要信息。

1. 急性肝炎时,由于肝脏强大的代偿能力与 Alb 半衰期相对较长,血清 Alb 水平变化不明显,不能及时反映肝细胞合成蛋白质的能力,单纯检测 A/G 比值亦无特异性。

2. 慢性肝炎、肝脏占位性病变和肝纤维化时,由于病程较长,肝功能受损严重,Alb 合成不足导致血清 Alb 水平下降。同时,机体免疫系统产生更多的 G 使血清 G 水平增加。因此,在慢性肝炎、肝脏占位性病变和肝纤维化时,A/G 比值降低甚至倒置。测定 A/G 比值的改变,对慢性肝炎、肝脏占位性病变和肝纤维化的疗效评价具有重要意义。

3. 梗阻性黄疸时,A/G 比值虽有变化,但不倒置;门静脉性肝纤维化时,A/G 比值明显倒置,提示预后不佳。A/G 比值对长期梗阻性黄疸、慢性活动性肝炎所导致的肝纤维化、门

静脉高压、腹腔积液、肝功能代偿是否良好等具有参考诊断价值，并且对此类患者的治疗效果有追踪评估的价值。

（二）血清前白蛋白与肝脏功能

前白蛋白（PAB）是由肝细胞合成的快速转运蛋白之一，血清 PAB 是反映机体营养状况及肝功能的灵敏指标（检测方法见第五章）。

PAB 半衰期约为 2 天，较其他血浆蛋白短，因此 PAB 的检测更能早期反映肝损伤，其特异度与灵敏度高于其他肝功能检测。PAB 的血清浓度明显受营养状况及肝功能状态的影响。

（三）血浆凝血酶原时间

凝血酶原时间（prothrombin time，PT）是指在缺乏血小板的血浆中加入过量的组织因子后，凝血酶原转化为凝血酶，导致血浆凝固所需要的时间。由于凝血过程中的大多数凝血因子都由肝脏合成，故肝脏合成功能受损时，PT 延长。被检血浆 PT 比对照血浆延长 3 秒以上有临床意义。

PT 是反映肝脏合成功能、储备功能、病变严重程度及预后的重要指标。PT 是外源性凝血系统较为灵敏和最为常用的筛选试验。在急性肝病时，PT 延长提示可能发生严重的肝损害。慢性肝病时，PT 延长亦预示远期预后不良。

（四）血清胆碱酯酶

1. 生化及生理　胆碱酯酶（cholinesterase，ChE）是一类催化酰基胆碱水解的酶类，又称酰基胆碱水解酶。该酶分为两种形式，一种存在于中枢神经灰质、神经节等处，主要作用于乙酰胆碱，称为真性胆碱酯酶或乙酰胆碱酯酶（acetylcholinesterase，AChE）；另一种存在于中枢神经白质、血浆、肝、胰、肠系膜和子宫等处，其生理作用不明，称为拟胆碱酯酶（pseudocholinesterase，PChE）。

2. 检测方法

（1）方法分类：测定胆碱酯酶的方法有以下三种。①以乙酰胆碱为底物，测定水解反应生成的酸，可利用碱滴定法、电化学法或指示剂测 pH 法；②以乙酰胆碱为底物，测定酶反应后剩余的过量底物，如羟胺比色法，该法操作复杂，试剂稳定性差，已很少使用；③以人工合成的底物代替乙酰胆碱，测定生成的产物胆碱衍生物，可以连续监测吸光度的变化，是目前最常用的方法。

（2）检测原理：PChE 催化丁酰硫代胆碱水解生成丁酸盐和硫代胆碱。硫代胆碱与无色的 5,5′- 二硫代双（2- 硝基苯甲酸）（简称 DTNB）反应，形成黄色的 5- 巯基 -2- 硝基苯酸（简称 5-MNBA）。在 410nm 处测定吸光度变化率以计算 PChE 活性。

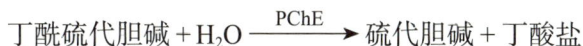

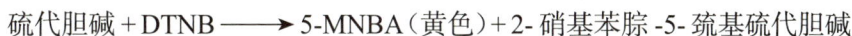

$$丁酰硫代胆碱 + H_2O \xrightarrow{PChE} 硫代胆碱 + 丁酸盐$$

$$硫代胆碱 + DTNB \longrightarrow 5\text{-}MNBA（黄色） + 2\text{-}硝基苯腙 -5\text{-} 巯基硫代胆碱$$

3. 参考区间　620～1 370U/L。

4. 临床意义　肝实质细胞损害时 PChE 活性降低，病变程度越重，PChE 活性下降亦越明显。血清 ChE 活性增加主要见于肾病综合征。有机磷毒剂是 AChE 与 PChE 的强烈抑制剂，测定血清 ChE 可以协助有机磷农药中毒的诊断。

二、胆红素代谢功能检测

肝脏发生病变时，胆红素代谢紊乱，血清中各种胆红素成分可出现一系列的变化。因此，血清胆红素测定对各种肝病诊断有重要价值，是临床上常用的肝功能检查项目。

（一）血清胆红素测定

1. 生化及生理　胆红素（bilirubin）是胆色素的一种，是人胆汁中的主要色素，呈橙黄色。

它是体内铁卟啉化合物的主要代谢产物。血清胆红素水平是临床上判定黄疸的重要依据，也是反映肝功能的重要指标。

2. 检测方法 胆红素的检测方法有重氮法、氧化法、高效液相色谱法、干化学法等。临床常用方法为重氮法和氧化法。重氮法包括改良 J-G 法、二甲亚砜法及二氯苯重氮盐法等；氧化法包括氧化酶法和化学氧化法。其中改良 J-G 法的灵敏度高，准确度和精密度好，溶血干扰小，能同时测定非结合胆红素和结合胆红素，适用于自动化分析，是 WHO 和国家卫生健康委临床检验中心推荐的方法。氧化酶法的特异性和准确度均好，重复性好，抗干扰能力优于重氮法，溶血干扰小，样品和试剂用量小，适用于自动化分析，有发展为参考方法的可能。

（1）重氮法：在 pH 6.5 条件下，血清结合胆红素可直接与重氮试剂反应，生成偶氮胆红素；非结合胆红素在加速剂咖啡因 - 苯甲酸钠 - 乙酸钠作用下，破坏其分子内氢键，与重氮试剂发生反应，生成偶氮胆红素。加入碱性酒石酸钠后，紫色偶氮胆红素（吸收峰 530nm）转变为蓝绿色偶氮胆红素（吸收峰 600nm），提高了检测的灵敏度和特异度。

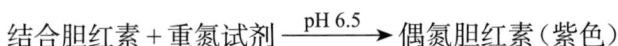

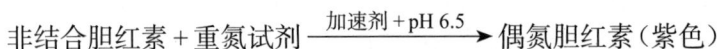

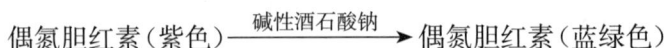

$$结合胆红素 + 重氮试剂 \xrightarrow{pH\,6.5} 偶氮胆红素（紫色）$$

$$非结合胆红素 + 重氮试剂 \xrightarrow{加速剂 + pH\,6.5} 偶氮胆红素（紫色）$$

$$偶氮胆红素（紫色）\xrightarrow{碱性酒石酸钠} 偶氮胆红素（蓝绿色）$$

（2）胆红素氧化酶法：胆红素在胆红素氧化酶（bilirubin oxidase, BOD）的催化下生成胆绿素，继而被氧化成淡紫色化合物。随着胆红素被氧化，黄色胆红素逐渐减少，在 450nm 处吸光度下降，其下降程度与胆红素被氧化的量相关。

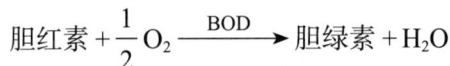

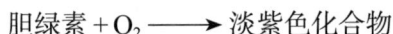

$$胆红素 + \frac{1}{2}O_2 \xrightarrow{BOD} 胆绿素 + H_2O$$

$$胆绿素 + O_2 \longrightarrow 淡紫色化合物$$

在 pH 8.0 条件下，非结合胆红素和结合胆红素均被氧化。因而检测 450nm 波长处吸光度的下降值可以反映总胆红素含量。加入十二烷基硫酸钠及胆酸钠等阴离子表面活性剂可以加速其氧化。在 pH 3.7～4.5 缓冲液中，BOD 仅能催化结合胆红素反应，而非结合胆红素不能被氧化。用溶于人血清的二牛磺酸胆红素作为标准品，通过检测 450nm 处吸光度的下降值，计算结合胆红素的含量。

3. 参考区间 成人血清总胆红素，3.4～17.1μmol/L；结合胆红素，0～6.8μmol/L；非结合胆红素，1.7～10.2μmol/L。

4. 临床意义

（1）血清总胆红素测定的意义

1）黄疸及黄疸程度的判断：总胆红素浓度达到 17.1～34.2μmol/L 时为隐性黄疸，总胆红素浓度大于 34.2μmol/L 时为显性黄疸。

2）肝细胞损害程度和预后的判断：总胆红素浓度明显升高反映有严重的肝细胞损害。但某些疾病如胆汁淤积性肝炎时，尽管肝细胞受累较轻，血清总胆红素也可升高。

3）新生儿溶血病的判断：血清总胆红素有助于了解疾病严重程度。

4）再生障碍性贫血及数种继发性贫血（主要见于癌症或慢性肾炎）的判断：血清总胆红素减少。

（2）血清结合胆红素测定的意义：结合胆红素与总胆红素比值可用于鉴别黄疸类型。当两者比值 <20%，常见于溶血性黄疸、恶性贫血及红细胞增多症等；比值 >20%～<50%，主要见于肝细胞性黄疸；比值 >50%，主要见于梗阻性黄疸。但以上几类黄疸，尤其是肝细胞性黄疸与梗阻性黄疸之间有重叠。

（3）黄疸的鉴别诊断：血清中结合胆红素、非结合胆红素的测定及尿液中尿胆红素、尿胆素原的测定对黄疸的鉴别诊断有重要价值（表14-1）。

表 14-1　三种类型黄疸的鉴别诊断

类型	血清胆红素			尿液胆色素		粪便颜色
	CB	UCB	CB/TB	尿胆红素	尿胆素原	
正常人	无或极微	有	0.2～0.4	(−)	少量	棕黄色
溶血性黄疸	↑	↑↑↑	<0.2	(−)	↑↑↑	加深
肝细胞性黄疸	↑↑	↑↑	>0.2～<0.5	(+)	N/↑	变浅
梗阻性黄疸	↑↑↑	↑	>0.5	(++)	减少或无	变浅或无

注：CB表示血清总胆红素；N为正常，↑表示轻度增加，↑↑表示中度增加，↑↑↑表示明显增加；(−)表示阴性，(+)表示阳性，(++)表示强阳性。

（4）反映肝细胞损害程度和判断预后：血清胆红素的测定用于判断肝细胞损害程度时不灵敏。但是，如果肝脏疾病中胆红素浓度明显增高则提示有严重的肝细胞损害。

（二）δ-胆红素的测定

1. 生化及生理　血液胆红素进行高效液相色谱法分析时，可以分离出四个组分，分别为α-胆红素、β-胆红素、γ-胆红素和δ-胆红素。α-胆红素为非结合胆红素，β-胆红素和γ-胆红素为结合胆红素，分别结合一个和两个葡萄糖醛酸分子。δ-胆红素（δ-bilirubin）正常含量很少，当结合胆红素升高，超过肾阈值时，反流回血液的结合胆红素与白蛋白发生非酶促反应而形成共价结合物，使δ-胆红素水平升高。δ-胆红素半衰期较长，约21天。

2. 检测方法　高效液相色谱法和染料亲和色谱。

3. 参考区间　δ-胆红素占总胆红素的百分比为0.3%～4.1%。

4. 临床应用　δ-胆红素占总胆红素的百分比有助于肝性黄疸和肝后黄疸的诊断和鉴别诊断；可以作为急性黄疸性肝炎恢复期指标，肝炎恢复期的患者尿胆红素即使消失，血清中δ-胆红素仍很高。

三、胆汁酸代谢功能检测

胆汁酸在肝脏中由胆固醇合成，随胆汁分泌入肠道，并经肠肝循环被反复利用。因此胆汁酸测定能反映肝细胞合成、摄取及分泌功能，并与胆道排泄功能有关。它对肝胆系统疾病诊断的灵敏度和特异度高于其他指标。

（一）总胆汁酸的测定

1. 生化及生理　总胆汁酸（total bile acid，TBA）是胆固醇在肝脏分解及肠肝循环中的一组代谢产物，包括初级胆汁酸和次级胆汁酸。当肝细胞发生病变或肝内外阻塞时，胆汁酸代谢发生障碍反流入血，血清总胆汁酸浓度升高。因此，总胆汁酸水平变化可灵敏地反映肝脏功能。

2. 检测方法　血清TBA检测方法有酶循环法、酶偶联比色法。酶循环法简便、快捷，能进行自动化分析，是目前临床推荐的方法（原理见第四章）。胆汁酸在血浆中只有微摩尔水平，采用酶循环法可使灵敏度增加数十倍，特异性强，线性范围宽，干扰小，是目前临床最常用的方法。

3. 参考区间　0～10μmol/L。

4. 临床意义　各类肝胆疾病的TBA呈现不同程度的升高。急性肝炎与肝癌均为100%，肝纤维化为87.5%，慢性肝炎、胆道疾病也在65%以上，因此肝胆疾病中TBA测定比传统肝功能指标都灵敏，尤其适用于有可疑肝病但其他生化指标正常或有轻度异常的诊断。此外，动态监测餐后血清 TBA 水平，可以观察急性肝炎的慢性转化过程或慢性肝炎的纤维化过程。

（二）胆汁酸谱的测定

1. 生化及生理 胆汁酸谱（bile acid profile）是指测定血清标本中总胆汁酸的浓度及多种胆汁酸组分的浓度，包括熊脱氧胆酸、甘氨胆酸、石胆酸、鹅脱氧胆酸等 15 种。这 15 种胆汁酸按结构可分为游离胆汁酸和结合胆汁酸；按极性可分为亲水性胆汁酸和疏水性胆汁酸。疏水性胆汁酸具有细胞毒性，可以引起细胞膜通透性增加，导致肝细胞坏死。亲水性胆汁酸则利于胆汁形成，具有细胞保护作用和拮抗疏水性胆汁酸细胞毒性的作用。

2. 检测方法 LC-MS/MS。

3. 临床意义 胆汁酸谱常被临床用来诊断和治疗妊娠肝内胆汁淤积症（ICP）。胆汁酸水平改变是 ICP 主要的实验室证据，其中石胆酸是诊断和判断 ICP 病情最灵敏的指标，当石胆酸升高、胆酸升高、总胆酸/鹅脱氧胆酸比值＞1 时，则提示 ICP。

四、酶及同工酶的检测

肝脏是人体含酶最丰富的器官，酶蛋白含量约占肝总蛋白含量的 2/3。肝细胞中所含酶种类已知的有数百种，在全身物质代谢及生物转化中起重要作用，但常用于临床诊断的仅 10 余种（表 14-2）。血清中的酶活性变化能反映肝脏的病理状态，是肝脏疾病实验室检查中应用最广泛的检测项目。

表 14-2 临床常检测的肝脏酶类

名称	分布	功能	检测方法	临床意义
丙氨酸转氨酶（ALT）	肝脏、肾脏、心脏、骨骼肌	催化氨基转移	连续监测法（340nm）	急性肝损伤
天冬氨酸转氨酶（AST）	心脏、肝脏、骨骼肌、肾脏	催化氨基转移	连续监测法（340nm）	慢性肝炎、肝硬化、肝癌
谷氨酸脱氢酶（GLDH）	肝脏、心肌及肾脏	催化 L-谷氨酸脱氢	连续监测法（340nm）	肝脏损伤程度
碱性磷酸酶（ALP）	肝脏、骨骼、肠、肾脏和胎盘	催化有机磷酸酯水解	连续监测法（405nm）	肝胆疾病
γ-谷氨酰转移酶（GGT）	肾小管近端、肝脏、胰腺	催化 γ-谷氨酰基转移	连续监测法（410nm）	肝脏疾病、胆道梗阻、酒精性肝病
5'-核苷酸酶（5'-NT）	肝脏、胆、肠、脑、心脏、胰腺等	催化 5'-核糖核苷酸水解	连续监测法（550nm）	肝胆疾病；肝胆与骨骼疾病的鉴别诊断
单胺氧化酶（MAO）	肝脏、肾脏、胰腺、心脏等	催化单胺氧化脱氨基	连续监测法（340nm）	肝脏纤维化

（一）血清转氨酶

1. 生化及生理 血清转氨酶主要有 ALT 和 AST。ALT 主要分布在肝脏，其次是骨骼肌、肾脏、心肌等组织中。在肝细胞中，ALT 主要存在于胞质，线粒体中较少，细胞内/外酶活性约为 5 000/1。当肝细胞受损坏死时，只要有 1/1 000 肝细胞中的 ALT 进入血液就足以使血中 ALT 升高 1 倍。AST 主要分布在心肌，其次在肝脏、骨骼肌和肾脏组织中。而且肝细胞中的 AST 大约 70% 在线粒体中，即线粒体 AST（ASTm）。因此肝细胞损伤时，ALT 比 AST 更加灵敏，AST 更能反映肝细胞的损伤程度。临床上将血清 AST 与 ALT 的活性比值称为 DeRitis 比值（DeRitis ratio），用于评估肝细胞的功能。

2. 临床意义

（1）急性病毒性肝炎：ALT与AST均显著升高，可达正常上限的20~50倍，甚至100倍，但ALT升高更明显。通常ALT>300U/L、AST>200U/L、DeRitis比值<1，是诊断急性病毒性肝炎的重要依据。在肝炎病毒感染后1~2周，转氨酶达高峰，在第3周到第5周逐渐下降，DeRitis比值逐渐恢复正常。但转氨酶的升高程度与肝脏损伤的严重程度无关。在急性肝炎恢复期，如转氨酶活性不能降至正常或再上升、DeRitis比值有升高倾向提示急性病毒性肝炎转为慢性。急性重症肝炎时，病程初期转氨酶升高，以AST升高显著，如在症状恶化时，黄疸进行性加深，酶活性反而降低，即出现"胆酶分离"现象，提示肝细胞严重坏死，预后不佳。

（2）慢性病毒性肝炎：慢性病毒性肝炎时，转氨酶轻度上升（100~200U/L）或正常，DeRitis比值<1。若AST升高较ALT显著，即DeRitis比值>1，提示慢性肝炎进入活动期可能。

（3）非病毒性肝病：酒精性肝病、药物性肝炎、脂肪肝、肝癌等非病毒性肝病时转氨酶轻度升高或正常，且DeRitis比值均>1，其中肝癌时DeRitis比值≥3。

（4）肝硬化：转氨酶活性取决于肝细胞进行性坏死的程度，DeRitis比值≥2，终末期肝硬化转氨酶活性正常或降低。

（5）肝内、外胆汁淤积：转氨酶活性通常正常或轻度上升。

（二）乳酸脱氢酶及同工酶

LDH活性检测可用于急性肝炎、活动性肝病的辅助诊断和鉴别诊断。LDH_5主要存在于横纹肌和肝脏内，肝病时LDH_5水平升高，LDH_5>LDH_4。肝细胞损伤或坏死后，向血液中释入大量的LDH_4和LDH_5，致使血中LDH_5/LDH_4比值升高，故LDH_5/LDH_4>1可作为肝细胞损伤的指标。急性肝炎以LDH_5明显升高，LDH_4不增，LDH_5/LDH_4>1为特征；若血清LDH_5持续升高或下降后再度升高，则可认为是慢性肝炎；肝性脑病患者的血清LDH_5、LDH_4活性极高时，常提示预后不良；原发性肝癌以血清LDH_4>LDH_5较为常见。

（三）γ-谷氨酰转移酶

血清中γ-谷氨酰转移酶（GGT）主要来自肝胆系统。GGT在肝脏中广泛分布于肝细胞的毛细胆管一侧和整个胆管系统，因此当肝内合成亢进或胆汁排出受阻时，血清中GGT增高。

1. 急性肝炎时，GGT呈现中等程度升高。慢性肝炎、肝纤维化的非活动期，GGT在正常区间。如GGT持续升高，则表示病情可能恶化。

2. 嗜酒者血清中GGT常升高，酒精性肝炎、酒精性肝纤维化者GGT也几乎都上升。酒精中毒患者如不伴有肝病，戒酒后GGT迅速下降；如有肝病存在，即使戒酒后GGT仍持续升高。

3. 胆道梗阻性疾病时GGT活性亦升高，肝内梗阻诱使肝细胞产生大量的GGT，甚至达到参考区间上限10倍以上。

4. 脂肪肝、胰腺炎、胰腺肿瘤及前列腺肿瘤等疾病可以导致GGT轻度增高。

5. 服用某些药物如安替比林、苯巴比妥及苯妥英钠等，血清GGT活性亦常升高。过度食用高蛋白补品将会增加肝脏负担，导致GGT活性升高。

（四）碱性磷酸酶

碱性磷酸酶（ALP）有六种同工酶，其中ALP1、ALP2、ALP6均来自肝脏，胆道系统梗阻性疾病时ALP水平均可增高。

1. 梗阻性黄疸时，如胆道结石及肿瘤、胰头癌，患者血中ALP浓度呈明显持续性升高，可升高10倍以上，梗阻消除后恢复正常。

2. 肝炎或肝硬化时,ALP 活性可轻度增高,很少超过正常上限的 3 倍。

3. 原发性或继发性肝癌时,ALP 活性可轻度增高,肿瘤组织压迫附近胆小管使之阻塞,肿瘤组织或炎症可刺激周围肝细胞产生过多 ALP。如肝脏疾病患者 ALP 持续轻度升高,应考虑肝有无占位性病变。

临床上测定 ALP 主要用于骨骼、肝胆系统疾病的诊断和鉴别诊断,尤其是黄疸的鉴别诊断。对于不明原因的高血清 ALP 水平,可测定同工酶以协助明确其器官来源。

(五)谷氨酸脱氢酶

1. 生化及生理 谷氨酸脱氢酶(glutamate dehydrogenase,GLDH)是线粒体酶,集中分布在肝小叶的中央区域。在不涉及线粒体的肝细胞损伤时(如弥漫性炎症期的急性肝炎),GLDH 向外释放较少,血清中该酶活性多正常或轻度增高。当肝细胞坏死时,线粒体受损而释放出大量 GLDH,血清该酶活性显著增高。因此 GLDH 是检测线粒体受损程度的指标,亦是肝实质损害的灵敏指标。

2. 检测方法 连续监测方法测定血清 GLDH。α- 酮戊二酸和 NH_4^+ 在 GLDH 的催化下迅速生成谷氨酸,同时 NADH 氧化为 NAD^+,通过检测 340nm 波长处吸光度的下降速率,可计算出 GLDH 活性。

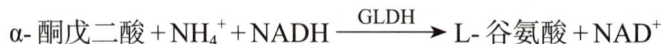

$$\alpha\text{- 酮戊二酸} + NH_4^+ + NADH \xrightarrow{\text{GLDH}} L\text{- 谷氨酸} + NAD^+$$

3. 参考区间 4～22U/L。

4. 临床意义 GLDH 与 ALT(或 AST)在肝内分布区域不同,计算 AST/GLDH 或 ALT/GLDH 比值,对肝脏疾病的鉴别诊断有一定的参考价值。GLDH 升高较明显时,表明肝小叶中央坏死。在酒精中毒伴肝坏死时,血清中该酶活性升高比其他酶灵敏,而肝癌、梗阻性黄疸时血清 GLDH 无变化。常引起 GLDH 升高的疾病有:①酒精中毒伴肝坏死、局部缺血及卤烷中毒等;②急性黄疸性肝炎、慢性肝炎及肝纤维化等。

(六)单胺氧化酶

1. 生化及生理 单胺氧化酶(monoamine oxidase,MAO)是一种含铜的酶,分布在肝、肾、胰、心等器官。MAO 分为两类:一类存在于肝、肾等组织的线粒体中,在有氧的情况下,催化各种单胺的氧化脱氢反应;另一类存在于结缔组织,是一种细胞外酶,催化胶原分子中赖氨酰或羟赖氨酰残基的末端氧化成醛基。MAO 可加速胶原纤维的交联,血清 MAO 活性与体内结缔组织增生呈正相关,因此临床上常用 MAO 活性测定来观察肝脏纤维化程度。

2. 检测方法 连续监测法。MAO 催化底物苄胺氧化产生苄醛、NH_4^+ 和过氧化氢,通过偶联 GLDH,使 α- 酮戊二酸、NH_4^+ 和 NADH 转变为 L- 谷氨酸和 NAD^+,通过检测 340nm 波长处吸光度的下降速率,测算样本中 MAO 活性。

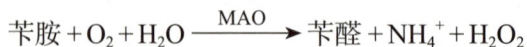

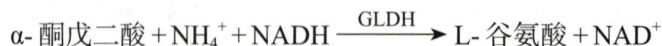

$$\text{苄胺} + O_2 + H_2O \xrightarrow{\text{MAO}} \text{苄醛} + NH_4^+ + H_2O_2$$

$$\alpha\text{- 酮戊二酸} + NH_4^+ + NADH \xrightarrow{\text{GLDH}} L\text{- 谷氨酸} + NAD^+$$

3. 参考区间 0～3U/L。

4. 临床意义 血清 MAO 的活性高低能反映肝脏纤维化的程度,是诊断肝纤维化的重要指标。

(1)肝纤维化患者血清 MAO 活性升高的阳性率可在 80% 以上,最高值可以超过参考范围的两倍。血清 MAO 活性升高与肝表面结节形成的进程相平行。

(2)各型肝炎急性期患者血清 MAO 活性不增高。但在暴发性重症肝炎或急性肝炎有肝坏死时,由于线粒体被破坏,血清 MAO 活性可升高,严重脂肪肝患者 MAO 亦升高。

(3)如果肝癌患者 MAO 增高,表明该患者同时伴有肝纤维化。

（4）MAO 活性升高还见于甲状腺功能亢进、糖尿病合并脂肪肝、充血性心力衰竭及肢端肥大症等疾病。

五、肝脏纤维化相关标志物检测

（一）肝纤维化

肝纤维化（hepatic fibrosis）是指肝脏内弥漫性细胞外基质沉积而导致的肝脏间质纤维化。主要表现为肝脏细胞外基质（即胶原、糖蛋白和蛋白多糖等）弥漫性过度沉积与异常分布，可进展为肝硬化。其分子机制是慢性肝损伤导致细胞因子、活性氧类（ROS）等炎性因子产生，会使肝星状细胞（HSC）活化成肌成纤维细胞，继而引起细胞外基质（ECM）过度积累，造成肝脏瘢痕，最终形成肝纤维化。乙型肝炎、丙型肝炎、酒精性肝炎（ALD）、代谢综合征诱发的非酒精性脂肪性肝炎（NASH）等是诱发肝纤维化的主要原因。

（二）肝纤维化标志物

肝纤维化的诊断主要依赖于肝活体组织检查（简称活检），能较客观地反映肝纤维化的程度，但具有一定的风险性和局限性，尚未能找到一种理想的、灵敏的、特异的血清学指标。理想的肝纤维化血清学标志物应具备的条件包括：①对肝脏特异度高；②不受肝、肾和单核巨噬细胞廓清的影响；③能反映 ECM 合成和降解的动力学平衡；④有助于诊断临床显著性肝纤维化并监视其进程和治疗反应；⑤易测定并具有良好的重复性。

研究发现Ⅲ型前胶原、Ⅳ型胶原、层粘连蛋白和透明质酸可能是肝纤维化标志物的候选者。但是，这些生物标志物均受肝脏的炎症影响较大，因此特异性不强。

1. Ⅲ型前胶原 Ⅲ型前胶原（type Ⅲ procollagen，PCⅢ）反映肝内Ⅲ型胶原的合成情况，血清中的含量与肝纤维化程度一致，与血清 γ- 球蛋白水平明显相关，PCⅢ与肝纤维化形成的活动程度密切相关。

2. Ⅳ型胶原 Ⅳ型胶原（type Ⅳ collagen，Ⅳ-C）是构成基底膜的主要成分，存在于肝门静脉血管区、中央静脉周围、沿窦状隙分布，其血清含量增高可较灵敏地反映基底膜胶原更新率，反映肝纤维化的过程，是肝纤维化的早期标志之一，随着病情进展含量逐步升高。

3. 层粘连蛋白 层粘连蛋白（laminin，LN）是基底膜特异的非胶原性结构蛋白，其主要功能是在细胞表面形成网络结构并将细胞固定在基膜上，与肝纤维化活动程度及门静脉压力呈正相关。

4. 透明质酸 透明质酸（hyaluronic acid，HA）是基质成分之一，由间质细胞合成，可以较准确灵敏地反映肝内已经生成的纤维量及肝细胞受损程度，其血清浓度随病情进展不断升高。

（三）肝纤维化风险谱

肝纤维化风险谱（liver fibrosis risk profile）是指通过临床大数据研究，发现肝纤维化的风险因素，通过人工智能构建算法，从而预测肝纤维化的风险程度。目前有大量肝纤维化风险预测模型被研发，下面介绍几种临床常用的模型。

1. APRI 评分 APRI 评分（AST to PLT ratio index，APRI index）是天冬氨酸转氨酶（AST）和血小板（PLT）比率指数。它的计算公式是：

$$APRI = AST \div URL \times 100/PLT (10^9/L)$$

式中，URL 是 AST 的参考上限，单位为 U/L。

APRI 评分标准：>0.5，提示存在显著肝纤维化；>1.0，可作为肝硬化的诊断依据。2024年世界卫生组织发布的《慢性乙型肝炎患者的预防、诊断、关怀和治疗指南》推荐利用 APRI评分进行无创性肝纤维化、肝硬化诊断。需要注意的是，服用损伤肝脏的药物后，不能采用APRI 评分。

例如，1 例男性乙型肝炎患者的检查报告显示：AST 为 80U/L（参考区间：15～40U/L），

血小板计数为 95×10^9/L。计算 APRI 评分为 2.1，说明此患者存在肝硬化风险。

2. FIB-4 指数　FIB-4 指数（fibrosis 4 score）是基于年龄、AST、ALT 和血小板计数四个因子的肝纤维化风险评估算法。其计算公式为：

$$FIB-4 = (年龄 \times AST) \div (PLT \times \sqrt{ALT})$$

FIB-4 指数的评估标准为：0.00～1.29 为肝纤维化低风险；1.30～2.67 为肝纤维化中风险；> 2.67 为肝纤维化高风险。

3. 蔡尔德 - 皮尤评分　蔡尔德 - 皮尤评分（Child-Pugh score）是一种临床上常用的对肝硬化患者肝脏储备功能进行量化评估的分级标准。最早由蔡尔德（Child）于 1964 年提出，将肝脏储备功能分为 A、B、C 三级，预示着三种不同程度的肝脏损害。此后由皮尤（Pugh）进行改良，它以肝性脑病、腹腔积液、血清胆红素、血清白蛋白浓度和凝血酶原时间等 5 项指标为评价参数，从不同维度反映了肝脏的代谢和合成能力，反映了患者的疾病状态。

第三节　常见肝胆疾病的实验诊断

肝脏疾病根据发病时间长短、病情严重程度分为急性、慢性和重症肝病，不同病程肝病的检验指标变化具有不同的特点。

一、急性肝炎

急性肝炎（acute hepatitis）指在各种致病因素侵害肝脏后，肝细胞受损，肝功能异常，进而导致一系列临床症状，如乏力、厌油腻等非特异性表现以及不同程度的黄疸等。急性肝炎病程不超过半年，根据病因可分为急性病毒性肝炎、急性酒精性肝炎、急性药物性肝炎、急性中毒性肝炎。用于急性肝炎的实验诊断可选用 ALT、AST、尿胆红素（BIL）和尿胆素原、血浆 PT 等指标。

（一）血清酶

在众多的急性肝炎诊断指标中，以 ALT 最为常用。AST 与 ALT 的比值对于判断急性肝炎的严重程度有较大价值。此外，ALP、GGT 及 LDH 的检测亦有参考价值。

（二）尿胆色素

急性肝炎早期尿中尿胆素原增加，黄疸期尿胆红素和尿胆素原均增加，淤胆型肝炎时尿胆红素呈强阳性而尿胆素原可阴性。黄疸性肝炎血清结合胆红素和非结合胆红素均升高，但前者幅度高于后者。

（三）凝血酶原时间

凝血因子主要在肝脏合成，肝病时凝血酶原时间（PT）的长短与肝损害程度呈正相关。当凝血酶原活动度 <40% 或者 PT 比正常对照延长 1 倍以上时提示肝损害较为严重。

（四）其他实验室检查

其他实验室检查包括肝炎病毒标志物的检测、血液常规检查及尿常规检查等。常用急性肝炎主要临床生化检验指标及指标变化见表 14-3。

表 14-3　常用急性肝炎主要临床生化检验指标及指标变化

检验指标	指标变化
血清转氨酶	两种血清转氨酶活性显著升高，通常 ALT>300U/L，AST>200U/L。轻、中度急性肝炎 AST/ALT<1，重型肝炎则 AST/ALT>1
血清 ALP	可升高，一般不会超过正常上限的 3 倍

续表

检验指标	指标变化
血清胆红素	成人患者中,70% 的急性甲型肝炎、33%~50% 急性乙型肝炎、20%~33% 急性丙型肝炎均出现黄疸,但儿童急性病毒性肝炎极少发生黄疸。黄疸性肝炎时血清结合胆红素和非结合胆红素均升高,尿胆红素和尿胆素原也增加
血清 Alb	在正常区间内
血浆凝血酶原活动度(PTA)	急性病毒性肝炎患者,若血清总胆红素 >257μmol/L,PTA<40%,预示有严重肝损伤,有死亡的危险性

二、慢性肝炎

慢性肝炎(chronic hepatitis)是指各种病因引起肝细胞发生持续性损伤,从而导致的病程持续 6 个月以上的肝脏坏死和炎症,主要包括慢性病毒性肝炎、酒精性肝炎、原发性硬化性胆管炎、原发性胆汁性肝硬化、自身免疫性肝病等。

慢性肝炎根据临床表现和病理变化分为慢性活动性肝炎和慢性持续性肝炎两种。两者的治疗方案不同,预后不同,慢性活动性肝炎多有炎症及进行性肝坏死,常伴有肝纤维化,可以发展为肝硬化和肝细胞癌。用于慢性肝炎的实验诊断可选用 ALT、GGT、A/G、乙型肝炎病毒表面抗原(HBsAg)等指标。

(一)丙氨酸转氨酶

ALT 在肝细胞胞质内含量最为丰富,当肝细胞损伤时释出细胞外,是非特异性肝损害指标。血清 ALT 的检测是诊断病毒性肝炎的灵敏指标。对于无黄疸性肝炎,ALT 的升高可能是诊断慢性肝炎唯一的依据。

(二)γ- 谷氨酰转移酶

GGT 在反映慢性肝细胞损伤和其病变活动时较 ALT 灵敏。GGT 存在于肝细胞微粒体中,当慢性肝病活动性病变时,微粒体 GGT 合成增加。急性肝炎恢复期 ALT 的活性已正常,如果 GGT 活性持续升高,提示肝炎慢性化;慢性肝炎即使 ALT 正常,如果 GGT 持续不降(在排除胆道疾病的情况下),提示病变仍处在活动期。慢性持续性肝炎 GGT 轻度增高,慢性活动性肝炎 GGT 明显增高。当肝细胞严重损伤时,微粒体功能受损,GGT 合成减少。因此,重症肝炎晚期或者肝纤维化时 GGT 反而降低。

(三)白蛋白和 A/G 比值

慢性肝炎患者白蛋白水平明显降低且 A/G 比值倒置,这是慢性肝炎的重要特性。血浆白蛋白水平反映肝脏合成功能,代表肝脏的储备功能。γ- 球蛋白增高的程度可评价慢性肝病的演变及预后。慢性持续性肝炎的 γ- 球蛋白正常或基本正常;慢性活动性肝炎及早期肝纤维化时 γ- 球蛋白呈轻、中度升高;若 γ- 球蛋白升高达 40% 时提示预后不佳。

(四)其他实验室检查

用 ELISA 法或 RIA 法检测血清病毒感染的类型,分子生物学方法检测粪便中不同肝炎病毒的 RNA。

常用慢性肝炎主要临床生化检验指标及指标变化见表 14-4。

表 14-4 常用慢性肝炎主要临床生化检验指标及指标变化

检验指标	指标变化
血清转氨酶	转氨酶活性轻度上升,若转氨酶超过正常值上限的 2 倍,AST/ALT>1 提示慢性肝炎可能进入活动期;饮酒史 +AST/ALT>2,可确诊酒精性肝炎

续表

检验指标	指标变化
血清 GGT	慢性持续性肝炎 GGT 轻度升高，慢性活动性肝炎 GGT 明显升高；肝硬化时，GGT 因合成减少而降低
血清胆红素	慢性肝炎血清结合胆红素和非结合胆红素均不同程度升高；慢性重症肝炎可出现 ALT 快速下降、黄疸进行性加深、胆红素不断升高的"胆酶分离"现象
血清蛋白质	血清 Alb 明显下降，球蛋白明显增加，A/G 比值倒置，是慢性肝炎的重要特征
其他	尿胆红素、尿胆素原阳性；血氨升高；电解质紊乱

三、酒精性肝病

酒精性肝病（alcoholic liver disease）是长期大量饮酒导致的肝脏疾病，最初表现为肝细胞脂肪变性，进而可发展成肝炎、肝纤维化和肝硬化。影响酒精性肝损伤进展或加重的因素主要包括：饮酒量、饮酒年限、酒精饮料品种、饮酒方式、性别、种族、肥胖、肝炎病毒感染、遗传因素、营养状况等。

该病的发病机制主要是乙醇及其衍生物在代谢过程中，直接或间接诱导的炎症反应、氧化应激、肠源性内毒素、炎性介质、营养失衡和自身免疫等多种因素相互作用，最终导致酒精性肝病。

目前尚无对酒精性肝病既灵敏又特异的诊断标志物。许多可用于酒精性肝病的检测指标在临床应用时需要结合长期酗酒史及临床表现综合分析。

1. 血清转氨酶 酒精性脂肪肝和肝纤维化时，AST 及 ALT 轻度升高；酒精性肝炎时 AST 升高更加明显，AST/ALT>2。

2. 乙醇浓度 检测方法有酶法、呼气法和气相层析法。酶法检测血液乙醇浓度适用于采用自动化分析仪检测。呼气法属于乙醇测试筛选法，主要用于交通违规者。利用气相层析原理测定血清或全血乙醇含量的方法，准确可靠，属于标准参考方法。

3. ASTm、GLDH 及 GGT ASTm 及 GLDH 增高表明乙醇对肝细胞线粒体已有特异性损害。血清 GGT 增高的机制有两个，一是由肝细胞损伤所致，二是乙醇具有诱导微粒体酶的作用，从而诱导 GGT 增高。

4. 转铁蛋白异质体 90% 患者血清中转铁蛋白异质体（一种无糖基结合的转铁蛋白）增加。

5. 平均红细胞体积 由于乙醇导致患者对叶酸、维生素 B_{12} 等的吸收减少，平均红细胞体积（mean corpuscular volume，MCV）常常 >96fl。

四、药物性肝病

药物性肝病（drug-induced liver disease）是指在药物使用过程中，由药物或其代谢产物引起的肝细胞毒性损害，或肝脏对药物及代谢产物的过敏反应所致的疾病。

药物引起肝脏损伤的机制可能为：①药物及其中间代谢产物对肝细胞和／或胆管细胞的直接毒性作用；②对药物特异体质性反应，或免疫介导引起的特发性肝损伤。由于该病临床表现不明显或被原发病掩盖，缺乏特异性诊断方法，常常被误诊或忽视。

目前，药物性肝病的临床诊断主要依据有：①用药史，患者服用某种药物一段时间后，出现发热、瘙痒、皮疹和黄疸等临床表现；②排除其他原因导致的肝功能损伤；③停药后，肝功能指标就有所缓解。

根据 ALT 和 ALP 升高程度可将药物性肝病分为肝细胞损伤型、胆汁淤积型和混合型。

五、肝性脑病

肝性脑病（hepatic encephalopathy，HE）是严重肝病引起的、以代谢紊乱为基础的中枢神经系统功能失调的综合征，其主要临床表现是意识障碍、行为失常和昏迷。

大部分肝性脑病是由各型肝硬化（病毒性肝炎肝硬化最多见）和门体分流手术引起，小部分肝性脑病见于重症病毒性肝炎、中毒性肝炎和药物性肝病的急性或暴发性肝衰竭阶段。

肝性脑病的发病机制未完全明确。一般认为肝性脑病的发病机制主要是来自肠道的许多毒性代谢产物未被肝解毒和清除，经侧支进入体循环，透过血 - 脑屏障而至脑部，引起大脑功能紊乱。

肝性脑病的临床生化检验项目有：①肝功能严重受损的指标：如 AST 及 ALT 由高值转为低值、血清胆红素显著增高、血尿素降低、血清白蛋白减低、血糖降低、凝血酶原时间延长等。②血氨：血氨增高，测定动脉血氨比静脉血氨更有意义，但有些急性肝性脑病患者血氨正常；③血浆氨基酸：血浆支链氨基酸减少，芳香族氨基酸增多，支链氨基酸与芳香族氨基酸的比值小于 1；血清色氨酸浓度增高，游离色氨酸对肝性脑病诊断有特异性。脑组织利用色氨酸合成 5- 羟色胺，后者是抑制性神经递质。④其他：血液 pH 增高、PCO_2 降低等。

六、急性肝衰竭

急性肝衰竭（acute liver failure，ALF）是指原来无肝脏基础性疾病而短时间内发生大量肝细胞坏死及严重肝功能损害，并引起肝性脑病的一组严重临床综合征。其临床特点是以往无慢性肝病史，骤然起病，迅速出现黄疸、肝衰竭、出血和神经精神症状等。短期内可合并多器官功能障碍综合征。本病病死率高，属于危重病症之一，目前无特效治疗方法。

急性肝衰竭会导致机体多种生化指标改变及其代谢紊乱，包括：① ALT 和 AST 升高，但发生弥漫的肝坏死时可不升高；②胆红素迅速并明显升高，早期以结合胆红素为主，随后结合胆红素及非结合胆红素均升高；③血小板常减少，白细胞常增多；④血肌酐升高，标志着肾病综合征的出现及合并肾衰竭；⑤酸碱平衡失调及以低钾、低钠血症为主的电解质紊乱等；⑥部分患者凝血时间、凝血酶原时间延长，纤维蛋白原可减少，而其降解物增多等。

诊断依据：①以往无肝脏疾病病史，无肝脾大及腹腔积液等；②黄疸迅速加重，肝脏进行性缩小，有肝臭；③严重消化道症状，如食欲缺乏、恶心呕吐及腹胀腹泻等；④有肝性脑病表现，如性格改变、行为异常、烦躁和言语无逻辑性，出现扑翼样震颤，直至昏迷；⑤常规生化与血液检查异常，如凝血酶原时间延长，凝血酶原活动度降低。

七、胆汁淤积性肝病

胆汁淤积性肝病（cholestatic liver disease）指由多种原因引发的肝细胞、毛细胆管、肝内及肝外胆管的功能性或器质性病变，阻碍胆汁正常排泄，减少胆汁流量。此过程中，胆汁成分逆向渗入受损肝细胞间隙，进入血液循环，进而引发细胞代谢紊乱，最终导致胆汁淤积性黄疸的发生。患者早期可无症状，后期可出现疲乏、瘙痒、黄色瘤、骨质疏松所致背痛、脂肪泻及继发于维生素 A 或锌缺乏的味觉减退等。

胆汁淤积性肝病分为两种：一种是肝细胞至肝内所属胆道系统的肝内胆汁淤积，见于肝细胞性黄疸（病毒性肝炎或酒精性肝炎）、药物性肝病、原发性胆汁性肝硬化和原发性硬化性胆管炎等疾病，主要采取内科治疗；另一种则是肝门到肝胰壶腹的肝外胆管水平的肝外胆汁淤积，常见于胆囊结石、胰头肿瘤、胆管肿瘤等疾病，外科治疗是其首选。患者如出现黄疸，及时判定黄疸的类型，分清内、外科黄疸，对于黄疸的治疗尤为重要，如果把肝内胆汁淤积误认为肝外胆汁淤积而行手术治疗，会加重病情，甚至导致患者死亡。反之，势必延误手术时机。

胆汁淤积性肝病生物化学检验的共同特点是：①血清总胆红素增高，以结合胆红素为主，尿胆红素阳性；由于胆红素从胆汁中排出减少，粪胆素原（大便颜色变浅）及尿胆素原均减少。② ALP 和 GGT 同时显著升高。③转氨酶可轻度升高。④白蛋白水平下降或正常。⑤血清总胆固醇增高，进一步通过影像学检查发现胆管扩张，支持肝外胆汁淤积；如胆管未见扩张，则疑有肝内胆汁淤积。

肝内胆汁淤积时，通常还有血清铜、铜蓝蛋白不同程度升高和免疫球蛋白的异常。在排除上述疾病后，可通过检测血清抗核抗体、抗线粒体抗体、抗中性粒细胞胞质抗体等自身抗体，判断是否为原发性胆汁性肝硬化和原发性硬化性胆管炎等免疫相关疾病。

本章小结

肝脏在机体的物质代谢、生物转化和分泌排泄中具有极其重要的作用。肝胆疾病的病因多种多样，其损伤类型、损伤程度及在体内的定位也各不相同。为了准确评估肝胆的功能状态以及判断治疗效果，需要进行相应的实验室检查。通过总蛋白、白蛋白、前白蛋白、胆碱酯酶与凝血酶原时间等指标可以评估肝脏蛋白质合成代谢功能；通过 ALT、AST、AST/ALT、GLDH 等指标可以评估肝细胞损害程度；通过胆红素、胆汁酸、ALP、GGT、5′-NT 等指标可以评估肝脏排泄功能并鉴别黄疸类型；通过肝纤维化四项（PCⅢ、Ⅳ-C、LN、HA）、MAO 等指标可以评估肝脏纤维化水平；通过血氨与支链氨基酸指标可以评估是否会出现肝性脑病；通过其他指标如感染标志物可以排除病毒感染。

急性肝炎的检验项目主要以 ALT、AST、GGT、GLDH 等为参考；慢性肝炎的检验项目主要以 ALT、GGT、A/G、乙型肝炎病毒表面抗原等为参考；肝纤维化的检验项目主要以肝纤维化四项（PCⅢ、Ⅳ-C、LN、HA）、MAO 等为参考；酒精性肝病主要以饮酒史结合 ALT、AST、GGT 等为参考；药物性肝病主要以用药史结合 ALT、ALP 等为参考；急性肝衰竭主要以肝脏疾病病史结合 ALT、AST、胆红素、PT 等为参考；胆汁淤积性肝病的检验项目主要以胆红素、胆素原、ALP、GGT、胆固醇等为参考。

尽管用于评估肝胆功能和诊断肝胆疾病的实验室检查项目种类繁多，但目前尚无特异性好、灵敏度高、对不同疾病选择性好的项目，实际工作中需要将实验室指标与临床、影像学及功能学指标结合进行综合分析、全面评价。

（连继勤）

第十五章 胃肠胰腺疾病的生物化学检验

通过本章学习,你将能够回答下列问题:

1. 简述胃、肠道、胰腺的结构与功能。
2. 与淀粉酶比较,血清脂肪酶用于急性胰腺炎诊断有何特点?
3. 简述肠道各段在食物消化吸收过程中的功能作用。
4. 胃泌素检测的临床意义是什么?
5. 消化道溃疡的生物化学检验项目包括哪些?
6. 论述胃肠胰腺疾病的生物化学检验项目以及临床意义。

消化系统是人体摄取、转运、消化、吸收食物以及排泄废物的关键系统,其中胃、肠、胰腺尤为重要。其主要功能包括:①摄取与转运:负责将食物从口腔输送到小肠,确保食物与消化液充分混合;②消化:通过胃酸、消化酶等将食物分解为小分子物质,如氨基酸、单糖等;③吸收营养:小肠黏膜吸收经消化后的小分子物质,使其进入血液循环供身体利用;④排泄废物:消化系统将不能被吸收和利用的废物转化为粪便排出体外。在消化过程中,胃、肠、胰腺三者协同工作,共同确保食物的有效消化和营养的吸收。

第一节 概 述

一、胃和胃液

(一)胃的结构

胃位于上腹部,介于食管和十二指肠之间。胃壁由外向内依次为浆膜层、肌层、黏膜下层和黏膜层。胃黏膜由黏膜上皮、固有层和黏膜肌层组成。黏膜层含有大量胃腺,由维持胃 pH 的壁细胞、分泌胃蛋白酶原和凝乳酶原的主细胞、主要分泌含碱性因子黏液的黏液细胞组成。幽门腺含有主细胞、G 细胞(分泌胃泌素)、D 细胞(分泌生长抑素)、嗜银细胞和其他内分泌细胞(分泌组胺、5- 羟色胺和其他多肽类激素)。

(二)胃液

胃液(gastric juice)为胃腺体分泌的混合液,为无色酸性液体,pH 为 0.9~1.5,正常人胃液分泌量为 1.5~2.5L/d。胃液成分主要有盐酸、各种消化酶(胃蛋白酶、凝乳酶、乳酸脱氢酶等)、碱性黏液和内因子、电解质以及一些肽类激素等。

1. 胃液的主要组分

(1)胃酸:胃酸(gastric acid)即壁细胞分泌的盐酸(HCl),其排泌量受神经体液调节,并与壁细胞数目直接相关。胃酸主要功能为激活胃蛋白酶原,并提供最适 pH,同时具有杀菌作用。进入小肠的胃酸还可促进胰液和胆汁的分泌。胃酸分泌过多对胃和十二指肠黏膜有侵蚀作用。

(2)胃蛋白酶:胃蛋白酶(pepsin)是胃黏膜主细胞分泌的胃蛋白酶原由胃酸激活形成的

消化性蛋白酶，为可水解摄入食物中蛋白质肽键的内肽酶，可将蛋白质分解为小分子的多肽。

（3）胃黏蛋白：胃黏蛋白（gastric mucin）是胃黏液层的主要成分，能保护胃黏膜表面免受各种化学、酶、机械、微生物等的损伤。

（4）内因子：内因子（intrinsic factor）是胃底黏膜的壁细胞合成和分泌的一种糖蛋白。内因子与维生素 B_{12} 结合形成的复合物，能够抵抗胃的消化，促进回肠吸收和摄取维生素 B_{12}。

2. 胃液分泌的调节　胃液分泌的调节因素包括兴奋性因素和抑制性因素。

（1）兴奋性因素：主要是乙酰胆碱、胃泌素和组胺。

1）乙酰胆碱：乙酰胆碱（acetylcholine，ACh）是支配胃的迷走神经节后纤维末梢释放的递质，作用于壁细胞的胆碱受体，促进 HCl 分泌，阿托品（atropine）可阻断这一作用。

2）胃泌素：胃泌素（gastrin，GAS）也称促胃液素，是主要由胃窦和上段小肠黏膜 G 细胞分泌的肽类激素。人体内主要有大胃泌素和小胃泌素两种。主要生理作用包括促进胃酸、胃蛋白酶原分泌，促进消化道黏膜生长，以及加强胃肠运动和胆囊收缩等。

3）组胺：正常情况下胃黏膜中的嗜铬样细胞（ECL 细胞）恒定释放少量组胺（histamine），组胺经细胞间液弥散到邻近的壁细胞，以旁分泌的形式作用于邻近壁细胞膜上的 II 型组胺受体（ H_2 受体），促进胃酸分泌。

乙酰胆碱、胃泌素和组胺既可以单独作用于壁细胞，又可相互协同促进胃液分泌（图 15-1）。此外，Ca^{2+}、低血糖、乙醇、咖啡因等因素也可刺激机体分泌胃液。

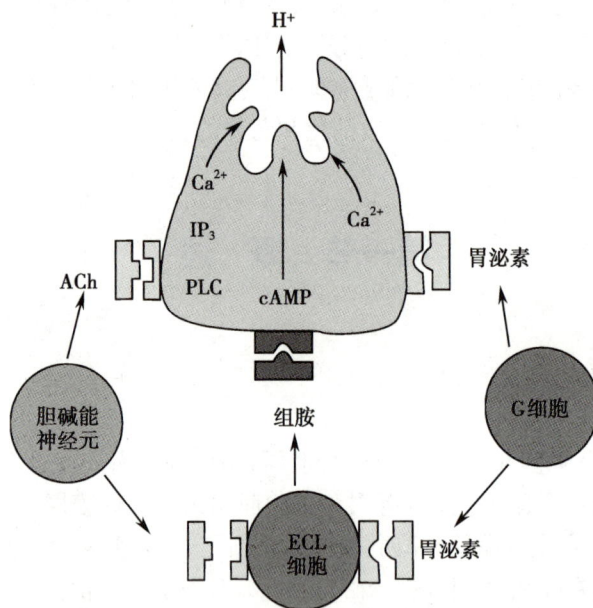

图 15-1　胃液刺激因子对壁细胞的调节作用
cAMP. 环腺苷酸；IP_3. 肌醇三磷酸；PLC. 磷脂酶 C。

（2）抑制性因素：盐酸（HCl）、脂肪、精神情绪等因素可抑制胃液分泌。生长抑素、前列腺素（PGF_2、PGI_2）以及上皮细胞生长因子通过抑制壁细胞的腺苷酸环化酶，降低胞质中的 cAMP，抑制胃酸分泌。生长抑素还可以通过抑制 G 细胞及 ECL 细胞释放胃泌素和组胺，间接抑制壁细胞分泌 HCl。

二、肠道的结构与功能

（一）肠道的结构

肠道由小肠和大肠组成，肠道表面有非常多的绒毛（小肠）和肠道壁皱褶（大肠）来增加表面积,进而有利于营养物质的吸收。

(二)肠道的功能

1. 小肠 在胰液、胆汁和小肠液的消化作用下食糜中的糖(淀粉)、蛋白质、脂肪和核酸等物质被分解,未被消化和吸收的物质则从小肠进入大肠。

2. 大肠 大肠的主要功能是吸收水分、无机盐,此外,大肠内细菌合成维生素 B、维生素 K 等物质,为消化后的残渣提供暂时贮存的场所。消化道对食物的吸收功能见表 15-1。

表 15-1 消化道的吸收功能

食物成分	主要吸收形式	主要吸收部位	吸收机制	检测方法
糖和淀粉	各种单糖	小肠上部	糖转运载体(耗能)	右旋木糖吸收试验
蛋白质	氨基酸、二肽、三肽	小肠环形皱襞	氨基酸转运载体或 γ- 谷氨酰基循环	^{131}I- 白蛋白吸收、代谢试验
脂类	脂肪酸、甘油、甘油一酯、胆固醇、溶血磷脂	空肠	与胆汁酸乳化成混合微胶粒(mixed micelle),体积小,极性大,易吸收	^{131}I- 油酸酯试验及 ^{131}I 油酸试验
核酸	核苷酸及其水解产物	小肠	嘌呤、嘧啶主要被分解,戊糖可再利用	
水	H_2O	小肠、大肠	随 NaCl 等溶质吸收(被动)	
钠	Na^+	小肠、大肠	需 Na^+-K^+-ATP 酶(钠泵)	
铁	Fe^{2+}	十二指肠、近端空肠	吸收后可与铁蛋白结合(贮存)或入血与转铁蛋白结合	
钙	Ca^{2+}	小肠	钙结合蛋白主动转运,吸收受维生素 D 和机体需要量控制	
水溶性维生素	维生素 C、维生素 B_1、维生素 B_2、维生素 B_6、维生素 B_{12}、生物素、维生素 PP、叶酸、泛酸	小肠	维生素 C、维生素 B_1、维生素 B_2、生物素、泛酸为 Na^+ 依赖的主动转运;叶酸可易化扩散;维生素 B_6 为简单扩散;维生素 B_{12}- 内因子复合物经受体介导在回肠主动吸收;低浓度维生素 PP 通过 Na^+ 依赖的易化扩散,高浓度维生素 PP 则通过被动扩散	放射性钴维生素 B_{12} 吸收试验(希林试验)
脂溶性维生素	维生素 A、维生素 D、维生素 E、维生素 K(维生素 K_1 和维生素 K_2)	小肠	维生素 A、维生素 D、维生素 E、维生素 K_2 为被动扩散;维生素 K_1 为载体介导的摄入	

三、胰腺的结构与功能

胰腺(pancreas)是人体第二大消化腺,是位于胃后下方的一个具有外分泌和内分泌双重功能的分泌器官。

(一)胰腺的外分泌功能

胰腺外分泌的功能单位是胰腺泡,腺泡细胞分泌的消化酶或酶原通过胰管系统进入十二指肠,主要有淀粉酶、脂肪酶、胰蛋白酶等。如果胰液中消化酶的产生或转运出现异常,或者消化酶的分泌与进食不同步,则可能出现胰腺外分泌功能不全。胰腺外分泌功能不全的发病机制包括：①胰腺实质功能衰退和/或损伤，胰酶合成能力下降；②胰管阻塞，胰液引流不畅；③分泌反馈失衡，如刺激胰腺分泌的激素和神经刺激减少。

（二）胰腺的内分泌功能

胰腺内分泌的功能单位是散在的胰岛细胞（pancreas islet cell），其分泌功能受血糖、胃肠道激素和神经的调节，分泌的激素能通过毛细血管壁渗入血液，有调节糖代谢的作用（表15-2）。

表15-2 胰岛细胞的特征及功能

胰岛细胞	特征	分泌激素
α细胞	胞体大，多分布于胰岛的周围，胞质内的颗粒粗大，Mallory Heidenhain azan 染色法染成橘黄色，约占胰岛细胞总数的20%	胰高血糖素
β细胞	胞体略小，多分布于胰岛的中央，胞核较小，胞质内的颗粒细小，Mallory Heidenhain azan 染色法染成红色，约占胰岛细胞总数的70%	胰岛素
δ细胞	约占胰岛细胞总数的5%，其分泌因子可以抑制α、β、PP细胞的分泌活动	生长抑素
PP细胞	约占胰岛细胞的1%	胰多肽

四、胃肠激素

胃肠激素（gastrointestinal hormone）是分布于胰腺及消化道的内分泌细胞分泌的一类性质不同的具有激素或类激素功能的多肽。胃肠激素包括胆囊收缩素、促胰液素、抑胃肽、促胃动素、肠胰高血糖素、表皮生长因子、尿抑素和血管活性肠肽等。胃肠激素释放后，通过不同方式作用于相应的靶细胞而产生效应，调节胃肠功能及协同其他激素调节物质代谢（表15-3）。

表15-3 5种主要胃肠激素的分布、作用及释放的刺激物

激素名称	分布部位	主要作用	释放的刺激物
胃泌素	胃窦、十二指肠G细胞	促进胃酸和胃蛋白酶原分泌，使胃窦和幽门括约肌收缩，延缓胃排空，促进胃肠运动和胃肠上皮生长	蛋白质消化产物、迷走神经递质
胆囊收缩素	十二指肠、空肠I细胞	刺激胰液分泌和胆囊收缩，增强小肠和结肠运动，抑制胃排空，增强幽门括约肌收缩，松弛奥迪括约肌（Oddi括约肌），促进胰腺外分泌部的生长	蛋白质消化产物、脂肪酸
促胰液素	十二指肠、空肠S细胞	刺激胰液及胆汁中 HCO_3^- 的分泌，抑制胃泌素释放和胃肠运动，收缩幽门括约肌，抑制胃排空，促进胰腺外分泌部生长	盐酸、脂肪酸
抑胃肽	十二指肠、空肠K细胞	刺激胰岛素分泌，抑制胃酸、胃蛋白酶和胃液分泌，抑制胃排空	葡萄糖、脂肪酸、氨基酸
促胃动素	胃、小肠、结肠Mo细胞、肠嗜铬细胞	在消化期间促进胃和小肠运动	迷走神经、盐酸、脂肪

第二节　胃功能的生物化学检测

一、胃酸分泌量

（一）生化及生理

胃酸（gastric acid）是壁细胞分泌的盐酸（HCl），其主要作用是激活胃蛋白酶原，杀灭胃内细菌，使胃和小肠内呈无菌状态等。胃酸的基础排出率约为最大排出率的10%，呈昼夜节律性变化，入睡后几小时达高峰，晨起之前最低；胃液对消化食物起着重要作用。正常胃液呈酸性，可激活胃蛋白酶原，并为胃蛋白酶发挥作用提供适宜的酸性环境；杀死随食物及水进入胃内的细菌；空腹时约20～100ml，超过100ml提示胃酸分泌增多。胃液中的胃酸有两种形式，游离酸和结合酸（与蛋白结合的盐酸蛋白盐），两者统称总酸。在纯胃液中，绝大部分胃酸是游离酸。胃酸分泌量检测包含基础胃酸分泌量（basic acid output，BAO）、最大胃酸分泌量（maximum acid output，MAO）、高峰胃酸分泌量（peak acid output，PAO）。

（二）检测方法

1. 基础胃酸分泌量测定　基础胃酸分泌主要表示胃对神经、精神、体液因素等内源性刺激的应答。在采集胃液时患者应尽量保持在生理状态，周围环境应安静。患者要远离食物，保持情绪稳定。当抽完空腹胃液后，继续抽取胃液，收集1小时内的全部胃液送检，测定酸量即为BAO（mmol/h）。

2. 最大胃酸分泌量测定　增大刺激物剂量时，胃排出盐酸量再无明显增加，此时的胃排出盐酸量即最大胃酸分泌量。例如，当组胺从0.04mg/kg体重再加大时，胃的盐酸分泌量不再增加，此胃酸分泌量即为MAO（mmol/h）。目前常用五肽胃泌素取代组胺测MAO。注射五肽胃泌素后15分钟达最大分泌量并维持约30分钟，60分钟时可回到基础水平。可由MAO计算PAO，由MAO与PAO可以推算出壁细胞数量。据估计每5 000万个壁细胞可以分泌盐酸1mmol/h。假设PAO为20mmol/h，估计壁细胞有10亿个。正常人约有壁细胞9.8亿个。

测定时，每份胃液均需测定体积与可滴定酸量。取胃液5ml加酚红指示剂2滴，用0.1mol/L的氢氧化钠溶液滴定至终点，也可用pH计指示终点。由所用胃液量及氢氧化钠量计算出酸度和酸量，求出BAO、MAO与PAO。

（三）参考区间

生理状态下：①BAO：男性，1～5mmol/h；女性，0.5～4.0mmol/h。②MAO：男性，15～40mmol/h；女性，10～30mmol/h。③PAO：男性，20～60mmol/h；女性，15～50mmol/h。④BAO/MAO<0.2（正常上限）。

（四）临床意义

1. 胃酸增高　胃酸增高见于胃泌素瘤、幽门梗阻、慢性胆囊炎等。BAO和MAO均明显增高可见于十二指肠球部溃疡；PAO明显增高时，十二指肠溃疡患者发生出血、穿孔并发症的机会大；十二指肠溃疡手术后BAO大于5mmol/h、MAO大于15mmol/h时，考虑溃疡复发。如胃肠溃疡患者胃酸分泌不增反降，考虑胃黏膜结构缺陷。

2. 胃酸减低　见于胃癌、萎缩性胃炎、继发性缺铁性贫血、口腔化脓感染、胃扩张、甲状腺功能亢进和少数正常人。

3. 胃酸缺乏　指注射五肽胃泌素后仍无盐酸分泌，常见于胃癌、恶性贫血及慢性萎缩性胃炎。

二、胃泌素

（一）生化及生理

胃泌素（gastrin，GAS）也称促胃液素，是重要的胃肠激素。胃泌素由 G 细胞分泌，具有刺激胃酸分泌、前胃蠕动、胃蛋白酶和内因子分泌的作用。血液中胃泌素的主要形式是G-34（大胃泌素，半衰期为 5 分钟）和 G-14（小胃泌素，半衰期为 5 分钟）。每种多肽都以非硫酸化（Ⅰ）或硫酸化（Ⅱ）的形式在血液中循环。向胃中注入胃酸通常会抑制胃泌素的分泌，故应根据胃酸分泌和其他参数来解释胃泌素水平的升高。

（二）检测方法

检测方法为化学发光免疫分析。胃泌素的释放受迷走神经兴奋性的影响，亦受食物刺激、胃幽门窦扩张、体液等因素的影响。同时胃肠内容物的 pH 对胃泌素的释放有很大影响。因此，检查前尽量避免进食，采集清晨安静状态下的空腹静脉血。

（三）参考区间

成人血清 15～100pg/ml。

（四）临床意义

1. 高胃酸性胃泌素血症　为胃泌素瘤（佐林格 - 埃利森综合征）的诊断指标。胃泌素瘤具有下列三联症：胃泌素血症，胃泌素可高达 1 000pg/ml；高胃酸排出量，BAO＞15mmol/h，可达正常人的 6 倍；伴有反复发作的胃、十二指肠多处溃疡，且多为难治性溃疡，伴慢性腹泻。除胃泌素瘤外，高胃酸性胃泌素血症还见于胃窦黏膜过度形成、残留旷置胃窦、慢性肾衰竭等。

2. 低胃酸性或无胃酸性胃泌素血症　见于胃溃疡、自身免疫性胃炎、迷走神经切除术后和甲状腺功能亢进等。

3. 低胃泌素血症　见于多灶性萎缩性胃炎、胃食管反流等。

4. 胃泌素反应性增强或减弱　胃泌素反应性增强见于贲门失弛缓症、十二指肠溃疡；胃泌素反应性减弱见于硬皮病。

5. 胃癌　胃癌时，胃泌素的变化与病变部位有关，胃体癌时血清胃泌素明显升高；而胃窦癌时，胃泌素分泌减少。

三、胃蛋白酶原及亚型

（一）生化及生理

胃蛋白酶原（pepsinogen，PG）是胃蛋白酶的无活性前体。在 pH≤2 时，胃蛋白酶原切去N 端 44 个氨基酸残基形成有活性的胃蛋白酶。根据生化和免疫原性特征可分为两种亚型，即胃蛋白酶原Ⅰ（pepsinogen Ⅰ，PGⅠ）和胃蛋白酶原Ⅱ（pepsinogen Ⅱ，PGⅡ），它们均是分子量为 42kDa 的单链多肽。PGⅠ和 PGⅡ均由分布于胃底腺的主细胞及颈黏液细胞分泌，PGⅡ还可由胃窦黏液细胞及近端十二指肠的十二指肠腺等合成。大部分 PG 经细胞分泌后直接进入消化道，约 1% 经胃黏膜毛细血管进入血液。除血清外，PG 还可在胃液和 24 小时尿液中测定，但血清最为方便快捷，应用最广泛。PGⅠ和 PGⅡ没有昼夜变化和季节变化，不受饮食的影响，个体有较稳定的值。PG 可反映胃体、胃窦黏膜外分泌功能。PGⅠ是检测胃底腺细胞功能的指标，PGⅡ与胃底黏膜病变的相关性较大，PGⅠ或 PGⅠ/PGⅡ值降低提示胃黏膜萎缩。

（二）检测方法

时间分辨荧光免疫分析法、化学发光免疫法和乳胶增强免疫比浊法。

（三）参考区间

PGⅠ，70～200ng/mL；PGⅡ，0～15ng/mL；PGⅠ/PGⅡ≥3（时间分辨荧光免疫分析法）。

（四）临床意义

1. 早期胃癌的筛查指标　PG 已经成为早期胃癌的筛查指标，国际上筛查胃癌的最佳临界值为 PGⅠ≤70μg/L 和 PGⅠ/PGⅡ（PGR）≤3，其灵敏度和特异度分别为 84.6% 和 73.5%。有学者认为采用时间分辨荧光免疫分析法的情况下，PGⅠ≤60μg/L、PGⅠ/PGⅡ（PGR）≤6 为胃癌和慢性萎缩性胃炎筛查临界值。若应用乳胶增强免疫比浊法进行测定，则以 PGⅠ≤70μg/L 和 PGR≤4 为临界值筛查胃癌。

2. 幽门螺杆菌根除治疗效果的评价指标　幽门螺杆菌感染与血清 PG 水平间存在相关性。感染初期，患者血清 PGⅠ和 PGⅡ均高于非感染者（尤其是 PGⅡ），PGR 下降；除菌后血清 PGⅠ和 PGⅡ显著下降，PGR 在治疗结束后即升高，且持续时间长。

3. 消化性溃疡复发的判定指标　胃溃疡初发患者 PGⅠ升高明显，复发者 PGⅡ升高明显；十二指肠溃疡复发患者 PGⅠ、PGⅡ均显著升高。

4. 胃癌切除术后复发的判定指标　胃癌切除术后患者的血清 PG 水平显著低于术前，胃癌复发者 PGⅠ、PGⅡ升高，未复发者无明显改变。

四、尿素呼气试验

（一）生化及生理

尿素呼气试验（urea breath test）是利用幽门螺杆菌（Hp）脲酶分解 $^{13}C/^{14}C$ 尿素产生的标记二氧化碳通过肺排出的原理，采集并定量测出呼出气体中 $^{13}C/^{14}C$ 含量，诊断胃内有无幽门螺杆菌感染的检查方法。

（二）检测方法

用适量饮用水送服一粒尿素[^{14}C]胶囊，按标准方法吹气检测。Hp 可产生高活性的脲酶，当患者服用 ^{14}C 标记的尿素后，如患者的胃内存在 Hp 感染，则胃中的脲酶可将尿素分解为氨和 ^{14}C 标记的 CO_2，^{14}C 标记的 CO_2 通过血液经呼气排出。因此，定时收集呼出的气体，通过分析呼出气中 ^{14}C 标记的 CO_2 的含量即可判断患者是否存在 Hp 感染。

（三）参考区间

正常参考值为≤100dpm（每分钟衰变次数），部分医疗机构的标准设为≤50dpm。若检测结果显示的数值超过 100dpm（或 50dpm，取决于具体实验室的标准），则认为检测结果为阳性，表示患者可能有幽门螺杆菌感染。正常值以上的具体数值越高，表明 Hp 感染的可能性越大，且感染的程度越重。

（四）临床意义

Hp 感染几乎参与了所有类型的慢性胃炎，特别是活动性胃炎。大约 60%～80% 的胃溃疡和 70%～100% 的十二指肠溃疡患者均伴有 Hp 感染。同时 Hp 感染被认为是胃癌发生的独立危险因素；某些类型的胃部淋巴瘤，如边缘区 B 细胞淋巴瘤（MALT 淋巴瘤）与 Hp 感染高度相关。Hp 感染还可能与其他胃部不适症状如功能性消化不良、胃食管反流等存在一定关联。

第三节　肠道功能的生物化学检测

一、乳糖耐量试验

（一）生化及生理

正常人摄入的乳糖（1,4-β-D- 半乳糖基 -D- 葡萄糖）在小肠中被乳糖酶（β- 半乳糖苷酶）

水解，形成 D- 半乳糖和 D- 葡萄糖后被吸收。先天或后天获得性乳糖酶缺乏会造成乳糖吸收不良，未被消化的乳糖随消化道进入结肠后，被细菌发酵生成短链脂肪酸如乙酸、丙酸、丁酸等，以及气体如甲烷、H_2、CO_2 等。由于乳糖发酵过程产酸、产气，增加肠内的渗透压，会导致肠鸣、腹痛、渗透性腹泻等临床症状。存在这些临床症状时称为乳糖不耐受（lactose intolerance，LI），没有临床症状称为乳糖酶缺乏或者乳糖吸收不良（lactose malabsorption，LM）。

乳糖耐量试验（lactose tolerance test）是利用乳糖在小肠刷状缘分解为葡萄糖和半乳糖的原理，通过测定口服乳糖后血糖水平，诊断乳糖不耐受的试验。

（二）检测方法

1. 检查前准备 乳糖氢呼气试验检查前一天需禁食乳类、豆类及麦制品等产氢食物，检查前需空腹 12 小时。

2. 操作方法

（1）经典的乳糖耐量试验：早晨测定空腹血糖水平，口服乳糖 50g（儿童 2g/kg，每次最多 40g）后，每半小时采血测血糖，共 2 小时。

（2）乙醇乳糖耐量试验：测定空腹时血及尿半乳糖浓度。先口服乙醇 500mg/kg（儿童 150mg/kg），10 分钟后口服乳糖 50g（儿童 2g/kg，最多每次 40g），40 分钟后再次留取血和尿标本检测半乳糖浓度。

（3）乳糖氢呼气试验：测定空腹呼气含氢量变化。空腹口服乳糖 25g 或 50g（儿童 1g/kg，最多每次 25g）后，向仪器用力呼气获得呼出气中的氢值，每隔 30 分钟测 1 次，共 6 次。

（三）参考区间

1. 经典的乳糖耐量试验 正常人血中葡萄糖水平升高 >1.1mmol/L，血糖升高最大值 <1.1mmol/L，提示乳糖酶缺乏。

2. 乙醇乳糖耐量试验 若血半乳糖浓度升高 <0.3mmol/L，尿中半乳糖浓度升高 <2mmol/L，提示乳糖酶缺乏。

3. 乳糖氢呼气试验 任何一次呼气氢值≥1.65mg/L 即为阳性。呼气氢值 1.65～2.06mg/L 为轻度乳糖吸收不良；>2.06～4.94mg/L 为中度乳糖吸收不良；>4.94mg/L 为重度乳糖吸收不良。

（四）临床意义

乳糖耐量试验主要用于评价乳糖不耐受性。饮食中摄入的乳糖在小肠乳糖酶的作用下分解为葡萄糖和半乳糖，乳糖酶活性下降会造成乳糖的不耐受。

（五）应用评价

1. 由于经典乳糖耐量试验的结果受多种因素的影响，可呈现为假阳性或假阴性，现在已被简便而灵敏的氢呼气试验代替。乙醇乳糖耐量试验因需摄入定量乙醇，也被限制使用。

2. 传统酶法检测试剂盒中所采用的 β- 半乳糖苷酶可非选择性地水解低聚半乳糖，在水解乳糖的同时，能够水解样品中的乳糖类似物或低聚半乳糖，因此检测结果偏高。

3. HPLC 结合折光率测定的方法灵敏度不够高，离子色谱法获得的色谱基线图谱较差，并且成本高，对操作人员水平要求高。

二、D- 木糖吸收试验

（一）生化及生理

D- 木糖吸收试验（D-xylose absorption test）是利用 D- 木糖口服后不经消化酶分解直接经空肠黏膜吸收，不在体内代谢而直接从肾脏排出的原理，通过测定尿中 D- 木糖排出量检查小肠吸收功能的试验。

（二）检测方法

空腹口服 25g D- 木糖（溶于 250ml 水中），再饮水 250ml，收集 5 小时内所有尿液进行 D- 木糖测定。儿童口服 D- 木糖剂量为 0.1g/kg 体重。D- 木糖测定方法有对溴苯胺法和间苯三酚法。

1. 对溴苯胺法 D- 木糖在酸性溶液中加热形成糠醛，糠醛与对溴苯胺反应生成粉红色络合物。此络合物在 554nm 波长处有最大吸收峰，且吸光度与浓度成正比。

2. 间苯三酚法 D- 木糖、间苯三酚与酸性物质共热，可产生红色络合物。此络合物在 554nm 波长处有最大吸收峰，且吸光度与浓度成正比。

（三）参考区间

1. 对溴苯胺法 5 小时尿中排出的 D- 木糖 >1.2g、D- 木糖排泄率 >30%，为试验阴性。如排出量为 0.9～1.2g 属可疑阳性，排出量 <0.9g 为试验阳性。

2. 间苯三酚法 成人口服 5g D- 木糖 1 小时后，血清正常值的下限定为 0.3mg/L。

（四）临床意义

小肠吸收不良时木糖吸收减少，尿液中的排泄量减少。胰腺疾病时多显示正常值，故可与吸收不良综合征鉴别。小肠黏膜吸收试验用于黏膜吸收不良和胰腺功能不全所致吸收不良的鉴别。

三、脂肪吸收试验

（一）生化及生理

正常人食物中的脂肪经胰脂肪酶消化分解后大多被吸收，粪便中很少见到。当一些疾病引起脂肪酶缺乏，使脂肪分解不全、脂肪消化吸收障碍时，粪便中的脂肪增多。粪便总脂肪量大量增加，若 24 小时粪便总脂肪量超过 6g，称脂肪泻（steatorrhea）。

脂肪吸收试验（fat absorption test）是测定小肠脂肪吸收能力的试验，可分为粪便脂肪定量分析、半定量分析与定性分析试验。

（二）检测方法

连续进食标准试餐，含脂肪量 75g/d，持续 3 天；再进食标准试餐，连续 3 天，同时收集 3 天的粪便，测定粪便内脂肪含量。如粪便内脂肪含量超过 7g 或吸收率低于 90%，可以诊断为脂肪泻。计算脂肪吸收率的方法是取 3 天粪便内脂肪含量的平均值，计算脂肪吸收率。脂肪吸收率（%）=（饮食内脂肪含量 - 粪便内脂肪含量）/ 饮食内脂肪含量 ×100%。

（三）参考区间

正常脂肪吸收率为 90%～95%。

（四）临床意义

脂肪吸收率低于 90% 为小肠对脂肪吸收不良。脂肪吸收试验是用于诊断脂肪泻的可靠方法。

四、血清类胡萝卜素测定

（一）生化及生理

胡萝卜素（carotene）是维生素 A 的前体，其中 β- 胡萝卜素在胡萝卜素中分布最广，含量最多。血清胡萝卜素含量可间接反映脂肪吸收情况。

（二）检测方法

血清样本采用乙醚提取后用分光光度法于 450nm 波长处定量测定，或者用高效液相色谱法测定。受试者在采血前不宜食用富含胡萝卜素的食物。

（三）参考区间

0.47～4.10mg/L。

（四）临床意义

轻度脂肪泻时此色素即不易吸收，如连日摄入胡萝卜或其他富含胡萝卜素的食物，如果结果明显低下，可认为存在脂肪吸收不良。一般采用2个切值。血清β-胡萝卜素切值<0.47mg/L诊断的特异度为93%，基本可以排除有正常的脂肪排泄量，但其诊断的灵敏度只有58%。当判定标准切值<1.00mg/L时，则诊断的灵敏度为88%，此切值是进行粪脂肪分析和病程监测的指征。

第四节　胰腺功能的生物化学检测

胰腺功能的实验室检查主要是检测血液和尿液中的胰腺相关酶，如淀粉酶、脂肪酶和胰蛋白酶（见第七章）。本节主要介绍粪便弹性蛋白酶、汗液电解质和胰腺功能试验。

一、粪便弹性蛋白酶测定

（一）生化及生理

弹性蛋白酶（elastase）是由胰腺分泌的消化酶，是可以催化弹性蛋白等由小的疏水性氨基酸羧基侧形成的肽键水解的一类丝氨酸蛋白酶。该酶一般不受外源性胰酶的影响，在肠道内比较稳定，极少降解。因此粪便弹性蛋白酶（fecal elastase）可被用于评估胰腺外分泌功能，其含量是胰液中的5～6倍，与胰液中的弹性蛋白酶有较好的相关性。

（二）检测方法

粪便弹性蛋白酶的检测方法是化学发光免疫分析法。

（三）参考区间

胰腺外分泌功能正常时>200μg/g粪便。

（四）临床意义

粪便弹性蛋白酶测定是一种间接的胰腺功能检查方法，用于诊断或排除胰腺外分泌功能不全。胰腺外分泌功能不全可能与慢性胰腺炎、囊性纤维化、胰腺癌、1型糖尿病、施瓦赫曼-戴蒙德（Shwachman-Diamond）综合征和其他胰腺功能不全病因有关。粪便弹性蛋白酶测定也用于慢性胰腺炎患者的筛查和长期随访。

二、汗液钠离子和汗液氯离子测定

（一）生化及生理

胰腺囊性纤维化（cystic fibrosis of pancreas）又名黏滞病（mucouscidosis），是一种婴幼儿和青少年的遗传性胰腺疾病，主要由囊性纤维化跨膜转导调节因子（cystic fibrosis transmembrane conductance regulator，CFTR）基因突变所致，临床表现为多个外分泌腺功能失常，所涉及的器官包括胰腺、肺、肝、肠、汗腺等。CFTR基因检测，对于十二指肠引流液中胰酶的缺乏，特别是胰蛋白酶的缺乏具有显著诊断意义。汗液内氯化钠含量增加是本病的特征，因此汗液钠离子（sweat sodium ion）或者汗液氯离子（sweat chloride ion）的检测也具有诊断价值。

（二）检测方法

汗液钠离子和汗液氯离子测定方法为离子选择电极法。

（三）参考区间

汗液钠离子：10～80mmol/L；汗液氯离子：6～60mmol/L。

（四）临床意义

汗液钠离子和汗液氯离子大于 80mmol/L 时，对胰腺囊性纤维化具有诊断价值。

三、促胰液素刺激试验

（一）生化及生理

促胰液素（secretin）又称胰泌素，是由十二指肠、空肠黏膜的 S 细胞产生的胃肠激素，由 27 个氨基酸组成。酸性食糜进入小肠后刺激促胰液素原的分泌和活化，促胰液素作用于胰腺导管上皮细胞的特异性受体，通过 cAMP 机制引起细胞分泌大量的 H_2O 和 HCO_3^-，使胰液的分泌量显著增加，并促进胃酸分泌、胃泌素释放和胃肠运动。

促胰液素刺激试验（secretin stimulation test）是静脉注射促胰液素后，观察其对机体释放胃泌素所产生的效应。

（二）检测方法

静脉注射促胰液素（0.4μg/kg 体重）。应在注射前 10 分钟、1 分钟，注射后 2 分钟、5 分钟、10 分钟、15 分钟、20 分钟和 30 分钟分别采集血清标本，检测血清胃泌素。

（三）临床意义

在大多数胃泌素瘤患者中，服用促胰液素会导致胃泌素明显升高（升高幅度大于 200ng/L）。正常人和普通消化性溃疡、失弛缓症或孤立性潴留性胃窦炎的患者在服用促胰液素后，胃泌素水平的变化通常很小。

四、胆囊收缩素刺激试验

（一）生化及生理

胆囊收缩素（cholecystokinin，CCK）是由小肠黏膜 I 细胞释放的一种肽类激素，其作用是刺激胆汁进入肠道和促进胰腺分泌酶。它在调节胰腺分泌、胆囊收缩和肠道运动方面具有重要的生理作用。CCK 在血中易被降解并失去活性，其半衰期约为 3 分钟。

胆囊收缩素刺激试验（cholecystokinin stimulation test）是静脉注射胆囊收缩素后，观察其对机体胰腺分泌功能的影响。

（二）检测方法

患者空腹 6～12 小时，静脉注射 CCK（2～3U/kg 体重）。分别在注射 30 分钟、60 分钟或 80 分钟后收集十二指肠液。测定十二指肠液的 pH、酶活性（如胰蛋白酶、淀粉酶或脂肪酶）和碳酸氢盐浓度。

（三）临床意义

胰液量减少和酶活性增加与胰腺阻塞有关。碳酸氢盐浓度降低和酶活性降低与胰腺囊性纤维化、慢性胰腺炎、胰腺钙化和水肿有关。

第五节　胃肠胰腺疾病的实验诊断

一、胃溃疡

胃溃疡（gastric ulcer，GU）指发生于贲门与幽门之间的炎性坏死性病变。机体的应激状态、物理和化学因素的刺激、某些病原菌的感染都可引起胃溃疡。

（一）胃酸分泌测定

BAO>5mmol/h 考虑可能为十二指肠溃疡，BAO>7.5mmol/h 建议治疗。BAO>20mmol/h、

MAO>60mmol/h，或 BAO/MAO>0.6 者怀疑为胃泌素瘤，建议进一步测定胃泌素。

（二）血清胃泌素及血清钙测定

血清胃泌素 >200pg/ml 则考虑胃泌素瘤；胃泌素 >1 000pg/ml 并伴有相应的临床症状，可确定为胃泌素瘤。甲状旁腺功能亢进患者易并发消化性溃疡，因此血清钙的测定亦有一定的帮助。

（三）粪便隐血试验

胃溃疡活动期，粪便隐血试验可为阳性，治疗背景下 1～2 周内转阴，如持续阳性，应怀疑有胃恶性病变。

（四）胃溃疡合并出血的相关检查

胃溃疡合并出血的相关检查包括血红蛋白浓度、血细胞比容、网织红细胞计数、出血和凝血时间。

（五）幽门螺杆菌检查

血清抗幽门螺杆菌 IgG 抗体检测结合 ^{13}C 或 ^{14}C 尿素呼气试验，结果阳性者进行抗幽门螺杆菌感染治疗。

（六）胃蛋白酶原测定

胃溃疡初发患者 PGⅠ升高明显；胃溃疡复发者 PGⅡ升高明显；十二指肠溃疡复发患者的 PGⅠ、PGⅡ均显著升高。

二、吸收不良综合征

吸收不良综合征（malabsorption syndrome）指各种原因引起的小肠消化、吸收功能障碍，造成营养物质不能被正常吸收而从粪便中排泄，引起营养物质缺乏的临床综合征。主要病因有：肝、胆、胰腺疾病导致的胆盐及胰消化酶缺乏；胃大部切除术后、短肠综合征、消化道 pH 改变及小肠疾病或肠系膜疾病等影响小肠的吸收功能和消化功能的疾病；全身性疾病及部分免疫性缺陷所致的消化吸收功能不全，如乳糜泻（又称麦胶性肠病）和热带口炎性腹泻等。

吸收不良综合征的实验室标志物检查包括如下几种。

（一）血液检查

贫血常见，多为大细胞性贫血（与维生素 B_{12}/叶酸缺乏相关），少数为正常细胞性贫血（如合并慢性疾病）。可伴血浆白蛋白减低，低钾、钙、磷、镁，低胆固醇；碱性磷酸酶增高（提示骨软化症或肝胆疾病），凝血酶原时间延长（维生素 K 缺乏）。血清叶酸、β- 胡萝卜素和维生素 B_{12} 水平常降低，其中维生素 B_{12}/叶酸缺乏是贫血的核心病因。

（二）粪脂定量试验

24 小时内脂肪量 <6g 或吸收率 >90% 为正常。

（三）D- 木糖吸收试验

肾功能正常者尿 D- 木糖排泄量 <3g 可确定为小肠吸收不良。

（四）维生素 B_{12} 吸收试验

正常人 24 小时尿内排出放射性维生素 B_{12}>7%。肠内细菌过度繁殖、回肠吸收不良或切除后，尿内排出量减少。

（五）呼气试验

正常人口服 ^{14}C 甘氨胆酸 10mCi，4 小时内粪便 $^{14}CO_2$ 的排出量小于总量的 1%，24 小时排出量小于 8%。小肠细菌过度繁殖、回肠切除或功能失调时，粪便内 $^{14}CO_2$ 和肺呼出 $^{14}CO_2$ 明显增多，可达正常的 10 倍以上，乳糖氢呼气试验可检测乳糖酶缺乏。

（六）促胰液素刺激试验

通过直接或间接法检测胰腺外分泌功能，由胰腺功能不全引起的吸收不良显示异常。

（七）粪便常规检查

注意性状、红白细胞、未消化食物、寄生虫（卵），苏丹Ⅲ染色检查脂肪球。

三、急性胰腺炎

急性胰腺炎（acute pancreatitis，AP）是指由多种病因引起胰酶激活，以胰腺局部炎症反应为主要特征，伴或不伴有其他器官功能改变的疾病。

（一）淀粉酶测定

血清 AMY 测定是急性胰腺炎的重要诊断指标之一。急性胰腺炎发病后，血和尿中的 AMY 显著升高。发病后 2 小时血清 AMY 开始增高，12～24 小时达高峰，3～5 天下降至正常。而尿 AMY 则在发病后 12～24 小时才开始升高，下降比血清 AMY 慢，在急性胰腺炎后期测定尿 AMY 更有价值。急性阑尾炎、肠梗阻、胰腺癌、胆石症、溃疡病穿孔等均可见血清 AMY 增高。慢性胰腺炎早期 AMY 活性可一过性增高，后期可不增高或增高不明显。

测定 P-AMY 的意义是：①急性胰腺炎腹痛 3～6 小时后开始升高，20～30 小时达高峰，3～4 天内恢复正常；②溃疡性穿孔、急性腹膜炎、肠梗阻等可中度升高；③慢性胰腺疾病可轻度升高。此外，1%～2% 人群血液中尚可检出巨型淀粉酶（M-AMY）。其实际上是 AMY（同工酶 S）与血浆蛋白，主要是免疫球蛋白（IgA 或 IgG）的复合物。由于分子量大，不易从肾脏排出，以致血 AMY 活性增高，而尿 AMY 活性正常。

（二）脂肪酶测定

血清 LPS 在急性胰腺炎发病后 4～8 小时内升高，24 小时达峰值，一般可持续 10～15 天。LPS 活性升高与 AMY 基本平行，特异度大于 AMY。肾小球滤过的 LPS 可被肾小管全部重吸收，所以尿中一般测不到 LPS 活性。因 LPS 在急性胰腺炎病程中持续升高的时间比 AMY 长，故测定血清 LPS 可用于急性胰腺炎后期的诊断，特别是在血清 AMY 和尿 AMY 已恢复正常时，更有诊断意义。此外，有些疾病如腮腺炎伴发腹痛时，可用 LPS 作鉴别诊断，单纯腮腺炎不累及胰腺时，只表现为 AMY 升高而 LPS 正常。

血、尿 AMY 和 LPS 对于胰腺炎的诊断意义如图 15-2 所示。

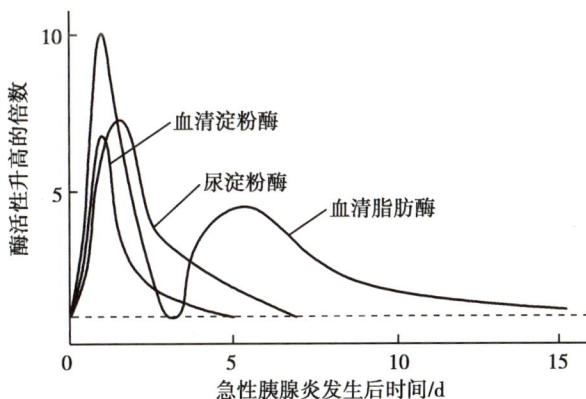

图 15-2　胰腺炎发病后淀粉酶和脂肪酶的时相变化

（三）胰蛋白酶原 2 测定

胰蛋白酶原是胰蛋白酶的前体，有胰蛋白酶原 1 和胰蛋白酶原 2 两种。因分子量较小，易从肾脏排出，但两者重吸收率有差异，尿中胰蛋白酶原 1 很容易被吸收，胰蛋白酶原 2 重吸收率低，尿中浓度较大。故急性胰腺炎时，尿中胰蛋白酶原 2 明显增高。急性胰腺炎时胰蛋白酶原迅速被激活，释放入胰液。故尿中排出量可增高 10～40 倍，阳性率约为淀粉酶的 2 倍。检测尿中的胰蛋白酶原 2 的方法简单、灵敏度高，与胰腺炎的严重程度有很好的相关性。临床诊断中，尿胰蛋白酶原 2 阴性可排除急性胰腺炎，若为阳性结果，仍需结合其他检测结果作出判断。故尿胰蛋白酶原 2 可作为急诊时的筛选指标。

（四）急性期蛋白检测

C 反应蛋白（CRP）是组织损伤和炎症的非特异性标志物，测定 CRP 水平对急性胰腺炎早期诊断很有价值，并有助于对病情严重程度的评估。以 CRP 浓度 120mg/L 作为区别水肿型和坏死型急性胰腺炎的临界值，诊断准确率达 85%。CRP 检测方法简便，适合作为胰腺炎患者的常规检查。其他急性期蛋白如 α_2- 巨球蛋白、α_1- 抗胰蛋白酶、α_1- 抗糜蛋白酶等对急性胰腺炎的诊断价值与 CRP 相似。

本章小结

胃具备多重功能，包括贮存食物、促进食物运动、参与消化过程以及分泌消化液。营养物质主要在小肠内被胰液、胆汁和小肠液进一步消化并吸收，而大肠则主要负责吸收水分。胃、肠、胰腺的这些功能均受到神经和体液的精细调控。

胃肠激素由胃肠道黏膜内的内分泌细胞分泌，它们对胃肠道的运动、分泌、消化和吸收过程具有重要作用，同时还能调节胆汁和胰腺激素的分泌，影响血管壁张力，进而影响血压和心输出量。

根据胃、肠、胰腺的功能特征可进行有关生物化学的分析检测，包括胃酸分泌量、胃蛋白酶原、胃泌素、小肠消化与吸收试验、淀粉酶、脂肪酶、尿胰蛋白酶原 2 及各种胰腺外分泌功能评价试验。消化系统疾病时可根据其导致的生物化学改变进行实验室相关检查。

（袁丽杰）

第十六章　肾脏疾病的生物化学检验

通过本章学习，你将能够回答下列问题：

1. 试述肾单位的基本结构及功能。
2. 简述自由水清除率、选择性蛋白尿指数、滤过钠排泄分数、急性肾损伤的概念。
3. 反映肾小球功能、肾小管功能的试验各有哪些？
4. 简述内生肌酐清除率与肾小球滤过率估算值的概念。
5. 简述血胱抑素 C、尿白蛋白、α_1- 微球蛋白、β_2- 微球蛋白测定的临床意义。
6. 急性肾小球肾炎、急性肾损伤、慢性肾衰竭时生化检测指标各有哪些改变？

　　肾脏（kidney）是机体内重要的排泄器官，同时也是重要的内分泌器官，在维持机体内环境稳定方面有极为重要的作用。肾脏疾病是临床常见病、多发病，各种肾脏疾病均可造成机体代谢紊乱与体液生物化学的改变。因此，肾脏疾病的生物化学检验在指导肾脏疾病诊断、治疗和预后判断方面有着重要的价值。

第一节　概　述

一、肾脏的基本结构

　　肾单位（nephron）是肾脏的基本结构和功能单位。每个肾单位由肾小体和肾小管组成。肾小体由肾小球和肾小囊组成。肾小球是由入球小动脉反复分支形成的一团盘曲的毛细血管袢。肾小管长而弯曲，分为 3 段：近端小管（包括近曲小管及髓袢降支粗段）、髓袢细段（分降支和升支两部分）、远端小管（包括髓袢升支粗段和远曲小管）。多个肾单位汇集于一支集合管，多支集合管汇入一乳头管后开口于肾小盏，最后形成的尿液经肾盏、肾盂、输尿管而进入膀胱。肾单位结构见图 16-1。

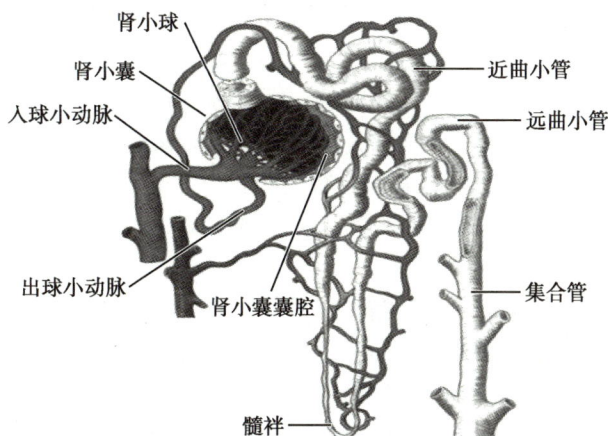

图 16-1　肾单位结构图

图中标注：肾小球、肾小囊、入球小动脉、近曲小管、远曲小管、出球小动脉、肾小囊囊腔、集合管、髓袢

肾脏的血管系统有其特点,肾动脉由腹主动脉分出,经逐级分支后形成肾小球毛细血管袢,然后再汇集、分支形成二级毛细血管网,包绕肾小管和集合管,起到营养与物质转运的作用,最后逐级汇集至肾静脉进入体循环。肾脏血液供应丰富,肾血管的双毛细血管网结构(肾小球毛细血管网和管周毛细血管网),对于肾脏泌尿功能的发挥有着重要意义。

二、肾脏的基本功能

(一)肾脏的泌尿功能

泌尿功能是指肾脏对流经肾脏血液中的物质通过肾小球滤过、肾小管重吸收和排泌方式进行处理,并生成尿液排出体外。通过泌尿作用,肾脏对血液中的物质进行选择性排泄。排泄机体代谢的终产物,如蛋白质代谢产生的尿素、核酸代谢产生的尿酸、肌肉肌酸代谢产生的肌酐和血红素的降解产物等;排泄进入体内的外源性异物,如绝大部分药物、对比剂和毒物等;排泄摄入量超过机体需要的物质,如水、电解质等;保留体内所需的物质,如蛋白质、氨基酸、葡萄糖和血细胞等。

1. 肾小球的滤过作用 肾小球滤过是指当血液流过肾小球毛细血管网时,血浆中的水和小分子溶质通过肾小球滤过膜滤入肾小囊形成原尿。决定肾小球滤过作用的主要因素有肾血流量、滤过膜的滤过面积和通透性、有效滤过压。正常人安静时的肾血流量(renal blood flow,RBF)约 1 200ml/min,相当于心输出量的 20%～25%。

人体两侧肾脏的肾单位总数约为 200 万个,总滤过面积可达 $1.6m^2$,十分有利于血浆滤过。单位时间内两肾生成的滤液(原尿)量称为肾小球滤过率(glomerular filtration rate,GFR)。肾小球滤过膜由毛细血管内皮细胞层、基底膜和肾小囊脏层上皮细胞组成。滤过膜独特的结构使之具有一定的孔径屏障和电荷屏障作用,既对分子量小于 40kDa 的小分子物质有极高的通透性,又对分子量大于 70kDa 的中、大分子物质有高度的截留作用,故原尿除不含血细胞和中、大分子蛋白质外,其余成分和血浆相同。

有效滤过压(effective filtration pressure)由三种力组成,根据三种力作用方向的不同,可列出下式:

肾小球有效滤过压 ＝ 肾小球毛细血管血压 －(血浆胶体渗透压 ＋ 囊内压)。

肾小球滤过功能的调节主要取决于肾血流量及肾小球有效滤过压的调节,除了自身调节和肾神经调节,还受球管反馈、激素及血管活性物质的调节。

2. 肾小管和集合管的转运作用 成人每天生成的原尿量约有 180L,但终尿量每天只有 1.5L 左右。肾小管和集合管的物质转运过程包括重吸收和排泌。重吸收是肾小管和集合管上皮细胞将原尿中的水和某些溶质,部分或全部转运回血液的过程。肾小管和集合管的上皮细胞将其产生的或血液中的某些物质转运到管腔中的过程称为分泌或排泌。

(1)肾小管和集合管的重吸收功能:肾小管从功能上可分为三个主要的重吸收部位。

1)近曲小管:是物质重吸收最重要的部位。原尿中的葡萄糖、氨基酸、维生素及微量蛋白质等,几乎全部在近曲小管被重吸收;Na^+、K^+、Cl^-、HCO_3^- 等也绝大部分在此段被重吸收。尿素只有部分被重吸收,肌酐基本上不被重吸收。

2)髓袢:主要吸收一部分水和电解质。髓袢具有"逆流倍增"功能,在尿液稀释和浓缩的过程中起着重要作用。

3)远曲小管和集合管:在抗利尿激素和醛固酮的作用下继续重吸收部分 H_2O 和 Na^+ 等,参与机体对体液及酸碱平衡等的调节,维持机体内环境稳定和决定终尿的质和量。

(2)肾小管和集合管的排泌功能:排泌方式有主动和被动两种。

近端小管、远端小管和集合管都有泌 H^+ 功能,通过 H^+-Na^+ 交换,达到重吸收 Na^+、HCO_3^- 的目的,在调节机体酸碱平衡方面起着重要作用。肾脏排 H^+ 保 Na^+ 的另一种方式是分泌

NH_4^+，在肾小管上皮细胞内由谷氨酰胺产生的 NH_3 扩散入管腔，与管腔内的 H^+ 结合成 NH_4^+ 排出。泌 NH_4^+ 功能具有促进排 H^+ 和重吸收 Na^+、HCO_3^- 的作用，若肾小管上皮细胞泌 NH_4^+ 功能障碍，可导致酸中毒。

远曲小管和集合管具有泌 K^+ 功能。一般情况下，当有 Na^+ 的主动吸收时，才会有 K^+ 的分泌，两者转运方向相反，称为 K^+-Na^+ 交换。K^+-Na^+ 交换和 H^+-Na^+ 交换有相互抑制现象，即 H^+-Na^+ 交换增多时，K^+-Na^+ 交换将减少，此为酸中毒时血 K^+ 升高的原因之一。原尿中的 K^+ 几乎全部在近端小管被重吸收，故尿中排出的 K^+ 主要来源于 K^+ 的排泌。进入体内的某些物质，如对氨基马尿酸、青霉素、酚红等，主要通过近端小管排泌。

肾小管和集合管转运功能的调节，主要是通过神经和体液因素（其中最重要的是抗利尿激素和醛固酮）对肾小管上皮细胞重吸收水分和无机离子的调控。

（二）肾脏的内分泌功能

肾脏具有重要的内分泌功能，参与合成和分泌肾素、促红细胞生成素（EPO）、1,25-$(OH)_2D_3$、前列腺素、血栓素和激肽类物质，因此参与人体的血流动力学调节、红细胞生成、钙磷代谢及骨代谢等。肾脏产生 1α-羟化酶，25-$(OH)D_3$ 在 1α-羟化酶的作用下形成的 1,25-$(OH)_2D_3$ 为生物活性最强的维生素 D_3。此外，肾脏是许多肽类激素和内源性活性物质（如胰岛素、胰高血糖素、甲状旁腺激素、催乳素、生长激素、胃泌素等）的降解场所，也是糖异生的重要场所。

第二节 肾脏功能的生物化学检测

肾脏疾病的临床实验室检查项目有尿液常规检查、尿沉渣显微镜检查、尿液细菌学检查、肾功能检查（包括肾脏泌尿功能检查和肾脏内分泌功能检查）、肾脏免疫学检查等。本节重点介绍肾脏泌尿功能的相关检查。

一、肾清除试验

当血液流经肾脏时，血浆中某些物质通过肾小球滤过或肾小管处理而排出体外，这一过程称肾脏对血浆中某些物质的清除或廓清。肾清除率（renal clearance rate）是指肾脏清除血浆中所含某一物质的能力，以单位时间（每分钟）内被完全清除的含该物质的血浆量（ml）表示。测量肾清除率的方法称肾清除试验（renal clearance test）。肾清除率（Cx）表示肾脏在单位时间内将某物质（x）从一定量血浆中全部清除并由尿排出时被处理的血浆量。依据某物质单位时间从血浆中被清除的总量等于该物质单位时间从尿中排出的总量，推导公式表示如下：

$$Cx = (Ux \times V)/Px \qquad \text{式 16-1}$$

式中，Cx 为某物质的清除率（ml/min）；V 为每分钟尿量（ml/min）；Ux 为尿中某物质的浓度（mmol/L）；Px 为血浆（清）中某物质的浓度（mmol/L）。

由于 Cx 受个体的身高、体重、年龄等因素的影响，为更客观判断肾脏的清除能力，应以标准体表面积 $1.73m^2$（中国人为 $1.61m^2$）对其进行标准化计算。

标准化的肾清除率： $\qquad Cx' = [(Ux \times V)/Px] \times (1.73/A) \qquad \text{式 16-2}$

个体体表面积（A）的计算公式为：

$$\lg A(m^2) = 0.425\lg[\text{体重(kg)}] + 0.725\lg[\text{身高(cm)}] - 2.144 \qquad \text{式 16-3}$$

肾清除试验是反映肾脏泌尿功能最直接、最灵敏的试验。应用不同物质进行肾清除试验，可测定肾小球滤过率、肾小管对各物质的重吸收和排泌量、肾血流量等。

二、肾小球功能检查

肾小球功能检查包括肾小球滤过功能检查和肾小球屏障功能检查。前者主要通过肾小球滤过率（GFR）反映，但是由于 GFR 尚不能直接测定，常通过肌酐、尿素等物质清除的方法间接反映，或以血肌酐等指标为基础计算肾小球滤过率估算值；后者主要通过检测尿液中出现的中、大分子量蛋白质来反映。

（一）血清肌酐测定

1. 生化及生理 肌酐（creatinine）包括内源性肌酐及外源性肌酐。内源性肌酐为肌肉中储能物质肌酸的代谢产物，人体肌肉以 1mg/min 的速度将肌酐排入血中，每天肌酐的生成量恒定；外源性肌酐来自动物的骨骼肌，饮食中摄入的肌酸可转变为肌酐。食用加热后的动物肌肉会导致血肌酐水平迅速增高，严格控制饮食后，血肌酐浓度比较稳定。肌酐主要从肾小球滤过，仅少量由近端小管排泌，基本上不被肾小管重吸收，其血浓度主要取决于肾脏排泄能力，一定程度上可反映肾小球滤过功能，是临床上常用的肾功能指标。

2. 临床意义 血清肌酐增高见于各种肾脏疾病、肌肉损伤等。血肌酐减低见于进行性肌肉萎缩、白血病、肝功能障碍及妊娠等。尿肌酐排泄量增高也可导致血肌酐降低，如甲状腺功能减退等。

3. 影响因素

（1）在肾脏疾病初期，血清肌酐通常不升高，只有在肾脏病变较为严重时才会升高。在正常肾血流量的条件下，血肌酐值若超过 178μmol/L，提示中度至重度肾损伤。血肌酐测定对晚期肾脏疾病的临床意义较大。

（2）在反映 GFR 下降方面，血肌酐的灵敏度比血尿素低；但血肌酐受饮食、运动、激素、蛋白质代谢等因素的影响较少，诊断特异度比血尿素高。

（3）肾小管对肌酐的排泌及肌酐的肾外排泄：血肌酐升高可出现肾小管少量排泌；严重肾脏疾病患者约 2/3 的肌酐从肾外排泄。因此，肾脏功能下降的早期和晚期都不能直接应用血清肌酐来判断 GFR 的实际水平，否则会造成对 GFR 的过高估计。

（4）肌肉容积：肌肉容积发生变化，肌酐的生成量也会随之发生变化。对于 GFR 为 25～50ml/min 的患者，往往需要较长时间的低蛋白饮食，会造成肌肉容积的减少而使肌酐的生成量减少，此时血清肌酐值可能会过高估计 GFR。

（5）肌酐测定的误差：肾功能每日短暂波动会导致血肌酐水平变化；肌酐测定方法本身也存在影响。

（二）血清尿素测定

1. 生化及生理 尿素（urea）为体内蛋白质的终末代谢产物，主要在肝脏生成。血尿素浓度取决于机体蛋白质的分解代谢速度、蛋白质摄取量及肾脏的排泄能力。尿素可自由通过肾小球滤过膜滤入原尿，约 50% 可被肾小管重吸收。在食物摄入及体内分解代谢比较稳定的情况下，其血浓度取决于肾排泄能力。因此，血尿素浓度在一定程度上可反映肾小球滤过功能。

2. 临床意义 血清尿素是最早被用来评价 GFR 的物质之一，但其准确性及灵敏性均欠佳，当 GFR 下降到正常的 1/2 以下时血清中尿素浓度才会出现升高，尿素测定仅可粗略估计 GFR。

器质性肾功能损伤时血尿素增高，如各种原发性肾小球肾炎、肾盂肾炎、间质性肾炎等所致的慢性肾衰竭均可出现血尿素增高。血尿素不能作为早期肾功能损伤的指标，但对于慢性肾衰竭，血尿素的增高程度通常与病情严重性一致，可作为肾衰竭透析充分性的判断指标。血尿素增高还可见于肾前性和肾后性因素，前者包括严重脱水、大量腹腔积液、心力衰竭等,后者见于如输尿管结石等疾病引起的尿路阻塞。

3. 影响因素 血尿素浓度还受到蛋白质分解或摄入的影响,如急性传染病、高热、上消化道大出血、大面积烧伤、严重创伤、大手术后、有效血容量降低、充血性心力衰竭、高蛋白饮食、甲状腺功能亢进、口服类固醇激素等都可使血尿素浓度增高。而低蛋白饮食、多饮水、大量排尿、酒精中毒及慢性肝脏疾病等均可导致血尿素浓度下降。

一般不单独用血清尿素来判断 GFR。血清尿素与血清肌酐同时测定更有意义。肾功能正常时,血尿素(mg/dl)与肌酐(mg/dl)比值应为(10~20):1。比值升高多为肾前性因素,比值降低多为肾性因素。因血清尿素(或尿素氮)、血清肌酐采用不同单位时,比值会不一样,需要转换单位后才能正确计算比值。GFR 与血尿素、血肌酐浓度间的关系见图 16-2。

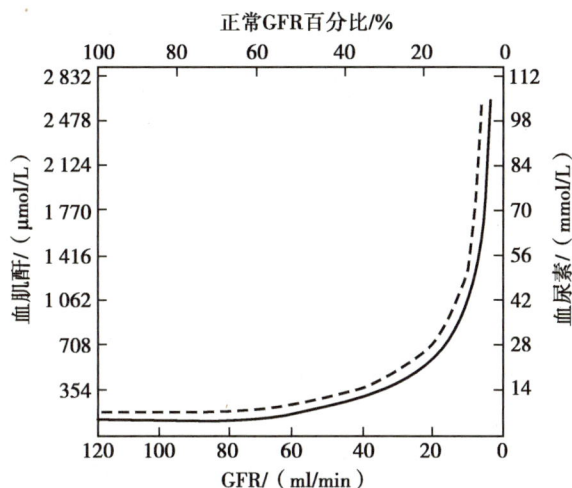

图 16-2 GFR 与血尿素、血肌酐浓度间的关系

(三)血清胱抑素 C 测定

1. 生化及生理 胱抑素 C(cystatin C,Cys C)亦称半胱氨酸蛋白酶抑制剂 C,是一种分子量约为 13kDa 的非糖基化碱性蛋白质(pI=9.2)。机体内几乎所有组织的有核细胞均能持续恒定地产生 Cys C。Cys C 可自由透过肾小球滤过膜,在近曲小管全部被重吸收并迅速代谢分解;Cys C 不与其他蛋白质形成复合物,其血清浓度变化不受炎症、感染、肿瘤及肝功能等因素的影响,与性别、饮食、体表面积、肌肉量无关。此外,除从肾小球滤过以外,Cys C 并不存在其他从循环中清除的肾外方式。因此,Cys C 是一种反映 GFR 变化的理想的内源性标志物。

2. 检测方法 包括胶乳颗粒增强免疫透射比浊法和胶乳颗粒增强免疫散射比浊法。

3. 参考区间 血清 Cys C:0.6~2.5mg/L。

4. 临床意义 血 Cys C 浓度与肾功能损害程度高度相关,能够准确反映人体 GFR 的变化。血 Cys C 可用于糖尿病肾病肾小球滤过功能早期损伤的评价、高血压肾功能损害的早期诊断、肾移植患者肾功能的恢复情况评估、血液透析患者肾功能改变监测、肿瘤化疗中肾功能的监测等。

Cys C 是低分子量蛋白质中与 GFR 最相关的内源性标志物,血 Cys C 浓度与 GFR 呈良好的线性关系,其线性关系显著优于血肌酐,特别是在肾功能仅轻度减退时,血 Cys C 的灵敏度、特异度均高于血肌酐。血 Cys C 检测适用于轻至中度肾功能损害时的评估。

(四)内生肌酐清除率

1. 原理 内生肌酐清除率(endogenous creatinine clearance,Ccr)指肾脏在单位时间(min)内将肌酐从一定量血浆中全部清除并由尿排出时被处理的血浆量(ml)。

依据肾清除试验原理，收集一段时间内的尿，同时测定血和尿中肌酐浓度，依据公式可计算出 Ccr，需要用体表面积校正。

$$Ccr(ml/min) = \frac{尿肌酐浓度}{血肌酐浓度} \times 每分钟尿量(ml/min) \qquad \text{式 16-4}$$

$$标准化 Ccr[ml/(min \cdot 1.73m^2)] = Ccr \times 标准体表面积(1.73m^2)/个体体表面积(A)$$
$$\text{式 16-5}$$

2. 参考区间 成人 Ccr 为 80～120ml/(min·1.73m²)。女性 Ccr 比男性 Ccr 稍低；老年人随年龄增长，Ccr 有自然下降趋势。

3. 临床意义

（1）评估肾小球滤过功能：肾脏具有强大的储备能力，当肾小球病变时，若只有部分肾小球损害，其余的肾单位能代偿排出机体日常活动所产生的尿素和肌酐等代谢产物，血肌酐浓度无明显异常，但 GFR 可出现明显下降。在 GFR 降至正常的 50% 以下、Ccr 低于正常的 70% 时，血肌酐和血尿素才出现增高，说明测定 Ccr 比测定血肌酐和尿素含量更灵敏可靠，并可根据降低程度来判断和评估肾小球滤过功能受损程度。

（2）鉴别肾前性少尿与少尿性急性肾损伤：两者的尿量均为固定减少，但前者的肾小球滤过功能和肾小管的重吸收功能均较后者好，Ccr 高，因此可以用 Ccr 的高低来鉴别这两种疾病。

（3）指导临床治疗：临床上一般 Ccr 为 30～40ml/min 时，应限制蛋白质摄入量；当 Ccr<30ml/min 时，使用噻嗪类中效利尿药治疗几乎无效，且有肾损伤作用，因而不应使用；当 Ccr<10ml/min 时，呋塞米等高效利尿药的疗效也明显降低，应考虑进行透析治疗。

（4）用 Ccr 来评价 GFR 还避免了肌酐测定方法本身的影响因素。

4. 影响因素 采用肾小球滤过分数（filtration fraction，FF）测定可排除肾血流量对 GFR 测定的影响。FF 指 GFR 占流经肾小球的血流量的比例，正常为 0.18～0.22，其值大小与毛细血管有效静水通透性和滤过面积有关。菊粉、碘海醇以及放射性物质 ^{99m}Tc- 二乙撑三胺五乙酸（^{99m}Tc-DTPA）等亦可以用于 GFR 测定。其中菊粉是一种无毒、不带电荷的果糖聚合物，分子量为 5.2kDa。体内不能合成也不能分解，进入体内的菊粉只能从肾脏清除。菊粉从肾小球滤过而不被肾小管重吸收或排泌。菊粉清除率（inulin clearance，Cin）为目前测定 GFR 的"金标准"。由于菊粉等属外源性物质，测定方法繁杂，故临床上多测定 Ccr。

（五）肾小球滤过率估算值

1. 概念 内生肌酐清除率（Ccr）是临床评价 GFR 的常规试验，但需收集 24 小时尿液，患者依从性差，尿液的收集和测量是否准确也会影响 Ccr 测定结果的准确性。临床上推荐使用由经验公式通过血肌酐浓度估算的肾小球滤过率估算值（estimated glomerular filtration rate，eGFR）。

2. 计算公式 eGFR 以血肌酐值为基础，根据患者年龄、性别、身高、体重、种族等参数对 GFR 进行估算。其灵敏度优于血肌酐值，准确度与 Ccr 相当，不需要收集尿样本，更适用于少尿的患者。近年来也有利用血胱抑素 C 浓度计算 eGFR 的情况。目前已总结出许多计算 eGFR 的经验公式，常用计算公式如下：

（1）Cockcroft-Gault 公式：eGFR[ml/(min·1.73m²)]=（140－年龄）× 体重（kg）× 72^{-1} × 血肌酐（mg/dl）$^{-1}$ × 0.85（女性）。

（2）MDRD 简化公式：eGFR[ml/(min·1.73m²)]=186× 血肌酐（mg/dl）$^{-1.154}$ × 年龄（岁）$^{-0.203}$ × 0.742（女性）× 1.233（中国）。

（3）CKD-EPI 肌酐公式：①男性，血清肌酐≤0.9mg/dl 时，eGFR=141×（血清肌酐 /0.9）$^{-0.411}$ × $0.993^{年龄}$；②男性，血清肌酐 >0.9mg/dl 时，eGFR=141×（血清肌酐 /0.9）$^{-1.209}$ × $0.993^{年龄}$；

③女性，血清肌酐≤0.7mg/dl 时，eGFR = 144×（血清肌酐 /0.7）$^{-0.329}$×0.993^{年龄}；④女性，血清肌酐 >0.7mg/dl 时，eGFR = 144×（血清肌酐 /0.7）$^{-1.209}$×0.993^{年龄}。上述公式中血清肌酐浓度均为 mg/dl，若以 μmol/L 为单位，需再乘以系数 0.011 3。

（4）CKD-EPI 胱抑素 C 公式：①血胱抑素 C≤0.8mg/L 时，eGFR = 133 ×（血胱抑素 C/0.8）$^{-0.499}$× 0.996^{年龄}× 0.932（女性）；②血胱抑素 C > 0.8mg/L 时，eGFR = 133 ×（血胱抑素 C/0.8）$^{-1.328}$× 0.996^{年龄}× 0.932（女性）。

3. 影响因素

（1）Cockcroft-Gault 公式考虑了年龄和性别的影响，减小了不同性别和年龄人群使用血肌酐评估 GFR 的变异性，但未考虑个体间差异、同一人不同时间的肌酐水平变化、肾小管排泌、肌酐肾外清除及测定误差等。在肥胖和水肿人群中，该公式会估高 GFR。尽管如此，因其参数测量简单，仍被广泛使用。

（2）MDRD 公式计算的 eGFR 比 Cockcroft-Gault 公式和 Ccr 更准确，适用于血肌酐值大于 221μmol/L 的患者。MDRD 简化公式仅包含血清肌酐、年龄、性别和种族四个变量，计算简便，适用于 GFR < 90ml/（min·1.73m^2）的慢性肾病患者，但在正常人、70 岁以上老年人及水肿患者中准确性较差。

（3）CKD-EPI 公式基于肌酐的 eGFR 估算更接近真实值，比 MDRD 公式更准确，尤其是当 GFR > 60ml/（min·1.73m^2）时，为目前推荐的公式。但 CKD-EPI 公式不适用于老年人、肥胖者等。基于 Cys C 的估算公式也受到 CKD-EPI 小组的推荐。

（4）应用 eGFR 和 Ccr 的前提是机体处于稳态，如果 GFR 快速变化，则 eGFR 不可靠。eGFR 主要适用于肾功能相对稳定的慢性肾衰竭患者，评定慢性肾脏病分期。因血清肌酐与 GFR 存在明确的独立负相关关系，所有公式都把它作为最重要的独立变量。

（六）尿白蛋白测定

1. 生化及生理 由于肾小球滤过屏障损伤而产生的蛋白尿称为肾小球性蛋白尿，尿中多为中、大分子量的蛋白质，如白蛋白、转铁蛋白、IgG、IgA、IgM、C3、α$_2$- 巨球蛋白等。它们的出现或增多，对各类肾小球病变具有鉴别诊断价值。

正常情况下，由于肾小球滤过膜电荷选择性屏障的静电同性排斥作用，大部分白蛋白不能通过滤过膜，24 小时尿白蛋白排泄率（urinary albumin excretion rate，UAER）小于 30mg。各种炎症、代谢异常和免疫损伤均可导致肾小球滤过膜上负电荷减少，静电排斥力下降，造成白蛋白从尿中漏出增多。

2. 检测方法 最常用的方法为免疫比浊法，其他的方法还有放射免疫法、酶联免疫吸附法和高效液相色谱等。

3. 参考区间 白蛋白尿分级见表 16-1。

表 16-1 白蛋白尿分级及近似换算

白蛋白尿分级	UAER/（mg/24h）	UACR/（mg/mmol Cr）	UACR/（mg/g Cr）	表述
A1	<30	<3.0	<30	正常或轻微升高
A2	30~300	3.0~30.0	30~300	微量白蛋白尿（中度升高）
A3	>300	>30.0	>300	大量白蛋白尿（显著升高）

注：UACR 表示尿白蛋白 / 肌酐比值（urinary albumin-creatinine ratio）。

4. 临床意义 尿白蛋白检测有助于肾小球病变的早期诊断，在病变早期，尿常规阴性时，尿白蛋白含量可发生变化。微量白蛋白尿最早用于糖尿病肾病的诊断。近年来研究发现白蛋白尿是多种原因导致的肾损伤的灵敏指标，测定尿白蛋白 / 尿总蛋白比值可以更特异和灵敏地反映肾小球滤过功能的变化，并与肾脏不良预后及心血管事件相关。尿白蛋白还是肾脏疾病进展的独立危险因素，可增加进展至终末期肾脏疾病的风险，对慢性肾脏病的筛查和预后判断均具有重要价值。

5. 影响因素 影响尿白蛋白的因素很多，代谢紊乱和血流动力学等因素，如高血糖、尿路感染、剧烈运动、发热、充血性心力衰竭等情况均可使其增加。体位性蛋白尿的主要成分也是白蛋白，这些情况下的尿蛋白升高应与肾脏疾病导致的白蛋白尿区分。

（七）尿转铁蛋白测定

转铁蛋白（Tf）分子量为 79kDa，接近白蛋白分子量。在正常情况下 Tf 不易通过肾小球滤过膜。但由于其所带负电荷比白蛋白少，当肾小球滤过膜上的电荷屏障发生轻微损伤时，Tf 比白蛋白更容易漏出，尿转铁蛋白（urinary transferrin）是反映肾小球滤过膜损伤的灵敏指标。Tf 在尿中的含量比白蛋白更低，检测难度大，而且在 pH < 4 时易降解，其精密度比尿白蛋白测定的精密度差。

（八）选择性蛋白尿指数

1. 生化及生理 正常情况下，肾小球滤过膜对血浆蛋白具有一定的选择性。当肾脏疾病较轻时，尿中仅有少量中、大分子蛋白质，以白蛋白为主，称为选择性蛋白尿。当肾脏疾病较重时，除白蛋白外，尿中还有大量大分子蛋白质如免疫球蛋白（Ig）等排出，称为非选择性蛋白尿。

2. 检测方法 将尿 IgG（分子量为 150kDa）和尿 Tf 的清除率比值作为选择性蛋白尿指数（selective proteinuria index，SPI），其计算公式如下：

$$选择性蛋白尿指数（SPI）=（尿 IgG/ 血 IgG）/（尿 Tf/ 血 Tf） \qquad 式16-6$$

3. 参考区间 SPI ≤ 0.1，高度选择性蛋白尿；SPI > 0.2，非选择性蛋白尿。

4. 临床意义 SPI 可反映肾小球滤过膜的通透性，在某种程度上与肾小球疾病的病理组织学改变有一定关系。SPI ≤ 0.1 时，表明肾小球损害较轻，治疗反应和预后大多较好；SPI > 0.2 时，表明肾小球损害较重，预后大多不良。

尿蛋白分析也可以采用电泳法。尿蛋白 SDS-PAGE 可按分子量大小分离尿中的蛋白，较好地区分生理性、肾小球性、肾小管性及混合性蛋白尿。

三、近端小管功能检查

近端小管功能包括重吸收和排泌功能。评价其重吸收功能的主要方法有尿中某物质排出量测定（如小分子蛋白）、重吸收率测定或排泄分数测定和最大重吸收量测定等。评价其排泌功能的方法主要有酚磺酞（酚红）排泄试验、对氨基马尿酸最大排泌量试验等。此外，当肾小管损伤时，还可出现尿酶等指标变化。

（一）尿液小分子蛋白定量检测

1. 生化及生理 近端小管上皮细胞受损时，对肾小球正常滤过的尿小分子蛋白（分子量为 5～40kDa）重吸收障碍，使其排泄增加，故小分子蛋白尿又称为肾小管性蛋白尿，多为轻度蛋白尿，以 α_1- 微球蛋白、β_2- 微球蛋白、视黄醇结合蛋白等为主。因此，尿液 α_1- 微球蛋白（urinary α_1-microglobulin，uα_1-MG）、尿液 β_2- 微球蛋白（urinary β_2-microglobulin，uβ_2-MG）和尿液视黄醇结合蛋白（urinary retinol-binding protein，uRBP）的检测可以反映近端小管的重吸收功能。

2. 检测方法 免疫比浊法。

3. 参考区间 uα_1-MG ≤ 20μg/ml；uβ_2-MG < 0.3mg/L；uRBP < 190mg/g 肌酐。

4. 临床意义 反映近端小管功能受损情况。uα_1-MG 是近端小管损害的标志性蛋白质，近端小管功能损害时肾小管对 α_1-MG 的重吸收障碍先于 β_2-MG，因此，uα_1-MG 比 uβ_2-MG 更能反映肾小管早期病变；还可用于监测重金属中毒，是近端小管损伤首选的标志物。uα_1-MG、uRBP 在酸性尿中比 uβ_2-MG 稳定，也不受恶性肿瘤影响。当肾小球滤过功能损伤时，血中这些小分子蛋白质的水平也升高。当血清和尿 α_1-MG、β_2-MG、RBP 水平均升高时，表明肾小球滤过功能和肾小管重吸收功能均已受损害。

（二）尿钠和滤过钠排泄分数

1. 概念　尿钠排泄量取决于胞外钠离子量及肾小管重吸收能力。滤过钠排泄分数（fractional excretion of filtrated sodium，FeNa）指尿钠排出部分占肾小球滤过钠总量的比率。

2. 检测方法　分别检测血清钠、肌酐和尿钠、肌酐浓度，按下式计算 FeNa：

$$FeNa（\%）＝尿钠排出量 / 滤过钠总量 \qquad 式16-7$$

或者

$$FeNa（\%）＝[（尿钠 / 血钠）/（尿肌酐 / 血肌酐）]×100\% \qquad 式16-8$$

式中，尿钠和血钠的单位为 mmol/L；尿肌酐和血肌酐的单位为 μmol/L。

3. 参考区间　尿钠：随机尿，64～172mmol/L；24 小时尿，130～260mmol/24h；FeNa 为 1%～2%。

4. 临床意义　在低钠血症的情况下，若为肾性失钠如急性肾小管坏死时，肾小管对钠重吸收减少，尿钠通常高于 20mmol/L；若为肾外性体液丢失，即肾小管功能正常，尿钠通常低于 10mmol/L。

FeNa 可用于辅助鉴别诊断肾前性急性肾损伤与急性肾小管坏死，但是对急性肾损伤的预后判断没有显著意义。在肾前性急性肾损伤时，即由肾脏低血流灌注导致的 GFR 下降，由于肾小管功能正常，因此钠重吸收增加，FeNa 低于 1%；而在急性肾小管坏死时，肾小管对钠重吸收减少，FeNa 通常高于 2%。肾后性急性肾损伤时，FeNa 通常高于 1%。但值得注意的是，呕吐与利尿药都有可能导致 FeNa 高于 1%，因此需要结合患者的临床表现及用药史来综合判断。尿钠浓度与自由水清除率成反比，而醛固酮和抗利尿激素可使尿钠浓度向相反方向转变，FeNa 则不受上述因素的影响。

（三）肾小管葡萄糖最大重吸收量

正常情况下，血中葡萄糖从肾小球滤出后在近端小管几乎全部被重吸收，尿中无排出，尿糖定性为阴性。当肾小球滤出的葡萄糖量超过肾糖阈时，尿中就会出现葡萄糖。此时的葡萄糖重吸收量即肾小管葡萄糖最大重吸收量（tubular maximum reabsorption of glucose，TmG）。TmG 测定可以反映有功能的肾小管数量和质量。当近端小管重吸收葡萄糖的功能减退时，TmG 降低，见于各种原因引起的肾小管上皮细胞损伤、葡萄糖重吸收功能下降和先天性肾发育不全等。此方法操作烦琐，临床上多不采用，仅用于研究。

（四）尿 N- 乙酰 -β-D- 氨基葡萄糖苷酶测定

N- 乙酰 -β-D- 氨基葡萄糖苷酶（N-acetyl-β-D-glucosaminidase，NAG）是一种广泛分布于哺乳动物身体各组织细胞中溶酶体内的酸性水解酶，与糖胺聚糖类及糖蛋白代谢有关，分子量约为 130kDa。由于 NAG 分子量大，肾小球不能滤过。肾小管细胞尤其是肾皮质近曲小管细胞内含有丰富的 NAG，当近曲小管细胞受损时，尿液 NAG 活性显著增高，且较其他尿酶增高更早，对肾小管损害的早期诊断有较大价值。肾小管间质病变、先天性肾小管病变、急性肾损伤、药物诱发肾损害、肾移植排斥反应等情况均可引起肾小管损伤而使尿 NAG 升高。肾移植出现排斥反应前 1～3 天，尿 NAG 即可增高，有助于早期诊断排斥反应。肾小球病变如肾小球肾炎、糖尿病肾病尿 NAG 活性也升高，且与病变程度相关。糖尿病肾病早期，由于滤过压增高，滤过膜负电荷减少，裂孔变化，血浆白蛋白滤出增加，在近曲小管被重吸收后，尿白蛋白排泄可不增加，但此时，细胞溶酶体被激活，导致尿 NAG 升高，且尿 NAG/ 肌酐比值增高，先于尿白蛋白排泄量的变化。

（五）中性粒细胞明胶酶相关脂质运载蛋白测定

1. 生化及生理 中性粒细胞明胶酶相关脂质运载蛋白（neutrophil gelatinase-associated lipocalin，NGAL）又称人脂质运载蛋白2（lipocalin 2，Ln2）或噬铁蛋白（siderocalin），分子量为25kDa。大多数NGAL以单体、二聚体和三聚体形式存在，也可以与中性粒细胞明胶酶形成复合体。单体形式的NGAL由受损的肾小管上皮细胞分泌，而二聚体是中性粒细胞分泌的主要形式。血浆NGAL源于受损的肾脏和肾外器官。尿NGAL可能来自近端小管损伤所致的循环NGAL重吸收障碍，但主要还是来自远端小管的上皮细胞。编码NGAL的基因在肾缺血、肾小管损伤和肾毒性损伤时上调，NGAL大量表达，并被释放到尿液和血浆。

2. 检测方法 免疫比浊法等。

3. 参考区间 成人尿液NGAL≤150μg/L；儿童尿液NGAL≤135μg/L。

4. 临床意义

（1）NGAL是众多肾小管损伤检测指标中最早出现的灵敏、特异的标志物。

（2）NGAL是急性肾损伤的标志物，可用于早期诊断。急性肾损伤发生时血、尿NGAL浓度通常会在2～6小时内迅速升高，比临界值升高几十至几百倍，而血清肌酐、尿酶等传统指标往往要在24～72小时后才明显升高。

（3）肾移植患者血清NGAL水平的变化有助于监测肾功能延迟恢复患者的恢复情况，评估移植后是否需要进行血液透析治疗。

（4）血清、尿NGAL还可预测慢性肾脏病的进展，是其进展风险的独立预测因子。

此外，血清、尿NGAL可作为糖尿病并发肾损伤、IgA肾病小管间质性损伤等的早期诊断指标，对评估肾脏病变严重程度有价值。NGAL也是狼疮性肾炎活动性的可靠预测因子。由于NGAL同时是一种应激类蛋白，对于脓毒血症等危重疾病患者，因受到炎症反应等因素的影响，NGAL的诊断特异性欠佳。

（六）酚红排泄试验

1. 生化及生理 酚红（phenolsulfonphthalein，PSP）是一种实验室常用的酸碱指示剂，对人体无害。酚红排泄试验（phenolsulfonphthalein excretion test）是将一定量的PSP经静脉注入体内，计算一定时间内PSP的排泄率，是判断近端小管排泌功能的指标。PSP经静脉注入体内后，在血中与白蛋白结合，只有少量（6%）从肾小球滤过，绝大部分（约94%）在近端小管与血浆白蛋白解离，并被近端小管上皮细胞主动排泌，从尿液排出。

2. 参考区间 成人PSP排泄率（静脉法）：15min＞25%，平均35%；120min＞55%，平均70%。

3. 临床意义 肾炎、肾盂肾炎、近端肾小管疾病等有近曲小管功能受损时PSP排泄率降低。PSP排泄率降低还可见于肾前性、肾后性因素。PSP受肾血流量及其他肾外因素影响较大，反映肾小管功能的灵敏性低、特异性较差，目前已很少使用。

（七）对氨基马尿酸最大排泌量试验

对氨基马尿酸最大排泌量（tubular maximal PAH excretory capacity，TmPAH）是较好的肾小管排泌功能指标，可反映有功能的肾小管的数量和质量。

对氨基马尿酸（p-aminohippurate，PAH）注入体内后不分解代谢，不进入细胞内，很少与血浆蛋白结合，约20%以原形从肾小球滤过，80%由近端小管排泌，不被肾小管重吸收，排泌量与血浆PAH水平呈正相关。当血浆浓度达到肾小管对其排泄量的最大限度，即约200mg/L时，即使再增加PAH的血浆浓度，尿中排出量也不再增加，此时即为TmPAH。正常情况下，成人TmPAH为60～90mg/（min·1.73m²）。

TmPAH轻度降低见于轻型急性肾小球肾炎及心力衰竭；中度降低见于高血压、肾动脉硬化症及肾盂肾炎；显著降低见于慢性肾小球肾炎、慢性肾盂肾炎及间质性肾炎等。

四、远端小管功能检查

远曲小管和集合管的主要功能是在抗利尿激素和醛固酮的作用下,参与机体尿液浓缩、稀释,以及对水、电解质及酸碱平衡等的调节,维持机体内环境的稳定。

(一)尿比密及尿渗透量测定

尿比密是指在 4℃条件下尿液与同体积纯水的重量之比,其高低取决于尿中溶解物质的浓度,与固体总量成正比。受饮水量、饮食和出汗量等因素的影响,正常人 24 小时尿量变化很大。各时间段尿比密测定和单位时间内尿比密测定比随机尿比密测定的临床意义更大。

尿渗透量(urine osmolarity,Uosm)是指溶解在尿液中具有渗透作用的全部溶质微粒的总数量(含分子和离子),表示尿渗透压大小。尿比密和尿渗透量都能反映尿中溶质的含量,但尿比密易受溶质微粒大小和性质的影响,如蛋白质、葡萄糖等大分子量的微粒均可使尿比密显著增高,而尿渗透量与溶质的分子量、微粒大小无关。因此,测定尿渗透量比尿比密更能准确真实地反映肾浓缩和稀释能力。

(二)尿浓缩试验

1. **检测原理** 肾脏稀释和浓缩原尿主要在髓袢升支、远曲小管、集合管和直小血管中进行,而抗利尿激素(ADH)特异地作用于远曲小管和集合管上的水通道蛋白,促进远曲小管和集合管对原尿的重吸收,浓缩尿液,使尿量减少、尿比密和尿渗透量升高。

2. **检测方法** 通过禁水或输入高渗盐水促进神经垂体释放 ADH,或直接静脉注射 ADH,分 3 次收集尿液测定尿比密。

3. **参考区间** 24 小时尿量为 1 000～2 000ml,日间与夜间尿量之比≥2:1,夜间尿比密>1.020。日间尿比密因饮水量而有变异,可在 1.002～1.035 之间波动,最高与最低比密差应>0.009。

4. **临床意义** 肾浓缩能力减退时,尿量多,24 小时尿量常超过 2 500ml;昼夜尿量相差不大,夜间尿量增加,常超过 750ml(早期表现);各次尿间比密接近,最高比密<1.018,比密差<0.009(严重者甚至只有 0.001～0.002),比密常固定在 1.010 左右,提示远曲小管浓缩功能丧失。见于慢性肾小球肾炎及慢性肾盂肾炎晚期、高血压肾小动脉硬化失代偿期。

直接静脉注射 ADH 称为 ADH 试验,肾性尿崩症对 ADH 试验没有反应,而垂体性尿崩症患者在注射 ADH 后 1 小时内尿量明显减少,尿比密明显升高。尿浓缩试验有助于鉴别肾性尿崩症和垂体性尿崩症,但是尿浓缩试验过程比较烦琐,耗时较长。

(三)渗透单位清除率

1. **原理** 渗透单位清除率(osmolar clearance,Cosm)表示单位时间内肾脏清除的渗透性溶质所对应的血浆量。计算公式如下:

$$Cosm = Uosm/Posm \times V(ml/min) \qquad 式 16-9$$

2. **检测方法** 依据肾清除试验原理,同时测定血浆渗透量(Posm)和尿渗透量(Uosm),即可计算出渗透单位清除率。

3. **参考区间** 空腹时 Cosm 为 2～3ml/min。

4. **临床意义** Cosm 反映了肾脏维持水及溶质之间平衡的能力,即使渗透压在狭窄范围内波动[280～300mOsm/(kg·H_2O)]的能力。正常情况下,尿液中溶质量(UosmV)相当稳定,故 Cosm 也相当稳定。Cosm 降低说明远端小管清除渗透性溶质的能力降低。Cosm 比 Uosm 更能准确地反映肾脏浓缩功能。

(四)自由水清除率

1. **原理** 自由水清除率(free water clearance,C_{H_2O})是指单位时间内从血浆中清除至尿中的不含溶质的水量。尿液可视为等渗尿和纯水两个部分，即尿量 = 等渗尿量 + C_{H_2O}。浓缩尿量等于等渗尿量减去被吸收的纯水量；稀释尿量等于等渗尿量加上血浆中清除的纯水量。由于正常人排出的均为含有溶质的浓缩尿，故 C_{H_2O} 为负值。

2. 检测方法 根据肾清除试验原理，同时测定血浆和尿渗透量，可计算出 C_{H_2O}。

$$C_{H_2O} = [1 - (Uosm/Posm)] \times V \qquad\qquad\text{式 16-10}$$

3. 参考区间 正常人禁水 8 小时后晨尿 C_{H_2O} 为 $-100\sim-25ml/h$。

4. 临床意义 C_{H_2O} 是判断远端小管浓缩与稀释功能的灵敏指标，常用于急性肾损伤的早期诊断和病情观察。C_{H_2O} 持续等于或接近于零则表示肾脏不能浓缩和稀释尿液，排等渗尿，是肾功能严重损害的表现。

（五）尿 T-H 糖蛋白检测

1. 生化及生理 肾小管组织蛋白指肾小管代谢产生的蛋白质和组织破坏分解的蛋白质，以及炎症或药物刺激泌尿系统分泌产生的蛋白质，通常以 T-H 糖蛋白（Tamm-Horsfall glycoprotein, THP）为主要成分。THP 是肾小管髓袢升支粗段及远曲小管细胞合成分泌的一种糖蛋白，具有阻止水的重吸收而参与原尿稀释及浓缩的功能。正常情况下，该蛋白只存在于上述细胞管腔面的细胞膜上，而不暴露于免疫系统。当肾小管间质发生病变时，THP 可漏入组织间质引起免疫反应而产生抗 THP 抗体。尿中 THP 是管型与结石形成的主要基质蛋白，正常情况下尿液中仅少量 THP 排泄。可收集 24 小时尿液或随机尿进行测定。

2. 检测方法 放射免疫分析法和化学发光法等。

3. 参考区间 成人尿 THP：$29.8\sim42.9mg/24h$；随机尿 THP：$8\sim15\mu g/(g\ Cr)$。

4. 临床意义 THP 为远端小管定位标志物。尿中 THP 升高提示远端小管发生病变，常见于尿路梗阻、炎症、感染、药物中毒及重金属中毒等引起的肾小管间质性炎症。在肾移植后急性排斥反应期尿 THP 可出现一过性升高。尿 THP 持续升高时，易形成尿路结石。尿路结石患者在进行体外碎石治疗时，若碎石成功，次日尿 THP 可明显升高，以后逐渐下降；若测定尿 THP 无明显变化，表明碎石可能无效。

尿 THP 持续偏低见于肾衰竭及急性肾小球肾炎引起 GFR 显著降低时。下尿路感染时尿 THP 常无变化。

五、肾小管性酸中毒检测

肾小管性酸中毒是由于肾小管尿液酸化功能失常而发生的一种慢性代谢性酸中毒。

（一）氯化铵负荷（酸负荷）试验

1. 检测原理 近端小管、远端小管和集合管均参与尿液酸化过程，但由于泌 H^+ 方式不同，其尿液酸化的能力有很大差异。近端小管内尿液 H^+ 浓度仅浓缩 $3\sim4$ 倍，主要在远端小管及集合管进行浓缩，特别是集合管，尿液 H^+ 浓度可浓缩至 900 倍，可根据机体需要改变 H^+ 排泌量。给患者服用酸性药物，增加远端小管 H^+ 的排泌量，可观察患者排酸能力。

2. 检测方法 通过给患者服用一定量的酸性药物氯化铵，使机体产生急性代谢性酸中毒，增加远端小管排泌 H^+ 的负荷。若远端小管泌 H^+、产生 NH_3 和重吸收 HCO_3^- 障碍，则酸性物质不能排出，尿液酸化受损。通过观察尿 pH 的变化，即可判断有无远端小管酸化功能障碍。

3. 参考区间 服用氯化铵 2 小时后，尿 pH < 5.5。

4. 临床意义 氯化铵负荷试验可协助诊断远端小管性酸中毒。正常人服药 2 小时后，尿液 pH 应低于 5.3，此时即可停止试验。若每次尿液（包括服药前）pH 均大于 5.5，提示远端小管酸化功能减弱，为 I 型肾小管性酸中毒。氯化铵负荷试验只适用于无全身性酸中毒表现的不典型或不完全的肾小管性酸中毒患者，对已有明显代谢性酸中毒者不宜做此试验，以免加重患者的酸中毒。肝功能不全者，不宜口服大量氯化铵，可改做氯化钙试验。

（二）碳酸氢根离子负荷（碱负荷）试验

1. 检测原理 经肾小球滤过的 HCO_3^- 约 80% 在近端小管被重吸收，15%~20% 的重吸收发生在髓袢升支粗段，余下约 5% 在远曲小管及集合管等部位重吸收。服用一定量的碱性药物碳酸氢盐，使尿液碱化，以增加肾小管重吸收 HCO_3^- 的负荷。当近端小管受损时，其重吸收 HCO_3^- 的功能减退，可引起 II 型肾小管性酸中毒。

2. 检测方法 采用计算法。计算公式为：HCO_3^- 排泄分数 =［（尿 HCO_3^-／血 HCO_3^-）／（尿肌酐／血肌酐）］×100%。

3. 参考区间 正常人尿液中几乎无 HCO_3^-，HCO_3^- 排泄分数 ≤1%。

4. 临床意义 II 型肾小管性酸中毒 HCO_3^- 排泄分数 >15%；I 型肾小管性酸中毒 HCO_3^- 排泄分数 <5%。通过观察 HCO_3^- 排泄分数，有助于近端小管酸中毒的诊断。

第三节 常见肾脏疾病的实验诊断

肾脏的功能非常复杂，肾脏疾病的病因和机制也各不相同，反映肾脏功能的生物化学检验项目也很多，临床价值各异，可依据临床需要选择合适的检验项目评价肾脏功能（表 16-2）。

表 16-2 肾脏功能评价指标分类

检查部位	检查功能	标准试验项目	临床首选项目	临床次选项目
肾小球	滤过功能	菊粉清除率	肾小球滤过率估算值、内生肌酐清除率、血胱抑素 C	血肌酐、血尿素
	屏障功能		尿蛋白定性、24 小时尿蛋白定量、尿蛋白电泳	尿白蛋白、选择性蛋白尿指数
近端小管	重吸收功能	肾小管葡萄糖最大重吸收量	尿钠、滤过钠排泄分数	尿液小分子蛋白定量检测
	排泌功能	对氨基马尿酸最大排泌量试验		酚红排泄试验
远端小管	水、电解质调节功能		尿比密、尿渗透量	浓缩稀释试验、渗透单位清除率、自由水清除率
	酸碱平衡调节功能	HCO_3^- 排泄分数	尿 pH、尿总酸测定	氨测定、碱负荷试验、酸负荷试验
肾血管	肾血流量	对氨基马尿酸清除率、碘锐特清除率		肾放射性核素扫描

一、急性肾小球肾炎

急性肾小球肾炎（acute glomerulonephritis）简称急性肾炎，是以急性肾炎综合征为主要临床表现的一组疾病。特点为急性起病，表现为血尿、蛋白尿、水肿和高血压，可伴有一过性肾功能不全。多见于链球菌感染后，其他细菌、病毒及寄生虫感染亦可能引起。

本病多见于儿童，男性略多。常于感染后 2 周起病，相当于抗原免疫后产生抗体的时间。本病轻者呈亚临床型，仅尿常规及血清 C3 异常；典型者呈急性肾炎综合征表现，重症者可发生急性肾损伤。几乎全部患者均有肾小球源性血尿，约 30% 为肉眼血尿；可伴有轻、中度蛋白尿，少数可呈肾病综合征范围的蛋白尿。80% 的患者可有晨起眼睑及下肢水肿，可有一过性高血压。少数重症患者可发生充血性心力衰竭，常与水、钠潴留有关。实验室检查特点如下。

1. 尿常规检查 尿量减少，尿渗透量大于 $350mOsm/(kg \cdot H_2O)$；可见肉眼血尿或镜下血尿；尿蛋白定量通常为 $1 \sim 3g/24h$，多属非选择性蛋白尿。

2. 血液检查 血浆白蛋白轻度下降，是由水、钠潴留，血容量增加，血液稀释所致。血清蛋白电泳多见白蛋白降低、γ- 球蛋白增高；急性期肾小球滤过功能一过性受损，而肾血流量多正常，Ccr 降低，尿钠减少，一般可有轻度高钾血症。肾小管功能相对良好，TmG 和 TmPAH 轻度下降或正常，肾浓缩功能多正常。

3. 免疫学和其他检查 起病初期血清 C3 及总补体下降，8 周内逐渐恢复正常，对本病具有诊断意义。患者血清抗链球菌溶血素"O"滴度升高，提示近期内曾有过链球菌感染。尿纤维蛋白降解产物（FDP）的测定可正确反映肾血管内凝血。

二、肾病综合征

肾病综合征（nephrotic syndrome，NS）的诊断标准是：①大量蛋白尿（$>3.5g/d$）；②低白蛋白血症（血清白蛋白 $<30g/L$）；③水肿；④高脂血症。其中前两项为诊断的必备条件。NS 按病因可分为原发性和继发性两大类。原发性 NS 表现为不同类型的病理改变，常见的有微小病变型肾病、系膜增生性肾小球肾炎、局灶节段性肾小球硬化、膜性肾病以及膜增生性肾小球肾炎。实验室检查特点如下。

1. 尿液检查 肾小球滤过膜受损致使尿中蛋白质含量增多形成大量蛋白尿，尿液中主要含白蛋白和与白蛋白近似分子量的蛋白质。大分子蛋白质如纤维蛋白原、α_2- 巨球蛋白等因其无法通过肾小球滤过膜，通常不会出现在尿中。

2. 血液检查 尿白蛋白丢失导致肝脏合成白蛋白增加，但若不足以弥补丢失的白蛋白量，会出现低白蛋白血症。同时，血浆中的免疫球蛋白、补体成分、抗凝因子和纤溶因子等减少，尤其在严重肾小球病变时。患者易出现感染、高凝状态、微量元素缺乏、内分泌紊乱和免疫功能低下。

低白蛋白血症导致水肿。一些患者会出现肾素 - 血管紧张素 - 醛固酮系统激活，导致水钠潴留。患者可能出现高胆固醇或高甘油三酯血症，以及 LDL、VLDL 和 Lp（a）升高。高胆固醇与 LDL 合成增加和清除减少有关，高甘油三酯主要与分解减少有关。纤维蛋白原、凝血酶原时间及 FDP 检测提示高凝状态，D- 二聚体清除率 /IgG 清除率比值（CD-d/CIgG）可用于指导抗凝治疗。

三、急性肾损伤

急性肾损伤（acute kidney injury，AKI）是由各种原因引起短时间内肾功能快速减退而导致的临床综合征，表现为 GFR 下降，伴有氮质产物如肌酐、尿素等潴留，水、电解质和酸碱平衡紊乱，重者出现多系统并发症。

AKI 以往称急性肾衰竭（acute kidney failure，AKF），2005 年全球急性肾损伤专家组会议（Acute Kidney Injury Network，AKIN）建议将 AKF 更名为 AKI。

2012 年，改善肾脏病整体预后工作组（KDIGO）发布的《KDIGO 急性肾损伤临床实践指南》整合了 RIFLE 和 AKIN 标准，提出符合以下情况之一者即可作出 AKI 的临床诊断：①48 小时内血清肌酐（Scr）上升 $\geq 0.3mg/dl$（$\geq 26.5\mu mol/L$）；②确认或推测 7 天内 Scr 较基础值升高 $\geq 50\%$；③连续 6 小时尿量 $<0.5ml/(kg \cdot h)$。此指南的 AKI 定义和分期标准为目前国际公认的统一标准（表16-3）。

表 16-3 AKI 的 KDIGO 分期诊断标准

分期	血清肌酐标准	尿量标准
1 期	升高达基础值的 1.5~1.9 倍；或升高达 ≥0.3mg/dl（≥26.5μmol/L）	<0.5ml/（kg·h），持续 6~12 小时
2 期	升高达基础值的 2.0~2.9 倍	<0.5ml/（kg·h），持续 ≥12 小时
3 期	升高达基础值的 3.0 倍；或升高达 ≥4.0mg/dl（≥353.6μmol/L）；或开始肾脏替代治疗；或年龄 <18 岁的患者，eGFR 下降达 <35ml/（min·1.73m^2）	<0.3ml/（kg·h），持续 ≥24 小时；或无尿 ≥12 小时

1. 血液检查 AKI 患者可有贫血，早期较轻，若肾功能长时间不恢复，则贫血程度可以较重。血肌酐和尿素进行性上升，高分解代谢患者上升速度较快，横纹肌溶解引起肌酐上升更快。血清钾浓度升高，血 pH 和 HCO_3^- 降低，血钙降低，血磷升高。血液分析项目通常包括：血常规（嗜酸性粒细胞 + 网织红细胞计数）、肝功能、肾功能、电解质、血糖、血型、感染性疾病筛查、凝血功能、血气分析、抗核抗体（ANA）谱、抗中性粒细胞胞质抗体（ANCA）、抗肾小球基底膜（GBM）抗体、免疫球蛋白、补体、C 反应蛋白（CRP）、抗链球菌溶血素 O（ASO）、类风湿因子（RF）、红细胞沉降率（ESR）、全段甲状旁腺激素（iPTH）等项目。

2. 尿液检查 AKI 的尿液检查异常因病因不同而异。肾前性 AKI 无蛋白尿和血尿，可见少量透明管型。急性肾小管坏死时有少量小分子蛋白尿、肾小管上皮细胞及管型，尿比密低于 1.015，尿渗透压 <350mOsm/（kg·H$_2$O），FeNa>2%。尿液检查应在输液和使用利尿药前进行。肾小球疾病有大量蛋白尿或血尿，畸形红细胞为主，FeNa<1%。急性间质性肾炎有少量小分子蛋白尿，非畸形红细胞，轻度白细胞尿，嗜酸细胞尿可能存在，FeNa>1%。肾后性 AKI 异常不明显，可能有轻度蛋白尿、血尿，感染时可见白细胞尿，FeNa<1%。AKI 早期诊断标志物包括胱抑素 C、NGAL、肾损伤分子 -1（KIM-1）、白细胞介素 -18 和富半胱氨酸蛋白 61（Cyr61）。

四、慢性肾衰竭

慢性肾衰竭（CRF）是各种慢性肾脏病（CKD）进展至后期的结果，表现为代谢产物潴留，水、电解质及酸碱平衡失调和全身症状的临床综合征。CKD 是指肾脏结构或功能异常超过 3 个月，其诊断标准为以下任一项持续超过 3 个月：①白蛋白尿（UAER≥30mg/24h 或 UACR≥30mg/g）；②尿沉渣异常；③肾小管相关病变；④组织学或影像学检查异常；⑤有肾移植病史；⑥ eGFR <60ml/（min·1.73m^2）。

CKD 分期依据肾脏病预后质量倡议工作组（KDOQI）制定的指南，根据 eGFR 将 CKD 分为 5 期（表 16-4）。GFR 轻度下降（60~89ml/min）且无肾损害者，不认为存在 CKD；GFR 为 30~59ml/min 时，按 CKD 3 期处理。KDIGO 建议，对肌酐估算的 eGFR 为 45~59ml/（min·1.73m^2）且无肾损伤标志物者，应进一步用胱抑素 C 估算的 GFR（eGFRcys）判断是否为 CKD。

表 16-4 KDOQI 对慢性肾脏病的分期及建议

分期	特征	eGFR/[ml/（min·1.73m^2）]	防治目标和 / 或措施
1	GFR 正常或升高	≥90	CKD 病因诊治，缓解症状；保护肾功能，延缓 CKD 进展
2	GFR 轻度降低	60~89	评估、延缓 CKD 进展；降低心血管病风险
3a	GFR 轻到中度降低	45~59	延缓 CKD 进展
3b	GFR 中到重度降低	30~44	评估、治疗并发症
4	GFR 重度降低	15~29	综合治疗；肾脏替代治疗准备
5	终末期肾脏病（ESRD）	<15 或透析	适时肾脏替代治疗

CKD 的病因主要包括糖尿病肾病、高血压肾小动脉硬化、原发性与继发性肾小球肾炎、肾小管间质疾病、肾血管疾病、遗传性肾病等。

大多数肾病患者直到 CKD 阶段才表现出临床症状或显著的实验室检查结果异常。早期发现和干预 CKD 对延缓疾病进程及降低终末期肾脏病患病率有重要作用。由于肾单位逐渐受损，缓慢出现肾功能减退以致不可逆的肾衰竭，代谢终产物及内源性毒性物质如尿素、肌酐等在体内潴留。CRF 常出现各种电解质代谢紊乱和酸碱平衡失调，其中以代谢性酸中毒和水、钠平衡紊乱最为常见。在部分轻至中度 CRF（GFR > 25ml/min，或 Scr < 350μmol/L）患者，由于肾小管分泌 H^+ 障碍或对 HCO_3^- 的重吸收能力下降，可引起阴离子间隙正常的高氯血症性代谢性酸中毒（肾小管性酸中毒）。当 GFR 降低至 < 25ml/min（或 Scr > 350μmol/L）时，代谢产物如磷酸、硫酸等因肾排泄障碍而潴留，可导致高氯血症性（或正氯血症性）高阴离子间隙性代谢性酸中毒（尿毒症性酸中毒）。水、钠潴留导致稀释性低钠血症。当 GFR 降至 20~25ml/min 或更低时，肾脏排钾能力下降，易出现高钾血症。在 CRF 早期，血钙、血磷仍能维持在参考区间，随病情进展，肾脏合成 1,25-$(OH)_2D_3$ 减少，肾脏排磷减少，出现高磷血症、低钙血症，可引起继发性甲状旁腺功能亢进，PTH 分泌增加。GFR < 20ml/min 时，由于肾脏排镁减少常有轻度高镁血症。

蛋白质、糖类、脂类等代谢出现紊乱。蛋白质代谢产物蓄积（氮质血症），也可有白蛋白、必需氨基酸水平降低等，与蛋白质分解增多和 / 或合成减少、负氮平衡、肾脏排出障碍有关。糖代谢可出现糖耐量减低和低血糖症。高脂血症多数表现为轻到中度高甘油三酯血症，少数患者表现为轻度高胆固醇血症，或两者兼有。部分患者血浆 VLDL、Lp（a）升高，HDL 降低。

多数患者均有轻至中度贫血，主要由肾组织分泌促红细胞生成素减少所致。晚期 CRF 患者有出血倾向，多与血小板功能降低有关，部分患者也可有凝血因子活性降低。透析患者有血栓形成倾向，动静脉瘘容易阻塞，可能与抗凝血酶活性下降、纤维溶解不足有关。此外，这些患者的细胞免疫功能也会降低。

本章小结

肾脏不仅是机体内重要的排泄器官，而且是重要的内分泌器官，在维持机体内环境的稳定方面起着极为重要的作用。泌尿功能是指肾脏根据各种物质在机体中的作用，对肾血流中的物质通过肾小球滤过、肾小管重吸收和排泌方式进行处理，并生成尿液排出体外的过程。各种原因引起肾功能损害时，将造成肾脏泌尿功能减退或丧失，出现代谢废物潴留，水、电解质和酸碱平衡失调，以及肾脏内分泌功能失调等临床表现。

肾脏疾病的生物化学检测指标包括肾脏泌尿功能检查和肾脏内分泌功能检查等。肾小球功能检测包括肾小球滤过功能检测和屏障功能检测，前者主要检测肾小球滤过率，检测血液中的小分子代谢终产物和小分子蛋白质等，后者主要检测尿中的中、大分子蛋白质。评价肾小管重吸收功能的方法有尿中某物质排出量测定、重吸收率测定、排泄分数测定和最大重吸收量测定等；评价排泌功能的方法有酚红和对氨基马尿酸排泄试验等。此外，肾小管损伤时还可出现尿酶的变化。远曲小管和集合管常见检查项目有尿渗透量和尿比密、渗透单位清除率和自由水清除试验、肾小管性酸中毒检测和尿肾小管组织蛋白检测等。

肾脏疾病是临床常见病、多发病，种类较多，病因及发病机制各有不同。因此，只有充分了解肾脏疾病和肾功能检测指标的特性，才能合理应用各种临床实验室检测指标，发挥其在肾脏疾病诊断、疗效评估、预后判断等方面的作用。

（胡云良）

第十七章　心血管疾病的生物化学检验

通过本章学习，你将能够回答下列问题：

1. 何谓急性心肌损伤标志物？概述理想心肌损伤标志物的特点。

2. 急性心肌损伤标志物有哪些？说明这些标志物的生化特点、生理功能。比较这些标志物的临床应用价值。

3. 心力衰竭标志物有哪些？简述 B 型利尿钠肽的生化特点、生理功能和临床应用。

4. 简述超敏 C 反应蛋白和同型半胱氨酸在心血管疾病风险评估中的临床应用。

5. 简述急性冠脉综合征的实验诊断。

6. 简述心力衰竭的实验诊断。

7. 什么是高血压？简述高血压实验室检查的主要目的。

心血管疾病（cardiovascular disease）是一系列涉及循环系统（心脏和血管）的疾病，常见的有急性冠脉综合征、心力衰竭、高血压、心律失常等。心血管疾病严重危害人类健康，是全球致死和致残的主要原因。在 20 世纪初期，全球心血管疾病死亡率不到总死亡率的10%；到了 21 世纪初期，心血管疾病死亡率已达到发达国家总死亡率的 50%，发展中国家的 25%。在我国，每年约有 300 万人死于心血管疾病。早期、及时、有效的诊断对防治心血管疾病有非常重要的意义。

第一节　概　述

心脏是循环系统的重要组成部分，其主要作用是通过有节律地收缩和舒张，将血液从心脏泵入血管并运送到全身各组织器官，为人体新陈代谢供血、供氧和完成体内物质的运输和交换。学习掌握心脏的结构和生理、生化特点，是理解心血管疾病生物化学检验的基础。

一、心脏的结构

（一）解剖结构

心脏是一个由心肌构成的中空圆锥形器官，其内部有左、右心房和左、右心室共四个腔室，以及房室瓣和半月瓣共四组瓣膜。在心脏的外壁有供给心肌能量和氧的血管，称为冠状动脉，分为左、右冠状动脉，分别供应左、右心室等相应部位的心肌。

（二）组织结构

心肌主要由心肌纤维细胞组成，每条心肌纤维长 30～60μm，直径 10～20μm。每一条心肌纤维外有一层薄的肌膜，中央是束状肌原纤维（肌节）。肌原纤维由粗、细两种蛋白微丝交错排列构成。粗丝长约 1 500nm，直径约 15nm，为肌球蛋白，位于肌节中央。细丝长约100nm，直径 6～7nm，为肌动蛋白、肌钙蛋白和原肌球蛋白。

二、心脏的生理生化

心脏的主要功能是收缩射血，为血液循环提供动力。心脏泵血的直接动力源于心肌纤维细胞的收缩。心肌舒缩机制主要是基于肌丝滑行理论，即心肌的收缩通过粗、细肌丝在肌节内的相互滑动而发生。当心肌纤维细胞去极化时，膜外的钙离子内流，肌钙蛋白复合体构型变化拉动覆盖于肌动蛋白表面的原肌球蛋白，使肌动蛋白暴露肌球蛋白结合位点。由肌球蛋白球形末端构成的横桥遂与肌动蛋白结合，激活 ATP 酶分解 ATP，提供动能驱动肌动蛋白向肌节中央滑行，从而使肌节缩短，心肌收缩。

心肌富含蛋白如肌钙蛋白、肌红蛋白，以及与能量代谢有关的酶如肌酸激酶等。当心脏受到损伤时，其组织结构、生理生化发生异常改变而导致相关指标出现异常，这些指标被称为心脏标志物。目前，心脏标志物的检测对于急性冠脉综合征、心力衰竭等心脏疾病的危险性分层、诊断、疗效评估以及预后判断有重要的临床应用价值。

第二节 心肌损伤标志物的检测

急性心肌损伤（acute myocardial injury）主要指冠心病、心肌疾病等出现的心肌缺血和损伤。急性心肌损伤标志物指在急性心肌损伤时大量释放至血液循环的具有心肌特异性的物质，检测血液中其浓度的变化有利于心肌损伤的判断。理想的心肌损伤标志物应具有以下特点：①具有高度的心脏特异性。②心肌损伤后其血液浓度迅速升高，并能够持续较长时间。③检测方法简便迅速。因为急性心肌梗死发病急、危害大，及时诊治对其疾病转归有重要意义，国际临床化学与检验医学联合会（IFCC）建议将测定周转时间（TAT）控制在 1 小时内。④其应用价值已被临床证实。

一、心肌肌钙蛋白

（一）生化及生理

肌钙蛋白（troponin，Tn）是在横纹肌中起调节作用的蛋白质。由三种亚基组成：与原肌球蛋白结合的肌钙蛋白 T（troponin T，TnT）；调节肌球蛋白 ATP 酶活性的肌钙蛋白 I（troponin I，TnI）；与钙结合的肌钙蛋白 C（troponin C，TnC）。肌钙蛋白在骨骼肌和心肌均有表达，是肌肉兴奋收缩耦联中重要的结构蛋白。心肌细胞中心肌肌钙蛋白 I（cTnI）和心肌肌钙蛋白 T（cTnT）由单独基因编码，与骨骼肌细胞中的 sTnI 和 sTnT 完全不同。94%～97% 的 cTn 结合在细肌丝上构成心肌细胞骨架，仅 3%～6% 以游离形式存在于细胞质中。当心肌细胞坏死、凋亡、更新，细胞膜通透性增加以及膜泡形成时，肌钙蛋白被释放入血（图 17-1）。外周血液循环中最主要的形式是游离 cTnI、cTnT、cTnI-cTnC 复合物，以及 cTnT-cTnI-cTnC 三聚体。释放后，循环中的 cTn 被降解、片段化并经肾脏清除。临床检测 cTn 时，可以分别针对 cTnI 或者 cTnT 制备抗体，采用高灵敏的免疫分析方法进行检测，可非常灵敏地反映心肌细胞损伤的情况。

（二）检测方法

根据检测性能将 cTn 检测方法大致分为两类：即普通 cTn 检测（conventional cTn assay，con-cTn）和高敏 cTn 检测（high sensitive cTn assay，hs-cTn），它们的差异在于检测系统的灵敏性，而不是被测物质。con-cTn 检测方法要求在 20%～50% 健康人群外周血中能够稳定地检测到 cTn，同时第 99 百分位浓度下 CV 值≤20% 时，为临床可接受。cTn 的 POCT 检测也应该符合此要求。hs-cTn 检测方法应当满足在超过 50% 健康男性和女性人群外周血中

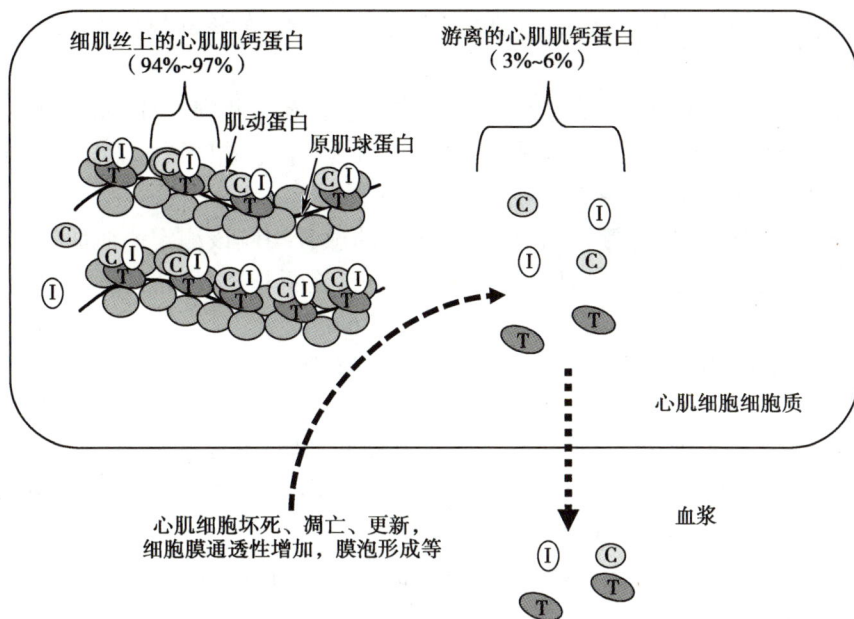

图 17-1 心肌肌钙蛋白的分布及释放

C. 心肌肌钙蛋白 C；I. 心肌肌钙蛋白 I；T. 心肌肌钙蛋白 T。

均能够稳定地检测到 cTn，且检测的结果等于或高于检出限，同时第 99 百分位浓度下 CV 值≤10%，否则为 con-cTn 检测方法。

检测方法包括酶联免疫吸附分析（ELISA）、胶体金免疫层析技术、电化学发光法、乳胶增强免疫透射比浊法等。

（三）参考区间

以第 99 百分位参考上限（99th URL）作为心肌肌钙蛋白的阳性判断值。百分位数是统计学术语，用于描述一组数据中小于或等于某一特定值的观测值的累积百分比。具体来说，将健康成人血清心肌肌钙蛋白的检测值从小到大排列，处于 99% 位置的值就成为第 99 百分位数。心肌肌钙蛋白的第 99 百分位数，意味着有 99% 健康成人血清心肌肌钙蛋白的检测值小于或等于该特定值，仅有 1% 的检测值大于该值（图 17-2）。

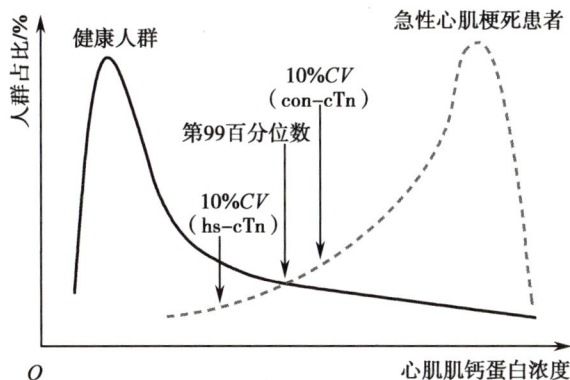

图 17-2 以第 99 百分位参考上限作为心肌肌钙蛋白的阳性判断值的意义

（四）临床意义

心肌肌钙蛋白（cTn）的临床应用从根本上改变了急性冠脉综合征（ACS）诊断、预后判断、治疗和危险分层方向的格局,其对急性心肌梗死(AMI)的诊断被相关国际指南列为Ⅰ级 a 类推荐。

1. cTn 是诊断 AMI 的首选标志物 cTnT、cTnI 诊断价值相同。cTn 水平出现上升和下降,且至少有 1 次高于第 99 百分位值参考上限,同时具有任意临床缺血证据可诊断为 AMI。如无心肌缺血的表现和证据,则应诊断为心肌损伤。

2. 非 ST 段抬高 AMI 诊断 所有可疑 ACS 的患者均应该测定心肌肌钙蛋白,首选 hs-cTn。连续采血动态监测心肌肌钙蛋白浓度变化是诊断非 ST 段抬高 AMI 的重要手段。与 con-cTn 相比,hs-cTn 可显著提高早期胸痛患者诊断准确性。

3. 心肌损伤的诊断和鉴别 cTn 高于 99th URL 诊断为心肌损伤,如果伴随着上升或下降考虑为急性心肌损伤;如为持续升高状态,且增幅变化 <20% 则可能为慢性心肌损伤。心肌损伤可见于多种心脏和非心脏疾病。动态监测结合临床情况是明确心肌损伤病因的重要手段。心力衰竭、肾功能不全、全身性疾病、手术、感染甚至药物治疗均能导致心肌损伤,不同疾病的确诊需要结合临床情况。

4. hs-cTn 用于普通人群心血管危险分层 hs-cTn(并非 con-cTn)可用于经传统心血管风险分层中的中风险普通人群心血管风险分层,预测心血管事件。但是,目前中国普通人群数据尚缺乏,经济效益分析有待进一步临床研究验证。

二、肌红蛋白

(一)生化及生理

肌红蛋白(myoglobin,Mb)是一种氧结合蛋白,广泛存在于骨骼肌、心肌和平滑肌中,约占肌肉中所有蛋白的 2%。Mb 分子量小,约为 17.8kDa,小于 CK-MB(86kDa),更小于乳酸脱氢酶(135kDa),且位于细胞质内,故心肌损伤后血中出现较早。正常时血中 Mb 含量很低,由肾脏排泄,当心肌和骨骼肌损伤时,血和尿中 Mb 含量明显升高。到目前为止,它是 AMI 发生后出现较早的可检测的标志物之一,是诊断 AMI 的早期标志物。

(二)检测方法

荧光免疫测定法、电化学发光法等。血红蛋白 >7.8g/L、甘油三酯 >6.9mmol/L 时会引起干扰。

(三)参考区间

1. 定性 阴性。

2. 定量 50～85μg/L,>75μg/L 为临界值。

(四)临床意义

1. 心肌梗死的诊断 当 AMI 发作后,血清 Mb 含量在 0.5～2 小时即升高,6～9 小时达高峰,24～36 小时恢复至正常水平。Mb 结合心电图能提高 AMI 早期诊断的效率。Mb 特异性较差,若结合碳酸酐酶Ⅲ(CAⅢ)可提高 Mb 诊断 AMI 的特异性:心肌细胞受损时,Mb 增高,CAⅢ不增高;骨骼肌受损时,Mb 增高,CAⅢ也增高。Mb 窗口期短,降到正常范围的速度快,AMI 发作 16 小时后测定易出现假阴性。临床应用时通常与 cTn 等标志物共同检测评价患者是否发生心肌损伤。目前认为在胸痛后 2～12 小时内检测 Mb 比检测 CK-MB 质量和 cTn 均具有较高的阴性预测价值,如 Mb 阴性能有效排除 AMI。

2. 心肌再梗死或再灌注 由于 Mb 清除很快,因而是判断心肌再梗死的良好指标;再梗死发生后,血清可出现新的 Mb 浓度峰。Mb 也能用于判断再灌注是否成功。

3. 其他 血清 Mb 的升高还可见于严重休克、严重的广泛创伤、终末期肾功能不全、骨骼肌疾病、心肌炎、急性感染期、慢性肌炎等。

三、肌酸激酶MB

（一）生化及生理

肌酸激酶MB（creatine kinase MB，CK-MB）是肌酸激酶同工酶中的一种类型，主要存在于心肌组织，约占心肌组织CK总量的20%（CK-MM约占80%）。正常人血清中CK以CK-MM为主，CK-MB较少并主要来源于心肌，CK-BB含量极微。因此，临床上常检测CK-MB质量和CK-MB活性，用于判断各种原因导致的心肌损伤。

（二）检测方法

CK-MB质量测定常使用化学发光法，CK-MB活性测定常使用免疫抑制法。用于诊断急性心肌梗死，CK-MB质量测定比CK-MB活性测定更灵敏。

（三）参考区间

血清CK-MB质量<5μg/L，CK-MB活性为0～30U/L。

（四）临床意义

1. 心肌梗死的诊断 CK-MB诊断特异性不高，临床首选cTn。CK-MB质量测定比CK-MB活性测定更灵敏。

2. 溶栓治疗 AMI患者在溶栓治疗后出现的再灌注可引起血清CK-MB活性和质量增高，血清CK-MB活性水平有助于判断溶栓后的再灌注情况。

3. 其他 心肌疾病、慢性心房颤动、心包炎、冠状动脉造影、心脏手术、肌病和肌萎缩（如肌营养不良、多发性肌炎、挤压综合征）等血清CK-MB也可升高。

四、心型脂肪酸结合蛋白

（一）生化及生理

脂肪酸结合蛋白（fatty acid binding protein，FABP）是一种由126～137个氨基酸残基组成，分子量约为15kDa的细胞内蛋白质。FABP半衰期为2～3天，主要通过肾脏排泄。目前已发现9种FABP。FABP可与长链脂肪酸发生可逆性非共价结合，在脂肪酸代谢活跃的组织中含量丰富，如心脏、骨骼肌和肠等。

心型脂肪酸结合蛋白（heart-type fatty acid binding protein，H-FABP）含有132个氨基酸残基，心肌细胞质内含量丰富，含量高于Mb。H-FABP不仅存在于心肌细胞内，骨骼肌、远端肾小管细胞、哺乳动物的乳腺细胞及胎盘等亦可产生少量的H-FABP。

H-FABP的主要生物学功能是促进长链脂肪酸的胞内转运，在心脏的脂肪酸代谢中起重要作用。H-FABP还参与细胞信号转导，通过介导脂肪酸转位至过氧化物酶体增殖物激活受体来调节基因表达，保护心肌细胞免受高浓度长链脂肪酸的损伤。

（二）检测方法

ELISA法、乳胶增强免疫比浊法、免疫传感器测定等。

（三）参考区间

血清H-FABP<5μg/L，尿液H-FABP<10μg/L。

（四）临床意义

1. 心肌梗死的诊断 血清H-FABP可作为急性心肌梗死的早期标志物。在急性心肌梗死早期，由于心肌细胞对缺血、缺氧敏感，动员脂肪酸提供能量，导致心肌细胞内H-FABP大量增加；同时缺血、缺氧导致心肌细胞膜的通透性增加；而且H-FABP分子量小，因此，心肌损伤后H-FABP迅速释放入血。在心肌损伤后其释放入血的特点与肌红蛋白类似，在心肌缺血或损伤0.5～3小时内即可显著升高，6～8小时达到峰值，12～24小时内恢复正常水平。在早期诊断急性心肌梗死的灵敏度等同于甚至优于肌红蛋白。心肌损伤后，血清

H-FABP 升高的速率高于肌红蛋白及肌钙蛋白。此外,H-FABP 检测可用于评估心肌梗死大小、冠状动脉再灌注及冠状动脉旁路手术等。

2. 心肌损伤与骨骼肌损伤的鉴别 骨骼肌损伤、肾衰竭患者等血清 H-FABP 也可增高。应用 Mb/H-FABP 比值可区分心肌损伤和骨骼肌损伤:心肌损伤时 Mb/H-FABP 比值为 2～10,而骨骼肌损伤时 Mb/H-FABP 比值为 20～70。

心肌损伤时常见标志物的动态变化如表 17-1 所示。

表 17-1 心肌损伤时血清标志物的动态变化

项目	分子量 /kDa	开始时间 /h	峰值时间 /h	升高倍数	恢复时间 /h
Mb	17.8	0.5～2	6～9	5～20	24～36
H-FABP	15	0.5～3	6～8	—	12～24
cTnI	22.5	3～6	10～24	20～50	120～240
cTnT	39.7	3～6	10～24	30～200	240～360
CK-MB 活性	86	4～6	9～24	5～20	48～72
CK-MB 质量	86	3～6	12～24	5～20	48～72

第三节 心力衰竭标志物的检测

一、B 型利尿钠肽

(一) 生化及生理

利尿钠肽(natriuretic peptide,NP)是在中枢神经及周围神经系统中调节体液容量的同源性多肽家族,具有利尿利钠的作用。利尿钠肽家族主要包括三个成员,即心房利尿钠肽、脑利尿钠肽和 C 型利尿钠肽。心房利尿钠肽(atrial natriuretic peptide,ANP)是由心房肌细胞合成并释放的肽类激素,人血液循环中的心房利尿钠肽由 28 个氨基酸残基组成。C 型利尿钠肽(C-type natriuretic peptide,CNP)是主要由血管内皮细胞分泌的由 22 个氨基酸残基组成的多肽。而脑利尿钠肽(brain natriuretic peptide,BNP)是因其首先在猪脑中发现而得名,但实际上它主要是由心脏分泌的多肽,因此现在更名为 B 型利尿钠肽(B-type natriuretic peptide,BNP)。

编码 BNP 的基因由 3 个外显子组成,经转录、翻译后生成含 134 个氨基酸残基的前 BNP 原(pre-proBNP),在细胞内经酶水解后,分裂成含 108 个氨基酸残基的 BNP 原(proBNP)和含 26 个氨基酸残基的信号肽。proBNP 进一步在高尔基复合体内进行糖基化。proBNP 的第 71 位苏氨酸(Thr-71)是重要的糖基化位点,其是否糖基化决定了后续 proBNP 的加工过程。约 70% 的 proBNP 在 Thr-71 处发生 O- 糖基化,其可抑制弗林蛋白酶和心房利尿钠肽转化酶对 proBNP 的降解,使得 proBNP 以完整的形式分泌入血。在血液中肽酶的作用下,proBNP 生成等摩尔的 BNP 和 N 端 B 型利尿钠肽原(N-terminal proBNP,NT-proBNP)。约 30% proBNP 的 Thr-71 位点没有被 O- 糖基化,这些 proBNP 将被弗林蛋白酶和心房利尿钠肽转化酶在第 76 和第 77 位氨基酸之间切割,生成等摩尔的 BNP 和 NT-proBNP,分泌入血。BNP 由 32 个氨基酸残基组成,分子量为 4kDa,具有扩张血管、利尿、利钠、拮抗肾素 - 血管紧张素 - 醛固酮系统的作用,通过调节血压和体内水、电解质平衡,从而维持内环境稳定。NT-proBNP 由 76 个氨基酸残基组成,分子量为 10kDa,不具有 BNP 的生物学活性。

BNP 的清除主要通过与利尿钠肽清除受体结合,继而被胞吞和被溶酶体溶解,只有少量 BNP 通过肾脏清除,而 NT-proBNP 则主要通过肾脏清除(图 17-3)。因此,肾功能对循环中 NT-proBNP 水平的影响要远远大于 BNP。BNP 的半衰期约 22 分钟,而 NT-proBNP 的半衰期为 60~120 分钟,因此,NT-proBNP 在心力衰竭患者血中的浓度较 BNP 高 1~10 倍。BNP 和 NT-proBNP 的比较见表 17-2。

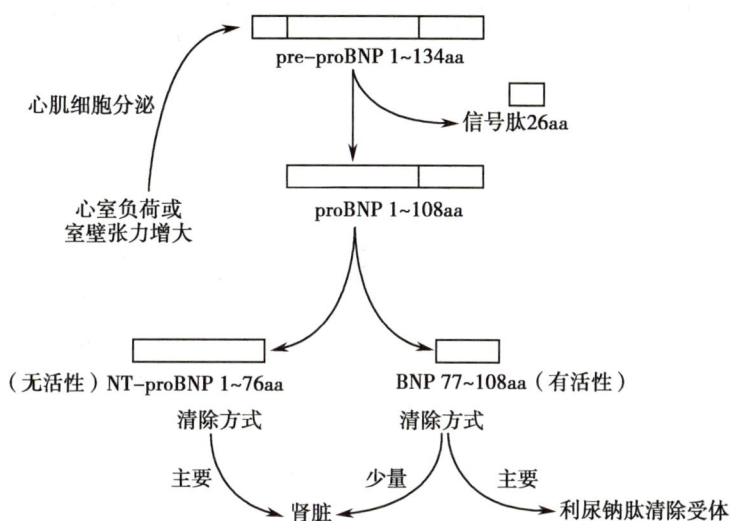

图 17-3 BNP 和 NT-proBNP 的生成与清除

aa. 氨基酸残基。

表 17-2 BNP 与 NT-proBNP 的比较

特点	BNP	NT-proBNP
片段大小	32 个氨基酸残基	76 个氨基酸残基
生物活性	有	无
半衰期 /min	约 22	60~120
清除机制	与利尿钠肽清除受体结合	肾清除
随年龄增长的变化	升高	显著升高

(二)检测方法

ELISA 法、免疫荧光技术和电化学发光法等。由于电化学发光法具有快速、灵敏、特异和可定量等特点,现临床上主要用电化学发光法检测 BNP 和 NT-proBNP。

(三)参考区间

急性心力衰竭诊断 BNP 的判断值为 100ng/L;NT-proBNP 的判断值为 300ng/L。

(四)临床意义

1. 心力衰竭的诊断 血液 BNP 及 NT-proBNP 水平是预测心力衰竭发生风险、确认或排除的较佳标志物。患者出现心力衰竭时,无论有无症状,血中 BNP 及 NT-proBNP 水平都可升高。当心力衰竭得到控制时,血中 BNP 及 NT-proBNP 水平下降。在诊断心力衰竭时,BNP 及 NT-proBNP 检测不能代替常规的左心室结构或功能失常的临床评价或检查(如超声心动图、侵入性血流动力学检查);对于已经明确诊断为心力衰竭者,不推荐常规检测 BNP 及 NT-proBNP。BNP 及 NT-proBNP 有很高的阴性预测价值,其正常可排除心力衰竭的存在。

2. 心力衰竭程度的判断 血液 BNP 及 NT-proBNP 浓度与心力衰竭严重程度成正比。

BNP 是评估心力衰竭有无及其严重程度的单个较好的指标。BNP 及 NT-proBNP 浓度升高，提示疾病恶化、并发症发生率和死亡率增加。

3. 呼吸困难的鉴别诊断 BNP 及 NT-proBNP 可作为肺源性呼吸困难和心源性呼吸困难的鉴别指标。肺源性呼吸困难患者血液 BNP 及 NT-proBNP 水平不高，而在心源性呼吸困难患者则升高。

4. 其他 BNP 及 NT-proBNP 是容量依赖性激素，除心力衰竭外，其他可导致水钠潴留、血容量增多的疾病，亦可导致血液 BNP 及 NT-proBNP 水平升高，如库欣综合征、原发性醛固酮增多症、肝硬化、肾衰竭等。肺气肿、慢性阻塞性肺疾病、肾脏疾病以及肾透析、心脏病发作或服用心脏药物（如强心苷或利尿药）等情况下，也会出现血液 BNP 及 NT-proBNP 水平的升高。

（五）影响因素

血液 BNP 水平受多种因素影响，标本采集应尽量在相同的条件下进行，如每天相同的时间仰卧静躺 15 分钟后采血，这样结果才有更好的可比性。NT-proBNP 的检测基本不受体位改变和日常活动的影响，且不存在日间生理学波动，故无须固定体位和时间，但要避免剧烈运动、过度活动和心动过速。

二、可溶型生长刺激表达基因 2 蛋白

（一）生化及生理

生长刺激表达基因 2 蛋白（growth stimulation expressed gene 2，ST2）是白细胞介素 -1 受体 /Toll 样受体超家族成员，其特异性配体为白细胞介素 -33（IL-33）。ST2 有跨膜型 ST2（ST2L）和可溶型 ST2（soluble ST2，sST2）两种主要亚型，均与心脏疾病的进展相关。当 sST2 浓度降低时，IL-33 与 ST2L 结合，对心脏起保护作用；当 sST2 浓度升高时，sST2 可与 ST2L 竞争结合 IL-33，使 IL-33 与 ST2L 结合减少，从而使 IL-33 进入心脏的量减少，保护作用减弱。定量检测 sST2，并结合临床，可对慢性心力衰竭患者进行辅助诊断及预后评估。

（二）检测方法

酶联免疫吸附分析等。

（三）参考区间

血清 sST2<35ng/ml。

（四）临床意义

sST2 对急性和慢性心血管疾病，尤其是心力衰竭相关的不良心血管事件的预后评估具有重要的价值，且不受年龄和肾功能的影响。sST2 的升高还与心肌牵张、纤维化、心脏不良重塑、炎症和血流动力学受损有关。

三、半乳凝集素 -3

（一）生化及生理

半乳凝集素 -3（galectin-3，Gal-3）也称半乳糖结合蛋白 -3，是半乳凝集素家族的重要成员之一。在巨噬细胞、嗜酸性粒细胞、中性粒细胞及肥大细胞中均有表达，其主要定位于细胞质，但在细胞核和细胞表面也有表达。Gal-3 的胞内定位与细胞的增殖状态有关，静止期细胞 Gal-3 主要分布在细胞质，而对于增殖期细胞，Gal-3 则主要分布在细胞核。Gal-3 可以参与调节细胞生长、抗凋亡、介导细胞黏附、血管形成及炎症反应等过程，直接参与心力衰竭的发生，是与心脏重塑相关的标志物。

（二）检测方法

常用酶免疫测定。Gal-3 的测定容易受到免疫球蛋白的干扰，血清 γ- 球蛋白过高（>25g/L）

或存在类风湿因子等,会导致 Gal-3 测定值假性增高。有 IgG 治疗史或存在自身免疫性疾病,也会导致 Gal-3 测定不同程度增高。

(三)参考区间

血清 Gal-3:2.9~4.3μg/L。

(四)临床意义

Gal-3 与新发心力衰竭和全因死亡风险增加有关。临床测定 Gal-3 还可用于评估慢性心力衰竭患者的预后:美国纽约心脏病学会(NYHA)心功能分级为 II~IV 级的心力衰竭患者,如果 Gal-3>17.8μg/L,预示此类患者死亡的风险增加。此外,高浓度的 Gal-3 还与心肌纤维化相关。

第四节 心血管疾病风险标志物的检测

心血管疾病已经成为我国人群的主要死因,其中,动脉粥样硬化性心血管病(ASCVD)是我国居民健康的首要威胁。多种因素导致心血管疾病的发生,包括:①主要危险因素:如年龄、性别、血脂异常、高血压、糖尿病、糖耐量异常和吸烟;②次要危险因素:如肥胖、活动少、高热量和高脂饮食、冠心病家族史、同型半胱氨酸升高、胰岛素抵抗、纤维蛋白原升高、病毒和衣原体感染等。针对全人群和高危个体开展心血管疾病危险因素防控是最有效的预防策略,而做好 ASCVD 发病风险的评估和预测,识别心血管疾病高危人群,进行适当干预,降低心血管疾病危险,是预防心血管事件发生的重要基础。研究显示,超敏 C 反应蛋白和同型半胱氨酸对心血管疾病风险评估也有重要意义。

一、超敏 C 反应蛋白

(一)生化及生理

超敏 C 反应蛋白(high-sensitivity C-reactive protein, hs-CRP)是用检测灵敏性更高的方法所测得的 CRP,最低检测限达 0.1mg/L,以识别低水平但持续存在的炎症,从而有助于心血管疾病的诊断和风险评估。由于健康人体内 CRP 水平通常 <3mg/L,因此心血管疾病筛查时应使用高灵敏性的方法检测,即用 hs-CRP 来评估心血管疾病风险。

(二)检测方法

常用乳胶增强免疫比浊法。

(三)参考区间

hs-CRP 评估心血管疾病的相对风险:低风险,<1mg/L;一般风险,1~3mg/L;高风险,≥3mg/L;急性炎症,>10mg/L。

(四)临床意义

hs-CRP 是心血管疾病的独立预测指标,可用于冠心病发生的风险评估。多次血液 hs-CRP>3mg/L,是炎症持续存在的信号,提示存在动脉粥样硬化的风险。如果 hs-CRP>10mg/L,表明可能存在其他感染,应在其他感染控制后再采血检测,以进一步排除心血管炎症性病变。

二、同型半胱氨酸

(一)生化及生理

同型半胱氨酸(homocysteine, Hcy)是甲硫氨酸代谢的中间产物。血液中的 Hcy 在酶、维生素 B_6 和叶酸的存在下参与机体转硫基、转甲基过程,并被降解为半胱氨酸(cysteine,

Cys）。病理情况下，由于胱硫醚β合成酶缺乏，Hcy 代谢障碍。过多的 Hcy 在肝细胞内形成硫内酯，并可与低密度脂蛋白表面的载脂蛋白 B100 的游离氨基酸残基形成肽键，从而促进细胞摄取低密度脂蛋白，加速细胞内胆固醇沉积。血液中 Hcy 浓度升高超过 15μmol/L 时就形成高同型半胱氨酸血症。

已经证明，Hcy 可通过多种机制促进动脉粥样硬化的形成：①游离的巯基基团介导 H_2O_2 生成，产生细胞毒作用；②Hcy 的二聚体可活化凝血Ⅶ因子，促进凝血反应；③Hcy 抑制蛋白 C 活化；④生理水平的 Hcy 可增加内皮细胞组织因子的促凝活性；⑤Hcy 可增加脂蛋白（a）与纤维蛋白的结合能力。目前认为 Hcy 与动脉粥样硬化性心血管疾病密切相关，是心血管疾病发生的独立危险因子。

（二）检测方法

血液 Hcy 测定的参考方法是 HPLC。常规方法：免疫学法，应用特异性的抗 S-腺苷同型半胱氨酸单克隆技术，采用荧光偏振法或免疫法测定 Hcy。

（三）参考区间

叶酸补充饮食者血液 Hcy 的参考区间：<15 岁，<8μmol/L；15～65 岁，<12μmol/L；>65 岁，<16μmol/L。无叶酸补充者血液 Hcy 的参考区间：<15 岁，<10μmol/L；15～65 岁，<15μmol/L；>65 岁，<20μmol/L。

（四）临床意义

降低 Hcy 水平可减少 AMI 等缺血性心肌损伤和其他缺血性心血管疾病的发生。美国心脏协会建议对于有多种高危因素的人群，血 Hcy 合理控制目标为 <10μmol/L。血液 Hcy 浓度升高，不仅可促进动脉粥样硬化和冠心病的发生，同时也使精神疾病、骨折的发生风险明显提高。血液 Hcy 浓度升高常见于动脉粥样硬化、心肌梗死、脑卒中、阿尔茨海默病和糖尿病并发症等。

（五）影响因素

Hcy 受饮食、年龄、性别、地区和遗传因素等影响，其参考区间也有一定的差别。受检者检测前应禁食 10～12 小时。血液标本可用 EDTA、肝素抗凝，不能用枸橼酸-枸橼酸盐葡萄糖（ACD）、枸橼酸钠抗凝。

第五节　常见心血管疾病的实验诊断

心血管疾病的诊断主要依据以下信息：①临床资料：包括病史、危险因素、家族遗传史、诱因、症状和体征等；②物理检查：包括心电图、B 超、X 线、造影检查、CT 及磁共振等；③实验室检查：包括心血管生化指标、心脏标志物、免疫及相关微生物指标等。并非所有心血管疾病的诊断均依赖于实验室检查，但在冠心病、心力衰竭和感染性心内膜炎等疾病的诊断中，临床生物化学实验室检查的临床意义仍然非常重要。

一、急性冠脉综合征

急性冠脉综合征（acute coronary syndrome，ACS）是急性心血管缺血事件，常表现为时间较长的心绞痛，包括 ST 段抬高型心肌梗死（STEMI）、非 ST 段抬高型心肌梗死（NSTEMI）和不稳定型心绞痛（UA）。动脉粥样斑块破裂或脱落、血小板聚集、血栓形成和破裂、心肌缺血损伤和心肌坏死是急性冠脉综合征主要的病理生理改变。

（一）急性冠脉综合征的临床诊断路径

患者发生急性胸痛疑似 ACS 时，应立即行心电图检查。若心电图已出现 ST 段抬高，甚至观察到病理性 Q 波,结合病史,即可诊断 ST 段抬高型心肌梗死。应立即采取适当干预措施,不必等待心肌损伤标志物检测结果(图 17-4)。

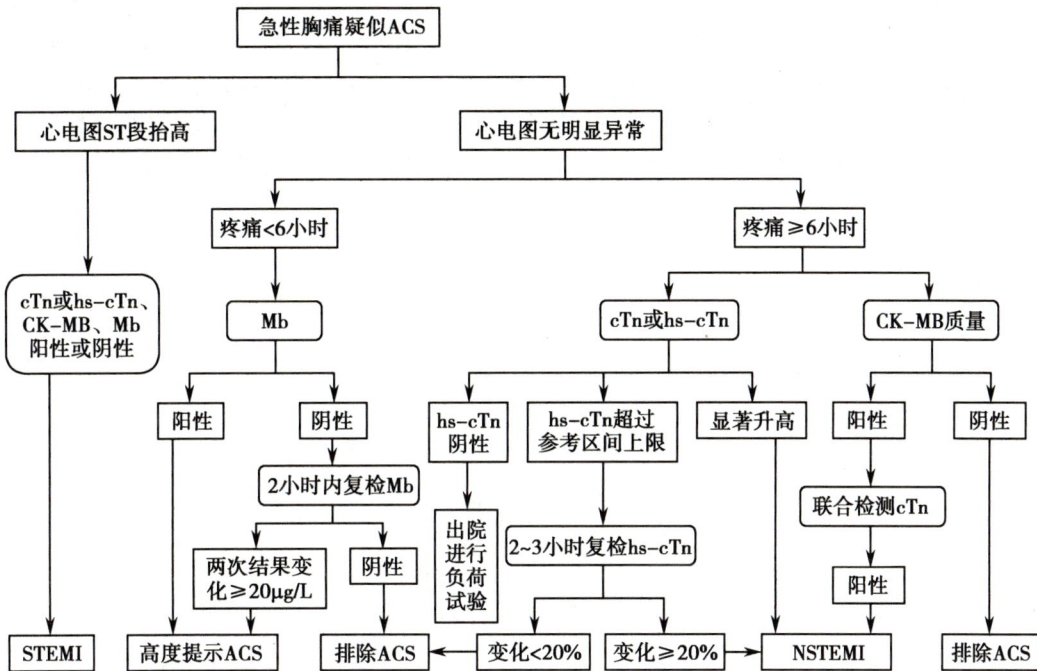

图 17-4 急性冠脉综合征的临床诊断路径

由于约 40% 的 ACS 患者心电图无明显缺血异常或心电图的改变不足以诊断 AMI,故此时应进行心肌损伤标志物检测,并根据检测结果作出实验诊断。

1. 胸痛发作<6 小时 可首选 Mb 检测,阳性结果提示患者很有可能发生 ACS。若 Mb 检测结果为阴性,应于 2 小时内复查 Mb。两次结果变化≥20μg/L,提示很有可能发生 ACS;若两次检测结果均为阴性,则基本排除 ACS。

2. 胸痛发作≥6 小时 应首选 cTn/hs-cTn 和 / 或 CK-MB 质量检测。如果 cTn 或 hs-cTn 明显升高,结合病史,可考虑非 ST 段抬高型心肌梗死诊断。如果 hs-cTn 略高于参考区间上限,可于 2~3 小时后复查 hs-cTn。两次结果变化≥20%,可考虑非 ST 段抬高型心肌梗死诊断,变化<20%,可基本排除 ACS。如果 hs-cTn 未升高,可出院接受负荷试验进一步明确诊断。

当患者 CK-MB 质量升高时,须根据其升高水平结合患者心电图的变化及胸痛病史,或结合血 cTn 结果综合判断患者是否发生 ACS。若已检测 cTn,可不再同时进行 CK-MB 质量测定。

(二)急性冠脉综合征的实验诊断评价

1. 心肌损伤标志物 cTn 或 hs-cTn、CK-MB 质量和 Mb 水平升高表明有心肌损伤,根据升高时间、升高程度等诊断 ACS。

2. BNP 和 NT-proBNP 显著升高或持续在高水平,说明发生死亡或心肌梗死再发生的可能性增加;BNP 和 NT-proBNP 水平越高,ACS 患者一年内死亡率越高。

3. hs-CRP 水平升高提示粥样硬化病灶的炎症活动增强,可作为 ACS 的预测指标。

二、心力衰竭

心力衰竭(heart failure)是由于心脏泵血功能降低,排血量不能满足器官及组织代谢需要的异常状态。心力衰竭是各种心脏疾病的严重或晚期阶段表现,临床主要表现为呼吸困难、喘息、水肿等。

心力衰竭的诊断和评估依赖于病史、体格检查、实验室检查、心脏影像学和功能检查。首先,根据病史、体格检查、心电图、胸部影像学检查判断有无心力衰竭的可能性;然后,通过血液 BNP(或 NT-proBNP)和超声心动图明确是否存在心力衰竭,结合具有针对性的特殊检查进一步确定心力衰竭的病因、诱因和分型;最后,评估心力衰竭的严重程度及预后,以及是否存在并发症及合并症。全面准确的诊断与评估是给予心力衰竭患者有效治疗的前提和基础。

(一)心力衰竭的实验诊断路径

对疑似心力衰竭的患者,无论发病情况如何,都应检测血 BNP 或 NT-proBNP,诊断策略如图 17-5 所示。

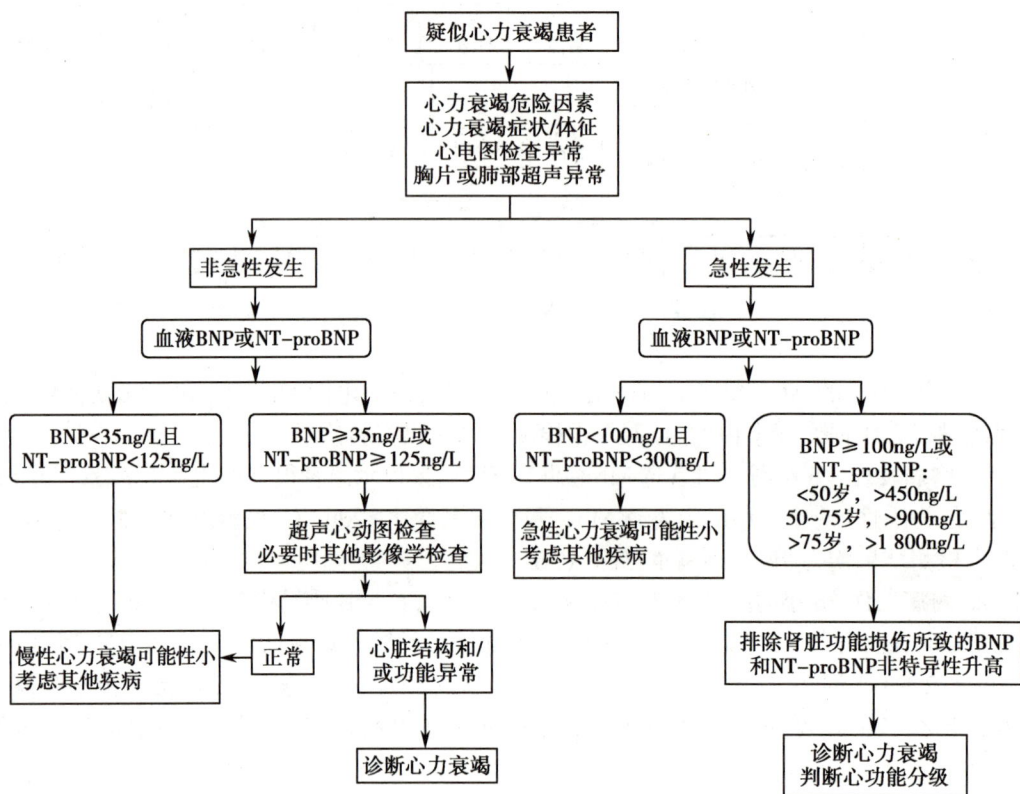

图 17-5　心力衰竭的实验诊断路径

(二)心力衰竭的实验诊断评价

1. BNP 和 NT-proBNP　《中国心力衰竭诊断和治疗指南 2024》推荐 BNP 或 NT-proBNP 检测用于心力衰竭筛查、诊断、鉴别诊断、病情严重程度及预后评估。出院前的 BNP 或 NT-proBNP 检测有助于评估心力衰竭患者出院后的心血管事件风险。

2. 心肌损伤标志物　如果急性心力衰竭是由广泛性心肌梗死引起的,心肌损伤标志物如 cTn、CK-MB 质量和 Mb 等可明显升高。对于慢性心力衰竭,cTn 可轻度升高,可用 cTn 升高的时间和程度评估血管重建和灌注情况,预测其生存情况。

3. 其他实验室检查　检查全血细胞计数、尿液分析、血液生化等项目,以了解心力衰竭患者的感染情况以及肝、肾功能和水、电解质紊乱状况。

三、高血压

（一）高血压的概念

高血压（hypertension）是以体循环动脉血压（收缩压和／或舒张压）增高为主要特征，可伴有心、脑、肾等器官的功能或器质性损害的临床综合征。目前我国采用的高血压定义为：在未使用降压药物的情况下，非同日 3 次测量诊室血压（由医护人员在标准条件下按统一规范进行测量的血压），收缩压≥140mmHg 和／或舒张压≥90mmHg；或者既往有高血压史，目前正在使用降压药物，即使血压低于 140/90mmHg，也诊断为高血压。

（二）高血压生物标志物

高血压分为原发性高血压和继发性高血压。

1. 原发性高血压　指原因不明的高血压，占所有高血压的 90% 以上。原发性高血压尚无特异的生化标志物。根据临床，可检测：①血常规、尿常规、血糖、血脂等，评估心脑血管疾病发生风险，初步判断是否存在靶器官损害及合并其他疾病；②肾功能试验：肌酐、尿酸、24 小时尿蛋白定量、尿微量白蛋白等，评估肾功能是否受损；③心肌损伤标志物：评估心肌是否受损；④监测血钾：应用利尿药、血管紧张素转换酶抑制药、血管紧张素受体抑制药治疗时避免出现血钾异常；⑤糖代谢试验：空腹／餐后血糖、糖耐量试验、糖化血红蛋白，判断是否合并糖尿病。

2. 继发性高血压　指继发于某些疾病如肾上腺疾病、肾脏疾病等的高血压，占所有高血压的 5%～10%。小动脉病变是高血压最重要的病理改变，心脏和血管是高血压病理生理作用的主要靶器官。长期高血压可导致心肌肥厚，小动脉壁／腔比值增加。主要通过实验室检查寻找原发病因。

（1）肾性高血压：①血肾素、醛固酮均升高；②血肌酐、尿素升高；③血白蛋白降低；④严重者可出现电解质异常。

（2）原发性醛固酮增多症：①血醛固酮和尿醛固酮增加；②血肾素活性降低（因醛固酮分泌增多，肾素 - 血管紧张素系统受抑制），血浆醛固酮（ng/dl）／血浆肾素［ng/（ml·h）］>25，高度提示原发性醛固酮增多症，如比值≥50，可确诊为原发性醛固酮增多症；③血钾降低、尿钾升高是原发性醛固酮增多症的重要特征。

（3）嗜铬细胞瘤：①尿儿茶酚胺超过参考区间上限的 2 倍；②尿甲氧基去甲肾上腺素、甲氧基肾上腺素、3- 甲氧 -4- 羟基苦杏仁酸或 3- 甲氧基 -4- 羟基苯乙酸超过参考区间上限的 2～3 倍；③平卧 20 分钟后血浆儿茶酚胺水平仍明显升高。

（4）库欣综合征：①尿皮质醇增加，高于参考区间上限的 2～3 倍；②血皮质醇增高，昼夜节律消失。

（三）高血压实验诊断项目的选择

高血压实验室检查的主要目的是：①明确引起血压异常升高的病因，鉴别原发性高血压与继发性高血压；②评估高血压患者心血管疾病发生风险；③判断高血压患者靶器官损害情况；④明确是否存在合并症，如高脂血症、糖尿病、痛风等，以及心、脑、肾并发症，如冠心病、脑卒中、肾功能不全等。

高血压实验室检查可根据病情分为基本项目、推荐项目和选择项目。基本项目包括血液生化（钾、钠、空腹血糖、血脂、尿酸和肌酐）、血常规、尿液分析（尿蛋白、尿糖和尿沉渣镜检）等。推荐项目包括口服葡萄糖耐量试验、糖化血红蛋白、血超敏 C 反应蛋白、尿白蛋白／肌酐比值、尿蛋白定量等。选择项目包括血同型半胱氨酸，对怀疑继发性高血压患者，根据需要可以选择以下检查项目：血浆肾素活性或肾素浓度、血和尿醛固酮、血和尿皮质醇、血游离甲氧基肾上腺素及甲氧基去甲肾上腺素、血或尿儿茶酚胺等。

本章小结

心血管疾病主要包括动脉粥样硬化、冠心病、心肌疾病、心力衰竭和高血压等,发病率高,严重危害人类健康,是全球致死和致残的主要原因。

急性心肌缺血损伤是心血管疾病的主要原因,急性心肌梗死是临床常见的冠心病的严重类型。临床实验室检测心肌肌钙蛋白、肌红蛋白、肌酸激酶 MB 和心型脂肪酸结合蛋白是评估心肌损伤的重要手段。肌红蛋白、高敏心肌肌钙蛋白和心型脂肪酸结合蛋白是早期判断心肌损伤的重要指标。心肌肌钙蛋白灵敏、特异,是急性心肌梗死的确定性标志物。B型利尿钠肽是评估心力衰竭的主要标志物,超敏 C 反应蛋白和同型半胱氨酸可用于心脏疾病的风险预测。

心血管疾病的生物化学检验在心血管疾病的预防、诊断、治疗监测及预后判断等方面具有重要价值。

（陈清泉）

第十八章　神经及精神疾病的生物化学检验

通过本章学习，你将能够回答下列问题：

1. 何谓血-脑屏障？简述其结构特点和生物学意义。
2. 简述神经组织中糖、脂质、蛋白质及核酸代谢特点。
3. 简述神经精神病变的生物化学机制。
4. 神经系统疾病常用的实验室诊断方法包括哪些？
5. 脑脊液的生物化学检验项目主要包括哪些？
6. 脑脊液中蛋白质和特殊酶有哪些测定方法？简述其临床意义。
7. 简述脑脊液中常用的神经递质检测及临床意义。
8. 简述临床生物化学检验项目在神经及精神疾病诊治中的应用。

　　神经系统是由神经元相互联系组成的错综复杂的电-化学信号网络，具有十分精细的结构和功能，协调控制人体的运动、感觉、语言和思维等多种生命活动功能。不同原因引起的神经系统结构和功能的改变，或者神经系统与其他系统相互关系的失调，均可能导致神经及精神疾病。这些疾病不仅影响患者的身体健康，还对其心理和社交功能造成相应影响。因此，这类疾病的早期诊断和治疗显得尤为重要。通过检测患者体内的特定生物化学物质，可以更好地了解其神经系统的功能状态，从而为疾病的诊断和治疗提供有力的依据。

第一节　概　述

一、神经系统

人的神经系统分为两个部分。

（一）中枢神经系统

中枢神经系统（central nervous system，CNS）是由脑和脊髓组成的神经系统，其整合从身体各部分收到的信息，并协调和影响身体各部分的活动。脑分为大脑、间脑、脑干和小脑等部分；脊髓由含有神经细胞的灰质和含上、下行传导束的白质组成。

（二）周围神经系统

周围神经系统（peripheral nervous system，PNS）是指由周围神经、神经节、神经丛等组成的神经系统。根据连接中枢的部位分为脑神经、脊神经、自主神经。神经结构上有神经干、神经丛、神经节及神经末梢。

二、血-脑屏障和脑脊液

（一）血-脑屏障

　　血-脑屏障（blood-brain barrier，BBB）是指在脑组织与毛细血管之间，由连续性毛细血管的内皮、基膜和星形胶质细胞构成的一层屏障结构，可阻止一些大分子物质和致病微生物进入脑组织。

1. 血 - 脑屏障的结构特点　包括：①脑部毛细血管内皮细胞之间相互交接处存在很少的小孔；②脑部毛细血管周围间隙比其他部位血管周围间隙小；③约 85% 的脑毛细血管周围有神经胶质细胞包绕；④脑部毛细血管的管腔由两层同心内皮细胞膜和细胞膜之间的一薄层细胞质包绕，任何进入脑内的物质都将经受细胞质内各种酶的作用。上述特点限制了通过毛细血管进入脑内物质的种类、大小和速度。

2. 物质通过血 - 脑屏障的方式　血 - 脑屏障是具有类脂膜性质的扩散屏障，其渗透性受流体静压、渗透性梯度、脂溶性、电离程度以及胞膜孔径等影响。血液中溶质通过血 - 脑屏障的方式主要有以下几种。

（1）被动扩散：血浆中的蛋白质及与蛋白质结合的物质不易通过血 - 脑屏障，如血中与转运蛋白结合的甲状腺激素、金属离子及药物等。而乙醇、普鲁卡因和利多卡因、烟碱、安替比林等脂溶性物质则可扩散通过。

（2）载体运输：脑毛细血管内皮细胞膜上存在多种物质转运的载体，多种糖类（尤其是葡萄糖）、氨基酸、嘌呤、核苷、激素等物质可通过此途径跨血 - 脑屏障转运。

（3）主动转运：K^+、Na^+、Ca^{2+}、Mg^{2+} 等离子物质通过主动转运途径从血液透过血 - 脑屏障进入脑组织。主动转运对维持中枢神经系统代谢所需的物质浓度，并排出有害物质，维持中枢神经内环境稳定极为重要。

（4）其他：脑毛细血管内皮含有调节运输的特定酶（包括各种氧化酶和水解酶）形成的酶屏障。如单胺氧化酶降解并阻止 5- 羟色胺进入脑组织，多巴脱羧酶能降解并阻抑 L- 多巴进入脑组织。

当患者发生脑外伤、梗死、缺氧、炎症、肿瘤等疾病，可使血 - 脑屏障遭到破坏，血管内皮细胞的紧密连接被破坏，屏障的通透性显著增高，致使蛋白质及大分子物质、离子、细菌、病毒等可通过血 - 脑屏障进入脑组织。

（二）脑脊液

脑脊液（cerebrospinal fluid, CSF）是由脑室中的脉络丛通过主动分泌和超滤作用产生的一种无色透明液体，充满各脑室、蛛网膜下腔和脊髓中央管内。其相对密度为 1.004～1.007，健康成人 CSF 总量为 100～500ml。CSF 沿一定的方向流动形成脑脊液循环。

1. 脑脊液的形成　脑脊液主要由侧脑室内的脉络丛产生，其结构是一簇毛细血管网，其上覆盖有一层室管膜上皮，形似微绒毛。此微绒毛犹如单向开放的膜，只向脑室腔和蛛网膜下腔分泌 CSF。此外，有少量 CSF 可由软膜、蛛网膜的毛细血管和脑细胞外液经过脑室的室管膜上皮渗出。在中枢神经系统内，CSF 产生的速率约为 0.3ml/min，日分泌量为400～500ml。脑脊液主要通过脊髓蛛网膜绒毛吸收返回静脉，血管及脊髓神经根周围间隙对脑脊液也有吸收作用。

2. 脑脊液的功能　CSF 对维持 CNS 内环境稳定具有重要作用，主要表现在以下几个方面。

（1）保护作用：脑脊液包围脑组织，有效地缓冲脑和脊髓的压力，避免振荡对脑组织的冲击，对脑和脊髓有保护和支持作用。同时，在受外力而突然移位时，避免受过度张力影响而致脑组织破裂。

（2）营养和调节颅内压：脑和脊髓无淋巴管，循环流动的脑脊液可以为脑组织提供营养并运走部分代谢产物，并在一定程度上调节颅内压。

（3）维持酸碱平衡：脑脊液对维持脑组织的渗透压及酸碱平衡有重要作用。

（4）免疫调节：脑脊液中含有免疫细胞和免疫球蛋白，可以参与免疫反应，抵抗病原体入侵。

（5）神经内分泌调节：通过转运生物胺类物质，参与神经内分泌调节。

中枢神经系统发生病变，或神经细胞的代谢紊乱，将使脑脊液的性状和成分发生改变。若脑脊液产生过多或循环路径受阻，可致颅内压增高。因此，当中枢神经系统发生病变时，脑脊液的生物化学检测成为重要的辅助诊断手段之一。

三、神经递质

神经递质（neurotransmitter）是指由突触前神经元合成并在末梢处释放，能特异地作用于突触后神经元或效应器细胞上的受体，并使突触后神经元或效应器细胞产生一定效应的信息物质。哺乳动物的神经递质种类已达100多种，根据其化学结构，可将其分成七类（表18-1）。

表18-1 哺乳动物神经递质的分类

分类	主要成员
胆碱类	乙酰胆碱
胺类	肾上腺素、去甲肾上腺素、多巴胺、5-羟色胺、组胺
氨基酸类	谷氨酸、甘氨酸、天冬氨酸、γ-氨基丁酸
肽类	P物质和其他速激肽 *、阿片肽 *、下丘脑调节肽 *、脑-肠肽 *、心房利尿钠肽、降钙素基因相关肽、神经肽Y等
嘌呤类	腺苷、ATP
脂类	花生四烯酸及其衍生物 *、神经活性类固醇 *
气体类	一氧化氮、一氧化碳

注：* 为一类物质的总称。

神经递质的鉴定应符合以下条件：①突触前神经元应具有合成递质的前体和酶系统，并能合成该递质；②递质贮存于突触囊泡内，当兴奋冲动抵达末梢时，囊泡内的递质能释放入突触间隙；③递质释出后经突触间隙作用于突触后膜上的特异受体发挥其生理作用；④存在能使该递质失活的酶或其他失活方式（如重摄取）；⑤有特异的受体激动剂和拮抗剂，能分别模拟和阻断相应递质的突触传递作用。

四、神经组织的生物化学代谢

神经组织的生物化学代谢是研究神经、精神活动的物质基础。任何神经、精神活动如学习与记忆、情绪与行为以及神经组织的发育与退化等，均与神经系统的生物化学代谢有关。

（一）糖代谢

神经组织的糖原含量极低，每克脑组织仅含有约0.9mg糖原，脊髓的糖原含量为2～3mg/g。因此，来自血浆中的葡萄糖和通过扩散进入神经组织的少量磷酸己糖，是维持脑日常功能所必需的。

神经组织中糖代谢的特点包括：①氧供应充足的情况下，正常神经组织主要通过糖的有氧氧化产生ATP，满足神经组织的能量需求。脑内ATP水平很高，其合成和利用均很迅速。脑组织的磷酸肌酸是ATP末端高能磷酸键的一种贮存形式，其水平比ATP高。②神经组织中戊糖磷酸途径产生的NADH+H$^+$参与多种还原反应及脂类代谢，在脑组织中较为活跃。③通过物质代谢快速生成神经递质（如谷氨酸、γ-氨基丁酸等），并为脂肪酸等物质的合成提供碳骨架。脑组织对缺糖和缺氧均极为敏感，血糖下降50%即可致昏迷，而中断脑血流几分钟即可引起死亡。

（二）蛋白质和氨基酸代谢

蛋白质是神经组织中最重要的物质之一，是构建脑细胞的物质基础。其代谢特点主要为：①含量多：约占人脑干重的 50%，其中灰质较白质富含蛋白质。②种类多：包括白蛋白、球蛋白、核蛋白和神经角蛋白等。此外，还含有谷胱甘肽、胱硫醚、磷酸乙醇胺等多种神经系统特有的肽。③更新快：外周组织蛋白质约 74 天更新一次，而脑组织蛋白质约 85 小时更新一次。④主要依赖自身合成：进入脑中的氨基酸可被迅速合成蛋白质，主要在细胞内进行，轴突中亦可少量合成，血浆及脑脊液中的氨基酸进入脑组织受脑内氨基酸合成系统和血 - 脑屏障的严密控制及精细调节。

（三）脂质代谢

神经系统中脂质含量丰富，髓鞘质、白质和灰质的脂类含量分别占其干重的 80%、60% 和 40%。脑组织的脂质成分以类脂为主，甘油三酯很少。鞘脂中主要是脑苷脂和神经节苷脂，为神经组织的特殊脂。脑脂类中大多数代谢较为缓慢，但磷脂酰胆碱和磷脂酰肌醇转换较快。许多长链不饱和脂肪酸在脑内不能合成，依赖外源提供。神经系统脂质在神经髓鞘和膜相关物质的合成及能量供应中具有重要作用，也参与神经系统和周围环境的相互作用，以及神经的可塑性及学习记忆等高级活动。

（四）核酸代谢

脑组织中核酸含量较为丰富，RNA 含量高，DNA 主要存在于神经细胞核内，成熟神经元内 DNA 含量相对恒定。核酸代谢速度的快慢与神经系统所处的功能状态相关，多种因素（如电刺激、光、低强度声波）会提高脑组织的核苷酸代谢率。脑中的部分生长因子如神经生长因子、生长激素等可促进脑内核酸的合成与更新。

五、神经精神病变的生物化学机制

神经系统疾病以病原体感染、脑血管意外、脑组织肿瘤和精神障碍等最为常见，还包括较为罕见的神经系统变性疾病。神经系统变性疾病（neurodegenerative disease）是一组原因不明的慢性进行性损害神经等组织的疾病。变性过程可涉及整个神经元（细胞体、细胞核、轴突及末梢），也可影响髓鞘等其他成分，但无明显的特异性组织和细胞反应。其特点是 CNS 中某种或某些特定部位神经元进行性变性甚至坏死，可伴有胞质内结构紊乱，但无炎症或异常物质堆积。其发生机制包括基因突变、神经递质异常、钙离子通道异常开放、能量代谢缺陷、自由基分子代谢异常等。

（一）基因突变

随着基因克隆及高通量 DNA 测序技术的建立，已从 DNA 分子水平明确了部分神经及精神疾病遗传缺陷的关键环节，揭示了其 DNA 的变异。如应用 P105-599Ha、P105-153R 探针证实精神分裂症的致病基因位点位于 5q 近端 D_5S_{79} 和 D_5S_{76}，精神疾病的致病基因定位于 11p 末端，阿尔茨海默病最常见的是 21 号染色体的淀粉样前体蛋白基因、14 号染色体的早老蛋白 1（presenilin 1, PS1）基因及 1 号染色体的早老蛋白 2（presenilin 2, PS2）基因突变。由于基因突变，参与神经细胞代谢、信号传递及各种功能活动的蛋白质分子结构发生改变，不能正常发挥作用，从而导致神经细胞变性乃至死亡。

（二）神经递质异常

神经递质的代谢及其受体的异常在神经及精神疾病中具有重要作用，如精神分裂症的发生与多巴胺代谢紊乱有关，抑郁症的发病与 5- 羟色胺异常密切相关，阿尔茨海默病的发病主要与乙酰胆碱代谢障碍相关等。此外，兴奋性氨基酸释放过度时，可通过对其相应受体的作用，诱导离子通道改变，在神经系统变性疾病的病变过程中发挥重要的作用。如脑损伤时谷氨酸和天冬氨酸从神经末梢释放增加而摄取减少，使其在突触间隙蓄积引发神经毒作用。

（三）钙离子通道异常开放

钙超载是导致细胞死亡的最后共同通路。静息状态下，细胞内、外游离 Ca^{2+} 浓度相差近万倍，细胞外液中的 Ca^{2+} 可通过电压门控通道和兴奋性氨基酸受体门控通道进入细胞内。当兴奋性氨基酸释放过度时，相应的受体门控通道开放，Ca^{2+} 内流增加，胞内 Ca^{2+} 浓度可达正常浓度的 200 倍，出现细胞内钙超载，受其调节的磷脂酶、蛋白酶、核酸内切酶等被激活，导致膜磷脂分解、细胞骨架破坏、细胞变性坏死等。因此，钙通道的异常开放与脑缺氧、中毒、水肿及惊厥的发病相关，是致脑缺血后神经元迟发型坏死的重要机制之一。

（四）能量代谢缺陷

在线粒体中进行的能量代谢过程有多达几十种蛋白质参与，包括参与线粒体 DNA 复制、转录、翻译过程的蛋白质，这些蛋白质由信号肽引导，转运到线粒体特定区域发挥作用。任何环节存在缺陷，都将导致线粒体功能障碍，从而损伤神经细胞。研究证实，帕金森病患者存在脑细胞线粒体 DNA 缺陷，亨廷顿病、神经肌病和脑肌病等均与线粒体内结构损害有关。线粒体功能障碍不仅影响能量代谢，还可通过影响其他代谢对神经细胞造成损害。

（五）自由基分子代谢异常

在某些神经及精神疾病中，机体内自由基产生与清除的动态平衡受到破坏，过多的自由基不仅可直接损伤细胞间质成分，还可触发脂质产生过氧化反应，生成有毒的脂质过氧化物，并诱发蛋白质氧化及水解、ATP 消耗、DNA 破坏等一系列连锁反应导致细胞损伤。此外，自由基可促进兴奋性氨基酸释放，增强对神经细胞的毒性作用。研究发现，亨廷顿病、阿尔茨海默病患者脑中自由基浓度增加。帕金森病患者脑黑质区的脂质过氧化物活性增高、谷胱甘肽过氧化物酶活性下降、线粒体中超氧化物歧化酶活性降低。

除以上因素外，神经营养因子缺乏、神经内分泌改变、微量元素与环境因素、药物依赖性作用及神经细胞凋亡等，对神经及精神疾病的发生也具有较大影响。

第二节 神经及精神疾病的生物化学检测

神经系统疾病的诊断往往通过临床症状并结合实验室检查完成，其中生物化学检验可为某些神经及精神疾病的诊断提供有价值的依据，其检测标本多采用脑脊液，仅仅有极少数采用血液标本。对于神经及精神疾病，临床大多依靠神经精神症状、问卷和量表，缺乏客观的评价指标。临床迫切需要特异的生物标志物反映机体神经精神的病理改变，神经及精神疾病的实验诊断还面临巨大的挑战。

一、脑脊液蛋白质的测定

健康人 CSF 蛋白质含量为 0.15～0.45g/L，80% 以上来源于血浆，通过血 - 脑屏障的超滤作用进入脑脊液，其中 80% 为白蛋白，20% 为球蛋白。临床上检测脑脊液中的蛋白质对神经及精神疾病的诊断具有重要价值。

（一）脑脊液总蛋白

1. 生化及生理　脑脊液总蛋白是指在脑脊液中所有蛋白质的总和，包括白蛋白、球蛋白等。脑脊液总蛋白随年龄增长而增加，但新生儿较高，可达 1g/L，早产儿可达 2g/L，生理状态下较恒定。成人 >0.45g/L 时，提示血 - 脑屏障损伤，或颅内病变（感染、出血、占位性病变及蛛网膜粘连等）导致蛋白质合成增加的病理性增高。

2. 检测方法　邻苯三酚红钼络合显色法、免疫比浊法、染料结合法。

3. 参考区间　脑室液为 50～150mg/L，脑池液为 100～250mg/L，腰池液为 150～450mg/L。

4. 临床意义 发生病变时，脑脊液总蛋白含量发生变化，包括：①化脓性脑膜炎、流行性脑膜炎蛋白质含量为 3.0～6.5g/L；②结核性脑膜炎刺激症状期蛋白质含量为 0.3～2.0g/L，压迫症状期为 1.9～7.0g/L，麻痹期为 0.5～6.5g/L；③脑炎蛋白质含量为 0.5～3.0g/L；④引起脑脊液循环梗阻的疾病，如脊髓蛛网膜炎与脊髓肿瘤等，其蛋白质含量可达 1.0g/L 以上；⑤脑软化、肿瘤、退行性病变等，蛋白质含量可增至 0.25～0.8g/L。

脑脊液总蛋白的检测是临床上诊断神经及精神疾病的重要手段，也是神经及精神疾病最常用的检验项目。根据脑脊液总蛋白含量变化可以进行疾病的鉴别诊断。

（1）急性脊髓炎的鉴别：急性脊髓炎脑脊液中蛋白质含量正常或轻度升高，多为 0.4～1.0g/L，最高可达 4.8g/L。急性脊髓前角灰质炎时，蛋白质含量早期轻度升高，1 周后增至 1.0～1.5g/L，持续 3～4 周后逐步恢复正常。急性播散性脑脊髓炎蛋白质含量正常或轻度升高，若有明显升高且无椎管梗阻，则提示神经根受损。脊髓压迫症蛋白质定量可达 10.0g/L，高蛋白质含量样本放置一段时间可发生自凝现象。

（2）结核性脑膜炎与脑肿瘤的鉴别：结核性脑膜炎脑脊液呈透明或毛玻璃状，标本静置数小时后有白色纤维膜形成。蛋白质含量中度升高，约 1.0～2.0g/L，部分患者可达 5.0g/L。CSF 中肿瘤细胞数较少而蛋白质含量高，提示脑室内或脑表面肿瘤及神经鞘瘤。97.2% 的听神经瘤脑脊液蛋白质含量高，多为 1.0～2.0g/L，部分患者可达 10.0g/L。

（3）其他疾病的鉴别：蛛网膜下腔出血时蛋白质含量增高，可持续至出血后 2～3 周，这是由红细胞溶解释放出大量的血红蛋白所致。糖尿病周围神经病变患者蛋白质含量增加，球蛋白显著增高，以 α_2- 球蛋白和 γ- 球蛋白为主。腰椎间盘突出症患者的脑脊液多为正常，较严重的椎间盘突出症患者可见微量蛋白质增加，一般 <1.0g/L。

（二）脑脊液蛋白质电泳

1. 生化及生理 神经及精神疾病可导致 CSF 中某些蛋白质组分的特异性改变，采用电泳的方法分析脑脊液蛋白质的组分变化，可为神经及精神疾病诊断提供更有价值的信息。

2. 检测方法 乙酸纤维素薄膜或琼脂糖凝胶电泳法。近年来，应用高效毛细管电泳法分析进一步提高了分辨率，且脑脊液样本无须浓缩。

3. 参考区间及临床意义 见表 18-2。

表 18-2 脑脊液蛋白质电泳组分及其变化的临床意义

蛋白质组分	脑脊液中的含量 /%	血清中的含量 /%	临床意义
前白蛋白	2～6	微量	增高：帕金森病、脑外伤、脑积水、脑萎缩等 降低：脑膜炎及其他脑内炎症
白蛋白	44～62	56.0	增高：脑肿瘤、椎管阻塞、脑出血、脑梗死 降低：脑外伤
α_1- 球蛋白	4～8	4.5	增高：脑膜炎、脊髓灰质炎
α_2- 球蛋白	5～11	9.5	增高：脑肿瘤 降低：脑外伤急性期
β- 球蛋白	13～26	12.0	增高：肌萎缩和帕金森病等退行性变
γ- 球蛋白	6～13	18.0	增高：感染、多发性硬化、脱髓鞘疾病、癫痫

除表 18-2 列出的情况外，在 γ- 球蛋白区域可能会出现寡克隆区带（oligoclonal band，OCB），即在 γ- 球蛋白区带中出现的一条不连续、一般在外周血不出现的区带，这是 CNS 内合成 IgG 的标志。

（三）脑脊液蛋白指数

分别以定量免疫比浊法测定 CSF 中白蛋白、IgG 浓度，计算下列指数。

1. 白蛋白指数 白蛋白指数 = CSF 白蛋白（mg/L）/ 血清白蛋白（mg/L）。该指数主要用于反映血 - 脑屏障功能。指数 <9，提示血 - 脑屏障无损害；指数为 9～14，提示血 - 脑屏障轻度损害；指数为 15～30，提示血 - 脑屏障中度损害；指数为 31～100，提示血 - 脑屏障严重损害；指数 >100 时，提示血 - 脑屏障完全崩溃。

2. IgG 与白蛋白比率 IgG 与白蛋白比率 = CSF IgG（mg/L）/CSF 白蛋白（mg/L）。在脱髓鞘疾病中，鞘内免疫球蛋白合成增加，该比率升高。70% 的多发性硬化症该比率 >0.27。

3. 免疫球蛋白指数 免疫球蛋白指数 =[CSF IgG（mg/L）× 血清白蛋白（g/L）]/[CSF 白蛋白（mg/L）× 血清 IgG（g/L）]。参考区间为 0.30～0.77；指数 >0.77，表明鞘内 IgG 合成增加，见于 90% 以上的多发性硬化症患者。

（四）血清 S100 蛋白

1. 生化及生理 S100 蛋白（S100 protein）是一种神经组织特异性蛋白，属于钙结合蛋白家族，在神经系统中发挥调节神经元生长、分化和凋亡等重要作用。该蛋白由 Moore 于 1965 年首先在牛脑组织中发现，因其在中性饱和硫酸铵中 100% 溶解而得名。S100 蛋白是一类酸性低分子量 Ca^{2+} 结合蛋白，由 α、β 两种亚基组成，形成 S100αα、S100αβ、S100ββ 三种组合体，其中 S100αβ、S100ββ 统称为 S100β。在哺乳动物的中枢神经系统中，S100 蛋白主要由神经胶质细胞合成和分泌，特别是星形胶质细胞和少突胶质细胞。

在 S100 蛋白家族中，S100β 应用较广，这是一种分子量为 21.0kDa 的酸性钙结合蛋白，95% 存在于中枢神经系统的星形胶质细胞。脑中 S100β 浓度的变化可引起行为紊乱和认知损害。

2. 检测方法 主要有非竞争性结合反应的放射免疫测定法（IRMA 法）、竞争性结合反应的放射免疫测定法（RIA 法）和荧光免疫测定法（FIA 法）三种。在上述三种方法中，FIA 法灵敏度高，应用较广；IRMA 法的灵敏度和特异度比 RIA 法高，但涉及放射性物质，影响了 IRMA 法和 RIA 法在临床的广泛应用。

3. 参考区间 成人血清 20.6～103.7ng/L，随着年龄增长而逐渐降低。

4. 临床意义 S100 蛋白作为脑损伤的一种标志物，是中枢神经系统损伤，尤其是胶质细胞破坏灵敏而特异的指标。S100 蛋白功能异常的临床意义主要包括：①可导致多种疾病，参与多种肿瘤的发生发展；②作为严重头部损伤的血清生化标志物，对轻微头部损伤也有预测价值；③作为肿瘤标志物，检测恶性黑色素瘤等的疗效和疾病进展。

在 S100 蛋白家族中，S100β 检测的临床意义是：①升高见于脑出血、脊髓压迫症、缺血性脑血管病、病毒性脑炎及多发性硬化症等；②可用于检测心脏手术和冠状动脉分流移植术时对大脑的损伤情况；③心肺分流术后对神经心理影响进行预后判断。

（五）血浆异常磷酸化 Tau 蛋白

1. 生化及生理 Tau 蛋白（Tau protein）是一种微管相关蛋白，主要存在于神经元的轴突中，在维持神经元形态和功能方面起着重要作用。Tau 蛋白结合并稳定微管，从而促进神经元内部的物质运输和信号传递。当 Tau 蛋白高度磷酸化、异常糖基化、异常糖化以及泛素化时，失去对微管的稳定作用，导致神经纤维退化及功能丧失。其中异常磷酸化 Tau 蛋白是主要形式，包括 Tau 蛋白 181 位和 217 位的苏氨酸磷酸化，目前检测的主要是血浆磷酸化 Tau 181（phosphorylated Tau 181，pTau-181）或磷酸化 Tau 217（phosphorylated Tau 217，pTau-217），前者更常检测。

2. 检测方法 包括电化学发光免疫分析、化学发光酶免疫法。

3. 参考区间 pTau-181 <0.95pg/ml；pTau-217 <0.18pg/ml。

4. 临床意义 血浆异常磷酸化 Tau 蛋白升高主要见于阿尔茨海默病，也可用于鉴别 CNS 神经纤维退化及功能损伤病变。

（六）脑脊液 β 淀粉样蛋白

1. 生化及生理 β 淀粉样蛋白（β-amyloid protein）是 β 淀粉样蛋白前体蛋白的酶解产物，分子量约 4.0kDa，在细胞基质内沉淀聚积后具有很强的神经毒性作用。β 淀粉样蛋白是各种原因诱发阿尔茨海默病（AD）的共同通路，是 AD 形成和发展的关键因素。通过脑病理研究发现 AD 患者脑组织内 β 淀粉样蛋白明显增多，并形成大量的老年斑。老年斑、神经原纤维缠结和血管壁淀粉样变是 AD 的大脑特征性病理改变，而 β 淀粉样蛋白是老年斑和血管壁淀粉样变的主要成分。AD 患者变性、坏死的神经细胞或颅脑损伤时的神经细胞将大量释放 β 淀粉样蛋白至 CSF，可辅助 AD 及颅脑损伤诊断。

2. 检测方法 ELISA 法、RIA 法和 CLIA 法。

3. 参考区间 35～46ng/L。

4. 临床意义 脑脊液中 β 淀粉样蛋白升高对 AD 的诊断具有重要价值，颅脑损伤时亦可出现 β 淀粉样蛋白升高。

（七）脑脊液其他蛋白质

近年来，研究证实髓鞘碱性蛋白质、神经胶质细胞原纤维酸性蛋白及载脂蛋白 E 等为神经系统特有的蛋白质或在神经系统中含量丰富，而在其他组织中缺失或含量甚微。测定方法包括电泳法、放射酶联免疫法、酶联免疫法和蛋白印迹法等。

1. 髓鞘碱性蛋白质（myelin basic protein，MBP） MBP 是一种在中枢神经系统的少突胶质细胞和周围神经系统的施万细胞中表达的蛋白质，位于髓鞘浆膜面，维持 CNS 髓鞘结构和功能的稳定，具有神经组织特异性和免疫原性。当各种 CNS 病变累及髓鞘时，MBP 可释放入 CSF 和血液中，导致其含量升高。MBP 会作为自身抗原被免疫系统攻击，导致炎症和髓鞘损伤。因游离的 MBP 极易被降解，CSF 和血液中的 MBP 可作为急性脑损害和急性脱髓鞘特异性标志物，对判断病情严重程度和预后有重要意义。在多发性硬化症中，MBP 的检测常用于辅助诊断。

2. 神经胶质细胞原纤维酸性蛋白（glial fibrillary acidic protein，GFAP） GFAP 富含谷氨酸和天冬氨酸，以中间微丝蛋白和可溶性蛋白两种形式存在于胶质细胞胞质中，是星形胶质细胞的骨架蛋白。其在维持神经元环境、参与血 - 脑屏障的形成、调节神经递质的释放以及在损伤后的修复过程中都起着关键作用。CSF 中 GFAP 含量升高见于脑星形细胞病、AD、神经胶质瘤及海绵状脑病等。

3. 寡克隆区带（oligoclonal band，OCB） OCB 是指在脑脊液电泳中出现几个明确的局限性蛋白条带，其形成与局限性的免疫反应有关，尤其是在中枢神经系统内部。OCB 提示中枢神经系统内存在体液免疫反应，是检测中枢神经系统亚急性、慢性炎性病变鞘内免疫球蛋白合成的可靠指标，检测方法多为电泳法和免疫印迹。OCB 在 95% 的多发性硬化症（MS）患者中比 IgG 升高出现更早，有重要的辅助诊断价值。OCB 也可能在其他炎症性神经疾病中检出，如亚急性硬化性全脑炎、神经梅毒、白塞综合征、系统性红斑狼疮（SLE）等累及 CNS 等，但阳性率通常低于 MS。

二、脑脊液葡萄糖的测定

（一）生化及生理

CSF 中葡萄糖的含量主要取决于血液葡萄糖的浓度、血 - 脑屏障的通透性、CSF 中葡萄糖的酵解程度、携带运转系统的功能等因素。病理状态下，CSF 中葡萄糖有不同程度的变化。如脑膜肿瘤细胞大量消耗葡萄糖；特别是化脓性脑膜炎患者 CSF 中葡萄糖因细菌大量消耗,含量明显降低或消失;而病毒性脑膜炎则无明显下降。因此测定 CSF 中葡萄糖浓度,可用于细菌性和病毒性脑膜炎鉴别,以及脑膜肿瘤等的辅助诊断。

(二)检测方法

脑脊液葡萄糖测定与血清葡萄糖测定的方法相同。

(三)参考区间

正常 CSF 中葡萄糖含量为血糖的 50%～80%。正常成人腰椎穿刺 CSF 葡萄糖含量为 2.5～4.4mmol/L,10 岁以下儿童 CSF 葡萄糖含量为 2.8～4.8mmol/L,新生儿 CSF 葡萄糖含量为 2.8～5.0mmol/L。

(四)临床意义

1. CSF 葡萄糖含量减低 见于:①脑部细菌性或真菌性感染:急性化脓性脑膜炎、结核性脑膜炎、隐球菌性脑膜炎;②脑寄生虫病:脑囊尾蚴病、锥虫病、血吸虫病、肺吸虫病、弓形虫病等;③脑膜肿瘤:弥散性脑膜肿瘤浸润时减低甚至消失,淋巴瘤、神经胶质瘤、白血病、黑色素瘤,胃、肠、乳腺和胰腺癌转移至脑膜时也可使脑脊液葡萄糖含量减低;④低血糖:低血糖昏迷、胰岛素过量;⑤神经梅毒:梅毒性脑膜炎和麻痹性痴呆。

2. CSF 葡萄糖含量增高 见于:①脑或蛛网膜下腔出血:血液葡萄糖进入脑脊液;②下丘脑损害:急性颅脑外伤、一氧化碳中毒、缺氧性脑病、感染中毒性脑病、脑炎、脑出血(尤其是脑室出血)、弥漫性脑软化等;③急性脑外伤和中毒等影响脑干;④糖尿病或静脉注射大量葡萄糖后、精神分裂症等;⑤早产儿和新生儿。

(五)影响因素

正常 CSF 葡萄糖与血糖含量的比值约为 0.66。当该比值＜0.40 时,对鉴别细菌性与非细菌性脑膜炎的灵敏度达 80%,特异度为 98%。该比值易受患者的年龄和被感染微生物的种类的影响,且应保证两种标本采集时间的一致性。化脓性脑膜炎时,CSF 葡萄糖含量多为 0～0.5mmol/L;结核性脑膜炎时,CSF 葡萄糖含量可降低至 2.2mmol/L 以下;而病毒性脑膜炎时,葡萄糖含量一般正常,但在腮腺炎病毒及淋巴细胞脉络丛脑膜炎病毒感染时,葡萄糖含量可减少。真菌性脑膜炎时葡萄糖含量降低,但在疾病早期可在正常范围内。急性化脓性脑膜炎,脑脊液中葡萄糖含量早期减低最为明显。结核性脑膜炎、隐球菌性脑膜炎的 CSF 中葡萄糖含量降低多发生在中、晚期,且葡萄糖含量越低其预后越差。

脑脊液标本应密闭送检,暴露在空气中的时间过长,空气中的杂菌会将脑脊液中的葡萄糖分解,而使其降低。

三、脑脊液氯化物的测定

(一)生化及生理

CSF 中氯化物含量较高,为血浆浓度的 1.2～1.3 倍,有利于维持 CSF 和血浆渗透压的平衡。在某些疾病状态下 CSF 氯化物浓度发生改变,而脑炎、良性淋巴细胞性脑膜炎、神经梅毒以及其他各种非细菌性炎症与脑肿瘤等,CSF 氯化物含量变化不明显。

(二)检验方法

生化分析仪测定脑脊液氯离子的方法与血清氯离子测定方法基本相同,其操作规程也基本相同。

(三)参考区间

健康成人脑脊液氯化物的参考区间为 120～130mmol/L,婴儿为 110～130mmol/L。

(四)临床意义

1. 脑脊液氯化物减低 见于:①细菌或真菌感染,特别是化脓性、结核性和隐球菌性脑膜炎急性期、慢性感染的急性发作期;②细菌性脑膜炎的后期,由于脑膜有明显的炎症浸润或粘连,局部有氯化物附着,使脑脊液氯化物含量减低;③当患者发生呕吐、肾上腺皮质功能减退时,由于血氯减低,脑脊液氯化物含量亦减低。

2. 脑脊液氯化物增高 见于尿毒症、肾炎、心力衰竭、病毒性脑膜炎或脑炎。当血液中氯化物含量增多,如肾炎及尿毒症时,脑脊液氯化物含量亦增多。

(五)影响因素

脑脊液内氯化物的测定主要用于脑膜炎的鉴别诊断及预后评估。结核性脑膜炎时,氯化物含量显著减低;化脓性脑膜炎时亦减低,但减低程度较小。此外,当血液内氯化物含量减低,如患大叶性肺炎、呕吐、腹泻或大量出汗等,脑脊液内氯化物含量亦减低。

四、脑脊液酶类的测定

(一)生化及生理

健康人由于血 - 脑屏障完整,CSF 内酶浓度比血清内酶浓度低。当颅脑损伤、颅内肿瘤或脑缺氧时,血 - 脑屏障破坏,细胞膜通透性改变,使 CSF 内酶量增加,且不受蛋白总量、糖含量及细胞数的影响。其主要与脑细胞坏死程度和血 - 脑屏障损害程度有关。因此,测定 CSF 中的酶活性或质量可以反映中枢神经系统疾病。其中一些酶在神经系统病变中具有特异性,而另一些酶则在多种神经及精神疾病中表现异常。

(二)检测方法

脑脊液酶类定量检验方法与血清酶类检验方法相同,见本书第四章及第七章相关内容。

(三)参考区间

脑脊液主要酶类的检测方法和参考区间见表 18-3。

表 18-3　脑脊液主要酶类的检测方法和参考区间

检测酶类	检测方法	参考区间
天冬氨酸转氨酶(AST)	连续监测法	5～22U/L
肌酸激酶(CK)及同工酶 BB	连续监测法	0～8U/L
乳酸脱氢酶(LDH)	连续监测法	<20U/L
LDH 同工酶	琼脂糖凝胶电泳	LDH_1:(27.2±1.1)% LDH_2:(27.0±0.9)% LDH_3:(23.8±0.8)% LDH_4:(17.6±1.5)% LDH_5:(2.4±0.8)%
神经元特异性烯醇化酶(NSE)	酶活性:连续监测法 酶含量:ELISA	<10ng/ml

(四)临床意义

脑脊液中部分酶虽非神经系统所特有,但在多种神经及精神疾病中有明显改变,因此具有辅助诊断作用(表 18-4)。此外,脑脊液中乙酰胆碱酯酶、假胆碱酯酶、溶菌酶、酸性磷酸酶、核糖核酸酶、多巴胺 β 羟化酶和 β- 葡萄糖苷酶等的检测也对神经及精神疾病的诊断有价值。

表 18-4　脑脊液中酶的种类及临床意义

酶种类	临床意义
AST	痴呆、癫痫、脑外伤、小脑病变、脑肿瘤、周围神经病及多发性硬化等疾病时可增高
CK 及同工酶	CK-BB 在脑肿瘤、脑梗死、脑出血、脑外伤等疾病时可增高
LDH 及同工酶	癫痫、脑肿瘤、痴呆、脑膜炎、脑积水、肌萎缩侧索硬化、脑血管疾病及脑外伤等疾病时可增高
NSE	脑梗死、癫痫、颅内压升高、脑外伤、脑肿瘤等多种原因导致中枢神经损害时，CSF 中 NSE 含量均增高

五、脑脊液神经递质和神经肽的测定

临床上常用于检测神经及精神疾病的神经递质和神经肽主要有三类：生物胺、氨基酸与肽类。

（一）生物胺神经递质的检测

1. 生化及生理　生物胺神经递质参与调节多种生理功能，如情绪、饮食、痛觉、运动和参与精神活动等。神经及精神疾病时神经组织受损害程度与单胺类递质代谢有密切关系。研究表明，许多神经系统疾病如脑卒中、帕金森病、阿尔茨海默病与抑郁症等均与生物胺神经递质的异常有关。检测 CSF 中生物胺神经递质的改变，有助于这些疾病的诊断和治疗监测。生物胺神经递质中常检测 5- 羟色胺（5-HT）及其代谢产物 5- 羟吲哚乙酸（5-HIAA）、多巴胺（DA）及其代谢终产物 3- 甲氧基 -4- 羟基苯乙酸（HVA）。

2. 检测方法　主要有高效液相色谱法（HPLC 法）、酶法、荧光法和电化学检测。

3. 参考区间　见表 18-5。

表 18-5　脑脊液中生物胺神经递质检测方法及参考区间

检测物质	检测方法	参考值范围
5- 羟色胺（5-HT）	HPLC 法、酶学分析法、荧光法等	＜20ng/ml
5- 羟吲哚乙酸（5-HIAA）	HPLC 法、酶学分析法、荧光法等	（17.1±6.5）ng/ml
多巴胺（DA）	HPLC 法、电化学检测	（2.19±0.60）μmol/L
3- 甲氧基 -4- 羟基苯乙酸（HVA）	HPLC 法	（1.73±0.30）μmol/L

4. 临床意义　生物胺神经递质是一类具有广泛生物学活性的物质，对辅助诊断神经及精神疾病有一定价值。此外，生物胺神经递质及其受体也是许多神经系统疾病治疗药物的作用靶点，可用作个体化药物选择及疗效评估指标。CSF 中生物胺神经递质检测的临床意义见表 18-6。

表 18-6　脑脊液中生物胺神经递质检测的临床意义

检测物质	临床意义
5-HT 5-HIAA	增高：颅脑外伤与脑血管病变 降低：帕金森病、癫痫、精神分裂症
DA HVA	增高：精神分裂症 降低：帕金森病、癫痫

（二）氨基酸类神经递质的检测

1. 生化及生理　神经系统中存在大量氨基酸，它们除参与神经系统的一般代谢过程，维持细胞内、外水分和电解质平衡外,还作为神经递质参与神经兴奋和抑制的调节。神经及精神疾病时多伴有氨基酸类神经递质的改变,有助于疾病的诊断和病情判断。常检测抑制性神经递质 γ- 氨基丁酸(GABA)、甘氨酸(Gly),以及兴奋性神经递质谷氨酸(Glu)、天冬氨酸(Asp)。

2. 检测方法 常用的定量方法有氨基酸分析仪法、HPLC 法和质谱法等。

3. 参考区间 脑脊液中氨基酸浓度低于血浆中氨基酸浓度,但脑脊液中谷氨酸和 GABA 的浓度高于血浆中的浓度。

4. 临床意义 神经系统疾病与氨基酸类神经递质的改变有关,但由于 CNS 功能的复杂性,这些疾病的具体发生机制至今尚不明确。

(1)神经退行性疾病又称神经退化性疾病,是大脑和脊髓的神经元丧失的疾病状态。神经元或髓鞘丧失随着时间的推移而恶化,导致功能障碍。主要包括阿尔茨海默病、帕金森病、多发性硬化症、重症肌无力等。在阿尔茨海默病和帕金森病患者血浆中,兴奋性氨基酸类神经递质 Glu 和 Asp 显著增加。

(2)原发性癫痫的病因和发病机制尚未完全明确,患者脑部并未见导致本病的病理结构变化或代谢异常,而和遗传因素有着较密切的关系。动物实验及一些临床研究均提示其发病的病理生理机制与中枢神经系统内兴奋性氨基酸类神经递质和抑制性氨基酸类神经递质的平衡失调有关,即 Glu、Asp 等兴奋性氨基酸类神经递质含量增高,而 GABA、Gly 等抑制性氨基酸类神经递质含量降低。

(三)神经肽类的检测

1. 生化及生理 神经肽是泛指存在于神经组织并参与神经系统功能作用的内源性活性物质,是一类特殊的信息物质。其特点是含量低、活性高、作用广泛而又复杂,在体内调节痛觉、睡眠、学习与记忆乃至神经系统本身的分化和发育等。多种神经及精神疾病均可出现 CSF 中神经肽类水平的改变,从而有助于疾病的诊断和病情判断。

2. 检测方法 定量方法主要有 RIA 法和 ELISA 法。RIA 法和 ELISA 法均有较高的特异性,但重复性较低。RIA 法灵敏度更高,但涉及放射性物质,使用受限。

3. 参考区间 见表 18-7。

表 18-7 脑脊液神经肽类检测方法及参考区间

检测物质	检测方法	参考区间
β- 内啡肽	RIA 和 ELISA	(196±18)mg/L
P 物质	RIA	(160±14)mg/L
生长抑素(SS)	RIA	(29.49±4.47)ng/L

4. 临床意义 研究证实,CSF 中神经肽类的含量与神经及精神疾病有着密切的关系,CSF 神经肽类的检测应用逐渐增多。

CSF 神经肽类检测的具体临床意义见表 18-8。

表 18-8 脑脊液神经肽类检测的临床意义

检测物质	临床意义
β- 内啡肽	增高:躁狂症、精神分裂症等 降低:阿尔茨海默病
P 物质	增高:抑郁症 降低:帕金森病,但病情严重时升高
生长抑素(SS)	降低:神经退行性变(阿尔茨海默病、帕金森病等)

第三节 常见神经及精神疾病的实验诊断

目前,神经系统疾病的诊断主要通过临床症状结合实验室检查进行,其中生物化学检验为神经及精神疾病的诊断及鉴别诊断提供了重要依据。了解这些疾病的生物化学变化对理解其发病机制、提高诊断效率具有重要意义。

一、帕金森病

帕金森病(Parkinson disease,PD)又称震颤麻痹,是一种常见于中老年的神经系统变性疾病,临床上以静止性震颤、肌强直、运动迟缓和姿势平衡障碍为主要特征。由英国医师詹姆斯·帕金森(James Parkinson)于1817年首先报道并系统描述,此病患病率高,在神经系统变性疾病中位居第二位。PD的患病率随年龄增加而升高,其中男性稍高于女性。PD患者主要的病理和生化改变是黑质致密部广泛、进行性多巴胺能神经元退行性病变及纹状体多巴胺缺失。PD的发病机制尚不明确,普遍认为是在环境因素、神经系统老化等因素的共同作用下,由氧化刺激、线粒体功能紊乱、蛋白酶体功能障碍、炎性和/或免疫反应、钙稳态失衡、兴奋性毒性、细胞凋亡等机制导致黑质多巴胺能神经元大量变性、丢失从而导致发病。

(一)血清的生物化学检验

血清中肾素活性降低,酪氨酸含量减少。黑质和纹状体内去甲肾上腺素(NE)、DA、5-HT含量减少,多巴脱羧酶、谷氨酸脱羧酶活性减低。

(二)脑脊液的生物化学检验

CSF中GABA下降,DA和5-HT的代谢产物HVA、5-HIAA含量均降低,与神经肽相关的物质缩胆囊肽、甲硫氨酸脑啡肽、P物质、生长抑素等含量降低。

(三)尿液的生物化学检验

尿液中DA及其代谢产物、5-HT及其代谢产物减少,肾上腺素和去甲肾上腺素减少。

二、阿尔茨海默病

阿尔茨海默病(Alzheimer disease,AD)又称老年性痴呆,是以进行性认知功能障碍和行为损害为特征的中枢神经系统退行性疾病。主要临床表现为记忆障碍、失语、失用、失认、视空间能力损害、抽象思维和计算力损害、人格和行为改变等。关于本病的病因和发病机制尚不完全明确,多数学者认为遗传因素和中枢神经递质的广泛缺失在AD的发生发展过程中起重要作用。此外,也与中枢神经递质、淀粉样蛋白、神经节苷脂、微量元素、神经生长因子等物质的代谢改变有关。

目前尚未发现诊断AD的特异性实验室指标,但检测某些神经生化标志物有助于AD的鉴别诊断。

(一)神经递质的变化

AD患者脑中胆碱能神经元减少或胆碱代谢紊乱,进而导致CSF中乙酰胆碱酯酶(AChE)活性显著降低。研究证实AD患者大脑皮质和海马中胆碱乙酰转移酶(ChAT)及AChE活性降低,ChAT活性可降至健康同龄者的35%~40%。脑脊液中ChAT活性减低与智力损害程度相关,ChAT和AChE的检测有助于观察胆碱能神经元的功能。

此外,CSF中生长抑素、精氨酸升压素、多巴胺及其代谢产物、NE、5-HT及其代谢产物、多巴胺β羟化酶(DβH)、促甲状腺激素释放激素及促性腺激素水平等均有不同程度降低,但缩宫素含量增高。

（二）β 淀粉样蛋白

β 淀粉样蛋白（AP）也称 βA4 蛋白，是 β 淀粉样蛋白前体的一个片段，是由 40～42 个氨基酸构成的多肽。AD 患者脑中明显的病理改变是神经炎斑（老年斑）及脑血管壁淀粉样变，这些病变均与 β 淀粉样蛋白等异常蛋白质有关。AD 患者 CSF 中 β 淀粉样蛋白含量明显增高。

（三）与神经原纤维缠结形成相关的成分检测

AD 患者脑中另一个重要的特征是形成神经原纤维缠结（NFT），NFT 发展到一定程度可使神经元发生变性、坏死，形成嗜银性原纤维斑块。AD 患者的痴呆程度与 NFT 的数量成正比。与 NFT 形成相关的成分检测对 AD 的鉴别诊断有重要意义。

1. Tau 蛋白 AD 患者脑中 Tau 蛋白及其同型物质被异常磷酸化，在 NFT 中也可见被异常磷酸化的高分子量神经元丝状物的积聚。Tau 蛋白学说认为过度磷酸化的 Tau 蛋白影响了神经元骨架微管蛋白的稳定性，从而导致神经原纤维缠结形成，进而破坏了神经元及突触的正常功能。

2. 泛素 泛素是 NFT 的重要蛋白质组成成分，是由 76 个氨基酸组成的多肽，具有高度恒定性，与蛋白质的二价修饰有关，是一种与其他结构蛋白质变性有关的蛋白质。AD 患者脑中泛素水平增高。

三、肝豆状核变性

肝豆状核变性（hepatolenticular degeneration，HLD）又称为威尔逊病（Wilson disease，WD），于 1912 年由 Wilson 首次报道，是一种遗传性铜代谢障碍所致的肝硬化和以基底核为主的脑部变性疾病。临床特征为进行性加重的锥体外系症状、精神症状、肝硬化、肾功能损害及角膜色素环。

健康成人每天从食物中吸收的 Cu^{2+} 为 2.0～4.0mg，吸收入血的 Cu^{2+} 先与白蛋白疏松结合，90%～98% 被运送至肝内与 α- 球蛋白牢固结合成铜蓝蛋白。仅有约 5.0% 与白蛋白或组氨酸结合，其余大部分经胆道系统排泄，很少由尿排出。

铜蓝蛋白（ceruloplasmin，Cp）是一种携带铜的糖蛋白，在肝脏细胞中产生后被分泌到血清中，在铜解毒和贮存的过程中起重要作用，并可能参与清除氧自由基和超氧阴离子。其基因定位于 13q14.3，全长约 80kb。当基因发生突变时，可导致铜蓝蛋白合成障碍，铜转运蛋白 ATP 酶功能部分或完全缺失，Cu^{2+} 不能顺畅地进入肝细胞被处理，大量 Cu^{2+} 沉积于肝、脑、肾和角膜等组织，造成肝、神经系统的损伤以及神经精神异常。典型的 HLD 患者表现为肝和 / 或神经系统症状体征、实验室铜代谢生物化学检查异常和角膜色素环（K-F 环），但一般累及多系统、多脏器者无典型临床特征改变。

（一）血清铜蓝蛋白和铜氧化酶活性的检测

HLD 患者特征性的生化改变是铜代谢指标异常，表现为 Cp 显著降低（Cp < 200mg/L），甚至为 0（参考区间为 0.2～0.6g/L）。血清 Cp 降低是重要的诊断依据之一，但血清 Cp 水平与患者病情、病程及疗效无明显相关性。血清铜氧化酶活性与血清 Cp 含量成正比。因此，测定铜氧化酶活性可间接地反映血清 Cp 的含量。

（二）血清铜和尿铜的检测

成年男性血铜为 10.99～21.98μmol/L，成年女性血铜为 12.56～23.55μmol/L；尿铜为 0.24～0.47μmol/24h。90% 的 HLD 患者血清铜降低。某些疾病如慢性活动性肝炎、严重营养不良、肾病综合征等患者也可表现出血清铜降低。但患者发生严重肝细胞坏死时其胞内的铜释放入血，可引起血清游离铜不同程度升高。正常情况下，铜从尿中排泄较少，HLD 患者 24 小时尿铜排泄增加（24 小时尿铜排泄量 > 100μg）。尿铜含量增高是该病的主要诊断指标之一，可用于疗效观察。尿铜及肝铜对 HLD 的诊断价值优于血清铜。

（三）肝铜的测定和肝铜染色

HLD 患者 Cu^{2+} 在肝细胞中沉积，故肝穿刺活检测定肝铜含量和进行肝铜染色对该病的诊断更具特异性，对高度怀疑的不典型病例具有极高的诊断价值。肝铜含量≥250μg/g 干重具有显著特异性，是目前诊断 HLD 的"金标准"。

四、亨廷顿病

亨廷顿病（Huntington disease，HD）又称大舞蹈病或亨廷顿舞蹈症，是一种以不自主运动、精神异常和进行性痴呆为主要临床特点的常染色体显性遗传性、神经退行性疾病。该病由美国医学家乔治·亨廷顿于 1872 年发现，故而得名。主要病因是患者第 4 号染色体短臂（4p16.3）上的 Huntington 基因（*IT15* 基因）变异以致合成变异的蛋白质，该蛋白质在细胞内聚集，形成大分子团，影响神经细胞的功能。一般患者在中年发病，表现为舞蹈样动作，随着病情进展患者逐渐丧失说话、行动、思考和吞咽的能力，病情大约持续发展 10～20 年，最终导致死亡。

（一）遗传学检测

遗传学检测通常采用 PCR 技术检测 *IT15* 基因中 CAG 的重复拷贝数，健康人一般不超过 38 个拷贝，患者在 39 个拷贝以上则阳性率增高，可用于疾病症状前诊断和产前诊断等，是确诊 HD 的重要手段。

（二）脑脊液的生物化学检测

亨廷顿病患者脑内 γ- 氨基丁酸（GABA）减少，胆碱能神经活动受抑制，而多巴胺能神经活动过度，故检测可发现患者 CSF 中 GABA、ACh 含量下降，多巴胺水平可能增高，但血清、脑脊液、尿液常规检查一般无异常。

五、精神分裂症

精神分裂症（schizophrenia）是一种慢性、严重性、致残性、病因和发病机制不明的脑病，主要表现包括感知觉障碍、思维和思维联想障碍、情感障碍、意志与行为障碍等。多数学者认为精神分裂症是一种多因素的疾病，但遗传因素和环境因素起重要作用。

目前，对于精神分裂症的发病有以下几种神经生化方面的假说。

（一）多巴胺假说

多巴胺受体可分为 D_1 和 D_2 家族，其中 D_1 家族主要激活腺苷酸环化酶；D_2 家族主要对腺苷酸环化酶有抑制作用。有学者认为精神分裂症患者同时存在 DA 功能亢进及 DA 功能低下，分别表现出精神分裂症的亢进性症状和抑制性症状，故可用受体抑制剂或激动剂进行治疗。

（二）5- 羟色胺假说

$5-HT_{2A}$ 受体可能与情感、行为控制及调节 DA 释放有关。第二代抗精神病药对 D_2 受体及 $5-HT_{2A}$ 受体均有拮抗作用。临床研究结果提示，第二代抗精神病药对精神分裂症亢进性和抑制性症状均有效，可能是因为药物对 $5-HT_{2A}$ 受体有相对高的亲和力，而 5-HT 神经元传递也可调节 DA 的释放。

（三）谷氨酸假说

1990 年有学者提出精神分裂症是由皮质下 DA 系统和谷氨酸系统不平衡所致。动物模型和药理研究显示，精神分裂症患者脑内存在谷氨酸和 γ- 氨基丁酸等递质的功能紊乱，第二代抗精神病药能够防止谷氨酸的 *N*- 甲基 -D- 天冬氨酸（NMDA）受体功能减退，改善患者精神症状和认知功能。此外，除遗传因素外，社会心理因素也对本病发病产生重要影响。

精神分裂症患者脑脊液生物化学检测结果显示，DA 及其代谢产物水平升高，5- 羟色胺及 5- 羟吲哚乙酸的功能及水平低下，谷氨酸浓度下降。此外，其他物质如乙酰胆碱、去甲肾上腺素、P 物质、NO 和胆囊收缩素可能也有相应改变。

六、癫痫

癫痫（epilepsy）是多种原因导致的脑部神经元高度同步化异常放电所致的一组疾病或综合征，临床表现以发作性、短暂性、重复性和刻板性为特点。异常放电神经元的位置不同及异常放电波及的范围差异，导致患者可表现为感觉、运动、意识、行为、自主神经功能障碍或兼而有之。引起癫痫的病因复杂，包括遗传因素、脑部损伤、脑肿瘤、中枢神经系统感染、脑血管疾病等。根据病因学不同分为症状性、特发性及隐源性癫痫三大类。

癫痫的脑脊液生物化学、培养、常规检查，血液生物化学检查及尿液等的生物化学检查主要用于排除颅内感染、出血、代谢异常等相关疾病。

七、脑卒中

脑卒中（stroke）又称脑血管意外，为一种突发的脑部血液循环障碍性疾病，是血管性疾病患者由于各种诱发因素出现的脑血管狭窄、阻塞、破裂等，造成急性脑血液循环障碍，由此产生一系列脑功能障碍症状和体征。临床上主要分为缺血性脑卒中和出血性脑卒中两大类。脑卒中发生率高，危害严重，致死、致残率高。该病发病与脑血管形态结构受损、血流动力学改变、血液成分变化等因素有关。早期测量血清同型半胱氨酸及超敏 C 反应蛋白水平有助于鉴别缺血性进展性脑卒中和完全性脑卒中，并且有助于判断缺血性脑卒中患者病情的严重程度及预后。此外，S100β 蛋白被认为是脑损伤程度和预后判断的标志物。

本章小结

神经系统由中枢神经系统和周围神经系统构成，脑脊液对中枢神经系统有营养、保护和调节的作用。神经系统疾病的诊断往往通过临床症状结合实验室检查进行，其中实验室检查包括脑脊液蛋白质和特殊酶测定、神经递质测定、分子生物学诊断等手段。

帕金森病是一种中老年常见的神经系统变性疾病，其发病机制与氧化应激、谷氨酸毒性、线粒体功能障碍及遗传因素有关。阿尔茨海默病则是一种中枢神经系统原发性退行性疾病，其发病机制与免疫、胆碱能系统功能低下及遗传等因素有关，可选用 β 淀粉样蛋白、Tau 蛋白及神经递质协助诊断。肝豆状核变性是一种由基因突变引起的常染色体隐性遗传病，可以通过检测血清铜蓝蛋白、铜氧化酶活性、血清铜和尿铜进行辅助诊断，目前认为肝铜测定是诊断该病的"金标准"。亨廷顿病是一种常染色体显性遗传性神经退行性疾病，遗传学检测是该病的主要诊断手段。其他神经及精神疾病可以通过检测某些神经递质的变化进行辅助诊断。

（闵 迅）

第四篇

其他类型的生物化学检验

第十九章 肿瘤的生物化学检验

通过本章学习,你将能够回答下列问题:

1. 简述肿瘤标志物的定义和分类。
2. 理想的肿瘤标志物应具备哪些条件?
3. 常用肿瘤标志物有哪些?有何临床意义?
4. 简述肿瘤标志物的主要临床应用。
5. 肿瘤标志物常用的检测方法有哪些?简述其影响因素。
6. 列举肝细胞癌常用的联合检测标志物,并进行应用评价。
7. 列举肺癌常用的联合检测标志物,并进行应用评价。

恶性肿瘤是当今威胁人类健康最为严重的疾病之一。大部分恶性肿瘤具有早期症状隐匿的特性,这是造成肿瘤防治困难及预后较差的主要原因。目前,肿瘤诊断主要依据患者病史、临床表现、实验室检查、病理检查以及影像学检查等手段进行综合判断。其中实验室检查主要通过采集血液、尿液、分泌物、呕吐物和其他体液标本(如胸腔积液、腹腔积液和穿刺液等),进行肿瘤标志物和其他指标的检测,对肿瘤早期诊断、疗效观察、预后判断、复发监测和治疗方案选择均具有重要意义。本章结合肿瘤的临床现状、最新诊疗规范和应用指南,重点介绍常见肿瘤标志物的临床意义、应用原则和实验室检查的影响因素。

第一节 概　述

一、肿瘤发生

肿瘤(tumor)是由于人体细胞、组织、器官在致癌因素的长期作用下,失去对其生长的正常调控,导致细胞异常增殖与分化所形成的新生物。肿瘤的发生、发展是一个涉及多因素、多基因、多阶段性的综合病变过程。癌基因的异常激活、抑癌基因的异常失活或细胞内信号转导分子的异常改变,都可能导致细胞增殖失控,进而促进肿瘤的形成。

肿瘤的发生分为启动、促进和进展三个阶段。启动阶段是指正常细胞单一或短暂暴露于致癌因子后发生基因改变,具有向恶性细胞转变的风险。促进阶段是指发生基因改变的细胞持续暴露于促癌因子,发生选择性克隆扩增并获得肿瘤细胞的某些表型,形成病理形态学上可鉴别的病灶。进展阶段是指在进展因素作用下,癌前状态的细胞再次发生遗传物质的不可逆性改变,并获得新的生物学特性,如异质性增加、增殖和侵袭能力增强,最终导致肿瘤的发生。

在肿瘤发生、发展过程中,由肿瘤细胞合成、分泌的物质或机体对肿瘤发生反应而产生的物质均可作为肿瘤标志物。肿瘤标志物不仅存在于肿瘤组织或细胞内,还可释放至血液或其他体液中。这种物质在正常人体内通常不存在或仅存在极少量,而在肿瘤患者体内则异常增高,其表达变化在一定程度上可以反映体内肿瘤的存在和进展。研究表明,理论上物理检测肿瘤的阈值为 10^9 个细胞,而肿瘤标志物检测阈值为 10^8 个细胞,如甲胎蛋白阳性能够比影像学特征早 6~9 个月诊断肝癌。肿瘤标志物能够反映肿瘤的动态变化,易于检测,并为临床提供大量有价值的信息。对肿瘤标志物进行定性或定量检测,在肿瘤的辅助诊断、疗效监测、预后判断、复发监测及个体化医疗等多方面发挥重要作用。

二、肿瘤标志物

(一)肿瘤标志物概述

肿瘤标志物(tumor marker,TM)是由肿瘤细胞合成、分泌或脱落到体液或组织中的物质,或者是宿主对新生物发生反应而产生并释放到体液或组织中的物质。肿瘤标志物可反映肿瘤的存在和生长状态,通常利用生物化学、免疫学和分子生物学等技术进行检测。

肿瘤标志物的发展经历四个不同的阶段。

第一阶段为肿瘤标志物的开创期,其标志是本周蛋白(Bence-Jones protein,BJP)的发现。1847 年,英国著名内科医师兼临床生物化学家 Bence-Jones 在多发性骨髓瘤患者尿液中发现一种特殊蛋白质,经研究证实该蛋白质是由多发性骨髓瘤患者的浆细胞产生,通过尿液排泄,可用于多发性骨髓瘤的诊断。

第二阶段为肿瘤标志物的发展期。从 1928 年起,随着实验室检测技术的发展,在肿瘤患者体液中发现了多种激素类、酶类、蛋白质类标志物,并将其用于肿瘤的诊断。如在小细胞肺癌患者血液中可观察到促肾上腺皮质激素的改变,在前列腺癌患者血液中可发现酸性磷酸酶升高,而乳酸脱氢酶则与多种肿瘤相关。

第三阶段为肿瘤标志物的成熟期,其以 1963 年发现甲胎蛋白为标志,随后多种胚胎蛋白类肿瘤标志物如癌胚抗原、胰腺癌胚抗原等被陆续发现。1975 年以来,随着单克隆抗体技术的逐步应用,涌现出大量新型肿瘤标志物,如糖类抗原 125、糖类抗原 15-3 等。在 1978 年召开的人类免疫及肿瘤免疫诊断会议上首次提出了"肿瘤标志物"的概念,并在 1979 年召开的第七届肿瘤发生生物学和医学会议上作为专用术语为大家所公认。

第四阶段为肿瘤标志物的新时期,即肿瘤标志物的基因时代。1976 年,Bishop 和 Varmus 在劳斯肉瘤病毒(Rous 肉瘤病毒)中首次发现原癌基因 *src*,之后许多与肿瘤相关的基因标志物如癌基因、抑癌基因等相继被发现,分子遗传学理论和组学技术的发展使肿瘤标志物研究进入了一个新的时期。

(二)理想的肿瘤标志物

理想的肿瘤标志物应符合以下条件:①高灵敏性,能早期发现和诊断肿瘤;②高特异性,能鉴别诊断良恶性肿瘤;③具有器官特异性,有助于肿瘤的定位;④标志物水平与肿瘤转移、恶性程度相关,能够辅助肿瘤分期和预后判断;⑤半衰期短,能够快速反映体内肿瘤的动态变化,便于监测治疗效果、复发和转移情况;⑥存在于体液尤其是血液中,易于检测。

(三)肿瘤标志物分类

肿瘤标志物可存在于细胞表面、细胞质、细胞核以及细胞外的血液、尿液等体液中。

1. 按照肿瘤标志物的特异性分类

(1)肿瘤特异性标志物(specific tumor marker):是指某一种肿瘤产生的特异性物质,如前列腺特异性抗原是前列腺癌的特异性标志物。

(2)肿瘤非特异性标志物(nonspecific tumor marker):可以由不同类型的肿瘤产生,在良性肿瘤和正常组织中也可出现,但在肿瘤发生时通常显著升高。由于这类标志物缺乏肿瘤特异性,它们也被称为广谱性肿瘤标志物。

2. 按照肿瘤标志物的化学特性分类

（1）胚胎抗原：是指在人的发育过程中，仅在胚胎期分泌，出生后停止合成和分泌的蛋白质。人罹患肿瘤时，被"关闭"的基因再次激活，重新合成并分泌胚胎期所特有的蛋白质。这类蛋白质被称为胚胎类肿瘤标志物，如甲胎蛋白、癌胚抗原等。

（2）糖类抗原：糖类抗原是用各种肿瘤细胞株制备的单克隆抗体可以识别的肿瘤相关抗原，如糖类抗原 125、糖类抗原 19-9 等。

（3）激素：正常情况下不分泌激素的组织恶变时产生的激素，或者原本产生激素的组织分泌异常量的激素，如绒毛膜癌时人绒毛膜促性腺激素升高。

（4）酶和同工酶：肿瘤发生时可出现某些酶或同工酶合成增加或酶活性异常，如前列腺癌时前列腺特异性抗原升高等。

（5）特殊蛋白质：如 β_2- 微球蛋白、铁蛋白等在肿瘤发生时会升高；多发性骨髓瘤时本周蛋白阳性。

（6）基因标志物：癌基因的激活和抑癌基因的失活可使正常细胞发生恶变，导致肿瘤发生，如 *ras* 基因、*myc* 基因、*p53* 抑癌基因等。

（7）其他肿瘤标志物：受体标志物包括雌激素受体、孕激素受体、表皮生长因子受体等，其他如易感基因、肿瘤细胞分子靶标、微小 RNA 检测、DNA 甲基化等在不同肿瘤中的诊断及预后价值已成为关注的热点。

第二节　肿瘤标志物检测方法及影响因素

一、肿瘤标志物检测方法

肿瘤标志物通常含量较低，其检测需要灵敏度较高的方法。目前，肿瘤标志物的检测方法主要包括两大类，即免疫标记技术和分子诊断技术。免疫标记技术主要有放射免疫分析（RIA）、酶联免疫吸附分析（ELISA）、化学发光免疫分析（CLIA）、电化学发光免疫分析（ECLIA）和荧光免疫分析（FIA）等。其中 RIA 检测灵敏度高，但因存在放射性污染风险已基本被淘汰。ELISA 方法因操作步骤烦琐，难以实现大规模全自动检测已逐步被其他方法所取代。CLIA、ECLIA 和 FIA 等技术因灵敏度高且易于自动化正逐渐成为临床上肿瘤标志物检测的主流方法。新近出现的生物芯片技术、质谱技术和高通量测序技术等，具有灵敏度高、通量高、检测时间短等优点。然而，由于这些方法难以标准化，尚未大规模应用于临床。其他技术包括流式细胞术（用于淋巴瘤等血液系统肿瘤的检测）及分子生物学技术（用于检测肿瘤相关基因水平、基因突变等）。

二、肿瘤标志物检测的影响因素

（一）分析前影响因素

1. 标本采集和保存

（1）标本采集后应及时进行离心处理。如检测神经元特异性烯醇化酶的标本应在采集后 1 小时内分离，否则会导致结果升高。这是因为红细胞中含有丰富的神经元特异性烯醇化酶，溶血可导致其显著升高。

（2）直接收集测定肿瘤组织或其附近组织分泌的体液，可提高检测灵敏度。如取乳头溢液测定糖类抗原 15-3 和癌胚抗原可提高乳腺癌诊断的阳性率。

（3）前列腺按摩、穿刺和直肠镜检查后，血液中前列腺特异性抗原可升高，采血前不应做此类检查。

（4）标本运输过程中避免剧烈振荡，如检测细胞角蛋白19片段的标本剧烈振荡后会导致检测值降低。

（5）标本采集和检测过程中避免污染，如检测鳞状细胞癌抗原的标本易受皮屑、唾液的污染，导致结果升高。

（6）血液标本采集后应及时测定，无法立即检测时应离心保存于2~8℃，并在24小时内测定。不能在24小时内测定的血清应贮存于-20℃。长期贮存的标本应置于-70℃保存，且防止反复冻融。

2. 某些药物 例如：①丝裂霉素、顺铂等抗肿瘤药可导致前列腺特异性抗原假性升高；②服用抗雄激素药物可抑制前列腺特异性抗原的产生；③5α-还原酶抑制剂药物（非那雄胺等）可导致前列腺特异性抗原下降；④细胞毒性药物（如5-氟尿嘧啶）可使癌胚抗原暂时升高；⑤使用激素类药物影响人绒毛膜促性腺激素的检测。

3. 被测者自身状况 如肝功能异常、胆道梗阻者可造成癌胚抗原、人附睾蛋白4等浓度增高。肾功能不良时细胞角蛋白19片段、人附睾蛋白4、胃泌素释放肽前体和鳞状细胞癌抗原等可升高。

4. 生物学因素 例如：①前列腺特异性抗原、人附睾蛋白4可随年龄的增长而升高；②生理状态如月经期采血可导致糖类抗原125、糖类抗原19-9升高；③妊娠可导致甲胎蛋白和糖类抗原125升高；④绝经后女性人附睾蛋白4明显升高。

（二）分析中影响因素

1. 测定方法和试剂 临床治疗监测过程中应尽量使用同一方法、同一仪器和同一厂商试剂盒，保证结果的可比性。同时建立肿瘤标志物的标准化检测方法，保证不同实验室间检测结果的一致性。

2. 钩状效应 钩状效应（hook effect）是指待测标本中抗原浓度过高，出现高浓度后带现象。此时免疫反应被明显抑制，测定结果偏低，要消除此干扰需要对标本进行适当稀释后重新测定。

3. 携带污染 在测定高浓度标本后，携带污染是导致假阳性的潜在问题，特别是紧随高浓度标本后的标本，若出现偏高结果应复查有无携带污染。

4. 嗜异性抗体 嗜异性抗体（heterophile antibody，HA）是指机体对非特异性、低纯度抗原的免疫应答所产生的具有足够滴度、能与多物种的免疫球蛋白发生结合的多重特异性免疫球蛋白。因影像学检查、动物源性疫苗或治疗时使用过鼠单克隆抗体，体内会产生人抗鼠抗体。此种情况可导致标志物浓度假性增高，可采用倍比稀释法、聚乙二醇沉淀法、阻断剂法及更换检测平台等方法分析嗜异性抗体的干扰。

（三）分析后影响因素

1. 参考区间 不同地区、人群、检测系统应建立或验证参考区间，检测系统发生改变前应进行平行试验，以确保其诊断价值不因检测系统改变而出现大幅波动。不同标本如血液、尿液、胸腹腔积液等应建立不同的参考区间。

2. 个体基线值 肿瘤患者个体肿瘤标志物的基础水平与健康个体有很大的差异，对于患者个体来说，建立自身的个体基线比参考区间更有价值。

3. 结果报告与解释 实验室应结合临床所提供的患者信息，协助临床医师分析检验结果，尤其是对异常结果的解释。

第三节 常用肿瘤标志物的检测

一、胚胎抗原肿瘤标志物

胚胎抗原（embryonic antigen；fetal antigen）是指仅表达于胚胎期组织细胞的抗原，其在个体出生后表达水平下降以至消失。某些肿瘤细胞中因基因脱阻遏而高表达的胚胎抗原成为相应肿瘤的标志物。

（一）甲胎蛋白

1. 生化及生理 甲胎蛋白（alpha-fetoprotein，AFP）是人胎儿血清中发现的一种专一性的甲种球蛋白，是胎儿发育早期由肝脏和卵黄囊合成的血清糖蛋白。1963 年 Abelev 首先发现患肝细胞癌的小鼠存在 AFP，1964 年 Tatarinov 报道肝细胞癌患者血清中 AFP 升高。早期妊娠，胎儿血清中含有高浓度的 AFP，出生后 6～12 个月血清 AFP 水平降至成人水平。成人 AFP 主要由肝脏产生，分子量为 70kDa，半衰期为 5 天。

2. 检测方法 ELISA 法、CLIA 法、ECLIA 法。

3. 参考区间 ELISA 法：AFP≤20.0ng/ml；CLIA 法和 ECLIA 法：AFP≤7.0ng/ml。

4. 临床意义

（1）辅助诊断肝细胞癌：AFP 是目前原发性肝细胞癌最灵敏、特异的标志物。血清 AFP 水平超过 400ng/ml 持续 4 周或 200～400ng/ml 持续 5 周以上，在排除妊娠等其他因素后高度提示为肝细胞癌。但应注意的是，有 20%～30% 的原发性肝细胞癌 AFP 并不升高，且在小肝癌以及早期肝细胞癌的检测中，假阴性较高，作为肝癌的早期筛查指标并不十分理想。

（2）肝细胞癌的治疗监测和预后判断：AFP 浓度和肝癌大小相关，可用于肝细胞癌的治疗监测和预后判断。AFP>500ng/ml，胆红素 >2mg/L 时患者预后较差。AFP 急剧增长常提示肝细胞癌转移。手术后 AFP>200ng/ml，提示肝细胞癌组织未完全切除或有转移。

（3）有助于肝细胞癌和良性肝脏疾病的鉴别诊断：根据 AFP 与 ALT 的绝对值及其相互关系鉴别。AFP 持续超过 400ng/ml，即使 ALT 偏高，也提示肝细胞癌可能性较大。AFP 低浓度升高，ALT 升高数倍，以活动性肝病的可能性大。AFP 与 ALT 动态曲线相随者为良性疾病，曲线分离者（AFP 升高而 ALT 下降）则肝细胞癌的可能性大。肝细胞癌和良性肝脏疾病也可通过 AFP 异质体进行鉴别。

（4）辅助诊断其他肝脏疾病：病毒性肝炎、肝硬化患者 AFP 有不同程度的升高，但其水平通常 <300ng/ml。AFP 升高主要由于受损伤的肝细胞再生而幼稚化，此时肝细胞具有重新产生 AFP 的能力。随着受损肝细胞的修复，AFP 逐渐恢复正常。AFP 阳性的肝脏疾病患者发展为原发性肝细胞癌的比例较高，且 5 年预后较差。肝硬化、急性病毒性肝炎和慢性活动性肝炎患者 AFP 水平可短暂升高，肝硬化伴 AFP 浓度异常的患者发展为肝细胞癌的风险更高。

（5）AFP 在生殖细胞肿瘤（如睾丸癌、畸胎瘤）、胃癌、胆囊癌、胰腺癌等均可升高。

（6）女性妊娠 3 个月后血清 AFP 开始升高，7～8 个月时达到高峰，但一般低于 400ng/ml，分娩后 3 周可恢复正常。孕妇血清中 AFP 异常升高，应考虑胎儿是否发生神经管缺损畸形。

（二）甲胎蛋白 L3

1. 生化及生理 AFP 异质体（AFP variant）是指氨基酸序列相同而糖链结构不同的 AFP。AFP 分子的肽链 232 位置是天冬酰胺，有 N 端连接的糖链。研究发现，在不同的生理和病理情况下，糖链呈现不同的结构，利用植物凝集素如扁豆凝集素（lens culinaris lectin，LCA）

可以检测糖链的变化,将 AFP 分成 L1、L2、L3 三种亚型。其中 AFP-L1 是非 LCA 结合的,在肝硬化、乙型肝炎病毒感染时升高。AFP-L2 具有中等 LCA 结合力,主要由卵黄囊瘤细胞分泌。AFP-L3 具有高 LCA 结合力,由癌变的肝细胞特异性产生,对原发性肝细胞癌的鉴别诊断具有重要价值。

2. 检测方法 AFP-L3 的检测是根据 AFP 异质体对植物凝集素[如 LCA、伴刀豆凝集素 A(Con A)或豌豆凝集素]结合能力的差异,先进行异质体分离,再利用免疫学方法进行检测。其中交叉亲和免疫电泳法、亲和电泳免疫印迹法是经典方法,亲和吸附离心管法为推荐方法,CLIA 法已逐渐应用于临床。

3. 参考区间 AFP-L 占总 AFP 百分比(AFP-L3/ 总 AFP,即 AFP-L3%)< 10%。

4. 临床意义

(1)良、恶性肝脏疾病鉴别诊断:AFP 在原发性肝细胞癌、肝外肿瘤和病毒性肝炎、肝硬化等肝病时均升高。AFP-L3 是肝细胞癌的癌细胞所特有的甲胎蛋白异质体亚型,随着肿瘤恶性程度的增加而升高,有助于良、恶性肝脏疾病鉴别诊断。

(2)原发性肝细胞癌的早期诊断:检测 AFP-L3% 可提高原发性肝细胞癌的检出灵敏度和特异度。AFP-L3% > 10% 的人群患原发性肝细胞癌的风险增加。AFP-L3% 检测适用于 AFP 阴性或持续低值的人群进行早期筛查,并且可以比影像学检查早 3～21 个月预示肝细胞癌。

(3)预后判断:血清 AFP-L3 与癌细胞的门静脉侵犯及患者预后相关,其与肝细胞癌不良预后组织学特征的相关性优于 AFP,可作为 AFP 的有效补充。

(三)癌胚抗原

1. 生化及生理 人癌胚抗原基因家族位于染色体 19q,由 29 个基因组成。其 18 个基因表达中,7 个属于癌胚抗原亚群,11 个属于妊娠期特异性糖蛋白亚群。癌胚抗原(carcino-embryonic antigen, CEA)属于细胞表面的糖蛋白家族,由 641 个氨基酸组成,分子量为 180～200kDa。CEA 和免疫球蛋白 IgG 的 γ- 重链结构极为相似,属于免疫球蛋白超家族成员。胚胎期主要存在于胎儿的胃肠管、胰腺和肝脏,出生后明显降低。成人 CEA 主要由结肠黏膜细胞分泌到粪便中(每日约 70mg),少量 CEA 经重吸收进入血液。

2. 检测方法 ELISA 法、CLIA 法、ECLIA 法。

3. 参考区间 ELISA 法和 CLIA 法:CEA ≤ 5.0ng/ml;ECLIA 法:CEA ≤ 3.4ng/ml。

4. 临床意义

(1)血清 CEA 升高主要见于结肠癌、直肠癌、乳腺癌、胃癌、肺癌和胰腺癌等,是一种广谱肿瘤标志物。按照 Dukes 分期,结直肠癌中 A、B、C、D 不同病期的患者 CEA 阳性率分别为 28%、45%、75% 和 84%。

(2)血清 CEA 连续随访检测可用于恶性肿瘤手术后的疗效观察及预后判断,也可用于对化疗患者的疗效观察。一般情况下,病情好转时血清 CEA 浓度下降,病情恶化时再次升高。

(3)肠道憩室炎、直肠息肉、结肠炎、肝硬化、肝炎、肺部疾病及长期吸烟者,CEA 也有不同程度的升高。

(四)鳞状细胞癌抗原

1. 生化及生理 鳞状细胞癌抗原(squamous cell carcinoma antigen, SCCA)是从子宫颈鳞状细胞分离的抗原 TA-4 的亚组分,分子量为 42～48kDa。通过等电聚焦电泳可把 SCCA 分为中性和酸性两个亚组分。恶性和正常的鳞状上皮细胞均含中性组分,而酸性组分仅见于恶性细胞。SCCA 在正常鳞状上皮细胞中呈低表达,主要功能为抑制细胞凋亡和参与鳞状上皮层的分化。SCCA 在肿瘤细胞中表达增高,通过细胞凋亡通路对机体细胞自杀机制产生抵抗并参与细胞外基质的降解，从而促进肿瘤细胞的增殖和浸润。

2. 检测方法 ELISA 法、CLIA 法、ECLIA 法。

3. 参考区间 ELISA 法和 CLIA 法：SCCA≤1.5ng/ml；ECLIA 法：SCCA≤2.7ng/ml。

4. 临床意义

（1）对子宫颈鳞癌、肺鳞癌、食管鳞癌及其他鳞癌如头颈癌、外阴癌、膀胱癌、肛管癌和皮肤癌等有较高的辅助诊断价值。但 SCCA 不是鳞状细胞癌的特异性标志物，不推荐用于普通人群的筛查和早期诊断，主要用于患者治疗监测。

（2）良性疾病如表皮过度角化的皮肤疾病、子宫内膜异位症、肺炎、肾衰竭、结核、肝炎和肝硬化等，SCCA 水平也会有不同程度升高。

二、糖类抗原肿瘤标志物

糖类抗原（carbohydrate antigen，CA）是利用单克隆抗体所识别的肿瘤特异性大分子糖蛋白类抗原，检测相关的糖类抗原可辅助诊断恶性肿瘤。

（一）糖类抗原 125

1. 生化及生理 糖类抗原 125（carbohydrate antigen 125，CA125）是因 Bast 等以卵巢囊腺癌细胞系为抗原制成的单克隆抗体 OC125 而得名。CA125 是一种大分子多聚糖蛋白，分子量 > 200kDa。健康人群血清 CA125 含量很低，卵巢上皮性癌患者的血清 CA125 显著升高。

2. 检测方法 ELISA 法、CLIA 法、ECLIA 法。

3. 参考区间 CA125≤35U/ml。

4. 临床意义

（1）卵巢癌患者血清 CA125 水平明显升高，CA125 被认为是卵巢癌的首选标志物，检出率可达 70%～90%。手术和化疗有效者 CA125 水平迅速下降，若有复发 CA125 升高可先于临床症状出现。因此，CA125 是观察卵巢癌疗效、判断有无复发的良好指标。

（2）其他非卵巢恶性肿瘤也显示出一定的阳性率，如乳腺癌为 40.0%、胰腺癌为 50.0%、胃癌为 47.0%、肺癌为 41.4%、结直肠癌为 34.2%、其他妇科肿瘤为 43.0%。

（3）良性疾病，如子宫内膜异位症、盆腔炎、卵巢囊肿、胰腺炎、肝炎和肝硬化等疾病可见 CA125 水平不同程度升高。

（4）在许多良性和恶性胸腹腔积液中发现有 CA125 水平升高，羊水中也可检出较高浓度的 CA125 水平。

（5）妊娠前 3 个月的孕妇和月经期女性可有 CA125 水平升高。

（二）糖类抗原 15-3

1. 生化及生理 Hilkens 等自人乳脂肪球膜上的糖蛋白 MAM-6 制成小鼠单克隆抗体（115D8），Kufu 等自肝转移乳腺癌细胞膜制成单克隆抗体 DF3。糖类抗原 15-3（carbohydrate antigen 15-3，CA15-3）是由单克隆抗体 115D8 和 DF3 识别的黏蛋白性糖蛋白 -1（mucin 1，MUC-1）抗原上的表位。CA15-3 是一种乳腺癌相关抗原，分子量 > 400kDa。CA15-3 存在于乳腺、肺、卵巢、胰腺等恶性或正常的上皮细胞的胞膜上。

2. 检测方法 ELISA 法、CLIA 法、ECLIA 法。

3. 参考区间 ELISA 法：CA15-3 < 30U/ml；CLIA 法：CA15-3≤26.4U/ml；ECLIA 法：CA15-3≤25U/ml。

4. 临床意义

（1）血清 CA15-3 检测在乳腺癌初期灵敏度较低（< 54%），转移性乳腺癌阳性率可达 80%，对乳腺癌的术后随访、复发监测和转移评估有重要价值。

（2）其他恶性肿瘤，如肺癌、肾癌、结肠癌、胰腺癌、卵巢癌、子宫颈癌、原发性肝癌等，也有不同程度的阳性率。

（3）肝脏、胃肠道、肺、乳腺、卵巢等非恶性肿瘤疾病，也有不同程度的升高。

（三）糖类抗原19-9

1. 生化及生理 Koprowski 以从人的结肠癌细胞株 SW1116 细胞表面分离出来的单唾液酸神经节糖苷脂为抗原，制成相应的单克隆抗体 116NS19-9，用此单克隆抗体识别的肿瘤相关抗原即称为糖类抗原 19-9（carbohydrate antigen 19-9，CA19-9）。CA19-9 主要分布于胎儿的结肠、小肠、胰、胃和肝等细胞中。成人胃肠道和肺组织也可检出，但含量极低。在含黏蛋白的体液中，如唾液、精液、胃液、羊水、尿液、卵巢囊肿液以及胰腺、胆囊和十二指肠的分泌物中 CA19-9 含量极高。

2. 检测方法 ELISA 法、CLIA 法、ECLIA 法。

3. 参考区间 ELISA 法和 CLIA 法：CA19-9≤37U/ml；ECLIA 法：CA19-9≤27U/ml。

4. 临床意义

（1）血清 CA19-9 水平在胰腺癌、胆囊癌、胆管癌患者中显著升高，是此类肿瘤的首选标志物，可用于辅助诊断、治疗监测及预后评估。此外，在胃癌、肝癌、直肠癌、乳腺癌等其他肿瘤中，CA19-9 也可升高。

（2）CA19-9 浓度升高的程度与肿瘤位置及范围、是否转移相关，但与组织学分型无相关性。

（3）急性胰腺炎、胆囊炎、胆汁淤积性胆管炎、肝硬化、肝炎等疾病中，CA19-9 也有不同程度的升高。

（四）糖类抗原72-4

1. 生化及生理 糖类抗原 72-4（carbohydrate antigen 72-4，CA72-4）是由两种单克隆抗体（cc49 和 B72.3）所识别的一种血清中黏蛋白样肿瘤相关糖蛋白（TAG72），其分子量 >400kDa，表面结构有多种不同的表位。

2. 检测方法 ELISA 法、CLIA 法、ECLIA 法。

3. 参考区间 CA72-4≤6.9U/ml。

4. 临床意义

（1）CA72-4 是胃癌的首选标志物，可以提高对胃肠腺癌的检出率，但其诊断灵敏性不足，主要用于监测胃癌患者的病程和疗效。CA72-4 对胃癌检出的灵敏性优于 CA19-9 和 CEA，三者联合检测可提高灵敏度。

（2）CA72-4 对卵巢黏液性癌的诊断灵敏度高于 CA125，两者联合检测，可提高卵巢癌的检出率。

（3）其他肿瘤如结肠癌、胰腺癌和非小细胞肺癌时，CA72-4 水平也可见增高。

（五）糖类抗原242

1. 生化及生理 糖类抗原 242（carbohydrate antigen 242，CA242）是一种唾液酸化的鞘糖脂类抗原，其抗体来自人大肠癌细胞株 COLO205，可识别 CA50 和 CA19-9 的抗原决定簇。CA242 表达于人胰腺导管细胞的上缘和结肠黏膜的上皮和杯状细胞，在健康人及部分良性疾病患者中含量极低。

2. 检测方法 ELISA 法、CLIA 法。

3. 参考区间 CA242≤10U/ml。

4. 临床意义

（1）CA242 在消化道等多种器官恶性肿瘤患者中升高，特别是胰腺癌和结直肠癌，与 CEA、CA19-9 联合应用可以提高胰腺癌、结直肠癌诊断的灵敏度。

（2）CA242 也可用于肺癌、胃癌等恶性肿瘤的辅助诊断。

三、蛋白肿瘤标志物

（一）细胞角蛋白 19 片段

1. 生化及生理 细胞角蛋白 19（cytokeratin 19, CYK-19）是角蛋白家族中最小的成员，广泛分布于正常组织表面，如层状或鳞状上皮中。细胞角蛋白 19 片段（cytokeratin 19 fragment, CYFRA）是细胞角蛋白 19 的可溶性片段。上皮细胞凋亡时，细胞中这些角蛋白碎片降解后变成可溶性物质进入血液，使血中含量增高。由于它可与两株单克隆抗体 BM19.21 和 KS19.1 特异性结合，因而也称为 CYFRA21-1。

2. 检测方法 ELISA 法、CLIA 法、ECLIA 法。

3. 参考区间 ELISA 法：CYFRA21-1＜1.8ng/ml；CLIA 法和 ECLIA 法：CYFRA21-1＜3.3ng/ml。

4. 临床意义

（1）CYFRA21-1 是检测非小细胞肺癌的首选肿瘤标志物，主要用于非小细胞肺癌的辅助诊断和治疗监测，与 CEA 联合检测可以提高诊断的灵敏度。首次治疗前应检测 CYFRA21-1 作为疗效评估的基础值，因其半衰期短，术后 48 小时就可检测 CYFRA21-1 以评估疗效。患者治疗后，血清 CYFRA21-1 水平迅速下降到正常范围内提示治疗有效，缓慢下降或持续保持高水平提示肿瘤切除不完全。

（2）肺部不能明确诊断的病灶如果伴有 CYFRA21-1 检测水平的增高（＞30ng/ml），提示患肺癌的可能性增加，血清高水平的 CYFRA21-1 提示肿瘤晚期和预后较差。

（3）CYFRA21-1 可鉴别诊断肺部良性疾病（如肺炎、结节病、结核病、慢性支气管炎、支气管哮喘和肺气肿等）和肺癌，且具有较好的特异性。此外，也可用于监测横纹肌浸润性膀胱癌的病程。

（二）胃泌素释放肽前体

1. 生化及生理 胃泌素释放肽是一种具有促胃泌素分泌作用的胃肠激素。胃泌素释放肽前体（pro-gastrin-releasing peptide, ProGRP）是胃泌素释放肽相对稳定的前体，广泛分布于胃肠道、肺和神经细胞。小细胞肺癌时肿瘤细胞可分泌 ProGRP，已成为小细胞肺癌的重要血清诊断标志物。

2. 检测方法 ELISA 法、CLIA 法、ECLIA 法。

3. 参考区间 ELISA 法：ProGRP＜46pg/ml；CLIA 法：ProGRP≤63pg/ml；ECLIA 法：ProGRP≤69.2pg/ml。

4. 临床意义

（1）小细胞肺癌的诊断和鉴别诊断：小细胞肺癌患者血清 ProGRP 阳性率约 68.6%，与其他检测指标联合（如 NSE、CEA 和 CYFRA21-1），有助于对小细胞肺癌和非小细胞肺癌的鉴别诊断。

（2）疗效监测和预后判断：对于治疗前血清／血浆 ProGRP 水平增高的小细胞肺癌患者，该指标的动态分析有助于疗效监测、复发转移判断和预后评价，需要结合患者的临床信息和其他诊断手段进行综合评判。

（3）其他神经内分泌源性肿瘤如类癌、具有神经内分泌特征的肺未分化大细胞癌、甲状腺髓样癌，以及具有神经内分泌特征的亚群雄激素非依赖性前列腺癌等，也会出现 ProGRP 水平的增高。

5. 影响因素 ProGRP 的检测受肾脏功能的影响，肾功能异常可导致血清／血浆 ProGRP 增高。血清肌酐＞353.6mmol/L，可出现血清／血浆 ProGRP 升高。如果非小细胞肺癌患者血清 ProGRP>100pg/ml,在排除肾功能影响后,应进一步检查肿瘤组织是否含有小细胞成分或存在神经内分泌分化。

(三)人附睾蛋白4

1. 生化及生理 人附睾蛋白4(human epididymis protein 4,HE4)由 Kirchhoff 等首次在附睾远端上皮细胞中发现。最初认为 HE4 是一种与精子成熟相关的蛋白酶抑制剂,之后证实 HE4 在正常生殖道腺上皮细胞、上呼吸道和肾远曲小管上皮细胞呈低表达,在卵巢癌、移行细胞癌、肾癌、乳腺癌、胰腺癌和消化系统肿瘤均有不同程度的表达,尤以卵巢癌明显。HE4 不仅在细胞水平上高表达,分泌型 HE4 在卵巢癌患者的血清中可检测到异常升高。HE4 水平与年龄和绝经状态相关。

2. 检测方法 ELISA 法、CLIA 法、ECLIA 法。

3. 参考区间 健康人血清中 HE4 含量分布存在年龄、性别和种族等差异,国内外文献报道的参考区间也不相同。各实验室应根据本室使用的检测系统,通过调查本地区一定数量的不同年龄、性别的正常人群,建立自己的参考区间。如用文献或说明书提供的参考区间,使用前应加以验证。

4. 临床意义

(1)主要用于卵巢癌的辅助诊断、鉴别诊断和预后评估。尤其是在疾病初期无症状表现的阶段,HE4 灵敏性优于 CA125,与 CA125 联合检测可进一步提高肿瘤诊断的灵敏性和特异性。

(2)动态监测 HE4 水平有助于侵袭性上皮细胞型卵巢癌患者的疗效判断、复发和转移监测。

(3)在子宫内膜癌和呼吸系统肿瘤中也表现出较好的辅助诊断和病程监测价值。

四、酶类肿瘤标志物

(一)神经元特异性烯醇化酶

1. 生化及生理 烯醇化酶是糖酵解中催化甘油酸 -2- 磷酸转变为磷酸烯醇式丙酮酸的酶,由 α、β、γ 共 3 个亚基组成二聚体,形成 αα、ββ、γγ、αβ 和 αγ 5 种二聚体同工酶。α 亚基主要存在于肝、肾等组织,β 亚基主要存在于骨骼肌和心肌,γ 亚基主要存在于神经组织。γγ 亚基组成的同工酶为神经元和神经内分泌细胞所特有,故命名为神经元特异性烯醇化酶(neuron specific enolase,NSE)。NSE 在健康人脑组织中含量最高,起源于神经内分泌细胞的肿瘤组织也有异常表达。NSE 分子量为 78kDa,是一种酸性蛋白酶,参与糖酵解。肿瘤发生时其组织的糖酵解作用加强,细胞增殖周期加快,释放进入血液的细胞内 NSE 增多。

2. 检测方法 ELISA 法、CLIA 法、ECLIA 法。

3. 参考区间 ELISA 法:NSE<13ng/ml;CLIA 法和 ECLIA 法:NSE<16.3ng/ml。

4. 临床意义

(1)NSE 是小细胞肺癌的首选肿瘤标志物,小细胞肺癌患者 NSE 水平明显高于肺腺癌、肺鳞癌、大细胞肺癌,可用于非小细胞肺癌和小细胞肺癌的鉴别诊断。

(2)可用于神经母细胞瘤和肾母细胞瘤的鉴别诊断,前者 NSE 水平异常增高,而后者升高较少。测定 NSE 水平也可用于监测神经母细胞瘤的疗效和预测复发。

(3)精原细胞瘤、神经内分泌细胞肿瘤(如嗜铬细胞瘤、胰岛细胞瘤、甲状腺髓样癌、黑色素瘤等)患者血清内 NSE 也可增高。

(4)良性肺部疾病、脑部疾病时可出现 NSE 升高。

5. 影响因素 NSE 也存在于正常红细胞和血小板中,标本溶血对 NSE 检测影响较大,因此采血时要特别注意避免溶血。

（二）前列腺特异性抗原

1. 生化及生理　前列腺特异性抗原（prostate-specific antigen，PSA）是一种由前列腺上皮细胞分泌的蛋白酶。PSA是分子量为34kDa的单链糖蛋白，主要存在于精浆，能溶解精液中的蛋白质，对精液起液化作用。PSA在血液中存在着两种形式，即游离型PSA（free PSA，f-PSA）和结合型PSA（complex PSA，c-PSA）。c-PSA为主要由PSA与α_1-抗糜蛋白酶、α_2-巨球蛋白、α_1-抗胰蛋白酶形成的复合物，其中以α_1-抗糜蛋白酶为主。f-PSA在血液中的半衰期为110分钟，而c-PSA的半衰期为2～3天。血清总PSA（total PSA，t-PSA）中有80%是c-PSA，20%是f-PSA。随着年龄的增长，前列腺体积因腺体增生而增大，分泌的PSA也相应增加。前列腺癌患者的正常腺管结构遭到破坏，血清中PSA含量可升高。

2. 检测方法　ELISA法、CLIA法、ECLIA法。

3. 参考区间　t-PSA≤4.0ng/ml；f-PSA≤0.93ng/ml；f-PSA/t-PSA比值＞0.16（CLIA法）。

4. 临床意义

（1）监测前列腺癌病情变化和疗效的重要指标：前列腺癌患者可见血清PSA升高，其阳性率为50%～80%。t-PSA的血清浓度和阳性率随病程的进展而增高。前列腺癌手术后，t-PSA浓度可逐渐降至微量水平，若手术后t-PSA浓度不下降或下降后再次升高，应考虑肿瘤转移或复发。

（2）前列腺癌高风险人群的筛查：PSA对于筛查前列腺癌高风险人群具有较高的特异性，国内外多个指南建议大于50岁的男性应定期检测PSA。此外，前列腺增生、前列腺炎、肾脏疾病和其他泌尿生殖系统疾病也可见血清t-PSA水平轻度升高（一般为4.0～10.0ng/ml），需结合直肠指诊、超声检查等进行鉴别。

（3）鉴别诊断前列腺癌与良性前列腺增生：t-PSA＜4.0ng/ml，机体正常。t-PSA＞10.0ng/ml，前列腺癌的可能性大。t-PSA为4.0～10.0ng/ml，f-PSA/t-PSA比值＜0.16时前列腺癌的可能性大。与前列腺酸性磷酸酶同时测定可提高前列腺癌的阳性检出率。

（4）其他恶性肿瘤：如肾癌、膀胱癌、肾上腺癌、乳腺癌等，PSA也有不同程度的阳性率。

（三）酸性磷酸酶

1. 生化及生理　酸性磷酸酶（acid phosphatase，ACP）是一组在酸性条件下水解磷酸单酯类化合物的酶。男性血清中ACP大约一半来自前列腺，称为前列腺酸性磷酸酶（prostatic acid phosphatase，PAP），其升高主要与前列腺肿瘤有关。

2. 检测方法　连续监测法。

3. 参考区间　连续监测法：成人ACP活性，0～9U/L；PAP，0～3U/L。

4. 临床意义

（1）前列腺癌的辅助诊断、疗效观察及预后判断的指标：前列腺癌，特别是存在转移时，血清ACP或PAP明显升高。

（2）溶血性疾病、急性尿潴留、骨佩吉特病或者近期做过直肠检查者，ACP也可轻度升高。

5. 影响因素　连续监测法中α-萘酚与重氮盐的反应在很短的时间内就能完成，显色的速度仅受α-萘酚产生速率的限制。此外，ACP性质极不稳定，血清室温下放置2.5小时，ACP活性即可下降10%左右。ACP存在于体内多种细胞中，判断血清中增加的ACP是否来自前列腺时，可采用抑制剂对不同组织来源的ACP选择性抑制来加以鉴别。

（四）去饱和-γ-羧基-凝血酶原

1. 生化及生理　去饱和-γ-羧基-凝血酶原（des-γ-carboxy prothrombin，DCP）又称为维生素K拮抗剂Ⅱ诱导蛋白质（protein induced by vitamin K antagonist Ⅱ，PIVKA-Ⅱ），是一种在维生素K缺乏或者肝细胞癌患者中产生的异常凝血酶原。

2. 检测方法 CLIA 法。

3. 参考区间 DCP<40mAU/ml（CLIA）。

4. 临床意义

（1）DCP 检测可作为临床辅助诊断原发性肝细胞癌的参考指标，尤其对 AFP 阴性或低浓度的原发性肝细胞癌患者更有意义。

（2）DCP 与肿瘤大小、分级相关，可用于患者的预后判断，其鉴别肝硬化和肝细胞癌的灵敏性和特异性高于 AFP，联合 AFP 能明显提高肝细胞癌尤其是小肝癌患者诊断的灵敏性。

五、激素肿瘤标志物

（一）降钙素

1. 生化及生理 降钙素（calcitonin，CT）是甲状腺滤泡旁细胞（C 细胞）合成和分泌的一种单链多肽激素，参与钙磷代谢的调节。

2. 检测方法 CLIA 法、ECLIA 法。

3. 参考区间 女性<6.40pg/ml，男性<9.52pg/ml。

4. 临床意义

（1）诊断和监测甲状腺髓样癌：CT 是诊断和监测甲状腺髓样癌的特异而灵敏的肿瘤标志物。由于 CT 的半衰期较短，患者术前 CT 浓度高，术后数小时内 CT 下降，可作为观察临床疗效的灵敏标志物。如术后 CT 值长期持续增高，提示肿瘤切除不完全或转移可能。

（2）部分肺癌、乳腺癌、胃肠道癌及嗜铬细胞瘤患者可因高血钙或异位分泌而出现血清 CT 增加，肝癌和肝硬化患者偶见血清 CT 升高。

（二）人绒毛膜促性腺激素

1. 生化及生理 人绒毛膜促性腺激素（human chorionic gonadotrophin，hCG）是由人胎盘滋养层细胞分泌的一种糖蛋白类激素。hCG 由 α 亚单位和 β 亚单位组成，其中 β 亚单位具有抗原特异性，故大多数测定抗体的设计均针对 β 亚单位。hCG 是监测早期妊娠的重要指标，多种恶性肿瘤中也可见 hCG 显著升高。

2. 检测方法 ELISA 法、CLIA 法、ECLIA 法。

3. 参考区间 男性或绝经前未孕女性<5U/L，绝经期后女性<10U/L。

4. 临床意义

（1）hCG 可用于生殖细胞肿瘤的诊断和疗效监测，也可用于高风险人群的筛检。女性葡萄胎、绒毛膜癌 hCG 异常升高，可高达 1×10^6 U/L。睾丸母细胞瘤、精原细胞瘤 hCG 阳性。胚胎性肿瘤通常 AFP 和 hCG 均为阳性；若脑脊液中出现 hCG，则提示肿瘤有脑转移。

（2）其他肿瘤 hCG 也可见升高，如胃肠道恶性肿瘤、肝癌、乳腺癌和肺癌等。

（3）良性疾病如肝硬化、十二指肠溃疡、炎症也可见 hCG 轻度异常。

第四节　肿瘤标志物的应用原则及建议

一、肿瘤标志物的应用原则

单一的肿瘤标志物在恶性肿瘤尤其是早期肿瘤的检测中，灵敏度有限。此外，大多数肿瘤标志物的特异度不足，难以准确反映肿瘤的复杂性。因此，科学、合理地联合运用多种肿瘤标志物，有助于对不同部位肿瘤的辅助诊断、鉴别诊断、疗效观察、复发监测和预后评价。

（一）肿瘤高风险人群的筛查

高风险人群的筛查对肿瘤的预防及早期诊断具有重要作用。从 1999 年开始,针对美国 50 岁以上人群进行结直肠癌筛查结果提示其结直肠癌死亡风险降低 60%。利用粪便隐血试验对消化道恶性肿瘤进行筛查具有重要价值。对慢性乙型肝炎病毒携带者、慢性乙型肝炎和丙型肝炎患者进行 AFP 检测,结合超声检查可早期发现肝细胞癌。前列腺特异性抗原结合直肠指诊也有助于前列腺癌的早发现。美国临床生化学会相关指南明确提出,CA125 与阴道超声检查联合可作为高危女性卵巢癌早期诊断指标。综上所述,对高风险人群进行肿瘤标志物的定期检测,是发现部分早期无症状肿瘤的重要线索之一。

（二）肿瘤的辅助诊断

肿瘤标志物实验室检测对恶性肿瘤的诊断有一定的价值,但目前仅作为肿瘤的辅助诊断指标,肿瘤诊断的"金标准"仍是病理学检查。临床诊断时建议进行肿瘤标志物测定,主要原因是初次诊断时的肿瘤标志物浓度不仅可用于评估肿瘤的恶性程度及预后,还能作为治疗监测的基础浓度。

（三）肿瘤的鉴别诊断和临床分期

肿瘤标志物有助于鉴别良、恶性肿瘤和肿瘤类型。如卵巢癌风险评估算法(risk of ovarian malignancy algorithm,ROMA)通过联合 HE4、CA125 检测以及患者月经情况,评估术前有盆腔包块的女性罹患卵巢癌的风险;t-PSA、f-PSA/t-PSA 可用于鉴别前列腺增生和前列腺癌;CEA 和 NSE 可辅助鉴别胃肠道肿瘤是腺癌(CEA 阳性、NSE 阴性)还是类癌(CEA 阴性、NSE 阳性)。血清肿瘤标志物升高的水平与肿瘤的大小和分化程度相关,其定量检测有助于辅助诊断临床分期。

（四）肿瘤的疗效监测

大部分肿瘤标志物的测定值和肿瘤治疗效果相关,其下降程度反映了治疗效果,有助于明确手术、放疗或药物治疗是否有效。需要特别注意的是,监测时间点的选择非常重要,不同的肿瘤标志物有不同的参考上限和半衰期,因此需要根据患者初诊时的基线值 M_0、肿瘤标志物的参考上限和半衰期共同确定采样时间。肿瘤标志物的半衰期可通过公式计算获得:

$$t_{1/2} = -0.3t/\lg(M_T/M_0) \qquad 式19\text{-}1$$

式中,M_0 和 M_T 分别是 T_0 和 T 时间点测定的某肿瘤标志物的浓度,t 为 T_0 和 T 之间的天数。

（五）肿瘤的复发或转移监测

动态测定血清肿瘤标志物是肿瘤复发或转移的重要监测指标。经手术或放、化疗后,血清肿瘤标志物降至正常水平一段时间后再度升高,常表示出现转移或复发,而居高不降者常提示有残存肿瘤或早期复发。如 CEA 被推荐作为结直肠癌肝转移、乳腺癌骨转移和肺转移的监测指标。CA125 可反映卵巢癌手术或化疗疗效,治疗后其水平减低 >50% 的患者有较好的预后。在肿瘤的监测期间,标志物检测的频率取决于肿瘤的特性、所推荐的监测计划、肿瘤标志物的浓度或肿瘤活动的可能变化。

（六）肿瘤标志物的联合检测

恶性肿瘤的复杂生物学特性决定了肿瘤标志物的复杂性和多样性。一种肿瘤可产生多种肿瘤标志物,不同肿瘤或同种肿瘤的不同组织类型可有相同的肿瘤标志物,不同肿瘤患者体内肿瘤标志物的质和量变化也较大。肿瘤标志物联合检测可提高其临床诊断效能,但前提是单个标志物在肿瘤诊断中具有较好的特异性和灵敏性。常用肿瘤标志物的组合见表 19-1。

表 19-1　主要肿瘤的标志物联合检测

恶性肿瘤类型	常见联合检测项目
前列腺癌	t-PSA、f-PSA
乳腺癌	CA15-3、CEA
肺癌	NSE、CYFRA21-1、ProGRP、SCCA、CEA、CA125
卵巢癌	HE4、CA125
胰腺癌	CA19-9、CEA
结直肠癌	CEA、CA242、CA19-9
胃癌	PG Ⅰ、PG Ⅱ、CA72-4、CEA、CA19-9
肝细胞癌	AFP、AFP-L3、DCP

二、常见恶性肿瘤的实验诊断

（一）肺癌

肺癌是我国发病率和死亡率最高的恶性肿瘤。原发性肺癌可分为非小细胞肺癌和小细胞肺癌两大类。非小细胞肺癌包括鳞状细胞癌、腺癌和大细胞肺癌三种类型，20%～25% 支气管源性肿瘤为小细胞肺癌。

肺癌常用的血清学肿瘤标志物包括 CYFRA21-1、CEA、ProGRP、NSE 和 SCCA 等。

1. CYFRA21-1　诊断肺鳞状细胞癌、腺癌和大细胞癌的阳性率分别为 67%、46% 和 67%，对小细胞肺癌的灵敏度最低。其血清水平随肿瘤分期的增加逐渐升高，与肿瘤的恶性程度和转移相关，是非小细胞肺癌重要的预后评估因素。

2. CEA　血清 CEA 水平在肺腺癌和大细胞肺癌中升高最明显，可用于非小细胞肺癌患者的疗效观察、复发转移监测及预后评价。

3. ProGRP　可用于小细胞肺癌的诊断、疗效监测及预后判断，灵敏度为 47%～86%，特异度接近 100%。作为单个肿瘤标志物诊断小细胞肺癌的特异性要优于 NSE，可与 NSE 联合检测用于非小细胞肺癌和小细胞肺癌的鉴别诊断。

4. NSE　诊断小细胞肺癌的阳性率可高达 65%～100%，可用于小细胞肺癌的鉴别诊断和疗效监测。首次化疗后 24～72 小时，NSE 水平可因肿瘤细胞溶解等出现短暂性升高，化疗开始后一周或第一轮化疗结束前若出现快速下降，提示化疗有效；若仍持续增高则提示无效或恶化。复发时血清 NSE 水平升高，且通常早于临床表现。

5. SCCA　在肺鳞癌中阳性率约 60%，而在其他类型肺癌中阳性率低于 30%。患者接受根治性手术后 SCCA 可在 72 小时内降至正常，而接受姑息性切除或探查术后 SCCA 仍高于参考值。术后肿瘤复发或转移时，SCCA 在临床表现出现之前即可再次升高，无转移或复发时会持续稳定在正常水平。

（二）肝细胞癌

肝细胞癌在我国肿瘤相关死亡中仅次于肺癌，比较明确的病因包括病毒性肝炎、肝硬化及饮食等，其生物化学实验诊断内容主要包括血清肿瘤标志物、肝功能等检验指标。

肝细胞癌常用的血清学肿瘤标志物包括 AFP、AFP-L3%、DCP 和磷脂酰肌醇蛋白聚糖 -3 等。

1. AFP　有助于肝细胞癌的诊断，结合肝脏超声检查可用于对高风险人群进行筛查，70%～90% 的肝细胞癌患者 AFP 升高。

2. AFP-L3%　可提高原发性肝细胞癌的检出灵敏度和特异度，尤其适用于 AFP 阴性或持续低值的人群的早期筛查，可作为 AFP 的有效补充。

3. DCP　与肝细胞癌的肿瘤组织大小、分级相关，可用于患者的预后判断，其鉴别肝硬化和肝细胞癌的灵敏度和特异度高于 AFP，联合 AFP 可显著提高肝癌尤其是小肝癌患者诊断的灵敏度。

4. 磷脂酰肌醇蛋白聚糖 -3（glypican-3，GPC-3）　在健康人群和肝炎患者的肝细胞中不表达，可见于 75% 的肝细胞癌患者。

GALAD 计分（GALAD score）将性别、年龄、AFP、AFP-L3 和 DCP 等指标组合成算法，可以提高原发性肝细胞癌诊断的准确性。

（三）胃癌

胃癌是我国常见的恶性肿瘤之一，目前认为其发病机制与幽门螺杆菌感染、饮食因素、环境因素及遗传因素等有关。

胃癌常用的血清学肿瘤标志物包括 CEA、CA72-4、CA19-9、胃蛋白酶原等，上述标志物早期灵敏度低于 35%，不建议用于胃癌的筛查和早期诊断。

1. CEA　可用于胃癌的辅助诊断和疗效监测，与肿瘤大小、浆膜面浸润、淋巴结转移相关。如 CEA 水平下降范围 >50% 或降至正常范围并持续 4 周以上，认为治疗有效；如治疗后持续升高，提示预后不良。

2. CA72-4　灵敏度较低，联合 CEA 可提高胃癌诊断的灵敏度和特异度。此外，CA72-4 被认为是胃癌分期和判断是否有残存肿瘤的良好指标。

3. CA19-9　主要用于胃癌转移、复发监测。若术后 2~4 周仍未降至正常，提示手术失败；若术后降低后再次升高，则提示复发可能。血清中高水平的 CA19-9 提示胃癌患者生存期短，可与其他指标联合应用，检测胃癌的腹膜复发、腹腔种植，是比 CEA 更灵敏的指标。

4. 胃蛋白酶原（pepsinogen，PG）　可分为 PGⅠ和 PGⅡ两个亚群。PGⅠ与 PGⅠ/PGⅡ比值可反映胃黏膜的功能状态，且与胃黏膜萎缩范围及严重程度显著相关，对胃底黏膜病变、监测早期胃癌具有重要的临床意义。研究显示，当 PGⅠ<70ng/ml 且 PGⅠ/PGⅡ<3 时，诊断胃癌的特异度为 73%。

（四）结直肠癌

结直肠癌是最常见的消化道恶性肿瘤之一，其复发或转移仍是影响患者预后、导致死亡的主要原因，目前建议对于 50 岁以上的人群进行结直肠癌的筛查。

结直肠癌常用的血清肿瘤标志物包括 CEA、CA242，此外，粪便隐血试验也可用于结直肠癌的筛查与诊断。

1. CEA　在结直肠癌早期无症状人群中的灵敏度较低，不建议用于无症状人群的结直肠癌筛查，但在患者疗效评价、复发监测方面具有重要价值。若肿瘤治疗有效，CEA 显著下降；若 CEA 水平下降后再次升高，提示肿瘤复发或出现远处转移。结直肠癌患者接受手术治疗或转移灶的全身性治疗后，应每 3 个月复查一次 CEA，持续 3 年；在排除氟尿嘧啶治疗等因素引起的假阳性升高后，CEA 浓度增高 >30% 常提示肿瘤进展；若连续 3 次增高 15%~20%，须进行临床干预。

2. CA242　55%~85% 的结直肠癌患者可有 CA242 升高，在患者治疗监测中可作为 CEA 的补充。

3. 粪便隐血试验　对少量消化道出血的诊断有重要价值，用于结直肠癌的诊断和高危人群筛查。

（五）前列腺癌

前列腺癌是男性生殖系统最常见的恶性肿瘤，发病率随年龄增长而升高，其发病率有明显的地区差异,欧美地区较高,我国近年来发病率有所增加。98% 的前列腺癌为腺癌,大多为激素依赖型,其发生及发展与雄激素有关。

前列腺穿刺活检是诊断前列腺癌的"金标准",但是作为侵入性检查方式,穿刺活检存在感染和出血等风险,不适合广泛应用。前列腺癌常用的血清肿瘤标志物包括 PSA(t-PSA 和 f-PSA)等。直肠指诊联合 PSA 检查是目前公认的早期发现前列腺癌的最佳方法,但是临床面临的问题是 t-PSA 为 4～10ng/ml 时,不易区分是前列腺癌还是良性前列腺增生。目前解决途径有以下几种:①f-PSA/t-PSA 比值有利于鉴别诊断;②使用 PSA 年龄特异性参考范围、PSA 密度、PSA 速率等提高 PSA 对前列腺癌检测的灵敏度和特异度;③采用 PSA 和前列腺增生的速率(B 超获得)共同判断。PSA 还可用于判断治疗效果,约 90% 前列腺癌术后患者的血清 PSA 值可降至不能检出的痕量水平。若术后血清 PSA 值持续升高,提示有残存肿瘤或存在转移灶;如 PSA 降低后再次升高,可能存在复发。

对于 t-PSA 为 4～10ng/ml 的鉴别诊断,前列腺健康指数是一个新的解决方法。PSA 同源异构体 2(p2PSA)是前列腺特异性抗原前体的酶切产物,与前列腺癌相关。前列腺健康指数(prostate health index,PHI)组合 t-PSA、f-PSA 和 p2PSA 形成新的算法,可提高前列腺癌的诊断准确性。

(六)乳腺癌

乳腺癌发病率位居女性恶性肿瘤的首位,男性乳腺癌较为少见。

乳腺癌相关肿瘤标志物主要包括 CA15-3、CEA 等,早期诊断灵敏度较低,为 15%～35%,主要用于监测乳腺癌术后复发或转移。

1. CA15-3 是诊断转移性乳腺癌的首选指标,常用于发生转移的乳腺癌患者的治疗监测和预后判断,对转移性乳腺癌诊断的灵敏度和特异度均优于 CEA。

2. CEA 在乳腺癌早期诊断中,灵敏度仅为 10%～30%,当发生转移时可达 50%～75%。

(七)卵巢癌

卵巢癌是女性生殖器官常见的恶性肿瘤之一,因临床早期无明显症状,鉴别其组织类型及良恶性非常困难,常见类型为上皮来源性肿瘤。

卵巢癌常用的肿瘤标志物包括 HE4、CA125 和二者联合计算的 ROMA 计分。

1. HE4 是诊断 I 期卵巢癌患者灵敏性最高的标志物,对卵巢癌的诊断特异性高于 CA125。HE4 在子宫内膜异位症几乎不升高,可鉴别诊断子宫内膜异位症和卵巢癌。HE4 水平在卵巢癌术后明显降低,可作为卵巢癌病情监测和疗效观察的指标。但需注意 HE4 水平受年龄、绝经状态和肾功能的影响。

2. CA125 是临床最为常用的卵巢癌标志物,尤其是浆液性卵巢癌。CA125 与肿瘤分期、组织学类型相关,晚期浆液性卵巢癌患者的阳性率显著高于早期浆液性卵巢癌及非浆液性卵巢癌患者。CA125 联合经阴道盆腔超声检查可提高其诊断特异性,可用于鉴别良恶性卵巢包块。卵巢癌患者第一个化疗周期后,CA125 水平如降至原来水平的 1/10,表明病情转归良好。首次治疗过程中 CA125 水平持续升高表明预后不佳,建议每 2～4 个月检测一次,持续 2 年,之后可逐渐减少检测频率。

3. 卵巢癌风险评估算法(ROMA) 可减少 30%～50% 卵巢癌的漏诊,评估术前有盆腔包块的女性罹患卵巢癌的风险。

(八)其他

其他恶性肿瘤常用的肿瘤标志物见表 19-2。

表 19-2　其他恶性肿瘤常用的标志物

恶性肿瘤	相关标志物
骨髓瘤、淋巴瘤	β_2- 微球蛋白
胰腺癌	CA19-9
甲状腺髓样癌	CT
神经内分泌肿瘤	嗜铬粒蛋白 A
头颈部鳞癌、食管鳞癌、子宫颈鳞癌	SCCA
绒毛膜癌	β-hCG

本章小结

　　肿瘤标志物是由肿瘤细胞合成、分泌或脱落,或者由宿主对新生物发生反应时而产生的一类物质,可分为胚胎抗原类、糖蛋白抗原类、激素类、酶和同工酶类、特殊蛋白质类及基因类等。目前,CLIA 和 ECLIA 等已成为肿瘤标志物检测的主流方法。肿瘤标志物检测过程中应关注分析前、中、后的影响因素。肺癌、肝癌、胃癌等为我国常见的恶性肿瘤。目前除 AFP、PSA 等少数检测项目外,大多数肿瘤标志物常缺乏器官特异性,其检测灵敏性也较低,尚无法满足临床对肿瘤诊治的相关需求。多种肿瘤标志物的联合应用在肿瘤高风险人群筛查、辅助诊断、疗效监测、预后判断和复发转移监测等方面发挥重要作用,并从理论上为系统研究肿瘤的发生、发展机制提供重要依据。

（王传新　李 娟）

第二十章 临床毒物检验

通过本章学习，你将能够回答下列问题：

1. 比较异生素与毒物。
2. 临床毒物检验的分析方法有哪些？
3. 剂量与效应关系如何？
4. 一氧化碳中毒、氰化物中毒、酒精中毒、有机磷农药中毒常用的检验方法是什么？
5. 铅中毒、酒精中毒的实验室诊断标准是什么？
6. 调查你所在地区临床毒物的现状，并分析原因。

人们接触和使用的有毒有害的物质越来越多，各种中毒事件时有发生，特别是在快速工业化和日益多样化的社会。环境污染、食物中毒、药物滥用、吸毒、职业暴露、意外暴露、自杀等，还有罕见的铊中毒等事件均引起社会的广泛关注。对于中毒患者，应该及时诊断和治疗。以往对于中毒患者的抢救，都是临床医师根据患者家属提供的线索及患者的症状和医师的经验确定中毒性质、程度并制订抢救方案，具有一定的盲目性。体液毒物浓度测定对于临床中毒患者的抢救具有重要意义，可及时为临床医师提供抢救依据并有助于制订合理的治疗方案。

第一节　概　述

存在于外界环境中的化学物质通过各种途径进入机体后，有一些是营养物质，为机体生命活动所必需，有一些则可能对机体造成危害。这些有害物质长期小剂量或一次大剂量进入机体后，导致患者出现中毒症状。急性或慢性接触毒物引起的中毒症状的轻重主要取决于作用靶部位的终毒物浓度与持续时间。

一、异生素和临床毒物

（一）异生素和毒物

异生素（xenobiotic）是指存在于自然界，但不是自然发生的化学物质，包括各种化学品、药物等，来自空气、水体、食品、日常生活用品、工农业产品等。异生素进入机体后，可能对生物体造成不良的影响甚至非常严重的后果，也可能没有什么不良作用。有些在限定含量内不会对生物体有害，但超过一定浓度后就会表现出毒性作用；有的异生素通过一定的途径较快地排出体外，有的则在相当长的时间内蓄积在体内而不排出。在一定条件下，能对活的机体产生损害作用或使机体出现异常反应的异生素（外源化合物）称为毒物（toxicant）。

（二）临床毒物检验

临床毒物学（clinical toxicology）是研究异生素对人体产生毒性作用的学科。它侧重于研究异生素与疾病状态之间的关系，不仅涉及治疗干预，还包括实验诊断。临床毒物检验（clinical toxicology test）是以临床诊断为目的，对人体内体液或组织中的毒物成分进行分析。

临床常见毒物包括镇静类药物、抗精神病药、毒品、农药、灭鼠药、重金属、挥发性有毒气体，其他如氰化物、亚硝酸盐、植物毒素等。

毒物可以通过摄入、吸入、经皮肤吸收等多种途径进入人体，以摄入最为常见。大多数毒物要发挥全身作用，就必须被循环吸收。从胃肠道吸收的毒物，有一些与营养物质一起被机体主动吸收，大多数通过扩散被机体被动吸收。扩散需要物质能够穿过胃肠道的细胞屏障，疏水物质具有跨细胞膜扩散的能力，因此可以在胃肠道的任何地方被吸收；而亲水物质不能被动地通过膜扩散。弱酸性毒物可以在胃酸中质子化，转变为非离子化形式，从而被胃吸收；弱碱性毒物则以同样的机制可以在 pH 基本为中性或微碱性的肠道中被吸收。胃肠道运动，毒物在胃肠道中的溶解速度、降解速度，以及毒物与其他物质的相互作用等也影响胃肠道吸收毒物。未被胃肠道吸收的毒物不会产生全身效应，但可能产生局部效应，如腹泻、出血和吸收不良，这可能导致毒物暴露后继发的全身效应。

二、剂量-效应关系

16 世纪瑞士著名医学家 Paracelsus 有一句名言："所有的物质都是毒物，没有一样无毒，只有正确的剂量才能使其不成为毒物"。基于"剂量产生毒物"这一理念，即剂量-效应关系是临床毒物学分析的基础。

（一）暴露

暴露（exposure）是与一种异生素接近和/或接触，从而可能使这种异生素产生有害作用或发生有效传播的过程。有害物质必须进入人体才能造成伤害。例如，乙醇会危害健康，但如果不饮酒，就不会接触到乙醇，因此也不会受到伤害。

（二）剂量

剂量（dose）是实际进入人体的化学物质的量，主要指异生素与机体接触、被机体吸收或直接导致机体受损的量，单位为 mg/kg 体重、mg/cm^2 皮肤等。例如，饮酒量就是剂量，少量饮酒还是大量饮酒会影响可能受到的伤害程度。

（三）效应

效应（effect）是指机体接触一定剂量的异生素后所引起人体器官组织、细胞、生物分子等发生的生物学改变。该变化的程度用计量单位来表示。例如，有机磷农药可使血液中胆碱酯酶的活性降低，可用该酶的活性单位测定值表示其效应。同一异生素在不同条件下、不同动物中所致效应也不同。例如，沙利度胺是一种镇静药，孕妇服用后，可减轻妊娠反应，同时可导致胎儿畸形，但在大鼠、小鼠中则不是致畸物。

（四）剂量-效应关系

剂量-效应关系（dose-effect relationship）是指异生素作用于生物体的剂量与引起的生物学作用强度之间的相互关系。一般情况下，随着剂量的增加，异生素导致的某种生物学作用强度也随之增加或减少。以剂量为横坐标，以引起的生物学作用强度为纵坐标，则可获得相应的剂量-效应曲线（dose-effect curve）（图 20-1）。主要有两种类型的剂量-效应曲线：一种是观察随着剂量增加，产生效应的大小变化（图 20-1a）；另一种是观察不同剂量下，产生效应人群的百分比（图 20-1b）。剂量-效应曲线是判断异生素对人体是否有害，以及损害程度的重要依据。剂量-效应曲线可呈现上升或下降等不同类型的曲线，如直线型、S-形曲线、双曲线型等。

根据剂量-效应曲线可以获得三个重要参数评估异生素的毒性大小。半数有效量（median effective dose，ED$_{50}$）是对 50% 个体有效的异生素剂量。半数中毒量（median toxic dose，TD$_{50}$）是指一组试验系统在给予受试异生素后，使 50% 个体中毒所需的受试异生素剂量。半数致死量（median lethal dose，LD$_{50}$）是指使 50% 试验生物群体发生死亡的某种异生素的

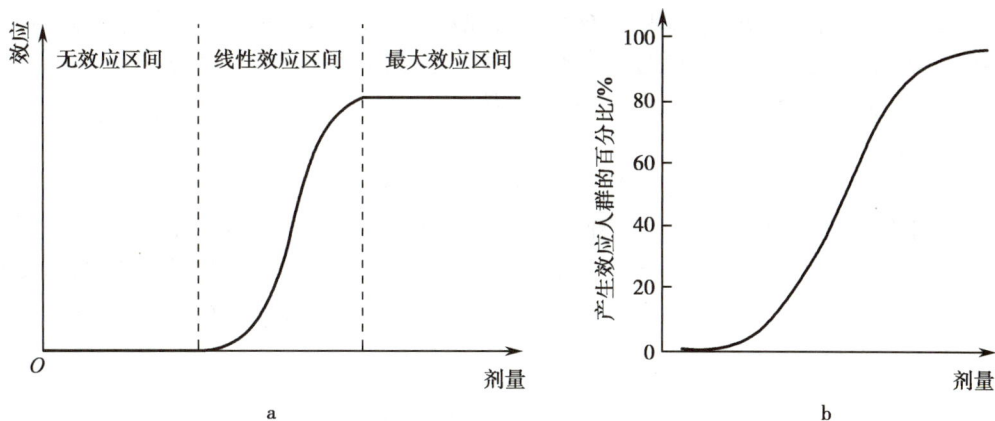

图 20-1 两种不同类型的剂量 - 效应曲线

剂量。LD_{50} 数值越小表示外源化学物的毒性越强；反之，LD_{50} 数值越大，则毒性越低。治疗指数（therapeutic index，TI）是半数致死量与半数有效量的比值，治疗指数大表示疗效高、用药比较安全。

三、临床毒物检测的特点及要求

（一）临床毒物检测的特点

当医师对可能中毒的患者进行诊断时，通常通过询问病史、体格检查、影像学检查和实验室检查来确定。临床毒物检测具有许多自身的要求与特点：毒物标本组分复杂，毒物在标本中的含量较低；毒物品种多，且不断有新的品种增加，很多是未知物；毒物在机体各组织器官中分布不一，获得毒物标本困难；中毒可能发生在个人或群体中，往往有的患者就医时已经昏迷，要求检测时间尽可能短，检测结果必须准确；中毒发生后要查清中毒原因，往往涉及多部门、多学科，如疾病预防控制中心、食品药品监督部门、法医学等。

（二）标本的采集与处理

毒物检测的标本一般是尿液或血液，有时也采用胃液、透析液、指甲、头发、患者接触或使用过的固体（如食物、药盒等）、液体（如饮用水、饮料等）等。最佳标本的选择应考虑有毒物质进入机体后的吸收、分布、代谢和消除动力学，因此，标本类型的选择和合适的采集时间选择对毒物检测至关重要。如果在不适当的标本上进行测试，则可能完全错过暴露。例如，甲基汞主要以粪便形式排出，如果对尿液进行检测，可能会遗漏甲基汞暴露情况；由于砷在血液中的半衰期很短，如果在砷暴露几天后采集血液进行检测，可能漏诊。

在选择标本时，必须考虑分析前变量，如异生素进入机体后的消除模式、分析物稳定性和标本收集程序。例如选择尿液标本时，最好收集 24 小时尿，以补偿全天可变的消除模式。结果报告常以每克肌酐的量表示，以说明排泄和肾功能的变化。与 24 小时尿液相比，随机收集尿液可能无法提供最准确的暴露概况，但它们可用于筛选和定性检测一些潜在毒性物质的暴露。任何与临床预期不一致的升高结果应通过检测第二次采集的标本或第二种类型的标本来证实。

对患者标本进行采集与处理时应注意：取样前尽量不要用水冲洗待检部位，也不要使用消毒剂（静脉采血除外），防止毒物流失或消毒剂混入标本影响检测结果。如果做醇类毒物的检测，不能使用含乙醇的消毒剂消毒；取样所使用的器皿要干燥清洁，不能沾有消毒剂。取出的标本要放置于清洁干净的塑料袋、干燥试管或广口瓶内，取样后容器须密封，贴好标签或条形码，注明采集时间、采集者，尽快送检。如不能即刻送检，应冷藏或冷冻保存；血液标本最好抽取三管，一管做毒物检测、一管做生物化学检查、一管做血液常规检验，剩余标本还可以做基因检测等；如果怀疑是挥发性物质中毒，保存标本的试管塞内壁应涂有聚四氟乙烯，以防止挥发性毒物通过橡胶塞扩散；在毒物检测中，除采集血样外，一定要同时留取尿液送检，因为血液检测容易出现假阴性。

（三）毒物检测的方法

在临床环境中分析毒物通常分为两步，即筛查试验和确认性试验。

第一步是筛查试验。这是一种快速、简单、定性的程序，旨在检测特定物质或有毒物质的存在。一般来说，这些方法具有良好的分析灵敏性，但缺乏特异性，阴性结果可以排除药物或毒物的存在；筛查试验一般是定性试验，提供阳性（有药物或毒物存在）或阴性（没有药物或毒物存在）结果。免疫测定法常常用于单一特定药物（如四氢大麻酚）或一类药物（如巴比妥类药物和阿片类药物）的筛选。

第二步是确认性试验。确认性试验通常是定量的，报告标本中物质的浓度。根据待检物质性质的不同，可以选择不同的方法。对于有机物，可以采用气相色谱 - 质谱联用（GC-MS）、液相色谱 - 串联质谱联用（LC-MS/MS）；对于无机物，可以选择电感耦合等离子体质谱（ICP-MS）和原子吸收光谱法进行定量检测。核磁共振波谱法（NMRS）广泛用于有机和无机化合物的结构解析，并在临床实验室未知毒物的鉴定方面具有实用价值。

第二节　临床常见毒物检测

一、重金属中毒的检测

有毒金属（toxic metal）是指那些有毒性的无机元素，少量就会引起人的功能损伤和器官改变。化学上根据金属的密度将其分为重金属和轻金属，通常把密度大于 $4.5g/cm^3$ 的金属称为重金属（heavy metal）。有毒金属一般多为重金属，如金、银、铜、铅、锌、镍、钴、镉、铬和汞等。在毒性方面，重金属（如汞、镉、铅、铬），以及类金属砷等的生物毒性强，它们在水中不能被分解，人饮用后毒性放大，与水中其他物质结合生成毒性更大的有机物。其他的是一般毒性重金属，如锑、铜、钴、铁、钼、镍、锡、银、钒等。

（一）铅中毒

铅（lead，Pb）是一种具有神经毒性的重金属元素，很少以游离状态存在于自然界中。目前认为铅中毒最重要的机制是卟啉代谢紊乱，导致血红蛋白的合成障碍。铅可致血管痉挛，也可直接作用于成熟红细胞引起溶血，还可使大脑皮质功能紊乱，从而引起一系列神经系统症状。

1. 血液和尿液铅

（1）生化及生理：铅是异生素，不是人体需要的物质，其理想血浓度为 0。环境中的铅主要经呼吸道、消化道和皮肤吸收，入血后随血流分布到全身各器官和组织。铅大部分经肾脏由尿排出；小部分通过胆汁分泌排入肠腔，然后随粪便排出；微量由乳汁、汗液、唾液、头发及指甲脱落排出体外。

（2）检测方法：铅的检测方法有原子荧光测定法、原子吸收分光光度法、ICP-MS 等。

（3）限值

1）环境接触限值：全血铅 0.97μmol/L；尿液 0.24μmol/L。

2）职业接触限值：全血铅 1.93μmol/L；尿液 0.34μmol/L。

2. 尿液 δ- 氨基 -γ- 酮戊酸

（1）生化及生理：δ- 氨基 -γ- 酮戊酸（δ-aminolevulinic acid，ALA）又称 δ- 氨基乙酰丙酸，是血红素合成过程中的中间产物，由甘氨酸和琥珀酸辅酶 A 在 δ- 氨基 -γ- 酮戊酸合酶（ALA

合酶）的催化下生成，是正常代谢中间产物。2 分子 ALA 在 ALA 脱水酶催化下生成 1 分子卟色素原（porphobilinogen，PBG），ALA 脱水酶含有巯基，对铅等重金属的抑制作用十分敏感。人体在铅中毒时，体内铅抑制 ALA 脱水酶活性，使 ALA 形成 PBG 受到抑制，血中 ALA 增加，ALA 随尿排出，造成尿中 ALA 含量也增高。因此，尿 ALA 是反映机体铅中毒的一个客观指标，其出现较早，且增高程度与血铅、尿铅浓度明显相关。

（2）检测方法：依据《尿中 δ- 氨基乙酰丙酸的分光光度测定方法》（WS/T 23—1996）进行检测。原理是尿中 ALA 与乙酰乙酸乙酯缩合生成吡咯化合物，此化合物用乙酸乙酯提取，与对 - 二甲氨基苯甲醛作用生成红色化合物，在波长 554nm 处比色定量。该方法灵敏性差，早期诊断不够理想，可与其他指标联合应用。

（3）职业接触限值：尿液 ALA 61μmol/L（8 000μg/L）。

3. 锌原卟啉

（1）生化及生理：血液中的铅抑制亚铁络合酶，使原卟啉不能与亚铁离子结合为血红素，红细胞中游离原卟啉增多，可与线粒体内含量丰富的锌结合，形成锌原卟啉（zinc protoporphyrin，ZPP）。血中 ZPP 含量可作为铅中毒的指标。

（2）检测方法：检测方法为锌原卟啉血液荧光计测定法。原理是 ZPP 具有特征性荧光光谱，血中 ZPP 在 425nm 入射光的激发下，发射光波长为 594nm，用校准过的 ZPP 血液荧光计，以表面荧光法测量其荧光强度，直接读出 ZPP 的值（μg/Hb）进行定量。该方法测定快速、稳定、简便、经济，为铅中毒的筛选指标。

（3）职业接触限值：2.91μmol/L（13.0μg/Hb）。

（二）血清镉和尿液镉

1. 生化及生理 镉（cadmium，Cd）是有毒元素，在自然界中主要存在于锌、铜和铝矿内，其中以锌矿石含量最高。镉化合物可抑制肝细胞线粒体氧化磷酸化过程，对各种氨基酸脱羧酶、过氧化物酶、组氨酸酶、脱氢酶均有抑制作用，从而使组织代谢发生障碍。镉还可直接损伤组织细胞和血管，引起水肿、炎症和组织损伤。临床常检测血清镉和尿液镉。

镉的主要吸收途径为呼吸道及消化道，也可经皮肤吸收，主要分布于肾、肝、骨组织中。镉主要由粪便排出，其次经肾由尿排出，少量可随胆汁排出。

2. 检测方法 ICP-MS 或原子吸收分光光度法。

3. 接触限值

（1）环境接触限值：全血 0.3～1.2μg/L（非吸烟者），0.6～3.9μg/L（吸烟者）。24 小时尿液：<3.0μg；随机尿：<2.0μg/g 肌酐。

（2）职业接触限值：全血 5.0μg/L；尿液 5.0μg/g 肌酐。

（三）血清汞

1. 生化及生理 汞（mercury，Hg）俗称水银，是银白色液态金属，游离存在于自然界并存在于辰砂、氯化亚汞及其他几种矿中。摄入过量的汞和汞化合物都可能对人体造成伤害，因此认为汞是有毒金属元素。汞及其化合物主要以蒸气和粉尘形式通过呼吸道、皮肤及消化道等不同途径侵入人体（皮肤完好时短暂接触不会中毒），主要分布在脑、肾，其次是肺、肝脏、甲状腺、睾丸等。汞主要经肾由尿排出，粪便也是汞排泄的重要途径。此外，汞还能经肺、汗液、乳汁、唾液、毛发脱落等途径排出。

汞的毒性作用主要是汞离子与酶的巯基（SH）结合，使酶活性丧失，影响细胞的正常代谢而出现中毒症状。汞在红细胞和其他组织中被氧化成 Hg^{2+}，并与蛋白质结合而蓄积，很难再被释放。

2. 检测方法 包括 ICP-MS 或原子吸收分光光度法。其中 ICP-MS 是临床测定体液汞的首选方法。

3. 职业接触限值　血清 5ng/ml；尿液 5μg/g 肌酐。

二、成瘾性物质的检测

成瘾性物质（addictive substance）是指能够影响人类情绪及行为、改变意识状态，并能使人成瘾的一类化学物，又称为精神活性物质。通常分为违禁性成瘾物质[如海洛因（二乙酰吗啡）、冰毒（甲基苯丙胺）、摇头丸（亚甲二氧甲基苯丙胺）、大麻等]和非违禁性成瘾物质（如烟草、乙醇等）。违禁性成瘾物质即毒品，根据国际禁毒公约把毒品分为两大类，即精神类药品和麻醉药品。在世界范围内被禁止和限制使用的麻醉药品有 128 种，精神类药品有 104 种，共计 232 种（表 20-1）。

表 20-1　常见成瘾性物质

类型	常检测的成瘾性物质	常检测的相关代谢物
精神类药品	镇静催眠药、抗焦虑药、苯丙胺、甲基苯丙胺、麦角酸二乙基酰胺、赛洛西宾、麦司卡林	
麻醉药品	吗啡、可待因、二乙酰吗啡、哌替啶、美沙酮、芬太尼、可卡因、大麻	
其他	乙醇、尼古丁、咖啡因	糖缺失性转铁蛋白（乙醇）

（一）乙醇

1. 生化及生理　乙醇（ethanol）俗称酒精，化学结构式为 C_2H_5OH，在常温、常压下是一种易燃、易挥发的无色透明液体。饮酒后，乙醇很快通过胃和小肠的毛细血管进入血液。血液中乙醇的浓度在 30～45 分钟内将达到最大值，随后逐渐降低。血液中乙醇水平超过 1 000mg/L 时，通常会引起明显的乙醇中毒。在体内，乙醇先经乙醇脱氢酶作用氧化为乙醛，再经乙醛脱氢酶作用生成乙酸，最后代谢为二氧化碳和水。

2. 检测方法

（1）血液乙醇：常用的检测方法有气相色谱法、酶速率终点法、化学发光法、干化学法等。公共安全行业标准《血液酒精含量的检验方法》（GA/T 842—2019）推荐使用顶空气相色谱法。其原理为利用乙醇的易挥发性，以叔丁醇为内标，用顶空气相色谱火焰离子化检测器进行检测；经与平行操作的乙醇标准品比较，以保留时间或相对保留时间定性，用内标法以乙醇对内标物的峰面积比进行定量分析。

（2）呼吸乙醇：利用氧化反应原理，在测试仪内置一种橙色的重铬酸钠（钾）氧化剂。该氧化剂会与被测者呼出的乙醇气体发生反应，产生绿色的乙酸物质。这种颜色改变会被转化为电子信号，显示成数字信号输出。

（3）唾液乙醇：利用酶学原理，将一定量乙醇氧化酶（ALO）和过氧化物酶以及底物四甲基联苯胺（TMB）固定于试剂条上，当样品中含有乙醇时，酶学反应使底物 TMB 显色，通过比对反应的不同颜色，对样本中乙醇质量浓度进行半定量。这种试纸条快速简便、准确可靠，适合现场使用。

（4）干化学酶法：将患者标本滴加在干片上，标本通过扩散层均匀地分布到下面的试剂层。标本中的乙醇被乙醇脱氢酶氧化为乙醛，同时 NAD^+ 转化为 NADH。反应层中的三羟甲基氨基甲烷（Tris）缓冲剂捕获乙醛，使反应完成。测定 340nm 波长处反射光强度的变化，与标本中乙醇的浓度成正比。

呼吸乙醇、唾液乙醇只是快速初筛方法，临床诊断需要检测血液乙醇，干化学法测定乙醇与使用顶空气相色谱法具有很好的相关性。

3. 环境接触限值 未检出。

4. 临床意义 急性酒精中毒时呼出气中乙醇浓度与血清乙醇浓度相当。对于尚未形成酒精依赖的个体而言,其中毒症状轻重与血中乙醇浓度有一定相关性,即血乙醇浓度越高,中毒症状越严重。根据临床症状和血中乙醇浓度可以判断中毒程度,并有助于估计预后。

（1）大量饮酒所造成的酒精急性中毒可以使人丧命,即使是少量饮酒所造成的慢性中毒也会对消化、呼吸、神经等系统造成危害。酒后驾驶造成的交通事故频频发生,从这个意义上说乙醇正在成为"马路杀手"。我国规定血液乙醇浓度大于 20mg/100ml、小于 80mg/100ml 时为酒后驾驶,大于或等于 80mg/100ml 时则为醉酒驾驶。

（2）酒精滥用会导致酒精性肝病。血清糖缺失性转铁蛋白（carbohydrate-deficient transferrin，CDT）是目前最特异的酒精性肝病的实验诊断指标。此外,转氨酶、GGT、平均红细胞体积等检测指标也有意义。

（二）大麻素

1. 生化及生理 大麻素（cannabinoid，marijuana）是从印度大麻里发现的一组萜酚类化合物,目前已鉴定了 60 多种大麻素类似成分,其中以四氢大麻酚为主,其分子式为 $C_{21}H_{30}O_2$。抽吸大麻后 10%～20% 的四氢大麻酚通过肺部吸收进入体内,吸入量的多少与抽吸的速度、抽吸的总时间、吸毒的程度、吸入后屏气时间长短及品种有关,平均吸入量为 18%。大麻抽吸后起效极快,数秒即有感觉,最慢者数分钟出现效应。四氢大麻酚的代谢过程主要在肝脏中进行,为细胞色素 P450 酶类所催化。55% 以上的四氢大麻酚从粪便中排泄,约 20% 从尿液排泄。

2. 检测方法 大麻素的筛查试验可采用胶体金标记免疫分析。大麻素的确认性试验则可采用 GC、HPLC、GC-MS 和 HPLC-MS 等。均采用尿液标本。

3. 环境接触限值 未检出。

4. 临床意义 用于大麻中毒的预防和诊断。大麻来源于大麻花叶部分,是最古老、最有名的致幻剂,是目前最常见的滥用药物之一。滥用高剂量的大麻会产生焦虑、狂妄、抑郁、神志混乱等精神症状,危害极大。科学、快速和准确地筛选和确定血液或尿液中大麻含量对打击吸毒和刑事案件侦破意义重大。

（三）可卡因

1. 生化及生理 可卡因（cocaine）又称苯甲酰甲基芽子碱、甲基苯甲酰爱冈宁、古柯碱,是一种从古柯树叶中提取出来的生物碱,分子式为 $C_{17}H_{21}NO_4$,多呈白色晶体状,无臭,味苦而麻。可通过鼻吸、燃吸、注射进入体内。可卡因在体内吸收迅速,50% 以上进入循环系统,主要通过肝脏和血浆酯酶迅速代谢,由肾脏随尿排出,其中 25%～40% 变为苯甲酰芽子碱,18%～20% 变为芽子碱甲酯,2%～3% 变为芽子碱,1% 以原形由尿中排出。

可卡因对消化、免疫、心血管和泌尿生殖系统都有损伤作用,尤其作为剂量依赖性肝毒素,可导致肝细胞坏死。少量使用可卡因或含可卡因类物质能起到消除疲劳、提高情绪的作用,具体剂量因人而异。它能阻断人体神经传导,产生局部麻醉作用,并可通过加强人体内化学物质（如多巴胺）的活性来刺激大脑皮质,兴奋中枢神经,从而表现出情绪高涨、好动,甚至会有攻击倾向。使用可卡因后,相应脑区的结构和功能都会发生变化。

2. 检测方法 筛查试验采用免疫学方法,如果筛查试验为阳性,进一步采用确认性试验。确认性试验采用 GC-MS 或 LC-MS/MS 法。可采用血液或尿液标本。

3. 环境接触限值 未检出。

4. 临床意义 可卡因为中枢神经系统兴奋剂,在所有滥用药物中成瘾性最强,近年来,国际上滥用可卡因呈现日趋严重的趋势,因此建立可卡因及其代谢物在血、尿中的分析检测方法具有重要的现实意义。

三、致细胞低氧物中毒的检测

维持细胞内正常的氧含量对于细胞的健康和生理功能至关重要。当细胞中的氧含量低时，即细胞处于低氧状态，会导致一系列的生理和代谢变化。一氧化碳、氰化物中毒是临床常见的致细胞低氧事件，可能引发一系列不良后果，甚至死亡。

（一）一氧化碳

1. 生化及生理 一氧化碳（carbon monoxide，CO）是由含碳物质的不完全燃烧产生的。CO 是无色、无臭、无味的气体，常温常压下密度为 1.145g/L，空气中 CO 浓度达到 12.5%～74.0% 时有爆炸的危险。CO 中毒是含碳物质燃烧不完全时的产物经呼吸道吸入引起的中毒。CO 与血红蛋白（Hb）的亲和力是氧的 200～225 倍，CO 极易与 Hb 结合，形成碳氧血红蛋白（carboxyhemoglobin，HbCO），使 Hb 丧失携氧的能力，高浓度 CO 还能与细胞色素氧化酶中的 Fe^{2+} 相结合，直接抑制细胞内呼吸，造成组织窒息。而 HbCO 解离又比氧合血红蛋白（HbO_2）慢 3 600 倍。CO 对全身的组织细胞均有毒性作用，中枢神经系统对缺氧特别敏感，因此，CO 中毒对神经系统损害较大。

组织缺氧程度与血液中 HbCO 占 Hb 的百分比有关。血液中 HbCO% 与空气中的 CO 浓度和接触时间有密切关系。急性 CO 中毒在 24 小时内死亡者，血呈樱桃红色。

2. 检测方法 包括碳氧血红蛋白监测技术（CO-oximetry）、气相色谱法。前者常用，作为血气分析仪项目之一。

3. 限值 环境接触限值：全血 2%（非吸烟者），9%（吸烟者）。职业接触限值：全血 3.5%。

4. 临床意义 有助于 CO（煤气）中毒的诊断和治疗。

（二）氰化物

1. 生化及生理 氰化物（cyanide）特指带有氰基（—CN）的化合物，氰基的碳原子和氮原子通过三键相连接。氰化物可分为无机氰化物和有机氰化物。前者如氢氰酸、氰化钾（钠）、氯化氰等；后者如乙腈、丙烯腈、正丁腈等，均能在体内很快析出离子，均属高毒类。凡是在特定条件下，如加热、与酸作用、在空气中与组织作用时，能够释放出氰化氢或氰离子的氰化物都具有与氰化氢同样的剧毒作用。许多植物，如桃、李、杏、枇杷、木薯等含氢氰酸，其中以苦杏仁含量最高。

氰化物可通过消化道、呼吸道和皮肤等途径进入人体后析出氰离子，氰离子与细胞线粒体内氧化型细胞色素氧化酶的三价铁结合，阻止氧化酶中的三价铁还原，妨碍细胞正常呼吸，组织细胞不能利用氧，造成组织缺氧，导致机体陷入内窒息状态。另外某些腈类化合物的分子本身具有直接抑制中枢神经系统作用。

氰化物清除主要是通过硫氰酸生成酶催化为硫氰酸盐，硫氰酸盐是一种无毒的产物，通过肾过滤迅速清除。氰化物的毒性与其急性暴露时的浓度有关，当暴露浓度高到足以超过体内解毒酶的清除速率时，就可能导致毒性效应。

2. 检测方法 高效液相色谱 - 荧光法（HPLC-FL）。

3. 环境接触限值 未检出。

4. 临床意义 检测血液和尿液中氰化物含量是诊断氰化物中毒的重要依据。

四、有机物中毒的检测

有毒有机物（toxic organic compound）是指具有毒性、持久性和生物蓄积性，能产生致癌、致畸、致突变效应及生态食物链毒理学效应，对人类健康可产生长远的危害和影响的一类有机污染物。它们可通过空气、水和食物等多条途径进入人体，造成慢性中毒、致癌、致畸、致突变等生理危害。主要包括芳香烃物质、有机氯农药、有机磷农药、灭鼠药、含氯有机物、酮类有机物等（表20-2）。

临床上有毒有机物的检测主要是分析血液或尿液中有机物的含量，少部分可以分析其代谢产物或相关物质（表20-2）。由于有毒有机物大部分易挥发，因此多采用 GC 或 GC-MS 法进行分析，少部分采用 HPLC。

表20-2　临床常见有毒有机物

类型	常检测的有毒有机物	常检测的相关代谢物
芳香烃类物质	苯、甲苯、乙苯、苯乙烯、二甲苯、苯酚	扁桃酸（苯乙烯），甲基马尿酸、苯乙醛酸、苯巯基尿酸
有机氯农药	六氯化苯、氯丹、狄氏剂、异狄氏剂、七氯、环氧七氯、六氯苯、艾氏剂、毒杀芬、二氯二苯三氯乙烷	
有机磷农药	对硫磷、内吸磷、马拉硫磷、乐果及敌敌畏等	胆碱酯酶
灭鼠药	四亚甲基二砜四胺（毒鼠强）、氟乙酰胺、氟乙酰钠、抗凝血类灭鼠药等	
含氯有机物	多氯联苯、三氯乙烯、四氯乙烯	
酮类有机物	丁酮、甲基异丁基甲酮、甲基正丁酮	
其他有机物	甲醇、二甲基乙酰胺、氰化物、鹅膏毒肽、百草枯	

（一）鹅膏毒肽

1. 生化及生理　鹅膏毒肽（amatoxin）是由氨基酸组成的环肽化合物，存在于许多种类的野生蘑菇中。目前已经分离出 9 种鹅膏毒肽，其中 α-鹅膏毒肽、β-鹅膏毒肽和 γ-鹅膏毒肽毒性大。鹅膏毒肽能够被消化道吸收，经血液循环很快进入肝细胞，并与 RNA 聚合酶相结合，抑制 mRNA、tRNA、5S rRNA 的生成。鹅膏毒肽与 RNA 聚合酶解离后，被排泌到胆汁中，随胆汁流入肠中，在小肠被吸收，经过血液循环，又被肝脏重新吸收，从而形成肠肝循环，如此反复对肝脏造成损害。

2. 检测方法　侧流免疫层析法（LFIA）用于快速初筛；LC-MS/MS 用于确诊。

3. 环境接触限值　未检出。

4. 临床意义　检测血液和尿液中鹅膏毒肽含量是诊断毒蘑菇中毒的重要依据。

（二）有机磷农药

1. 生化及生理　有机磷农药（organophosphorus pesticide）绝大多数为杀虫剂，如常用的对硫磷、内吸磷、马拉硫磷、乐果及敌敌畏等。有机磷农药多为磷酸酯类或硫代磷酸酯类，可以合成多种有机磷化合物。

有机磷农药对人的危害作用从剧毒到低毒不等。其中毒的机制是抑制乙酰胆碱酯酶活性，使乙酰胆碱积聚，引起毒蕈碱样症状、烟碱样症状以及中枢神经系统症状，严重时可因肺水肿、脑水肿、呼吸麻痹而死亡。重度急性中毒者还会发生迟发性猝死。某些种类的有机磷农药中毒患者可在中毒后 8～14 天发生迟发性神经病，有机磷农药中毒者血胆碱酯酶活性降低。检测血清胆碱酯酶活性是诊断有机磷农药中毒的重要依据之一。临床常测定血液有机磷农药。

2. 检测方法　气相色谱、液相色谱、GC-MS、免疫学分析等。其中 GC-MS 是分析有机磷农药的首选方法。

3. 环境接触限值　未检出。

4. 临床意义　是评估是否接触有机磷农药以及是否中毒的指标。

五、药物中毒的检测

（一）概念

毒物和药物的概念是相对的，其中关键是剂量。任何药物一旦使用过量就成为毒物。因此从这个意义上说，所有药物都可能导致中毒的发生。药物剂量超过极量（最大安全剂量）而引起的中毒称为临床药物中毒。

药物中毒的主要原因是自杀、精神异常、误服和好奇。

临床上容易引起中毒的药物主要有镇静催眠药、麻醉镇痛药、抗精神病药、抗抑郁药、阿托品类药、水杨酸类药等。

（二）药物中毒的临床诊断依据

首先根据药物接触史和临床表现进行初步诊断；再通过对应的解毒药物是否可以缓解症状，以及毒物分析进行确诊。

（三）药物中毒分析

（1）常规检测：血常规、肝肾功能、心肌标志物、血气分析等。

（2）毒物分析：分析标本为血液、尿液、消化液、剩余药物。首先采用快速筛查方法，如广谱药物分析系统（REMEDi HS），它是一种广谱的临床药物快速检测系统，可在 30 分钟内对 916 种药物及其代谢产物进行检测。它是液相色谱技术、紫外全光谱检测技术和信息技术有机结合的产物。REMEDi HS 检测的标本可以是血清、尿液或胃内容物，也可以是原药或者组织脏器等。然后采用免疫分析、HPLC、LC-MS/MS 等进行确诊试验。

第三节　毒物检测的临床应用

一、铅中毒

（一）铅中毒概述

铅中毒（lead poisoning）是指由呼吸道吸入铅及其化合物的蒸气或粉尘，然后呼吸道中吞噬细胞将其迅速带至血液；或经消化道吸收，进入血液循环而发生中毒。中毒者一般有铅及铅化合物接触史。口服 2～3g 可致中毒，50g 可致死。临床表现为腹痛、腹泻、呕吐、大便呈黑色；头痛、头晕、失眠，甚至烦躁、昏迷；心悸、面色苍白、贫血；血管痉挛，肝肾损害等。与成人相比，儿童是铅污染的敏感人群，儿童消化道对铅的吸收是成人的 5 倍，同时儿童单位体积呼吸的空气和摄取的食物中铅含量也比成人多。儿童血铅超标后，就会出现精神行为缺陷和电生理改变，血红蛋白合成受抑制，生长发育缓慢。铅中毒的临床诊断一般依据以下三方面状况作出判断：有铅及其化合物接触史；有典型的临床症状和体征；尿中或血中铅浓度明显升高。

（二）铅中毒机制

铅吸收后进入血液循环，主要以磷酸氢铅（$PbHPO_4$）、甘油磷酸化合物、蛋白复合物或铅离子状态分布于全身各组织，主要在细胞核和细胞质的可溶性部分以及线粒体、溶酶体、微粒体。铅在体内可与含硫、氮、氧基团（作为电子供应者）的物质相结合，在体内与—OH、—H_2PO_3、—SH 和—NH_2 等基团形成较稳定的络合物。与细胞膜、线粒体及线粒体膜上的蛋白质的—SH 结合，最突出的表现是抑制血红素和细胞色素的生成。

铅抑制血红素的合成，首先抑制 ALA 脱水酶，使卟色素原合成受阻；抑制粪卟啉原氧化酶，使血粪卟啉升高，经尿排出增多；抑制亚铁络合酶，使红细胞中的原卟啉增多，原卟啉与红细胞线粒体内丰富的锌结合，导致锌原卟啉（ZPP）增多，ZPP与游离原卟啉（FEP）存在于红细胞内。其结果是血中ZPP、FEP、ALA、粪卟啉增多，尿中ALA、粪卟啉排出增加。因血红素合成受抑制患者出现贫血。

铅可以抑制红细胞嘧啶5′-核苷酸酶的活性，该酶的作用是在红细胞成熟过程中去细胞核时负责清除残留的DNA，当铅中毒时血常规检查可见嗜碱性点彩红细胞。

铅可抑制维生素D代谢途径，25-羟维生素D_3和1,25-二羟维生素D_3的血清浓度降低在过量铅暴露中可见，导致骨和钙代谢的变化。

此外，铅还可通过抑制线粒体的氧化磷酸化而影响能量的产生，影响细胞膜的运输功能；铅抑制细胞膜上的Na^+-K^+-ATP酶，使红细胞内K^+逸出，致细胞膜破坏而溶血。

（三）铅中毒的实验室诊断

1. 铅中毒的诊断及分级标准

（1）轻度中毒：血铅≥2.9μmol/L或尿铅≥0.58μmol/L，且具有下列一项表现者，可诊断为轻度中毒。①尿δ-氨基-γ-酮戊酸≥61.0μmol/L；②红细胞锌原卟啉（ZPP）≥2.91μmol/L；③有腹部隐痛、腹胀、便秘等症状。试验性驱铅治疗后，尿铅≥3.86μmol/L或4.82μmol/24h尿者，可诊断为轻度铅中毒。

（2）中度中毒：在轻度中毒的基础上，具有下列一项表现者。①腹绞痛；②贫血；③轻度中毒性周围神经病。

（3）重度中毒：在中度中毒的基础上，具有下列一项表现者。①铅麻痹；②中毒性脑病。

2. 儿童铅中毒的诊断标准　儿童铅中毒的诊断和分级主要依照血铅水平。血铅<0.483μmol/L，相对安全；血铅为0.484～0.917μmol/L，血红素代谢受影响，神经传导速度下降；血铅为0.965～2.320μmol/L，铁、锌、钙代谢受影响，出现缺钙、缺锌、血红蛋白合成障碍，可有免疫力低下、学习困难、注意力不集中、智力水平下降或体格生长迟缓等症状；血铅为2.364～3.330μmol/L，可出现性格多变、易激怒、多动症、攻击性行为、运动失调、视力和听力下降、不明原因腹痛、贫血和心律失常等中毒症状；血铅≥3.378μmol/L，可导致肾功能损害、铅性脑病（头痛、惊厥、昏迷等）甚至死亡。

3. 职业性铅中毒的诊断原则　根据确切的职业史及以神经、消化、造血系统为主的临床表现，结合相关实验室检查，参考作业环境调查，进行综合分析，排除其他原因引起的类似疾病，方可诊断。职业性铅中毒分为急性中毒和慢性中毒。

（1）急性中毒：为短期吸入大量铅及其无机化合物（一氧化铅、二氧化铅、三氧化二铅、硫化铅等）后，出现血铅≥2.90μmol/L，伴恶心、呕吐、腹胀、便秘或腹泻、食欲减退、腹绞痛等消化系统症状，可有乏力、头晕、口内有金属味、头痛、血压升高、多汗、少尿、面色苍白等症状，可发生贫血、中毒性肝病、中毒性肾病及急性中毒性脑病。

（2）慢性中毒：有密切接触铅及其无机化合物3个月及以上的职业病危害接触史，出现以神经、消化、血液系统损害为主的临床表现，分为轻度中毒、中度中毒、重度中毒，诊断标准见铅中毒的诊断及分级标准。

二、酒精中毒

（一）酒精中毒概述

酒精中毒（alcoholism）俗称醉酒，是指患者一次饮大量酒精（乙醇）后出现的机体功能异常状态，对神经系统和肝脏伤害最严重。医学上将其分为急性中毒和慢性中毒两种。前者可在短时间内给患者带来较大伤害，甚至可以直接或间接导致死亡。后者给患者带来的是累积性伤害，如酒精依赖、精神障碍、酒精性肝硬化及诱发某些癌症（口腔癌、舌癌、食管癌、肝癌）等。

（二）酒精中毒机制

乙醇吸收后在体内的代谢主要分为三步：首先经肝代谢酶系乙醇脱氢酶转化为乙醛，再经乙醛脱氢酶催化氧化生成乙酸，最后代谢分解为二氧化碳和水。其中乙醛可刺激肾上腺素、去甲肾上腺素等的分泌，此时患者表现为面色潮红、心跳加快等。乙醇具有直接的神经系统毒性、心脏毒性和肝脏毒性，因此中毒后患者出现一系列神经系统异常的表现，甚至发生昏迷或休克，此外还可发生心脏病、低血糖和代谢性酸中毒。

乙醇在肝内代谢会生成大量 NADH，使细胞内还原氧化比（NADH/NAD$^+$）增高，甚至可高达正常的 2～3 倍。酒精中毒时，依赖于 NADH/NAD$^+$ 的代谢可发生异常，如乳酸增高、酮体蓄积导致代谢性酸中毒，糖异生受阻可出现低血糖。

进入人体的乙醇如果不能被及时代谢，会随着血液进入大脑。在大脑中，乙醇会破坏神经元的细胞膜，并会非特异性地同许多神经元受体结合，将破坏中枢神经系统，并通过激活抑制性神经递质（γ- 氨基丁酸）和抑制兴奋性神经递质（谷氨酸盐）使大脑活动迟缓。γ- 氨基丁酸神经元的紊乱和体内阿片物质（抗焦虑、抗病痛）的分泌会导致多巴胺的急剧分泌。体内阿片物质同时还与多巴胺分泌的自动调节有关。乙醇会对记忆、决断和身体反射产生影响，并能导致酒醉和昏睡，有时还会出现恶心。饮酒过量可导致酒精中毒性昏迷。

（三）酒精中毒的实验室诊断

饮酒后，乙醇很快通过胃和小肠的毛细血管进入血液。一般情况下，饮酒者血液中乙醇的浓度在 30～45 分钟内达到最大值，随后逐渐降低。当血液乙醇浓度（blood alcohol concentration，BAC）超过 100mg/100ml 时，可能引起明显的酒精中毒。BAC 指的是血液中的乙醇含量。BAC 有多种单位，常用单位有 mg/dl（每 100ml 血液中含有多少毫克的乙醇）、g/L（每升血液中含有多少克的乙醇）、%（乙醇质量和血液体积的比例，例如 1% BAC 指的是 1g 乙醇 /100ml 血液）。当人饮酒后，乙醇会渗透到体内血液中。通过肺部呼吸交换，血液中的乙醇蒸气会随着废气而呼出体外。血液中乙醇含量越高，呼出气体中的乙醇蒸气的浓度越大。通常认为呼出气体中乙醇含量是血液中乙醇含量的 1/2 200。换言之，0.1% BAC＝0.1g/dl 血液乙醇＝0.1g/220L 呼吸乙醇＝0.46mg/L 呼吸乙醇。血液乙醇浓度的测定有助于急性酒精中毒的诊断和对病情的判断（表 20-3）。

表 20-3　不同血液乙醇浓度的典型症状

BAC/%	BAC/（mg/dl）	呼气浓度 /（mg/L）	酒醉程度	症状
0.05～0.10	50～100	0.23～0.46	微醉	颜面色红、血压轻度上升，亦有人无症状
>0.10～0.15	>100～150	>0.46～0.69	轻醉	轻度酩酊，解除抑制，多辩，决断快
>0.15～0.25	>150～250	>0.69～1.15	茫醉	中度酩酊，兴奋状，合并麻痹症状，语言略不清楚，运动失调，平衡障碍，判断力迟钝
>0.25～0.35	>250～350	>1.15～1.61	深醉	重度酩酊，恶心、呕吐、意识混乱，步行困难，言语不清，易进入睡眠状态
>0.35～0.45	>350～450	>1.61～2.07	泥醉	昏睡期，意识完全消失，时有呼吸困难，弃之不顾可能导致死亡
>0.45	>450	>2.07	死亡	呼吸麻痹或心脏功能不全而死亡

本章小结

　　毒物指在一定条件和剂量下能损伤机体的物质。毒物可以是固体、液体和气体，与机体接触或进入机体后，能与机体相互作用，发生物理化学或生物化学反应，引起机体功能或器质性的损害，严重的甚至危及生命。毒物不同于药物，其差别主要是剂量。即使是人体正常代谢所需要的物质，过量使用也会成为毒物，导致机体中毒。临床毒物检验是以临床诊断为目的，对人体内体液或组织中的毒物成分进行分析。临床常见的中毒有重金属（铅、镉、汞等）中毒、致细胞低氧物（一氧化碳、氰化物）中毒、有毒有机物（鹅膏毒肽、有机磷农药、三氯乙烯）中毒、临床药物中毒、成瘾性物质（乙醇、大麻素、可卡因、苯丙胺）中毒等。

　　在临床环境中分析毒物通常分为两步，第一步是筛查试验，第二步是确认性试验。免疫测定法常常用于单一特定药物或一类药物的筛选。大多数有机化合物确认性试验的定量测定方法是 GC-MS 法、LC-MS/MS 法。不同形态的无机化合物，可以使用电感耦合等离子体质谱或原子吸收方法进行定量。

（武文娟）

第二十一章 治疗药物监测

通过本章学习,你将能够回答下列问题:

1. 简述开展治疗药物监测的目的与意义。
2. 哪些药物需要进行治疗药物监测?哪些药物不需要进行治疗药物监测?
3. 治疗药物监测常用样本的种类与特点是什么?
4. 简述常用检测技术在治疗药物监测应用中的优缺点与适用范围。
5. 试述地高辛、奎尼丁、苯妥英钠、三环类抗抑郁药、碳酸锂、环孢素 A、茶碱和氨基糖苷类抗生素等的药效学与血药浓度参考区间以及检测技术。

治疗药物监测(therapeutic drug monitoring,TDM)是指在药物代谢动力学的指导下,应用现代分析技术,测定人体血液及其他体液(唾液、尿液等)中的药物浓度,以调整用药方案,使血药浓度控制在有效而安全的范围内,最终达到用药安全有效目的的过程。TDM 工作的完成需要临床医师、临床药师、临床检验技师和护士等密切配合,是多学科参与协作的过程。在我国,医院分级管理要求三级医院须具备开展 TDM 的能力。

第一节 概 述

一、药物在体内的基本过程

药物在体内的基本过程包括吸收(血管内给药除外)、分布、生物转化和排泄。

(一)药物吸收

药物吸收(drug absorption)是指药物从给药部位进入体循环的过程。血管内给药不存在吸收。血管外注射给药时,药物主要通过毛细血管内皮细胞间隙,以滤过方式迅速入血,其吸收速度主要受注射部位血管丰富程度和药物分子大小的影响。口服药物大多数是通过胃肠黏膜以被动扩散方式吸收到血液中,其主要吸收部位在小肠。影响口服药物吸收的主要因素有药物理化性质、剂型及胃肠功能等。药物从胃肠道吸收经门静脉系统进入肝脏,在肝药酶、胃肠道酶和微生物的联合作用下进行首次代谢消耗。口服药物吸收后经门静脉首次进入肝脏被肝药酶代谢,使进入体循环的药量减少的过程称首过效应(first pass effect),又称首过消除(first pass elimination)。由于不同个体对同一药物代谢能力不同,首过效应强的个体对口服药物吸收产生明显影响。

(二)药物分布

药物分布(drug distribution)是指药物随血液循环至各器官、组织,并通过转运进入细胞间液、细胞与细胞器内的过程。只有分布到靶器官、组织或细胞的药物,才能产生药理效应。而以被动转运方式分布的药物,其靶部位浓度与血药浓度成比例。影响药物分布的主要因素有药物的理化性质、药物与血浆蛋白的结合状态、特殊的膜屏障、体液 pH 差异及药物的主动转运等。

（三）药物生物转化

药物生物转化（drug biotransformation）是指机体对药物进行的化学转化和代谢。药物生物转化主要在肝细胞微粒体进行，其主要反应类型、酶系组成与催化过程，都与肝细胞对内源性物质的生物转化相同。药物生物转化具有双向性，有些药物经生物转化失去药理活性，称为药物灭活；有些药物须经生物转化才能生成有药理活性的代谢物，称为药物活化。药物经生物转化（无论是灭活还是活化），可使药物极性升高，利于从肾和胆管排泄。

（四）药物排泄

药物排泄（drug excretion）是药物及其代谢物排出体外的过程，主要途径是经肾随尿排出。药物也可经胆道排入十二指肠，随粪便排出的部分经肠菌水解后，重新被肠道吸收，形成肠肝循环。挥发性气体药物可由肺排出，少量药物可通过汗液和乳汁排出。药物的生物转化和排泄，都可使原形药在体内减少，这两个过程统称为药物消除（drug elimination）。

二、血药浓度与药物效应的关系

药物进入体内经过上述吸收、分布、转化与排泄等过程，血药浓度随时间而不断变化，且和药物效应密切相关。从药物剂量到药物效应的多个环节可受到许多因素的影响（图 21-1）。

当药物被吸收入血后，通过血液循环到达作用部位或受体部位。药物效应的高低与药物和受体的结合程度相关。药物与受体结合属于可逆的生理生化过程，服从质量作用定律，并处于动态平衡。靶部位的游离药物浓度越高，与受体结合量越大，药物效应则越强。靶部位的药物浓度很难直接测定，但靶部位的游离药物浓度与血药浓度（总浓度，包括游离血药浓度和结合血药浓度）保持着可逆的动态平衡，血药浓度可间接反映游离药物在受体部位的浓度，因此血药浓度可作为反映药理效应的间接指标。

药物的血药浓度与药物的临床疗效、毒性反应相关。与药物剂量相比，血药浓度与药理效应有着更好的相关性，相同的血药浓度甚至对不同种属的动物具有极为相似的药理效应，血药浓度测定对制订给药方案有重要意义。

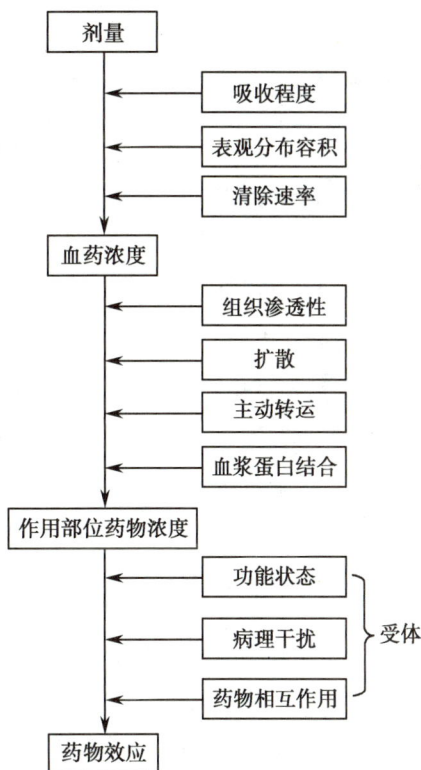

图 21-1 剂量、血药浓度与药物效应的关系及其影响因素

三、治疗药物监测与给药方案个性化

TDM 最主要的用途是为单一患者设计给药方案，以达到最佳的治疗效果和最小的副作用。

（一）需考虑进行治疗药物监测的药物

绝大多数药物并不需要进行 TDM，具有以下一项或多项药效学、药物动力学特点的药物才需考虑进行 TDM（表 21-1）。

1. 治疗指数低、安全范围窄且毒性反应强的药物。如地高辛、茶碱、环孢素 A、甲氨蝶呤等。

2. 治疗时需长期使用且患者依从性差或易产生耐药性的药物。

3．血药浓度与临床反应密切相关的药物。

4．药物代谢动力学的个体内或个体间差异大的药物。同一剂量的药物不同患者使用可出现有效、无效、中毒等不同反应，血药浓度相差很大，如苯妥英钠、三环类抗抑郁药。

5．缺乏与治疗结果相关的生物标志物的药物。有些药物能影响药物代谢酶引起药效变化，但又缺乏及时、明显、易观察的治疗终点或能预知疗效的生物标志物，不易快速判断疗效。如茶碱、抗癫痫药、抗心律失常药等。

6．产生不良相互作用，影响药物疗效的合并用药。

7．具有非线性动力学特性的药物。当药物代谢酶或转运载体处于饱和时，剂量稍增，血药浓度便急剧上升，极易导致中毒，如苯妥英钠、茶碱等。

8．治疗浓度与中毒浓度很接近的药物。如地高辛可用于控制心律失常，但药物过量也可引起心律失常；苯妥英钠中毒引起的抽搐与癫痫发作不易区别。

9．常规剂量下出现毒性反应的药物。此时进行 TDM 可为用药过量中毒以及医疗事故提供法律依据等。

表 21-1　需考虑进行 TDM 的药物

分类	药物
强心苷	地高辛、洋地黄毒苷
抗心律失常药	奎尼丁、利多卡因、普鲁卡因胺等
抗癫痫药	苯妥英钠、苯巴比妥、卡马西平、扑米酮、丙戊酸、乙琥胺
抗抑郁药	丙米嗪、地昔帕明、阿米替林、多塞平等
抗躁狂药	碳酸锂
免疫抑制剂	环孢素 A、他克莫司（FK-506）、西罗莫司、吗替麦考酚酯
平喘药	茶碱
β 受体拮抗剂	普萘洛尔、阿替洛尔、美托洛尔等
抗生素	氨基糖苷类抗生素、万古霉素、氯霉素等
抗恶性肿瘤药	甲氨蝶呤、环磷酰胺、多柔比星等

（二）给药方案个体化的实施

1．患者已明确诊断，并确定所用的药物后，临床医师与实验室人员共同制订药物的试验剂量和给药时间间隔，即确定给药方案。

2．根据药物代谢动力学参数，采集适当次数的血样本测定血药浓度，观察临床疗效。

3．根据求得的个体的药物代谢动力学参数与临床观察情况进行用药剂量的调整，得到适合个体的用药剂量。给药个体化程序见图 21-2。

四、治疗药物监测目的与意义

TDM 的目的与意义主要表现在：①可为临床制订合理的给药方案，对单一患者确定最佳的给药方式与治疗剂量，即实现给药方案个体化，这是 TDM 的最主要用途；②可为判断中毒程度和制订治疗方案提供依据；③确定患者是否按医

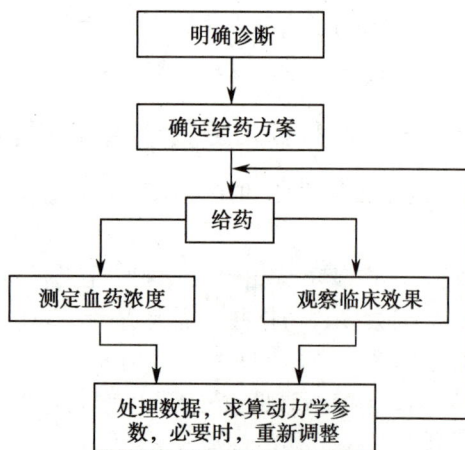

图 21-2　给药个体化程序图

嘱服药,提高用药的依从性;④用于医疗鉴定,如氨基糖苷类抗生素治疗泌尿系统感染出现肾衰竭时,借助 TDM 可明确肾衰竭是本身疾病所致还是用药过量所致。

第二节 药物代谢动力学基础与主要参数

药物代谢动力学(pharmacokinetics)简称药动学,主要研究药物在体内的吸收、分布、转化和排泄过程,并通过数学模型描述这些过程随时间的变化规律。在 TDM 中,药动学主要用于:①建立监测个体的药物浓度随时间变化的数学表达式,并求出药动学参数;②利用这些参数制订和调整个体化的用药方案,保证药物治疗的有效性和安全性。

一、药物代谢动力学模型

药物代谢动力学模型是为了定量研究药物在体内过程的速度规律而建立的模拟数学模型。常用的有房室模型、消除动力学模型、生理药物代谢动力学模型、药理药物代谢动力学模型和统计矩模型等,但最常用的是房室模型和消除动力学模型。

(一)房室模型

房室模型(compartment model)用于研究药物动力学特征,把机体看成由一个或几个房室组成的系统。药物转运速率相近的器官和组织归纳为同一房室。同一房室内药物处于动态平衡。房室模型是药物转运动力学的抽象模型,并非解剖或生理学的结构。不同药物的房室模型与组成各不相同。

1. 单房室模型 单房室模型将机体视为一均匀单位,是最简单的药物代谢动力学模型,它假设药物均匀分布至全身并以一定速率消除。静脉注射药物的血药浓度 - 时间曲线(药 - 时曲线)为指数曲线,转换成 $\lg C$ 对时间 t 做图则为直线(图 21-3)。

2. 二房室模型 二房室模型将机体分为中央室和周边室。中央室包括血液和血流丰富的组织(如心、肝、肾),药物快速分布;周边室是指血流较少的组织(如脂肪、肌肉),药物缓慢分布。药物先快速分布到中央室,再缓慢分布到周边室,最终从中央室消除。药物在中央室与周边室之间可逆转运。二房室模型见图 21-4 上部分。

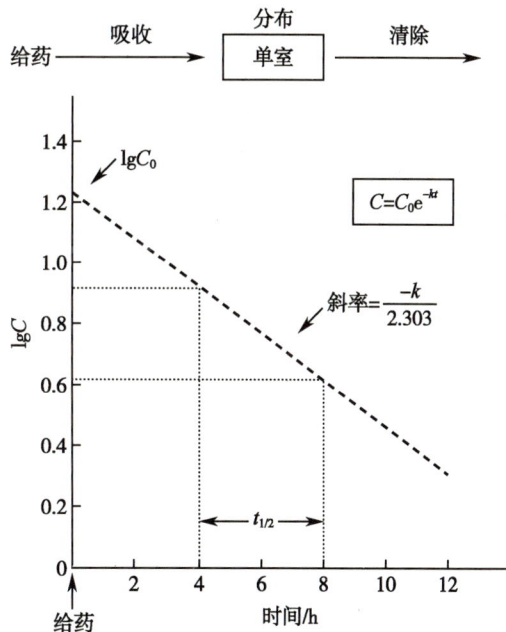

图 21-3 单房室模型及其药 - 时曲线(静脉给药)

图 21-4 下部分为二房室模型药物单次快速静脉注射的血药浓度 - 时间曲线,呈现双指数下降特征。其血药浓度 C 随时间 t 变化的双指数方程为:

$$C = Ae^{-\alpha t} + Be^{-\beta t} \qquad \text{式 21-1}$$

式中,A、B 分别为分布相和消除相系数;α、β 分别为分布相和消除相的速率常数。

图 21-4 曲线 I 反映血中(中央室)药物水平,呈双指数下降,初期血药浓度快速下降,为分布相(α 相),反映药物从中央室向周边室的快速分布,同时包括部分消除过程。分布达平衡后,曲线将进入缓慢下降的消除相(β 相),反映药物从中央室和周边室缓慢消除的过程,

曲线平缓下降。曲线 II 反映周边室药物浓度，初期随中央室血药浓度下降而上升，达到高点后与曲线 I 平行下降。

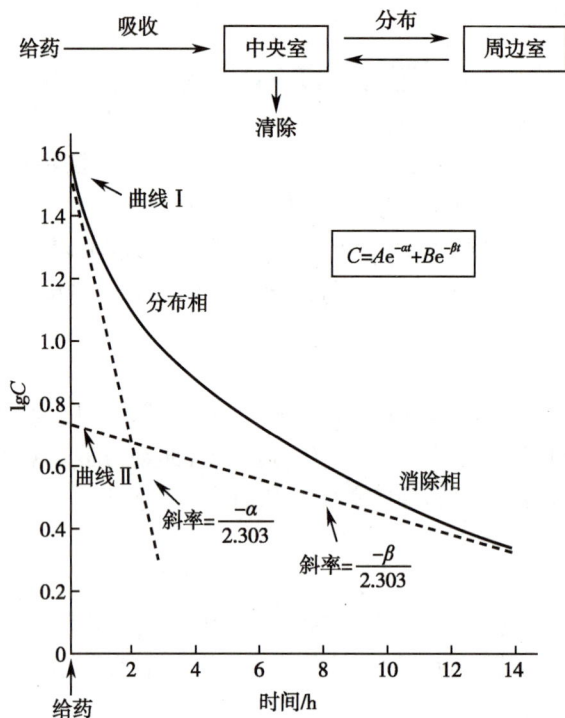

图 21-4 二房室模型及其药 - 时曲线（静脉给药）

（二）消除动力学模型

消除动力学（elimination kinetics）研究体内药物浓度变化速率的规律，可用下列微分方程表示：

$$\frac{\mathrm{d}C}{\mathrm{d}t} = -kC^n \qquad\qquad 式 21\text{-}2$$

式中，C 为药物浓度；t 为时间；k 为消除速率常数；n 为消除动力学级数。$n=1$ 即为一级消除动力学，$n=0$ 则为零级消除动力学。药物消除动力学模型即指这两种。

1. 一级消除动力学 一级消除动力学（first order elimination kinetics）的表达式为：

$$\frac{\mathrm{d}C}{\mathrm{d}t} = -kC, 积分得 C = C_0\mathrm{e}^{-kt} \qquad\qquad 式 21\text{-}3$$

由式 21-3 可知，一级消除动力学的最主要特点是药物浓度按恒定的比值减少，即恒比消除。

2. 零级消除动力学 零级消除动力学（zero order elimination kinetics）中 $n=0$，其微分表达式为：

$$\frac{\mathrm{d}C}{\mathrm{d}t} = -k, 积分得 C = C_0 - kt \qquad\qquad 式 21\text{-}4$$

由式 21-4 可知，零级消除动力学的特点是药物浓度随时间以恒定量（k）衰减，即恒量消除。但并非所有药物都固定按一级或零级动力学消除。药物在体内量较少，未达到机体最大消除能力时，都将按一级消除动力学消除；而超过机体最大消除能力时，按零级消除动力学消除，即出现消除动力学模型转换。苯妥英钠、阿司匹林、氨茶碱等药物存在这种模型转换。

二、单房室模型一级消除动力学

（一）单剂静脉注射

单房室模型中药物直接入血，不考虑吸收和分布，血药浓度 - 时间曲线如图 21-5 所示，血药浓度的数学表达式为：

$$C = C_0 e^{-kt} \qquad\qquad \text{式 21-5}$$

或式 21-5 取对数得：

$$\lg C = \lg C_0 - \frac{k}{2.303} t \qquad\qquad \text{式 21-6}$$

1. 消除速率常数（elimination rate constant，k） k 表示单位时间内药物消除的比例，由药物的生物转化和排泄过程所决定。k 值越大，药物消除越快。一种药物的消除速率常数存在个体间差异，但对同一个体，k 一般恒定。

2. 消除半衰期（elimination half-life，$t_{1/2}$） $t_{1/2}$ 表示体内药量或血药浓度下降一半所需时间，反映药物清除速率。计算公式为：$t_{1/2} = 0.693/k$。由于 k 为常数，所以半衰期恒定不变，这是一级消除动力学的特点。消除半衰期存在个体间差异，即使同一个体在不同病理状况下半衰期也会改变。消除半衰期是疾病状态下调整给药方案的重要参考依据。

3. 表观分布容积（apparent volume of distribution，V） V 是用血药浓度计算的体内药量的比例常数。药物分布平衡后，V 表示药物按血药浓度均匀分布所需要的容积。公式为 $V = X_t / C_t = X_0 / C_0$

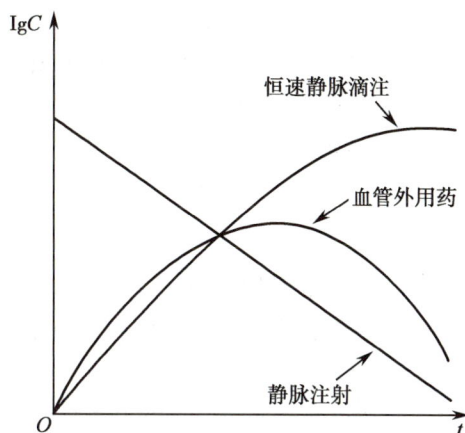

图 21-5　不同方式单剂用药的血药浓度 - 时间曲线

（X_t 为 t 时间的体内药量，X_0 为注射量；C_t 为 t 时间的血药浓度，C_0 为刚注射完时的血药浓度）。V 是给药剂量或体内药量与血药浓度的比值，是一理论容积，无直接的生理意义，反映药物分布的广泛程度或药物与组织成分的结合度。

4. 药 - 时曲线下面积（area under the C-t curve，AUC） AUC 指血药浓度 - 时间曲线下的面积，单位为浓度单位 × 时间单位，代表一次用药后药物的吸收总量，反映药物的吸收程度。AUC 用于测定生物利用度和计算其他药物动力学参数，常用积分法和梯形法计算。

5. 药物清除率（drug clearance，DC） DC 表示药物从体内清除的动力学参数，定义为单位时间内清除的表观分布容积（ml/min）。DC 表示清除药物的速率，反映排泄代谢能力。清除率受器官血流量、血浆蛋白结合度和器官功能等多因素影响，分为总清除率、肝清除率、肾清除率、肺清除率等。清除率具有加和性，即总清除率为各途径药物清除率之和。

（二）恒速静脉滴注

恒速静脉滴注用药为危重病症治疗中的常用方法。与单剂静脉注射不同，此时药物既以恒速的零级动力学方式进入体内，又按一级动力学的方式从体内恒速消除。其药 - 时关系表达式为：

$$C = \frac{R_0}{Vk}(1 - e^{-kt}) \qquad\qquad \text{式 21-7}$$

式中，R_0 为滴注速度；k 为消除速率常数；t 为滴注时间。

1. 稳态血药浓度（steady state plasma concentration，C_{ss}） C_{ss} 是指从体内消除的药量与

进入体内的药量相等时的血药浓度。此时血药浓度将维持在稳态浓度或波动在一定范围内（多剂量用药时）。恒速静脉滴注时，只要滴注速度能使体内药量保持在一级动力学范围内，当滴注时间 $t \to \infty$ 时，式 21-7 中 $e^{-kt} \to 0$，即：

$$C_{ss} = \frac{R_0}{Vk}$$ 式 21-8

式中，R_0、k、V 均为常数，故血药浓度亦为常数，即达到稳态浓度 C_{ss}。从式 21-8 可知，欲达所需 C_{ss}，应使用的滴注速度 $R_0 = C_{ss} \cdot V \cdot k$。若时间以半衰期数 n 表示，即 $t = nt_{1/2} = 0.693n/k$。当 $n = 6$ 时，$e^{-kt} = 0.015\ 6$，可视为趋近于 0。因此临床上恒速静脉滴注时，经 6 个半衰期后，可视为已达稳态浓度。

2. 负荷剂量（loading dose，D）　因达到 C_{ss} 至少需 6 个半衰期时间，对于半衰期长的药物，为能立即达到治疗药物浓度，则需先给一个负荷剂量 D（$D = C_{ss}V$）。

（三）血管外单剂用药

血管外单剂用药包括除直接血管内用药外的肌内、皮下、口服等方式。此时既存在药物从用药部位以一级动力学方式吸收入血中，同时也存在药物从血中以一级动力学方式消除。其药 - 时关系表达式为：

$$C = \frac{F \cdot k_a \cdot X_0}{V(k_a - k)}(e^{-kt} - e^{-k_a t})$$ 式 21-9

式中，F 为生物利用度，k_a 为吸收速率常数，X_0 为用药量。

1. 生物利用度　指血管外用药时，药物被吸收到体循环的速度和程度。包括生物利用程度（extent of bioavailability，EBA）与生物利用率（rate of bioavailability，RBA）。

2. 吸收速率常数（absorption rate constant，k_a）　k_a 表示单位时间内机体从用药部位吸收的固定比值，单位为时间的倒数。反映药物被吸收的快慢。

3. 达峰时间（time of the peak concentration，t_p）　血管外用药时，其血药浓度首先上升，达到某一浓度后下降。达到最高血药浓度所需的时间即 t_p。

4. 峰浓度（maximum concentration，C_{max}）　C_{max} 指血管外用药时所能达到的最大浓度。

三、多剂量用药的消除动力学

为维持和巩固疗效，临床上常采用按恒定剂量和固定间隔时间多次用药。在这种情况下，根据 TDM 结果调整用药方案，保证血药浓度稳定在治疗浓度范围内，达到最佳治疗效果。下面将介绍多剂量用药的药 - 时关系表达式。

（一）多剂量函数与多剂量用药的药 - 时关系表达式

多剂量函数（multiple dose function，r）表示多剂量用药时，给药时间间隔 τ 和用药次数 n 对体内血药浓度或药量影响的通用函数表达式。多剂量给药后药物在体内积蓄，积蓄程度用多剂量函数来描述。

$$r = \frac{1 - e^{-nk_i \tau}}{1 - e^{-k_i \tau}}$$ 式 21-10

式中，k_i 为消除速率常数或吸收速率常数，当 $n\tau \geq 6t_{1/2}$ 时，$e^{-nk_i \tau} \to 0$，则

$$r = \frac{1}{1 - e^{-k_i \tau}}$$ 式 21-11

此即多剂量用药稳态函数式。将前述单剂用药的药 - 时关系表达式中的速率常数的对数或指数项乘以多剂量用药稳态函数式，即可得多剂量用药达稳态浓度时的药 - 时关系表达式。由此可得：

多剂量静脉用药：
$$C_{ss} = C_0 \left(\frac{1}{1 - e^{-k\tau}} \right) e^{-kt} = \frac{X_0}{V} \left(\frac{1}{1 - e^{-k\tau}} \right) e^{-kt}$$
式21-12

多剂量血管外用药：
$$C_{ss} = \frac{F \cdot k_a \cdot X_0}{V(k_a - k)} \left(\frac{1}{1 - e^{-k\tau}} e^{-kt} - \frac{1}{1 - e^{-k_a\tau}} e^{-k_a t} \right)$$
式21-13

多剂量稳态达峰时间：
$$t'_p = \frac{2.303}{k_a - k} \lg \frac{k_a(1 - e^{-k\tau})}{k(1 - e^{-k_a\tau})}$$
式21-14

多剂量用药时，血药浓度在一定范围内波动（图21-6）。给药间隔时间越大，波动范围越大。无论血管内还是血管外用药，最小稳态浓度在下次用药前达到；而最大稳态浓度在静脉注射完毕的瞬间或按式21-14计算的时间（血管外给药）达到。

按固定剂量和间隔时间多次用药，在一级消除动力学范围内，经过6个半衰期以上即可达稳态浓度。如果改变剂量或间隔时间，也需要6个半衰期以上才达到新稳态。根据已知药动学参数和治疗所需的稳态浓度，在剂量X_0和间隔时间τ中先任选一个，用式21-12或式21-13计算另一参数，从而制订出合理的个体化用药方案。

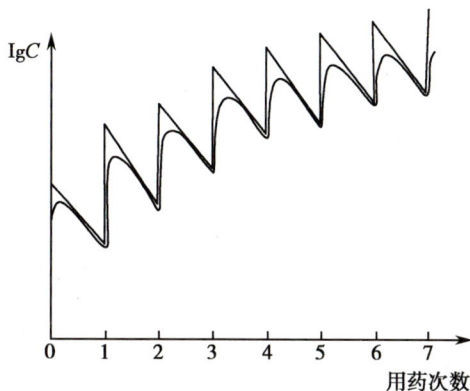

图21-6　多剂量用药时的药-时关系曲线示意图

（二）负荷剂量

对半衰期较长或急需迅速发挥疗效的药物，需使用负荷剂量。多剂量用药时欲使首次用药后即达到稳态浓度，可按下式计算应使用的负荷剂量D。

静脉注射：$D = \dfrac{X_0}{1 - e^{-k\tau}}$，式中$X_0$为拟使用的固定剂量。

血管外用药：$D = \dfrac{X_0}{(1 - e^{-k\tau})(1 - e^{-k_a\tau})}$，式中$X_0$为拟使用的固定剂量。

首剂使用按上式计算出D，再按恒定剂量X_0和间隔时间τ用药，即可在首次用药后达到稳态浓度范围，并维持该浓度。

四、非线性动力学消除

非线性动力学消除主要由于体内药物浓度超过生物转化酶系的最大催化能力，其消除速率可用米氏方程表达：

$$\frac{dC}{dt} = -\frac{V_m \cdot C}{K_m + C}$$
式21-15

式中，V_m为最大消除速率；K_m为米氏常数，表示药物消除速率为$1/2 V_m$时的药物浓度。当$C \ll K_m$时，方程变为一级消除动力学，式21-15可写为$\dfrac{dC}{dt} = -\dfrac{V_m}{K_m} C$，令$k = \dfrac{V_m}{K_m}$，$\dfrac{dC}{dt} = -kC$；当$C \gg K_m$时，方程变为零级消除动力学，即$\dfrac{dC}{dt} = -V_m$。这种转换反映消除动力学方式的转换。其他药动学参数的计算式为：

$$t_{1/2} = \frac{C_0}{2V_m} + 0.693 \frac{K_m}{V_m} - kC, \quad AUC_{0 \to \infty} = \frac{C_0}{K_m} \left(K_m + \frac{C_0}{2} \right)$$

$$V = \frac{F \cdot X_0 \cdot t_{1/2}}{0.693 \text{AUC}_{0 \to \infty}} \qquad\qquad \text{式 21-16}$$

非线性动力学消除时,半衰期、表观分布容积等参数随血药浓度变化。

根据稳态浓度 C_{ss} 的定义,只有当用药速度(R)恰好等于药物消除速率时才会出现稳态浓度,公式为:

$$R = -\frac{V_m \cdot C_{ss}}{K_m + C_{ss}} \qquad\qquad \text{式 21-17}$$

$$C_{ss} = -\frac{K_m \cdot R}{V_m \cdot R} \qquad\qquad \text{式 21-18}$$

已知 V_m 和 K_m,可计算出达到稳态浓度 C_{ss} 所需的用药速度 R,或按某用药速度 R 所能达到的稳态浓度 C_{ss}。

第三节 治疗药物监测实施

一、收集临床资料

实施 TDM 需要收集患者临床资料信息,具体包括:①患者的基本情况:一般身份信息如年龄、性别、体重以及既往病史、所患疾病及主要临床症状、主要脏器(心、肝、肾、胃肠)功能;②用药情况:包括目前使用和申请 TDM 的药物名称及用药方法、时长、用量、联合用药以及药物过敏史等情况;③特殊情况:遗传因素,如患者的代谢酶的基因型等;④其他因素:如吸烟、饮酒、饮食、饥饿、应急状态。这些信息对于 TDM 的实施非常重要。

二、评估临床需要

实施 TDM 可评估临床需要,也是进行 TDM 的目的。具体包括:①指导临床合理用药,尤其是对治疗指数窄的药物及中毒症状易与疾病本身相混淆的药物可通过进行 TDM 调整给药方案;②确定合并用药的原则;③防止药物过量中毒;④实施 TDM 可判断临床诊断是否正确;⑤实施 TDM 可作为医疗差错或事故的鉴定依据和评价患者是否按医嘱处方用药。

三、确定采集标本时间

不同时间采集标本测得的结果具有不同的意义,因此标本采集时间是 TDM 中一项重要内容,应根据 TDM 的目的选择相应的采样时间。

(一)不同情况下采样时间的确定

一般应在达到稳态血药浓度后采样。恒速静脉滴注时,达稳态后,任何时间采样均可。但多剂量间隔用药时,稳态血药浓度在一定时间范围内波动,何时采样应根据需要确定。若长期用药,应在给药前(谷浓度)采样测定;若观察药物浓度的波动是否达到中毒浓度,需测峰值浓度,可在峰值时间采样,若未知个体的峰值时间,可参考群体的峰值时间采样测定。急性药物中毒的诊断应立即采样测定,并据需要,随时采样监测抢救效果。

(二)计算个体药物代谢动力学参数

计算个体药动学参数的采样时间可按以下原则确定。

1. 在血药浓度 - 时间曲线中每个时相采样不少于 3～4 个点,在曲线有关时相转折点附近至少有 2 个点,以便较准确地确定转折点。

2. 消除相采样时间尽量长，一般应到 3～5 个生物半衰期。

四、常用检测标本

实施 TDM 可检测的标本包括血浆、血清、唾液、尿液和脑脊液等。尿 pH 因饮食成分和身体状况变化较大，因此尿样本使用较少，但对治疗泌尿道感染的药物或可能引起肾小管损害的药物，尿药浓度检测具有其特殊意义。测定脑脊液药物浓度可以排除血 - 脑屏障的影响，尤其对于中枢神经系统药物，但采样难度大。因此，TDM 常用样本是血浆、血清与唾液。含乙二胺四乙酸（EDTA）、柠檬酸盐或草酸盐的样品管通常不适合 TDM。但 EDTA 全血是测量免疫抑制药物的首选样本。血中药物有游离型和结合型，游离药物浓度与药理效应关系更密切，但测定较复杂，通常测定总药物浓度。唾液中药物几乎以游离态存在，与血中游离药物浓度成一定比值，可更好地反映作用部位药物浓度，主要适用于药物浓度与血药浓度比值恒定、分布平衡快、无抑制唾液分泌的药物。

五、标本的预处理

生物样本成分复杂，干扰杂质多，标本预处理可以去除干扰，提高检测灵敏度和特异度，并减少对仪器的污染和损害。

（一）去蛋白

血清和血浆中含大量蛋白质，测定时会形成泡沫、浑浊或沉淀干扰测定，因而在测定前须去蛋白处理。常用方法有沉淀离心法、层析法、超滤法和超速离心法。其中，沉淀离心法简便快捷，最常选用，处理后测得的药物浓度包括游离和与蛋白质结合的两部分药物的总浓度。

（二）提取

提高检测灵敏度或减少杂质干扰，可用液 - 固或液 - 液提取法。

1. 液 - 固提取　根据待测组分的理化性质，选用合适的常压提取短色谱柱，选择性收集含待测组分的洗脱液进行测定。可提取低极性、高极性或两性化合物。

2. 液 - 液提取　药物多为有机物，在不同 pH 条件下发生解离。选用对待测组分分配比高、不与样本混溶且不乳化的有机溶剂，使高脂溶性的化合物转移到有机溶剂中，与高极性的干扰组分分离。通过离心分离有机相和水相达到提取目的。

六、常用检测方法及选择原则

（一）检测方法

在 TDM 中，常用的检测方法主要有光谱法、色谱法和免疫化学法。

1. 光谱法　包括紫外 / 可见分光光度法和荧光分光光度法。光谱法仪器成本低，技术简单，适用于治疗药物浓度较高的检测。

2. 色谱法　主要包括高效液相色谱（HPLC）、气相色谱（GC）、液相色谱 - 质谱联用（LC-MS）等。HPLC 是 TDM 中最常用的方法，可同时测定多种药物，样本处理简便，重复性好。LC-MS 比 HPLC 具有更好的专一性和准确性，但仪器昂贵，检测成本高。GC 应用范围较窄，样本处理复杂，TDM 中使用较少。

3. 免疫化学法　适合于急救和常规监测。

近年来，毛细管电泳技术由于微量、高效、灵敏并可自动化检测，应用越来越广泛。

（二）选择原则

在选择检测方法时，应综合考虑药物的最小治疗浓度、是否需同时测定多组分和可供使用的仪器与检测成本等因素。

第四节　治疗药物监测的主要药物

TDM 的主要临床应用是：①监测临床用药，制订合理给药方案，确定最佳治疗剂量，提高疗效并减少不良反应；②研究常用剂量下不产生疗效或出现毒性反应的原因；③确定患者是否按医嘱服药。

一、强心苷类药物

强心苷类药物包括毒毛花苷 K、去乙酰毛花苷、地高辛和洋地黄毒苷。其中毒毛花苷 K 和去乙酰毛花苷起效快、消除快，主要用于急症短期治疗，一般不需 TDM。洋地黄毒苷起效慢，消除慢，临床少用。地高辛起效与消除居中，治疗浓度范围窄，安全范围小，个体差异大，用量不足与过量的临床表现相似，是常规监测药物。本类药以地高辛为例进行介绍。

（一）药效学与血药治疗浓度

地高辛主要用于治疗伴有心力衰竭的心脏病，如充血性心力衰竭、室上性心动过速、期前收缩与心房颤动。成人血清治疗浓度为 0.8～2.0μg/L，安全范围极小，当血药浓度超过 1.5μg/L 时部分患者可能出现毒性反应，超过 2.0μg/L 时毒性反应急剧增加。

（二）药动学

地高辛以片剂和酊剂供口服，吸收后的分布属二房室模型，8～12 小时转入消除相，TDM 应在消除相取样。地高辛主要以原形由肾排泄，肾功能不全者易中毒。其表观分布容积为 6～10L/kg，消除半衰期为 36 小时。长期口服后，5～7 天达到稳态血药浓度。

（三）其他影响血药浓度的因素

1. 病理状态　肾功能受损患者的地高辛清除率下降，血药浓度升高；甲状腺功能亢进患者吸收减少，血药浓度降低；甲状腺功能减退者血药浓度升高，易中毒。

2. 药物相互作用　奎尼丁、钙通道阻滞剂、胺碘酮等可提高地高辛血药浓度，特别是奎尼丁可使其血药浓度升高 1 倍以上。广谱抗生素、螺内酯和呋塞米等亦提高地高辛血药浓度；苯妥英钠等肝药酶诱导剂可降低其浓度。

（四）检测技术

地高辛的 TDM 样本一般用血清。消除半衰期约 36 小时，多在稳态后取样。若达稳态前出现毒性则立即采血。

地高辛常用免疫法测定，如放射免疫法、荧光偏振免疫分析、电化学发光免疫分析等。免疫法的主要问题是特异性易受干扰。

二、抗心律失常药

抗心律失常药通过不同机制治疗心律失常，安全范围窄。血药浓度能反映靶部位浓度，并与治疗作用和毒性（尤其是心脏毒性）相关。心血管、肝、肾功能改变的患者需进行 TDM。主要药物包括奎尼丁、利多卡因、普鲁卡因胺等。以奎尼丁为例进行介绍。

（一）药效学与血药治疗浓度

奎尼丁是 I a 类抗心律失常药，用于治疗各种快速性心律失常，是常用的口服抗心律失常药物之一。血药治疗浓度为 3～6mg/L，超过 8mg/L 会出现中毒，约 1/3 患者发生不良反应。

（二）药动学

奎尼丁口服吸收快且完全，生物利用度为 45%～98%，个体差异大。蛋白结合率为 70%～

80%，表观分布容积为 0.47L/kg。口服后 30 分钟起效，1～3 小时达最大药效，持续约 6 小时。成人半衰期为 6～8 小时，小儿半衰期为 2.5～6.7 小时，肝功能不全者延长。药物主要通过肝代谢消除，10%～20% 原形药经肾排泄，尿液酸化促进排泄，尿液碱化减少排泄。

（三）其他影响血药浓度的因素

1. 肝脏清除率 老年人、严重肝病患者，肝脏清除率下降，应调整用药剂量。

2. 药物相互作用 ①维拉帕米、胺碘酮可提高奎尼丁血药浓度；②西咪替丁可降低肝血流量，减少奎尼丁代谢，提高血药浓度；③尿碱化药、抗酸药或碳酸氢盐等，可增加肾小管对奎尼丁的重吸收，导致毒性反应；④苯巴比妥、苯妥英钠、利福平等可增加奎尼丁肝内代谢，降低血药浓度，应调整剂量。

（四）检测技术

奎尼丁检测主要有 HPLC 与荧光分光光度法。荧光分光光度法简便、快速、灵敏度高。HPLC 常用反相色谱法，于 220nm 紫外波长处检测或荧光检测，可直接分析血浆样本。

三、抗癫痫药

抗癫痫药用于控制与预防癫痫。1990 年前使用的抗癫痫药物包括卡马西平、苯妥英钠、苯巴比妥等。1990 年后引入的有非尔氨酯、加巴喷丁等。这类药物有效浓度范围窄，大多需进行 TDM。下面以最常用，也是最需进行 TDM 的苯妥英钠为例进行介绍。

（一）药效学与血药治疗浓度

苯妥英钠是治疗癫痫大发作的首选药，也用于治疗三叉神经痛和强心苷中毒引起的心律失常。其血药治疗浓度为 10～20mg/L，90% 患者在此范围内可控制癫痫发作。本药的中毒反应与癫痫发作有时难以区别。

（二）药动学

苯妥英钠口服吸收缓慢，个体差异大，达峰时间为 3～12 小时，吸收过程可持续 48 小时。表观分布容积为 0.7L/kg，蛋白结合率高达 88%～92%。主要在肝脏代谢，最终由尿排泄。苯妥英钠属非线性动力学药物，剂量超过肝药酶的代谢能力时，以零级动力学消除。在有效血药浓度范围内，成人消除半衰期为 6～24 小时，达稳态时间为 5～14 天。

（三）影响血药浓度的因素

1. 药物的相互作用 苯巴比妥、卡马西平、利福平等肝药酶诱导剂加快苯妥英钠代谢，降低血药浓度；异烟肼、胺碘酮等肝药酶抑制剂提高血药浓度。

2. 血浆蛋白结合率 游离苯妥英钠为活性形式，受血浆蛋白量和竞争蛋白结合位点物质的影响。如肾衰竭、低蛋白血症患者游离药物浓度升高；保泰松、水杨酸类、磺胺类等药物降低蛋白结合率。

3. 肝功能状况 肝炎和老年患者 V_m 下降，血药浓度增高，老年人需减量。

（四）检测技术

苯妥英钠检测常用 HPLC、紫外分光光度法、均相酶免疫分析法与荧光偏振免疫分析法。

1. HPLC HPLC 最主要的特点是可同时完成多种组分测定，在常需联合用药的抗癫痫药 TDM 中尤为重要，可同时检测苯妥英钠、苯巴比妥、卡马西平、扑米酮、乙琥胺等 5 种常用抗癫痫药。对 5 种药物的线性范围均可覆盖治疗与中毒血清浓度水平，灵敏度都在 2μg/ml 以下，完全可满足上述药物的 TDM 要求。

2. 紫外分光光度法 虽操作步骤多，无法完全排除代谢物干扰，但灵敏度、线性范围均可满足要求，且成本低，仪器较普及。

3. 均相酶免疫分析法与荧光偏振免疫分析法 两种方法与 HPLC 都有良好的相关性，可根据条件选用。

四、抗情感性精神障碍药

（一）三环类抗抑郁药

三环类抗抑郁药是目前治疗抑郁症的主要药物，包括丙米嗪、地昔帕明、去甲替林、阿米替林、多塞平等。

1. 药效学　该类药通过抑制突触前神经细胞膜对去甲肾上腺素和 5- 羟色胺的再摄取，增加突触间隙中单胺递质浓度，发挥抗抑郁症作用。治疗作用和毒性反应均与血药浓度密切相关。

2. 药动学与血药治疗浓度　该类药物脂溶性高，口服吸收快而完全，但因首过效应强且差异大，故生物利用度不一。约 90% 与血浆白蛋白、脂蛋白、α_1- 酸性糖蛋白结合，游离药物迅速分布至各组织。该类药绝大部分经肝转化后，由肾排泄。其中丙米嗪、阿米替林、多塞平的去甲基化代谢物都有和原药同样的药理活性，并且地昔帕明、去甲替林本身也为三环类抗抑郁药。常用剂量下，属一级动力学消除，但代谢物活性较强者需综合考虑。

常用三环类抗抑郁药的药动学参数与血药治疗浓度见表 21-2。多数三环类抗抑郁药存在"治疗窗"现象，即低于治疗窗无效，高于治疗窗毒副作用增强，治疗作用反而下降。

表 21-2　常用三环类抗抑郁药的药动学参数与血药治疗浓度

参数	丙米嗪	地昔帕明	去甲替林	阿米替林	多塞平
生物利用度 /%	26～68	33～68	46～56	56～70	17～37
血浆蛋白结合率 /%	89～94	90～93	93～96	82～96	>90
表观分布容积 /(L/kg)	9～21	26～42	14～22	6～10	12～28
原形药半衰期 /h	10～16	13～23	18～44	10～20	11～23
血药治疗浓度 /(μg/L)	150～300*	150～300	50～200	150～250*	30～150*
血药中毒浓度 /(μg/L)	>500*	>500	>500	>500*	>500*

注：* 指原形药和有活性的去甲基代谢物的总浓度。

3. 检测技术　HPLC 和 GC 最适合检测三环类抗抑郁药及其活性代谢物，常用反相色谱和紫外检测器。荧光检测器用于测定丙米嗪和地昔帕明，提高灵敏度和特异度。免疫化学法灵敏度高，但易受交叉免疫反应干扰。

（二）碳酸锂

1. 药效学与血药治疗浓度　碳酸锂通过抑制去甲肾上腺素（norepinephrine，NE）释放与促进其再摄取，降低突触间隙 NE 浓度；碳酸锂还可抑制 α_1- 肾上腺素受体激动后的胞内信使物质生成，产生抗躁狂症作用。

为便于比较，TDM 中规定在达稳态后的某次用药后 12 小时取血测定血清 Li^+ 浓度，称为 12 小时标准血清锂浓度（12 hour standard serum concentration of lithium，12h-stS Li^+）。12h-stS Li^+ 治疗浓度为 0.8～1.2mmol/L，最小 12h-stS Li^+ 中毒浓度为 1.3mmol/L。

2. 药动学　口服吸收完全。Li^+ 不与血浆蛋白结合，为二房室模型，表观分布容积约为 0.79L/kg。Li^+ 几乎都从肾分泌排泄，消除动力学呈二相，首先为半衰期约 24 小时的快消除相，继之出现半衰期 48～72 小时的慢消除相。

3. 其他影响血药浓度的因素

（1）肾功能：肾功能损伤时，血 Li^+ 浓度明显升高。

（2）合并用药：同时使用噻嗪类、呋塞米等中强效利尿药，可升高血 Li^+。而螺内酯等保钾利尿药、茶碱、碳酸氢钠和大剂量各种含钠药物，均促进 Li^+ 肾排泄，降低血 Li^+ 浓度。

4. 检测技术 一般在达稳态后末次服药后 12 小时采血检测 12h-stS Li$^+$。Li$^+$ 可通过比色法检测,避免使用含锂抗凝剂试管以防结果偏高。唾液 Li$^+$ 浓度约为血浓度的 2～3 倍,二者比值恒定,可考虑以唾液为样本。

五、免疫抑制剂

免疫抑制剂用于治疗各种自身免疫性疾病,在器官移植中免疫抑制治疗主要用于预防和治疗术后移植物排斥反应和移植物抗宿主病。根据作用机制,免疫抑制剂可分为:①细胞因子合成抑制剂:如环孢素 A、他克莫司(FK-506);②细胞因子作用抑制剂:如西罗莫司、来氟米特;③DNA 或 RNA 合成抑制剂:如咪唑立宾、吗替麦考酚酯;④细胞成熟抑制剂;⑤非特异性抑制细胞生长诱导剂。下面以环孢素 A 为例进行介绍。

(一)药效学与血药治疗浓度

环孢素 A(cyclosporin A,CsA)是常用的免疫抑制剂,用于预防器官移植后的排斥反应和多种自身免疫性疾病的治疗。该药的毒性作用虽比其他免疫抑制剂少,但仍存在肝肾损害、震颤、高血压等毒性反应。环孢素 A 的治疗作用、毒性反应与血药浓度关系密切,安全范围窄。本药又大多用于长期预防性用药,而肾、肝毒性在肾、肝移植时难以与排斥反应区别。鉴于上述原因,环孢素 A 需进行 TDM。

免疫法测得环孢素 A 的全血治疗浓度为 0.1～0.4mg/L,最小中毒浓度为 0.6mg/L。

(二)药动学

环孢素 A 口服与肌内注射均吸收慢、不完全并且不规则,约 4 小时达峰浓度,剂量与血药浓度间无可靠相关性。达峰时间约 5 小时,生物利用度随移植物不同而有差异,大多为 30% 左右。该药在血中 95% 以上和血细胞(主要为红细胞)及血浆蛋白结合。其分布呈多室模型,易分布至细胞内。表观分布容积个体差异大,平均约 4L/kg 体重。消除需先经生物转化转变为 30 余种代谢物,再由肾、胆排泄。其消除呈双相,首先是半衰期约 5 小时的快消除相,继之出现半衰期约 16 小时的慢消除相。

(三)其他影响血药浓度的因素

1. 药物相互作用 同时使用大环内酯类、氨基糖苷类、磺胺、两性霉素、酮康唑等化疗药,可干扰环孢素 A 消除,升高血药浓度。而苯妥英钠、利福平等肝药酶诱导剂则降低环孢素 A 的血药浓度。

2. 肝、肾、心脏功能状况 肝、肾、心移植前和移植后不同功能恢复期,以及长期用药中影响体内过程的任一环节发生改变,都将导致血药浓度发生变化。

(四)检测技术

环孢素 A 与红细胞和血浆蛋白都有很高的结合率,一般认为测定全血环孢素 A 的浓度比测定血浆或血清浓度更易得到稳定结果。

测定环孢素 A 的方法有免疫法、HPLC 法和荧光偏振放射免疫法(FPIA)。FPIA 是目前最广泛采用的环孢素 A 检测方法。

六、茶碱

茶碱(theophylline)通常制成氨茶碱等水溶性较高的盐类供使用,在体内解离出茶碱发挥作用。

(一)药效学与血药治疗浓度

茶碱可抑制胞内磷酸二酯酶,使肾上腺素 β 受体激动产生的 cAMP 水解受阻而堆积,产生肾上腺素 β 受体激动样效应。茶碱用于预防和治疗支气管哮喘、早产儿呼吸暂停等。此时,其他肾上腺素 β 受体激动效应便成为不良反应,严重者可出现心律失常、抽搐等毒性反应。茶碱的治疗作用和毒性反应呈血药浓度依赖性,是进行 TDM 最多的药物之一。

茶碱的血药治疗浓度:成人和少年为 8～20mg/L,新生儿为 5～10mg/L。最小中毒浓度:成人和少年为 20mg/L,新生儿则为 15mg/L。

(二)药动学

氨茶碱系茶碱与乙烯二胺的结合物,其水溶性好,口服后迅速经胃肠道吸收,60～120分钟血药浓度可达峰值。茶碱的表观分布容积为 0.45L/kg。成人血浆蛋白结合率为 37%～79%,新生儿的血浆蛋白结合率为 36%,血液 pH 降低者、肝硬化患者和老年人均有血浆蛋白结合率降低。若与血浆蛋白结合率高的药物同用,部分与血浆蛋白结合的茶碱会被转换,造成血游离茶碱浓度增高。茶碱主要经肝代谢,仅 10% 左右的茶碱以原形从肾排泄。

(三)其他影响血药浓度的因素

1. 药物相互作用 同时使用大环内酯类、异烟肼、西咪替丁等肝药酶抑制剂,可使茶碱血药浓度升高;而苯妥英钠等肝药酶诱导剂则致茶碱血药浓度降低。

2. 其他 吸烟、长期高蛋白及低糖饮食者,茶碱消除半衰期显著缩短;肝功能减退、慢性充血性心力衰竭、肺源性心脏病者,茶碱消除半衰期可延长数倍。

(四)检测技术

茶碱检测方法很多,可用 HPLC、紫外分光光度法、荧光分光光度法、免疫法等。测定茶碱大多用反相色谱法,选择性高、方法简便。紫外分光光度法首选双波长法,分别在 275nm 和 300nm 处测定 A_{275} 和 A_{300}。以 A_{275} 与 A_{300} 的差值作为茶碱吸光值。该法可排除大部分干扰物。

七、氨基糖苷类抗生素

氨基糖苷类抗生素是含多个氨基糖的强极性糖苷类抗生素,包括链霉素、庆大霉素、妥布霉素等。其药效学与药动学具有共同性,故一并介绍。

(一)药效学与血药治疗浓度

该类药通过抑制敏感病原蛋白质合成,以及改变菌膜通透性,发挥杀菌作用。主要用于各种需氧革兰氏阴性杆菌、部分革兰氏阳性球菌、结核分枝杆菌感染的治疗。但可导致第八对脑神经损害和肾损害以及神经肌肉接头阻断毒性反应。其治疗作用和毒性反应均与血药浓度密切相关。

血清药物治疗浓度:庆大霉素、妥布霉素为 0.5～2.0mg/L,阿米卡星为 4.0～8.0mg/L。最小中毒稳态谷浓度:庆大霉素、妥布霉素为 2.0mg/L,阿米卡星为 8.0mg/L。

(二)药动学

该类药口服不吸收,肌内注射吸收迅速完全,达峰时间约 1 小时。因极性强,与血浆蛋白的结合率低,多在 10% 内,主要分布在细胞外液,表观分布容积多为 0.3L/kg 左右,儿童可增大。其消除时几乎全部以原形从肾排泄,消除半衰期为 2～3 小时。

(三)其他影响血药浓度的因素

心力衰竭、肾功能损害是影响血药浓度的主要因素。肾功能减少 10% 即可显著延长该类药的消除半衰期,肾衰竭者则为正常的数十倍,而该类药物又有肾毒性,将加重肾衰竭,形成恶性循环,因此必须进行适当的药物剂量调整。该类药主要分布在细胞外液中,任何生理性或病理性细胞外液量的变化,都会导致血药浓度改变。血液透析可降低该类药的血药浓度。

(四)检测技术

氨基糖苷类抗生素 TDM 多检测稳态谷浓度。由于该类药可和肝素形成复合物而干扰测定,故一般均用血清测定,若用血浆则不能以肝素为抗凝剂。

该类药在体内几乎不代谢转化,故无代谢物的干扰,免疫学方法尤其适用于该类药的检测。氨基糖苷类抗生素间存在交叉免疫性，若治疗换用了不同氨基糖苷类抗生素后进行TDM，应注意这类干扰。

本章小结

TDM是临床制订个体化治疗方案、确保药物治疗有效性和安全性的重要手段。药物在体内经过吸收、分布、转化和排泄四个过程，血药浓度与药物的临床疗效、毒性反应相关，因此血药浓度测定在制订给药方案方面具有重要意义。TDM包括血药浓度测定、动力学参数计算、给药方案调整与临床应用四方面。

常用药物代谢动力学模型有房室模型和消除动力学模型。实施TDM需要遵循一定的步骤和原则，包括收集临床资料、评估临床需要、确定采样时间、选择和预处理样本、选择检测方法等。TDM可使用血液、尿液、唾液样本，以血液为主。样本预处理方法包括去蛋白、液 - 液提取、液 - 固提取。主要测定方法有高效液相色谱、气相色谱、紫外分光光度法、荧光分光光度法、酶免疫法、荧光免疫法等。高效液相色谱是TDM的首选方法。紫外分光光度法操作简单，荧光免疫法灵敏度高、速度快，适合急救和常规监测。

临床上常进行TDM的药物包括强心苷类药物、抗心律失常药、抗癫痫药、抗情感性精神障碍药、免疫抑制剂、茶碱、氨基糖苷类抗生素等。每类药物按药效学与血药浓度参考区间、药动学、其他影响血药浓度的因素以及检测技术进行介绍。

需要指出的是，TDM在临床应用中尚有一定局限性，但近年来在药物分析技术、药物活性代谢物和手性新药的监测以及群体药动学等诸多方面均取得了显著进展。

（刘新光）

第二十二章　妊娠和新生儿的生物化学检验

22章

通过本章学习,你将能够回答下列问题:

1. 正常妊娠分为几个阶段?
2. 胎盘生理、生物化学功能及主要激素有哪些?
3. 简述妊娠期母体及胎儿的主要生物化学变化。
4. 妊娠与相关疾病的常用生物化学检验指标有哪些?
5. 简述胎儿肺成熟度检测的意义及其主要生物化学指标。
6. 产前筛查的主要生物化学检测指标有哪些? 如何应用?
7. 简述新生儿筛查的意义及疾病。
8. 简述苯丙酮尿症的实验室检验。

妊娠(pregnancy)是胚胎及胎儿在母体内发育成长的复杂过程。自分娩出结扎脐带起至出生后满28天,称为新生儿期(neonatal period)。临床实验室检查在妊娠监测、妊娠期相关疾病的诊治以及产前检测、新生儿筛查方面发挥着极其重要的作用,对妊娠妇女或新生儿血液、尿液及羊水等标本进行检测,可有助于临床进行早期妊娠诊断,了解胎儿在宫内发育及成熟的状态,诊断各种妊娠并发症并筛查潜在的遗传性疾病等。本章主要介绍妊娠及新生儿相关的生物化学检验。

第一节　概　述

本节介绍妊娠过程、胚胎和胎儿的生长发育、胎盘在妊娠中的作用、妊娠期母体和胎儿的生物化学变化,有助于理解实验室检查在妊娠监护及相关疾病诊断中的应用。

一、妊娠及妊娠期生物化学改变

妊娠期(trimester of pregnancy)是指受精至分娩的生理时期。自成熟卵受精后至胎儿娩出,一般为266天左右。为便于计算,妊娠通常是从末次月经第1天算起,足月妊娠约为280天(40周)。全程分为三个阶段:①早期妊娠,即妊娠第13周末以前;②中期妊娠,即妊娠第14周至第27周末;③晚期妊娠,即妊娠第28周至分娩。随着正常妊娠进行和胎儿正常发育,孕妇全身各系统会发生适应性变化。

妊娠期间,母体在胎盘激素与神经内分泌调控下,经历显著的生物化学与系统功能转变。特征包括血管紧张素抵抗提升、代谢优先利用脂肪供能、肝合成特定蛋白(如甲状腺素结合蛋白、类固醇结合蛋白、纤维蛋白原)增多,因此需要建立孕妇的实验室检查参考值范围。

(一)血液学变化

自妊娠第6周起,母体血容量渐增,至第32～34周达峰值,增幅约45%,总量增加近1 450ml。血浆增长幅度超越红细胞,致血红蛋白、红细胞计数及血细胞比容相对下降。白

细胞计数波动于 $(4.0\sim13.0)\times10^9/L$ 间,分娩前后激增。凝血因子与纤维蛋白原显著增多,血液呈高凝状态。

(二)物质代谢变化

1. 糖代谢 妊娠期间,随着胰岛素分泌作用增强,母体对胰岛素的敏感性递减,肾小管葡萄糖重吸收功能减弱,可能诱发妊娠糖尿病或加剧糖尿病孕妇病情。口服葡萄糖耐量试验已成为妊娠糖尿病筛查的常规检测方法。

2. 脂质代谢 妊娠期血脂水平升高,尤其是甘油三酯和胆固醇,增加了孕妇出现动脉粥样硬化和血栓栓塞等并发症的风险。

3. 蛋白质 妊娠期间,蛋白质合成和分解代谢均增强,但总蛋白含量下降,在妊娠末期白蛋白减少至 34g/L,血浆球蛋白浓度轻度增加。孕妇血中起运输作用的球蛋白显著增加,免疫球蛋白 IgG 轻度下降,IgD 增高,IgA、IgM 水平基本不变。

4. 电解质 孕妇的电解质水平处于动态平衡的状态,若早期妊娠有严重孕吐的状况,要适当补充电解质,如钙、铁剂。

(三)肾功能变化

妊娠第 20 周时,肾小球滤过率(GFR)增至 $170ml/(min\cdot1.73m^2)$,加速尿素、肌酐、尿酸排泄,导致其血清浓度短暂降低。但在妊娠最后 4 周,尿素与肌酐浓度轻微回升,尿酸因重吸收增强而高于非妊娠期。分娩后,GFR 逐步复原至妊娠前。蛋白质从尿中丢失增加,约30mg/d。

(四)内分泌变化

妊娠期多种激素发生不同程度的改变,见表 22-1。

表 22-1 妊娠期母体激素变化

名称	变化
促性腺激素	卵泡刺激素和黄体生成素分泌减少,卵泡不再发育成熟,无排卵
皮质醇	血浆皮质醇增加,昼夜节律性存在
甲状腺激素	合成和分泌增加,TT_4 和 TT_3 浓度升高,游离甲状腺激素水平仍然维持在参考区间之内,FT_4 浓度在妊娠中、晚期轻微降低
甲状旁腺激素	增加约40%,而血浆游离钙离子基本不变
降钙素	不一定增加,但 1,25- 二羟维生素 D_3 升高
孕酮	在早期妊娠,母体卵巢黄体可分泌足量孕酮来维持妊娠,一直持续到胎盘能够产生足够孕酮为止
雌激素	分泌增加,使催乳素分泌增加达 10 倍,并抑制黄体生成素和卵泡刺激素的分泌

二、胎盘功能及分泌的激素

胎盘(placenta)是由胎儿部分的羊膜和叶状绒毛膜及母体部分的底蜕膜构成的胎儿重要附属结构,具有胎儿与母体间物质交换、内分泌和屏障功能。随着胎儿的成熟,胎儿 - 胎盘单位(fetal-placental unit)可合成并分泌多种激素、妊娠相关蛋白及一些酶,从而影响母体代谢。

(一)胎盘功能

胎盘具有物质交换、合成、分泌、防御及免疫等多种功能。母体血液循环中的可溶性物质必须穿过滋养层和数层生物膜才能进入胎儿血液循环,其通透性取决于母体和胎儿血液中物质的浓度梯度差、血液中结合蛋白的浓度、物质在血液中的溶解性和转运系统。胎盘能有效地阻挡大分子蛋白质和与血浆蛋白结合的疏水化合物通过。

（二）胎盘激素

胎盘激素（placental hormone）是由胎盘分泌的激素，主要为促性腺激素。胎盘激素主要包括两类：一类是蛋白质激素，如人绒毛膜促性腺激素和人胎盘催乳素；另一类为类固醇激素，有孕酮、雌酮、雌二醇和雌三醇等。由于母体的血管毗邻胎盘产生激素部位，大部分胎盘激素分泌入母体血液循环，仅少量进入胎儿血液循环。主要的胎盘激素及生理功能见表 22-2。

表 22-2　胎盘分泌的主要激素及功能

名称	合成部位	妊娠期生理功能
人绒毛膜促性腺激素（hCG）	胎盘合体滋养层细胞，男性和未受孕女性的垂体也少量分泌	维持月经黄体寿命并使其成为妊娠黄体，维持妊娠；促进雌激素、孕酮形成；刺激胎儿睾丸分泌睾酮，促进男胎性分化；刺激甲状腺活性
人胎盘催乳素（HPL）	胎盘合体滋养层细胞	催乳、代谢调节、促进生长、促黄体生成、促进胰岛素生成、促红细胞生成和刺激醛固酮分泌等
孕酮	早期妊娠主要由卵巢黄体分泌，妊娠第 8～10 周后主要由胎盘合体滋养层细胞合成	促进子宫内膜增厚，抑制子宫收缩，防止流产，有利于胚胎及胎儿宫内生长发育；扩增血容量；促进乳腺发育
雌激素	早期妊娠主要由卵巢黄体分泌，妊娠第 10 周后主要由胎儿-胎盘单位合成	促进和维持子宫发育；促进乳腺发育；分娩时促进子宫收缩，利于分娩；促进女胎生殖器官发育

三、胎儿功能发育及生物化学改变

胚胎（embryo）是妊娠 10 周（受精后 8 周）内的人胚，是器官分化、形成的时期。胎儿（fetus）是自妊娠第 11 周（受精第 9 周）起至出生前的发育中的人体，是生长和成熟的时期。胚胎及胎儿在发育过程中，也会发生一系列生物化学变化，主要包括肝功能、肾功能、血红蛋白等。

（一）肝功能

胚胎期红细胞最早来自卵黄囊，妊娠第 10 周时胎儿肝脏是主要的造血器官，在妊娠第 22～24 周，骨髓则成为主要的造血器官。胎儿肝脏依赖母体，通过胎盘逆浓度差主动吸收氨基酸，支持蛋白质合成。甲胎蛋白（AFP）源自胎儿肝脏和卵黄囊，早期富集于胎儿血液及羊水中，起着保护与调控作用，其水平异常升高常提示开放性神经管缺陷。胎儿肝脏发育尚未完全成熟，肝内缺乏多种酶，如葡萄糖醛酸转移酶及尿苷二磷酸葡萄糖脱氢酶（UDPG 脱氢酶）缺乏，无法快速处理由红细胞破坏产生的大量游离胆红素，这正是部分新生儿生理性黄疸的成因。

（二）肾功能

胎儿肾脏虽发育不全，却在妊娠第 11～14 周即具备排尿功能，通过排尿促进羊水循环，维持水、电解质平衡。伴随肾功能渐进成熟，羊水中尿素、肌酐、尿酸等代谢产物浓度上升，至足月（37 周）时，其浓度约是正常血清的 2～3 倍，反映肾脏排泄能力的增强。

（三）血红蛋白

血红蛋白类型随妊娠进展而转换，从胚胎型过渡到胎儿血红蛋白（HbF），再逐渐到成人型（HbA）。妊娠 10 周左右，胚胎型血红蛋白下降至 10%。HbF 则在中期妊娠时达峰值，占总血红蛋白的90%，其高氧亲和力保证母体氧气有效传输至胎儿。至分娩前，HbF比例降至约25%，为新生儿适应外界环境做准备。

第二节　孕妇和胎儿实验室健康评估

近些年，关于胎儿及母体的相互作用、胎儿生长发育以及妊娠与围生期相关疾病的生理、生物化学机制的研究取得了很多进展，为妊娠相关疾病的实验室诊断提供了许多灵敏性和特异性均较好的生物化学检验指标，在妊娠诊断、母体及胎儿健康评价、妊娠期特有及合并疾病、胎儿异常的早期发现等方面均发挥了重要作用。

一、妊娠相关标志物的检测

（一）人绒毛膜促性腺激素

1. 生化及生理　人绒毛膜促性腺激素（human chorionic gonadotrophin，hCG）是胎盘滋养层细胞分泌的一种糖蛋白激素。由237个氨基酸残基组成，分子量约36.7kDa。可维持妊娠黄体的存在和旺盛分泌，稳定正常妊娠。hCG的α亚基基因位于6号染色体，与促甲状腺激素（TSH）、黄体生成素（LH）和卵泡刺激素（FSH）共享同一α亚基，故这四种激素的α亚基结构高度同源。β亚基基因则位于19号染色体。hCG与TSH等糖蛋白激素的β亚基N端115个氨基酸残基中有80%是相同的，差别仅在于β亚基C端的30个氨基酸残基，临床检验中常将此差异作为检测hCG的理论基础。

hCG的清除在肝脏和肾脏进行，肝清除率约为2ml/(min·m^2)，肾清除率约为0.4ml/(min·m^2)。hCG、β-hCG和α-hCG在妊娠期末都会消失，三者分别具有短、中、长三个半衰期：hCG为3.6、18和53小时；β-hCG为1、23和194小时；α-hCG为0.63、6和22小时。首次晨尿标本与血清中hCG浓度具有可比性。

2. 检测方法

（1）hCG定性试验：目前最常用的为尿液hCG定性试验，试验操作简单，可在家中自行检测。多数为单一试剂，使用免疫胶体金法、免疫酶法。检测限为50U/L，需2～30分钟完成，结果判断直观，但灵敏度受限，且结果容易受尿中蛋白质、药物等因素影响。

（2）hCG定量试验：常用时间分辨荧光免疫分析、ELISA、免疫层析法、化学发光及电化学发光免疫分析。

3. 参考区间　非妊娠期hCG定性试验阴性，妊娠后阳性；正常情况下血清hCG浓度<5U/L。

4. 临床意义

（1）hCG主要用于正常妊娠、妊娠期特有疾病的诊断和监护、胎盘功能评价以及胎儿先天性异常的筛查。在停经第1天约半数妊娠女性血清hCG浓度就可达到25U/L。妊娠期的前8周，母体血清hCG浓度呈对数上升。血清hCG峰值在妊娠第8～10周时出现，随后浓度缓慢下降；在中期妊娠末，hCG浓度为峰值的10%（表22-3）。

（2）葡萄胎的诊断及治疗监测：葡萄胎患者尿hCG可达到300 000U/L，术后1个月内尿hCG逐渐下降，90%的患者在3个月内可转为阴性。对于葡萄胎清宫残留或恶性变，如演变为恶性葡萄胎或绒毛膜癌等患者，尿hCG在下降后转而持续上升，所以动态监测尿hCG变化可用于病情监控、治疗效果评价，尤其是化疗效果的评价。由于hCG具有一定的TSH活性，存在高浓度hCG的葡萄胎患者可能出现甲状腺功能亢进表现。所以，如果检测到尿hCG超过100 000U/L或血hCG超过300U/L，并伴有甲状腺功能亢进表现，则可高度怀疑葡萄胎。

表 22-3　妊娠期血清 hCG 浓度变化

妊娠期 / 周		hCG/（U/L）
受精后	距末次月经	
2	4	5～100
3	5	200～3 000
4	6	10 000～80 000
5～12	7～14	90 000～500 000
13～24	15～26	5 000～80 000
25～38	27～40	3 000～15 000

（3）异位妊娠的诊断：异位妊娠妇女的 hCG 水平比同孕龄妇女低，若 48 小时内血清 hCG 升高程度 <60%，则异位妊娠的可能性较大。同样地，在 48 小时内多次测定母体血清 β-hCG 也可用于异位妊娠的诊断。但只有 50% 的异位妊娠妇女尿 hCG 为阳性，因此尿妊娠试验阴性并不能排除异位妊娠的可能性。

（4）18- 三体综合征：母体血清低水平的 hCG 也可出现在 18- 三体综合征，大约有 75% 的此类胎儿在中期妊娠（4～6 个月）发生自发性流产。而 21- 三体综合征母体血清 hCG 浓度则升高。

（二）人胎盘催乳素

1. 生化及生理　人胎盘催乳素（human placental prolactin，HPL）是由胎盘合体滋养层细胞合成的一种单链多肽激素。含 191 个氨基酸和 2 个链内二硫键，分子量为 22kDa，HPL 与生长激素（GH）的结构高度相似，具有 96% 的同源性，并与催乳素有 67% 的同源性，二者均由位于 17 号染色体的基因组编码。其功能是促进孕妇乳腺生长发育，促进胰岛素生成，通过脂解作用为胎儿供能，抑制母体对胎儿的排斥作用。HPL 是通过母体促进胎儿发育的代谢调节因子。

HPL 在妊娠第 5 周即可在母体血浆中测出，随妊娠进展其分泌量持续增加，至妊娠末期达高峰并维持至分娩，在分娩前，胎盘每天可分泌 1～2g HPL，是人类已知分泌量最大的激素。产后其水平迅速下降，产后 7 小时即测不出。双胎妊娠的 HPL 水平高于单胎妊娠，而在正常妊娠中完全缺乏 HPL 的情况极为罕见。

2. 检测方法　化学发光免疫分析（CLIA）及电化学发光免疫分析（ECLIA）等。

3. 参考区间　未妊娠妇女：<0.5mg/L；妊娠第 22 周：1.0～3.8mg/L；妊娠第 30 周：2.8～5.8mg/L；妊娠第 42 周：3.0～8.0mg/L。

4. 临床意义　妊娠时，母体血中的 HPL 浓度相对增高。母体血 HPL 水平与胎盘发育密切相关，因此在产前诊断时，测定孕妇血 HPL 可用于判断胎盘的功能，确定分娩时间。此外对妊娠期高血压疾病、胎儿宫内发育迟缓也有一定诊断价值。妊娠期 HPL 异常增高见于妊娠糖尿病、母子血型不合。

HPL 减低见于胎盘功能低下、妊娠高血压、子痫前期、子痫、异位妊娠、葡萄胎、先兆流产、胎儿宫内发育迟缓和胎儿宫内窒息等。葡萄胎患者血中 HPL 减低，hCG 反而升高，因此 hCG/HPL 比值比正常妊娠高 100 倍。

（三）雌三醇

1. 生化及生理　雌三醇（estriol，E_3）是雌二醇和雌酮的代谢产物，主要由胎儿 - 胎盘单位产生。在人体非妊娠期，雌三醇含量很低。当人体处于妊娠状态时，雌三醇主要由胎儿胎盘大量合成，然后运输到母体，且雌三醇含量随妊娠进展逐渐增加。故雌三醇主要用于妊娠期监测胎儿的胎盘功能变化以及预测胎儿宫内状态，为胎儿发育异常或妊娠并发症提供警示。

胎盘合成雌激素的方式与卵巢不同，主要因为胎盘缺乏 17-α 羟化酶，导致所有雌激素需从 17- 羟孕酮这一中间产物合成。其中，约 90% 的雌三醇（E_3）来源于胎儿肾上腺合成的脱氢表雄酮（DHEAS），其余由胎儿的雌二醇（E_2）和母体的 DHEAS 提供。在非妊娠女性中，卵巢每天分泌 100～600μg 的 E_2，其中 10% 转化为 E_3。在晚期妊娠，胎盘每天可产生 50～150mg 的 E_3，以及 15～20mg 的 E_2 和雌酮。胎盘合成的 E_3 在母体肝脏代谢，与硫酸或葡萄糖醛酸结合后，以结合 E_3（conjugated estriol，cE_3）和游离 E_3（unconjugated estriol，uE_3）的形式存在于母体血液中，以 uE_3 为主，并通过尿液排出。临床检测时，主要是检测 uE_3。

2. 检测方法 时间分辨荧光免疫分析（TRFIA）、CLIA 及 ECLIA 等。

3. 参考区间 未妊娠妇女：0.14～0.48nmol/L；妊娠第 21 周：14.01～17.49nmol/L；妊娠第 35 周：27.31～43.21nmol/L；妊娠第 41～42 周：45.39～67.39nmol/L。羊水：0.64～4.69nmol/L，<0.35nmol/L 为危险值。

4. 临床意义 测定孕妇血清中的 E_3 是评估胎盘功能、预测胎儿状况及监护胎儿安全的可靠方法。如果母体血清和尿液中 E_3 水平持续下降（3 天内下降 30%～50%），可能预示胎盘功能不良和对胎儿的潜在危害。E_3 水平异常高可能提示双胎妊娠。在患高血压、肾病或糖尿病的孕妇中，E_3 水平对胎儿死亡风险具有预测价值。与持续低 E_3 水平相关的疾病包括高血压、子痫前期、胎儿宫内发育迟缓、21- 三体综合征等。由于 uE_3 主要由胎儿产生，直接检测较困难，在这些情况下，测定母体血清中的游离雌三醇（uE_3）尤其重要。

5. 影响因素

（1）必须注意的是，在室温和 4℃时，uE_3 浓度会增加，这是因为 cE_3 会自发性解离。所以，用于测定 uE_3 的血清仅可在 4℃下保存 24 小时，如要更长时间保存，则应置于 -20℃冻存。

（2）对于未妊娠女性，E_2 是主要雌激素；而对于妊娠女性而言，E_3 更重要。虽然测量血清和尿液中的 E_3 可以评估胎儿健康，但其价值有限。特别是在胎儿可能患有 21- 三体综合征的情况下，中期妊娠母体血清中 uE_3 浓度降低可用于风险预测。由于 uE_3 在血液中的浓度较低，与其他标志物如甲胎蛋白（AFP）和 hCG 相比，其直接检测更加困难。

（四）孕酮

1. 生化及生理 在妊娠期，孕酮（progesterone）主要由胎盘利用母体的胆固醇合成，从妊娠第 36 天起胎盘即能生成足够的孕酮维持妊娠需要，其水平随孕周增加而逐渐升高，可一直保持到临产前才稍降，待胎盘娩出后迅即降至 10～20mg/L。早期妊娠孕酮分泌量为 30～50mg/d，主要由妊娠黄体分泌；而未妊娠女性仅 1～25mg/d。雌激素和孕酮在妊娠过程中共同维持子宫内膜的正常形态和功能、充足血供并为分娩做准备。

2. 检测方法 CLIA 和 ECLIA 等。

3. 参考区间 未妊娠妇女：0～15mg/L；妊娠第 5 周：16.7～31.3mg/L；妊娠第 32 周：88.2～162.2mg/L；妊娠第 37 周：达最高峰，约 200mg/L。

4. 临床意义 测定血清孕酮可用于早期妊娠状况的评价及妇女妊娠期胎盘功能的监测。子痫、先兆流产、胎儿发育迟缓、死胎及异位妊娠时，妇女血清孕酮水平较低，大约有一半的异位妊娠妇女血清孕酮 <20mg/L。双胎和多胎妊娠时孕酮合成量明显增加，血液中孕酮水平相对升高；妊娠高血压、妊娠糖尿病、子痫前期、葡萄胎及原发性高血压时，孕酮含量也会升高。

在妊娠中后期，测定血清孕酮可以反映胎盘功能。若妊娠期血清孕酮持续降低，则预示早产，但由于个体差异较大，此方面应用意义不如 E_3。

（五）甲胎蛋白

1. 生化及生理 甲胎蛋白（alpha-fetoprotein，AFP）最早由卵黄囊少量合成，在卵黄囊退化后由胎儿肝脏大量合成，肠和肾也能合成微量 AFP。AFP 是含 591 个氨基酸残基的血清白蛋白类似物。AFP 在早期胚胎血清中浓度很高，可为白蛋白浓度的 1/10。在妊娠第 9 周时，胎儿血清中 AFP 浓度最大，约 3g/L，然后开始逐渐减少到 0.2g/L。羊水和胎儿血清中 AFP 浓度的变化大致相同。母体血清中 AFP 约在妊娠第 10 周时可检测到，妊娠第 26 周左右可达 0.5g/L，然后母体血清 AFP 浓度缓慢下降直到分娩。分娩后母体血清 AFP 迅速下降到 2μg/L 以下。新生儿血清 AFP 呈指数性下降，在出生后 10 个月左右接近成人水平。AFP 进入胎儿血液循环后，通过尿液进入羊水，并经胎儿吞咽及进入母体循环得以清除。

母体血清 AFP 结果一般用甲胎蛋白的中位数倍数（alpha-fetoprotein multiple of the median，AFP MoM）表示，甲胎蛋白 MoM 值是一个比值，即孕妇体内 AFP 的检测值除以相同孕周正常孕妇的中位数值。

2. 检测方法 TRFIA、ELISA、CLIA 及 ECLIA 等。

3. 参考区间 甲胎蛋白的中位数倍数（AFP MoM）：0.5～2.5。

4. 临床意义 血清 AFP 浓度在孕妇中呈对数正态分布。母体血清和羊水 AFP 检测可用于产前发现某些严重的胎儿先天缺陷，母体血清 AFP 升高预示胎儿神经管缺陷发生的危险性增加，而母体血清 AFP 降低预示胎儿 21- 三体综合征发生的危险性增加。

5. 影响因素 母体 AFP 升高与多种因素有关，如妊娠周数、母体体重、糖尿病、母亲种族、胎儿数量、胎儿肾病引起的蛋白尿和胎儿结构异常等。因此，单凭母体血清 AFP 升高不能用于胎儿异常的确诊，进一步确诊还需进行超声检查辅助羊水穿刺检查。在充分考虑上述提及的影响母体 AFP 水平的因素的基础上，如果在妊娠第 15～20 周母体血清 AFP 及羊水 AFP 均 >2.0 MoM，且羊水乙酰胆碱酯酶活性升高，则应考虑脊柱裂、无脑儿、腹裂、脐膨出的可能。母体年龄较大及母体血清 AFP<0.4 MoM，就应考虑 21- 三体综合征的可能。在 85%～95% 的开放性神经管畸形中，母体血清 AFP 浓度上升，而在约 30% 的 21- 三体综合征中 AFP 浓度则下降。

（六）胎儿纤维连接蛋白

1. 生化及生理 胎儿纤维连接蛋白（fetal fibronectin，fFN）是一个广泛存在的黏附性糖蛋白家族的统称。fFN 与胶原交叉连接从而将细胞结合在一起，这种蛋白质在细胞表面、血浆和羊水中均存在。fFN 能与单克隆抗体 FDC-6 进行特异性反应。发育胚胎黏附于子宫内膜表面时，fFN 起到重要作用。早期妊娠当妊娠囊植入子宫壁时，阴道分泌物中可检测到 fFN。在妊娠第 24 周后，子宫颈阴道分泌物中则无法检测到 fFN，除非绒毛蜕膜连接被破坏或胎膜破裂。分娩开始时，胎盘和子宫壁间的细胞黏附被破坏，使子宫颈和阴道分泌物中的 fFN 含量增加。

2. 检测方法 ELISA 及侧流免疫分析等。

3. 参考区间 阴性或 ≤50ng。

4. 临床意义 fFN 检测主要用于早产高危妊娠妇女。在中期和晚期妊娠，如果母体子宫颈和阴道分泌物中 fFN 的含量超过 50ng，发生早产的危险性较高。对于无症状孕妇，fFN 检测应在妊娠第 24～30 周期间进行。通过涂抹阴道后穹隆采集阴道拭子，将拭子贮存于缓冲溶液中送检。当 fFN 为阴性时，在此后 1～2 周内分娩的可能性极小，fFN 检测的阴性预测值高达 99%。相反，fFN 的阳性预测值则没有那么高。除即将分娩可出现高水平的 fFN 外，慢性羊膜炎、胎儿出生后发生脓毒血症也表现出高水平的 fFN。

fFN 的预测期（1～2 周）较短，所以对于早产高危妊娠妇女，1～2 周重复测定 fFN 是必要的。一次阳性结果后紧接一次阴性结果，则早产危险性降低。两次阴性结果，提示早产风险降到正常水平。

（七）抑制素 A

1. 生化及生理 抑制素（inhibin）为转化生长因子蛋白超家族的成员，参与 FSH 分泌的负反馈调节，可完全抑制 FSH 分泌，对 LH 的分泌也具有轻微的抑制作用。抑制素是由不同的亚基（α 和 β）通过二硫键连接组成的异源二聚体蛋白质类激素，分子量约为 30kDa。所有抑制素均含有 α 亚基，根据 β 亚基不同可将其分为抑制素 A（inhibin A）和抑制素 B（inhibin B），两者均为生物活性形式。男性可分泌抑制素 B，但不分泌抑制素 A。早期妊娠时，胎儿 - 胎盘单位即可产生抑制素 A，其水平逐渐上升至妊娠第 8～10 周达峰值，妊娠第 17 周左右降到最低值（约 175ng/L），妊娠第 15～20 周水平比较稳定，然后缓慢恢复并上升直至分娩。

2. 检测方法 ELISA、CLIA 及 ECLIA 等。

3. 参考区间 50～400ng/L。

4. 临床意义 早期妊娠检测母体血液中的抑制素 A 水平，升高可以提示受孕成功。发生子痫前期的孕妇，其体内抑制素 A 浓度在妊娠第 15～20 周时就开始升高，因此可将抑制素 A 作为早期筛查子痫前期的标志物。抑制素 A 在早期、中期妊娠的 21- 三体综合征筛查中均有重要作用，在筛查标志物组合中加入抑制素 A，可明显提高 21- 三体综合征的检出率。

（八）妊娠相关血浆蛋白 A

1. 生化及生理 妊娠相关血浆蛋白 A（pregnancy associated plasma protein-A，PAPP-A）是一种妊娠期在母体的血液中逐渐增多的高分子糖蛋白。其基因位于第 9 号染色体上，由 22 个外显子编码，成熟蛋白含有 1 546 个氨基酸。它由 2 个二聚体聚合，每个二聚体又由 2 个单体通过二硫键相连接，分子量约为 500kDa。PAPP-A 主要由胎盘合体滋养层细胞分泌，孕妇血清中可能有因子刺激其合成，在非妊娠女性的子宫内膜、卵泡、黄体以及男性精液中也有少量存在。其生物学功能为协调细胞滋养层的增生分化并影响母体免疫系统，保护胎儿免遭排斥，促进凝血，对早期配子发育、着床、妊娠维持、胎儿胎盘生长发育起着至关重要的作用。PAPP-A 在妊娠第 4～5 周即可检出，伴随孕周增加而持续上升，足月时达到峰值，产后迅速下降。母体外周血中 PAPP-A 结果一般也用同孕周正常妊娠中位值的倍数 MoM 来表示。

2. 检测方法 ELISA、TRFIA 等。

3. 参考区间 早期妊娠母体血中 PAPP-A MoM > 0.34。

4. 临床意义 早期妊娠 PAPP-A 低浓度与 21- 三体综合征、早产、胎儿发育迟缓、妊娠高血压及子痫前期等有关。在胎儿染色体核型异常的早期妊娠孕妇血中，PAPP-A 水平明显下降，是目前 21- 三体综合征早期筛查的可靠指标之一。

（九）羊水胆红素

1. 生化及生理 羊水是胚胎早期羊膜腔内的液体，早期妊娠主要为母体血浆通过胎膜进入羊膜的漏出液，中期可能以胎儿尿为主要来源。羊水胆红素（amniotic fluid bilirubin）的浓度通常很低，可用标准分光光度法检测，最大吸光度在 450nm 处，其变化与孕周相关。

2. 检测方法 检测原理见本书第十四章。

3. 参考区间 羊水中胆红素的浓度为 0.17～0.51μmol/L。

4. 临床意义 可通过间断性采集羊水并检测羊水胆红素来监测胎儿是否发生溶血性疾病。吸光度的增加幅度（ΔA_{450}，相对于基线吸光度值）与孕周及溶血性疾病的程度具有较好的相关性。在孕周相同的情况下，ΔA_{450} 越大，溶血的程度就越严重。A_{450} 升高后，若持续下降表明预后良好，即胎儿可幸存；若继续升高或不变，提示可能存在严重的胎儿成红细胞增多症。

二、胎儿肺成熟度评价指标

胎儿健康状况的评估主要包括胎儿成熟度评价和胎儿先天性缺陷的筛查。胎儿肺成熟度（fetal lung maturity，FLM）评价是目前最主要的胎儿成熟度评价方式，能帮助判断围生期胎儿能否获得最佳生存，对分娩时机选择、降低新生儿特发性呼吸窘迫综合征（idiopathic respiratory distress syndrome，IRDS）发生率、提高生存率具有重要意义。FLM 评价常用于：①预产期不确定，需要进行剖宫产之前；②内科或产科检查显示有早产、胎膜早破、母体严重高血压或严重肾脏疾病、胎儿宫内生长迟缓及呼吸窘迫等迹象。如结果显示胎儿肺不成熟，就应该在产前使用皮质类固醇促进胎儿肺成熟，推迟分娩或进行产科干预，预防 IRDS 发生。

FLM 评价主要通过生物化学或生物物理学的方法直接或间接检测羊水中来源于胎儿肺的表面活性物质成分来进行。实验室应该至少建立一种快速方法如荧光偏振法、磷脂酰甘油测定和泡沫稳定指数用于常规和急诊。参考实验室和有条件的实验室还应做卵磷脂/鞘磷脂比值及胎儿肺成熟度组合试验。

（一）羊水卵磷脂/鞘磷脂比值

1. 生化及生理　卵磷脂和鞘磷脂是肺表面活性物质的主要成分，起着维持肺泡不塌陷的作用。羊水中绝大部分卵磷脂及全部鞘磷脂来源于胎儿肺，经支气管排出。在早期妊娠，羊水中卵磷脂浓度非常低，到妊娠第 20 周时卵磷脂仅为总脂质的 21%，而此时鞘磷脂占总脂质的 51%。随着妊娠的进展，鞘磷脂水平仍然保持恒定，而卵磷脂水平逐渐升高，在妊娠第 34～36 周后急剧上升。在成熟肺，卵磷脂占总表面活性脂质的 50%～80%。由于鞘磷脂水平恒定，可作为参照，计算卵磷脂/鞘磷脂比值（lecithin/sphingomyelin ratio，L/S ratio）可准确地反映出羊水中卵磷脂的水平。

2. 检测方法　用三氯甲烷-甲醇混合物从羊水提取磷脂后，用薄层层析分离磷脂各组分，染色后通过扫描密度仪扫描计算 L/S 比值。

3. 参考区间　由于不同的染色方法结果有差异，故不同染色方法的 L/S 比值参考区间有所不同。一般将 L/S 比值＞2.0 作为肺成熟的判断值。

4. 临床意义

（1）L/S 比值＞2.0 提示肺成熟，其预测 FLM 符合率达 97%～98%。

（2）如母亲有糖尿病，则尽管检测 L/S 比值＞2.0，其发生 IRDS 的概率仍会增大，必须使用特殊的参考区间，应将 L/S 比值定为 3.0。

（3）多胎妊娠时，每个胎儿羊膜腔均应取样，一个以上胎儿共用同一个羊膜腔的例子很罕见。双胞胎中体重较轻的易发 IRDS。

（二）荧光偏振法评估胎儿肺成熟度

1. 原理　荧光偏振法（fluorescence polarization assay，FPA）的基本原理是荧光物质经单一平面的蓝偏振光（485nm）照射后，吸收光能跃入激发态，随后恢复至基态，并发出单一平面的偏振荧光（525nm）。

在羊水中加入荧光染料 NBD-卵磷脂（NBD-PC）时，NBD-PC 可渗入磷脂形成的微粒和聚集体中，具有表面活性的磷脂含量越高，荧光偏振值越低。近来常使用低差别荧光染料 PC-16，此荧光染料可与脂质微粒和白蛋白结合，由于羊水中白蛋白含量相对恒定，同样可作为参照。用含磷脂和白蛋白的校正液进行校正，报告单位为磷脂（mg）/白蛋白（g）。

2. 检测方法　荧光偏振免疫分析法、NBD-PC 法。

3. 参考区间　正常妊娠末磷脂/白蛋白＞70mg/g，NBD-PC 荧光偏振值＜260mP。

4. 临床意义　NBD-PC 荧光偏振值＜260mP 提示肺明显成熟，为 260～290mP 说明肺正向成熟过渡，>290mP 提示肺不成熟。该法灵敏度为94%，特异度为84%。260mP 临界值适用于高危妊娠，对于须剖宫产的患者，230mP 为临界值更合适。

FPA 比测定 L/S 比值更加精确。大多数利用 FPA 测定 FLM 的实验室都使用荧光偏振免疫分析法。

（三）板层小体计数

1. 生化及生理 板层小体（lamellar body，LB）是存在于Ⅱ型肺泡细胞胞质中的特殊结构，是肺表面活性物质在细胞内存储的部位，它通过胞吐作用到达肺泡表面，可进入羊水中，因此在羊水中检测出 LB 可用于评价 FLM。

2. 检测方法 使用标准血细胞计数仪的血小板通道，可以对羊水中 LB 微粒直接进行计数测定。这些表面活性物质颗粒从2～20fl 不等，用全血细胞的血小板计数和血小板大小测定的方法可对这些颗粒进行定量。

3. 参考区间 LB 计数≥50 000/μl。

4. 临床意义 羊水 LB 计数≥50 000/μl 表示胎儿肺成熟，16 000～49 000/μl 表示过渡状态，≤15 000/μl 表示胎儿肺不成熟。LB 计数的灵敏性和特异性均好于 L/S 比值。

（四）泡沫稳定指数

1. 生化及生理 当羊水中肺表面活性物质达到足够浓度时，能够形成一个高度稳定的膜，从而支撑泡沫的架构。羊水中其他物质如蛋白质、胆盐、游离脂肪酸盐也可支持泡沫的稳定，但乙醇能将该类物质从膜中除去。泡沫稳定指数（foam stability index，FSI）可间接反映羊水中肺表面活性物质的含量。

2. 检测方法 在固定体积的未稀释羊水中，逐渐增加乙醇量并混合，在羊水能够支持泡沫稳定的情况下，记录所需乙醇的最大体积。

3. 参考区间 FSI>0.47。

4. 临床意义 当 FSI>0.47 表示胎儿肺成熟。该方法预测肺成熟度误差<1%，预测肺不成熟度误差为66%。

第三节　妊娠相关疾病的实验诊断

尽管大多数妊娠过程不会出现问题，但孕妇、胎盘及胎儿也会出现特有疾病或并发症。本节主要介绍临床生物化学检验指标在妊娠期特有疾病诊治中的应用。

一、异位妊娠

受精卵在子宫体腔以外着床称为异位妊娠（ectopic pregnancy），大多数着床异常发生于输卵管。输卵管感染、内分泌紊乱、胚胎从子宫逆向移动至输卵管均可导致异位妊娠。早期发现异位妊娠，及时终止妊娠是降低母体大出血发生率和死亡率、保持生育能力的有效办法。异位妊娠导致胚胎发育受限，表现为母体的 hCG 及孕酮产生量较少，故异位妊娠母体血清 hCG 及孕酮水平低于同孕期正常妊娠妇女。

二、滋养层细胞疾病

有关胎盘异常的疾病很少，葡萄胎（hydatidiform mole）是少见的胎盘疾病之一，系胎盘发育畸形。其具有恶性生长的潜能，可进展为恶性葡萄胎或者绒毛膜癌（choriocarcinoma）。葡萄胎起源于胎盘绒毛滋养层细胞，因此同样能产生 hCG。若在妊娠后特定时间检测尿 hCG，其值超过一定水平即可怀疑为葡萄胎。目前定量检测血清 hCG 方法具有很高的特异度和灵敏度,可通过检测患者血 hCG 来评价葡萄胎的治疗效果。近年来发现葡萄胎、绒毛膜癌产生的 hCG 存在结构变异,即具有明显不同的寡糖糖化模式,这有望用于两者的实验鉴别诊断。

三、早产

早产(preterm birth)是指妊娠满 28 周至不满 37 周间分娩者。早产婴儿具有发生致死性并发症的高危险性,主要包括肺不成熟导致的呼吸窘迫综合征、脑室内出血和坏死性小肠结肠炎等。此外,胎膜早破可增加胎儿感染的风险。目前,有两种手段用于预测早产,一是用超声检查子宫颈长度,如果子宫颈长度 <1.5cm,则早产的可能性增加;另一种方法是检测子宫颈、阴道分泌物的 fFN。检测 fFN 可反映羊膜的完整性,具有较高的阳性预测值。

四、妊娠期高血压疾病

妊娠期高血压疾病是一组妊娠与血压升高并存的疾病,发生率为 5%~12%,包括妊娠高血压(gestational hypertension)、子痫前期(preeclampsia)、子痫(eclampsia)、慢性高血压并发子痫前期和慢性高血压合并妊娠。前三种是妊娠妇女所特有的疾病,曾被统称为妊娠高血压综合征(pregnancy-induced hypertension,PIH)。妊娠高血压指妊娠期出现高血压,但无蛋白尿。子痫前期分轻度和重度,妊娠 20 周后出现高血压伴蛋白尿 ≥0.3g/24h 或随机尿蛋白(+)为轻度;血压和尿蛋白持续升高,发生母体脏器功能不全或胎儿并发症则为重度。

妊娠高血压的其余表现有血液黏度高,血浆黏度比值 ≥1.6;血液中纤维蛋白降解产物增多,为正常女性的 5~30 倍;血浆抗凝血酶Ⅲ明显减少;较可靠的指标是血浆纤维连接蛋白,其值 ≥4.0g/L 时,94% 的孕妇发展为子痫前期;可溶性 Fms 样酪氨酸激酶 1(soluble Fms-like tyrosine kinase-1,sFlt-1)升高者子痫前期的发生率升高 5~6 倍;胎盘生长因子(placental growth factor,PLGF)对子痫前期预测的灵敏度、特异度也较高;胎盘蛋白 13(placental protein 13,PP13)可作为早发型子痫前期(妊娠 34 周前发病)危险评估的合理标志物。

第四节 产前筛查与新生儿筛查的生物化学检验

产前筛查(prenatal screening)是通过母体血清学、影像学等无创方法对普通妊娠妇女进行筛查,从中挑选出可能怀有异常胎儿的高危孕妇进行产前诊断,以期提高产前诊断的阳性率,减少不必要的有创产前诊断,从而减少因此造成的妊娠丢失及降低经济成本的措施。产前筛查是出生缺陷二级干预的重要内容。

新生儿筛查(newborn screening)是指对新生儿群体进行的初筛、复查,可尽早发现那些能够及早给予替代治疗、早期干预的疾病,进行适当治疗或纠正,从而提高下一代的身体状况和生活质量。产前筛查与新生儿筛查具有重要的意义,均可应用生物化学检验来进行。

一、产前筛查的生物化学检验

血清学筛查是指抽取少量的孕妇外周血,通过检测母体血清中的生化标志物,结合孕妇的年龄、孕周、体重等因素,使用专门的风险计算软件来分别计算胎儿罹患开放性神经管缺陷、21- 三体综合征和 18- 三体综合征等出生缺陷疾病的风险。

(一)开放性神经管缺陷

开放性神经管缺陷(open neural tube defect)是指由先天因素引起的中枢神经系统生长发育异常,导致脑或者脊髓直接向外暴露,包括无脑畸形、脊柱裂、脑膨出、脑积水等,是一种常见且严重的出生缺陷,通常由妊娠第 3～4 周胚胎神经管闭合异常所致。开放性神经管缺陷的发病率大约为 1.0%,我国约为 2.74%。在开放性神经管缺陷的情况下,AFP 从胎儿体内大量漏出,羊水中 AFP 含量显著增高,从而使得母体血清中的 AFP 浓度显著升高。目前将母体血清 AFP MoM>2.5 定为开放性神经管缺陷的阳性阈值,用以区分高风险与低风险人群。母体血清 AFP 筛查灵敏度高,可以检测 80%～90% 的开放性脊柱裂以及 90% 以上的无脑儿。

(二)染色体非整倍体异常

非整倍体(aneuploid)也称异倍体(heteroploid),是指染色体组中缺少或额外增加一条或若干条完整染色体的个体。21- 三体综合征、18- 三体综合征、13- 三体综合征和性染色体非整倍体异常是最常见的染色体疾病。例如,21- 三体综合征(trisomy 21 syndrome)又称唐氏综合征(Down syndrome,DS),是人体的染色体组额外多 1 条 21 号染色体所致的先天性染色体疾病。表现为智力低下、具有特殊面容并有多种先天畸形。在活产婴儿中的发生率为 1/(600～800),约 60% 早期夭折。母亲年龄越大,发病率越高。

目前胎儿染色体非整倍体筛查出现了多项血清标志物联合筛查,且分为早期妊娠筛查、中期妊娠筛查的模式。

1. 早期妊娠血清学筛查 早期妊娠对染色体非整倍体的筛查有优越性,对筛查阳性的患者可以通过绒毛穿刺进行产前诊断,早期终止异常妊娠。适用于早期妊娠筛查的生化标志物是游离 β-hCG(或 hCG)和妊娠相关血浆蛋白 A(PAPP-A)。在早期妊娠(妊娠第 9～13 周)母血中 PAPP-A 水平快速升高,随孕周增长而升高。早期妊娠,PAPP-A 在 21- 三体综合征和 18- 三体综合征胎儿的母血中明显降低。胎儿颈部透明层厚度(nuchal translucency,NT)可与母体血清指标相结合进行早期妊娠染色体非整倍体筛查。

早期妊娠血清学筛查方案目前主要采用 PAPP-A+游离 β-hCG/hCG+NT+年龄的联合筛查模式,早期妊娠筛查时限一般为妊娠 $9～13^{+6}$ 周。

2. 中期妊娠血清学筛查及筛查指标 中期妊娠血清学筛查指标主要有如下 4 个。

(1)甲胎蛋白:孕妇血清中的 AFP 在早、中期妊娠逐渐增加,在妊娠第 28～32 周时达到相对稳定期。当胎儿出现开放性神经管缺陷或腹壁缺陷时,羊水和母体血清中的 AFP 显著升高。

(2)游离雌三醇:母体血清中 uE_3 水平随着孕周的增长而升高。21- 三体综合征胎儿的母体血清 uE_3 偏低。

(3)人绒毛膜促性腺激素:hCG(β-hCG)水平在妊娠期间是不断变化的,从妊娠初期快速上升至第 8 周达到最高峰,然后逐渐下降,至 18 周左右维持在一定水平。hCG(β-hCG)在 21- 三体综合征母血中呈上升趋势,在 18- 三体综合征母血中则呈低水平。

(4)抑制素 A:抑制素 A 的主要来源是胎盘,其通过旁分泌和自分泌方式参与胎盘局部调节轴中 GnRH、hCG、孕激素等各种激素间的生殖内分泌调节,从而影响妊娠的发展及胎儿的生长发育。21- 三体综合征患儿的母体血清抑制素 A 明显升高。

这 4 个项目可以组成 3 种常用的筛查方案:由 β-hCG 和 AFP 组成的二联筛查方案;由 β-hCG、AFP、uE_3 组成的三联筛查方案;由这 4 种指标共同组成的四联筛查方案。中期妊娠血清学筛查采用二联法、三联法或四联法,并结合妊娠妇女年龄、是否吸烟、孕周、体重、双胞胎与否、糖尿病、异常妊娠史、前胎情况和人种等因素,使用专门的风险计算软件,计算出胎儿先天缺陷的危险系数。

二、新生儿筛查的生物化学检验

新生儿遗传代谢病是一类有代谢功能缺陷的遗传性疾病。一般是在新生儿出生后 3 天采脐带血或足跟血进行 LC-MS/MS 分析,通过对多种代谢物包括氨基酸、肉碱与酰基肉碱等几十个指标同时进行定性和定量分析来筛查包括氨基酸代谢紊乱、有机酸代谢紊乱和脂肪酸氧化代谢障碍在内的约 50 种可治疗的先天性遗传代谢病。临床比较常见的是苯丙酮尿症和先天性甲状腺功能减退症,这两种疾病的发病率高,有危害智力发育的风险,及早发现可阻止其发生。

(一)苯丙酮尿症

苯丙酮尿症(phenylketonuria, PKU)为一种常见的常染色体隐性遗传性氨基酸代谢病。我国群体发病率约为 1/16 500,杂合子频率为 1/65。主要临床症状是脑组织损害和智力低下,儿童患者可出现先天性痴呆。

1. 病因和发病机制 该病的发病机制为苯丙氨酸羟化酶缺乏或不足导致苯丙氨酸不能正常代谢为酪氨酸,造成苯丙氨酸及苯丙酮酸在体内大量蓄积,并随尿排出。编码苯丙氨酸羟化酶的基因位于 12q24.1。

2. 临床生化实验诊断

(1)血清苯丙氨酸浓度测定:是诊断 PKU 的首选方法。正常苯丙氨酸浓度为 0.06～0.12mmol/L,患儿可 >1.2mmol/L,且血中酪氨酸正常或稍低。当苯丙氨酸浓度 >0.24mmol/L 时,应复查或采静脉血定量测定苯丙氨酸和酪氨酸浓度。

(2)尿三氯化铁试验及 2,4- 二硝基苯肼试验:是主要针对较大婴儿和儿童的筛查。将三氯化铁滴入尿液,如立即出现蓝绿色反应,即为阳性。2,4- 二硝基苯肼试验也可以用来测定尿中的苯丙氨酸,若尿液呈黄色浑浊则为阳性。

(3)血浆氨基酸分析和尿液有机酸分析:可采用氨基酸分析仪、高效液相色谱(HPLC)、串联质谱技术及荧光法等。不仅可提供生物化学检验依据,同时也可鉴别其他的氨基酸、有机酸代谢病。

(4)尿蝶呤分析:应用 HPLC 测定尿液中新蝶呤和生物蝶呤的含量,用以鉴别各型 PKU。

(二)先天性甲状腺功能减退症

先天性甲状腺功能减退症(congenital hypothyroidism, CH)又称呆小病或克汀病,是由于甲状腺功能发育不良或甲状腺激素合成途径中酶缺陷,导致甲状腺激素合成或分泌不足而引起的遗传代谢病。其发病率居先天性遗传代谢病的首位,大多数为散发,少数有家族史。

1. 病因和发病机制 CH 的主要病因是甲状腺不发育、发育不全或异位甲状腺,可能与体内存在抑制甲状腺细胞生长的免疫球蛋白及基因缺陷有关。其次是甲状腺素合成途径中酶缺陷,如过氧化物酶、偶联酶、脱碘酶及甲状腺球蛋白合成酶等,这些都是常染色体隐性遗传代谢病。促甲状腺激素(TSH)缺陷与甲状腺或靶器官反应低下所致者少见,目前继发于感染的 CH 病例有所增多。暂时性 CH 多见于未成熟新生儿、双胎及伴有严重感染的低体重儿。

2. 临床生化实验诊断

(1)新生儿筛查:常以出生后 2～3 天的新生儿干血滴片检测 TSH 浓度作为初筛,TSH >20mU/L 时,进行血清 T_4、TSH 检测以确诊。早期确诊可避免患儿神经精神发育严重缺陷,减轻家庭和社会负担。

(2)血清 T_4、T_3 及 TSH 测定:任何新生儿筛查结果可疑或临床可疑的小儿都应检测血清 T_4、T_3 及 TSH 浓度。如 T_4 降低、TSH 明显升高即可确诊,血清 T_3 浓度可降低或正常。

(3)TRH 刺激试验:若血清 T_4、TSH 均降低,则疑有 TRH 或 TSH 分泌不足,应进一步做 TRH 刺激试验。若 TSH 峰值不出现,应考虑垂体病变。若 TSH 峰值出现时间延长,则提示下丘脑病变。

本章小结

妊娠是一个复杂的生理过程,胎盘在其中起着关键作用,负责隔离母子血液循环、为胎儿提供营养、清除废物,并合成必需激素。羊水为胎儿提供必要的生活环境,其体积和化学成分随妊娠进展而调整。妊娠期间,母体和胎儿均会经历一系列生物化学变化。

通过分析孕妇的血液、尿液和羊水等样本,检测特定的生物化学指标,可为妊娠诊断、评估母体和胎儿健康状况、诊断妊娠相关疾病和进行产前筛查提供依据。常用的生物化学指标包括人绒毛膜促性腺激素(hCG)、人胎盘催乳素(HPL)、雌三醇(E_3)、孕酮、甲胎蛋白(AFP)、抑制素 A、胎儿纤维连接蛋白(fFN)、妊娠相关血浆蛋白 A(PAPP-A)和羊水胆红素等,这些通常通过免疫学方法测定。

胎儿的健康评估包括成熟度和先天性缺陷的筛查,例如胎儿肺成熟度可通过卵磷脂/鞘磷脂比值、荧光偏振法、板层小体计数和泡沫稳定指数等指标评估。开放性神经管缺陷、21- 三体综合征和 18- 三体综合征的产前筛查主要利用 hCG、AFP、uE_3 和 PAPP-A 等指标。

随着无创产前基因检测(NIPT)、拷贝数变异测序(CNV-seq)、染色体微阵列分析(CMA)和荧光原位杂交(FISH)等分子生物学技术的发展和临床应用,出生缺陷的发病率显著降低。尽管这些技术在临床上已广泛应用,细胞遗传学检测仍是诊断染色体异常的"金标准"。目前国内新生儿筛查已扩展到 40 余种疾病,包括苯丙酮尿症、先天性甲状腺功能减退症等各种代谢病,对早期发现和治疗遗传代谢病具有重要意义。临床实验室检测,尤其是生物化学检验和基因诊断,在新生儿筛查中发挥着关键作用。

(潘 卫)

第二十三章　老年疾病的生物化学检验

通过本章学习,你将能够回答下列问题:

1. 简述人口老龄化的主要原因。
2. 简述常见老年疾病及其特点。
3. 简述老年人生理性衰老的临床表现。
4. 简述老年人代谢的特点。
5. 老年人内分泌与代谢系统有哪些病理生理变化?
6. 老年人糖尿病检测指标需要注意哪些方面?
7. 老年人胰腺炎的危险因素有哪些?
8. 简述血肌酐在泌尿系统老年疾病诊断中的应用和局限性。
9. 老年人骨代谢主要的生物化学检验指标有哪些?
10. 老年人神经系统生物化学检验项目有哪些?

随着社会经济的不断发展和医疗卫生条件的显著提升,60 岁及以上老年人口的比例不断上升,社会结构逐步呈现老龄化趋势。进入老年期后,机体各器官组织出现明显的退行性变化,心理方面也发生相应改变,衰老现象逐渐明显。老年疾病(senile disease)是指人在老年期所患的与衰老有关的,并且有自身特点的疾病。在老年期,人体的生理生化指标发生了明显的改变,这为临床评估老年人的健康状况和老年疾病的实验诊断提供了依据。

第一节　衰老和老年疾病

一、人口老龄化及原因

人口老龄化是老年人口在总人口中的比例增大的动态变化过程。国际上通常把 60 岁及以上人口占总人口的比例达到 10%,或 65 岁及以上人口占总人口的比例达到 7% 作为国家或地区进入老龄化社会的标准,称之为人口老龄化(ageing of population)。2000 年中国 65 岁及以上人口占比 7%,开始进入老龄化社会;2021 年 65 岁及以上人口占比超过 14%,开始进入深度老龄化社会。国际对比看,2022 年全球老龄化程度约为 9.8%。

人口老龄化的原因主要包括:①医疗卫生技术的进步,特别是疾病预防与治疗技术的提升,极大地延长了人们的预期寿命;②随着教育水平和生活水平的提高,人们对健康和生活质量的关注也随之增加;③生育率的持续下降导致人口结构的失衡,使得老年人口比例逐年增加。随着人口老龄化程度的不断加深,未来一段时间内,我国将持续面临人口长期均衡发展与人口老龄化的矛盾,这对我国的医疗保健事业提出了新的要求和挑战。

二、衰老与疾病

衰老(senility)是指人体随着年龄的增长,形态结构、生理功能和心理适应能力出现的一系列退行性变化,包括生理性衰老(physiological senility)和病理性衰老(pathological senility)。前者指成熟期后出现的生理性退化过程,也称为老化(aging);后者是指各种外来因素(包括各种疾病)所导致的老年性变化。两者实际很难区分。总之,衰老是许多病理、生理和心理过程的综合作用的必然结果,是个体生长发育最后阶段的生物学和心理学过程。

衰老是一个涉及多层面调控的复杂生物学过程,包括内分泌系统、免疫系统和细胞凋亡等方面。例如,内分泌系统功能的失调可能导致激素水平不平衡,从而影响整体生理功能;免疫系统功能的减退则使机体更容易受到感染和其他疾病的侵害;细胞凋亡的增加导致组织和器官功能下降。因此,衰老不仅仅表现为外在的皱纹和身体衰弱,它还包括了机体各系统功能性的下降、代谢的减慢、免疫力的降低等多方面的综合影响。

三、常见老年疾病及特点

老年疾病是随着年龄增加,发病率显著升高的一系列与衰老密切相关的非传染性慢性疾病的总称。这些疾病从中、老年期开始较为常见,包括糖尿病、心脑血管疾病、肿瘤、阿尔茨海默病等。在老年人群中,尤其常见的疾病包括高血压、心血管疾病、骨质疏松症、脑卒中、阿尔茨海默病等。此外,由于老年人的生理老化、免疫功能减退、长期劳损及潜在的基础疾病等因素,老年肺炎、肺气肿、肺源性心脏病、痛风、震颤、麻痹、老年性变性骨关节病、老年性白内障、恶性肿瘤等疾病的发病率还可能增加。

老年人和年轻人可能患同一种疾病,但其临床表现和检验结果可能有所不同。在老年人中,生理、生化、分子生物学等检验指标可能呈现特殊的变化。老年疾病有以下几个特点。

(一)多病共存

老年疾病通常涉及多器官,并且多种疾病可能同时存在。有报道指出,在65~75岁的老年人群中,平均每人患有4~6种疾病;在75岁以上老年人中,超过90%的人存在身体功能障碍。在这些患者中,由于多脏器疾病与原发症状共存,检验结果可能表现为多项异常变化。此外,老年患者常常需要同时服用多种药物,这也可能导致某些检验指标出现假性升高或者降低的现象。

(二)发病过程缓慢且隐匿

起病隐匿是许多老年疾病的显著特征。老年患者可能在没有任何不适的情况下,仅在进行血液生化检测时才发现疾病迹象。而这些疾病往往从中青年时期就开始潜伏,经历了一个漫长的发病过程。因此,老年人成为最易发生突发性疾病的人群之一。定期进行体检对于及早发现老年疾病非常有帮助。

(三)个体差异大

老年人各脏器的功能衰退是一个渐进的过程,随着年龄增长,由于疾病的严重程度和个人的生活环境不同,老年人的临床表现会出现较大的个体差异。因此,在诊断和解读检验结果时,不能仅根据年龄来判断,而应综合考虑疾病的发病模式、进展过程及个体对治疗的响应等多个方面。

(四)症状不典型

由于老年人的应激能力下降,对疾病的感受性和反应性降低,多种疾病的共存使得患者在严重疾病进展时可能仍无明显症状,或症状表现得极为不典型。特有的症状可能被其他疾病症状所掩盖,极易导致漏诊或误诊。在选择检验项目时,应充分考虑可能的并发症,并全面了解多脏器的功能情况。

(五)易发并发症

特别是高龄患者中,患病时极易发生并发症,这是老年疾病的一个重要特点。常见并发症包括意识障碍和精神症状,水、电解质紊乱,感染,血栓和栓塞及多器官功能衰竭等。

随着检验项目和检验技术的发展,大多数老年疾病在初期就可能表现出轻微的检验指标变化,需要结合临床仔细观察这些变化。

(六)易发生危象

在慢性疾病急性发作时,由于衰老,老年人各器官的储备功能和代偿能力下降,内环境稳定性减退,极易发生危象。特别是高龄患者,一旦器官功能接近衰竭,任何病情的变动都可能让临床医师措手不及。因此,在处理老年疾病患者时,不能仅依据患者的主观感觉判断病情,而应进行严密的客观体征观察,包括及时检测与生命密切相关的重要生化指标的变化,以实现早期诊断和有效治疗,防止病情的进一步恶化。

第二节　老年人生理生化改变

一、人体组成成分的改变

(一)水分减少

老年人体内细胞内液减少,影响了体温调节能力,对环境温度改变的适应性降低。正常成年男性的全身含水量约为体重的60.0%,女性约为50.0%;而在60岁以上老年人中,男性全身含水量减至51.5%,女性则减至42.0%~45.5%。

(二)脂肪增多

随着年龄的增长,新陈代谢逐渐减慢,耗热量降低,而摄入的热量往往高于消耗量,剩余热量转化为脂肪储存,导致脂肪组织比例增加,身体逐渐肥胖。脂肪含量的增加与血液中总胆固醇含量上升有关,因此血脂水平会随年龄增长而增高。

(三)骨组织矿物质减少

中老年人骨骼中的无机盐含量下降,尤其是钙的减少,导致骨密度降低。人体骨密度一般在30~35岁时达到峰值,然后随着年龄的增加而逐年下降,绝经后妇女的骨密度降低得更为明显。因此,老年人更易患骨质疏松症,骨脆性增加,容易发生骨折。

(四)细胞数量减少

老年人细胞数量随年龄增长而减少,75岁的老年人组织细胞减少约30%。细胞的萎缩、死亡及水分减少导致体重及各器官重量减轻,尤其是肌肉、性腺、脾、肾等器官。肌肉的萎缩尤为明显,表现为弹性降低、力量减弱和易疲劳。此外,老年人的肌腱和韧带萎缩且僵硬,导致动作缓慢,反应迟钝。

二、老年人代谢的特点

在代谢方面,青年时期的特点是进行性、同化性和合成性,这指的是身体的生长、组织构建和能量积累。相比之下,老年时期则更多地表现为退行性、异化性和分解性,这涉及身体组织逐渐退化、能量消耗以及物质分解。这种代谢方向的改变通常在衰老相关病症显现前就已逐步开始。

(一)糖代谢的转变

老年人糖代谢功能普遍下降,有较高的糖尿病发病倾向。研究表明,50岁以上糖代谢异常者占16%,而70岁以上则占25%。这主要由胰岛素抵抗性增加、胰岛β细胞功能减退等因素所致。

(二)脂代谢的转变

随着机体老化,不饱和脂肪酸形成的脂质过氧化物积聚,这些过氧化物极易产生自由基,血清脂蛋白也成为自由基的来源。随着年龄的增长,血中脂质水平明显增加,从而增加了患高脂血症、动脉粥样硬化、高血压及脑血管疾病的风险。

(三)蛋白质代谢的转变

老年人蛋白质分解代谢通常大于合成代谢,其消化和吸收能力也随之减退。随着年龄的增长,体内各类蛋白质的质量和数量都有所下降。轻度的蛋白质缺乏可能表现为易疲劳、体重减轻和免疫力降低等症状。严重缺乏则可有营养不良性水肿、低蛋白血症及肝、肾功能减退。此外,老年人长期过量的高蛋白饮食可能会使功能已经减退的肝脏和肾脏等器官的负担加重。随着年龄增长,蛋白质合成过程中更易发生翻译错误,这也是细胞衰老与死亡的一个原因。

(四)无机物代谢的转变

老年人细胞膜的通透功能减退,离子互换能力降低。这在无机物代谢方面的最显著表现是骨关节疾病,尤其是骨质疏松。骨质疏松的发生与钙、磷及维生素 D 的代谢异常密切相关,这导致了骨密度的降低和骨脆性的增加。

第三节 常见老年疾病的生物化学检验

一、内分泌系统老年疾病的生物化学检验

(一)内分泌系统的老化

随着年龄的增长,老年人内分泌腺的形态和功能发生显著变化。这些改变主要体现在下丘脑 - 垂体 - 甲状腺轴 / 性腺轴的生理性变化上,以及某些激素分泌的减少和对靶组织敏感性的下降。

1. 下丘脑 随着年龄的增长,下丘脑经历重量减轻、血供减少、结缔组织增加及细胞形态退行性变的变化。例如,下丘脑促性腺激素释放激素的活性降低,生长激素释放激素的减少等。

2. 垂体 老年期垂体重量减轻,血供减少,结缔组织增加。嗜碱性细胞相对增多,嗜酸性细胞相对减少,外形出现纤维性收缩和皱褶改变。垂体腺瘤的发生风险增加。绝经后女性的 FSH 和 LH 升高,75 岁后开始下降;而老年男性的 LH 和 FSH 水平正常或轻微升高。老年人的基础及激发后的生长激素、胰岛素样生长因子 1 水平以每 10 年 14% 的速度逐渐下降。晨间与夜间生长激素水平无差异,与睡眠有关的昼夜分泌现象消失,可能进一步影响老年人的睡眠质量。老年人的 ADH 浓度降低,且肾小管对 ADH 的敏感性降低,是夜尿增多的原因之一。

3. 性腺 老年期性腺的改变最为明显。男性睾丸体积缩小,女性卵巢体积缩小,最终缩小为一小片结缔组织。男性的总睾酮分泌量每年下降 1%~2%,而性激素结合球蛋白升高,导致游离睾酮降低。这种变化可能与脂肪增加、肌肉减少、勃起功能障碍、贫血、乏力、抑郁等症状有关。女性随着卵巢的老化,卵泡对促性腺激素的反应能力下降,导致排卵周期减少和黄体功能不全,继而出现无排卵月经。当雌激素水平降低至不能刺激子宫内膜增生时,月经即终止。

4. 甲状腺 老年人甲状腺重量减轻,滤泡间结缔组织增多,伴纤维化和炎性细胞浸润及结节形成。随着年龄的增长,甲状腺合成的甲状腺激素(TH)减少,但外周组织降解 T_4 的能力下降,导致血清 T_4 水平无显著变化;血清 T_3、FT_3 水平降低,rT_3 水平升高;甲状腺摄 ^{131}I 率无变化,TRH 无变化。

（二）内分泌系统老年疾病及生物化学检验

1. 糖尿病　老年人糖尿病是指在 60 岁及以上（世界卫生组织定义为 65 岁及以上）被诊断的糖尿病。这一人群的糖尿病具有发病率高、起病隐匿、异质性大以及危害性高等特点。虽然老年人糖尿病的生化检测项目、检测方法和临床意义与普通人群一致，但在检测和处理上要注意以下几个方面。

（1）空腹血糖与餐后血糖：除了常规的空腹血糖（FPG）检测，建议增加餐后 2 小时血糖（2h-PG）筛查，以更全面地评估糖尿病的控制情况。

（2）糖化血红蛋白（HbA1c）目标：对于预期寿命较长、无低血糖风险、尚无严重心脑肾病变的老年 2 型糖尿病（T2DM）患者，推荐的 HbA1c 目标为 <7.0%，对应的 FPG 为 4.4～7.0mmol/L，2h-PG<10.0mmol/L。

（3）血糖控制标准：对于病程长、血糖控制难度大、低血糖风险高的老年 T2DM 患者，可接受的血糖控制标准为 HbA1c<8.5%，FPG<8.5mmol/L，2h-PG<13.9mmol/L。这有助于避免糖尿病急性并发症的发生。

（4）并发症筛查：应定期进行糖尿病并发症的筛查和脏器功能的评估，并据此进行综合治疗。

（5）急诊情况：对因各种原因急诊就诊的老年患者，应测定空腹或随机血糖，以快速评估其糖尿病状况。

2. 甲状腺疾病　老年人甲状腺疾病的实验室检测与普通人群相同，但应注意以下特点。

（1）TSH 的参考区间：随着年龄的增长，TSH 的参考区间上限会逐渐升高。每增加 10 岁，TSH 的参考区间上限值升高 0.3mU/L。采用年龄特异的 TSH 参考区间可以更准确地评估老年人的甲状腺功能状态。

（2）甲状腺功能异常：对于患有严重疾病的老年人，在诊断甲状腺功能减退时，必须观察到 TSH 显著升高（>15mU/L）或 FT_4 显著降低（<8pmol/L），两者同时出现可能性更大。rT3 的检测也可用于辅助诊断，特别是在需要鉴别甲状腺功能病态综合征的情况下。

二、消化系统老年疾病的生物化学检验

随着年龄增加，消化器官的形态结构进行性衰退，生理功能逐渐退化，器官组织萎缩变性、免疫功能降低，这一系列变化使老年人的消化功能明显下降，容易发生消化系统疾病。

（一）消化系统的老化

1. 食管　随着年龄增加，食管黏膜上皮萎缩、防御功能受损，食管动力减弱，食管括约肌功能减弱。老年人食管疾病的特点包括胃食管反流病发病率高、症状不典型、中度食管炎比例高、食管裂孔疝较常见、巴雷特（Barrett）食管发生率高。

2. 胃　老年人胃动力减弱，胃酸分泌下降，胃黏膜防御功能受损，感觉功能降低。老年人多存在萎缩性胃炎和胃酸分泌下降、幽门螺杆菌感染率高，加上不良饮食习惯以及吸烟等，这些因素的共同作用使老年人更易发生胃癌。

3. 小肠　老年人小肠的病理生理变化中最常见的是消化吸收功能降低，小肠细菌生长过度发生率比青年人明显升高，这些改变导致老年人营养物质消化吸收障碍。另外缺血性肠病多见于 60 岁以上的老年人，是老年人常见的消化科急症，病死率高达 60%～96%，以腹痛、便血和腹泻为主要临床症状。

4. 结肠和直肠　老年人结肠和直肠神经肌肉退化，各项功能减弱。常见疾病有结肠憩室、慢性便秘、缺血性肠病、息肉与恶性肿瘤等。

5. 肝脏　随着年龄的增长，肝脏血流量减少、肝细胞再生能力减弱、多倍体肝细胞增多、免疫炎症及纤维沉积增多以及肝脏代谢能力减退。肝脏衰老会引起肝脏处理免疫应激

反应及应对侵害的能力减弱，不仅增加脂肪肝、肝硬化及肝癌等多种肝脏疾病的发病风险，还是移植物原发性无功能的独立危险因素。

6. 胆道系统　老年人胆囊黏膜皱襞增厚，胆管内腺体数量、弹性纤维数量和厚度增加；胆囊收缩力下降；胆汁代谢异常，胆固醇分泌量增加，胆酸生成减少，胆固醇浓度增加，容易诱发胆石形成。

7. 胰腺　随着年龄增加，老年人胰腺重量减轻，胰腺位置下移，胰管直径增宽，腺细胞退化。另外，老年人受食物刺激时胰液分泌总量减少，胰蛋白酶和淀粉酶活性降低，故老年人常有非溃疡性消化不良。老年人胰腺的病理改变表现为腺泡萎缩、导管增生、小叶间纤维增多、脂肪沉积、腺泡细胞嗜碱性减弱、脂褐素沉着、小动脉硬化。其中与年龄关系最密切的改变是脂肪组织浸润，50 岁以上者 79% 有脂肪组织浸润。

随着年龄的增长，消化系统在胃肠运动、吸收功能和分泌功能等方面有较明显的改变。老年人常见的消化系统疾病包括老年人胰腺炎、老年人胃食管反流病、老年人消化性溃疡、老年人吸收不良、老年人消化道出血、消化道肿瘤等。

（二）老年人胰腺炎及相关生物化学检验

老年人急性胰腺炎是老年人急腹症的重要原因。临床表现与青壮年基本相同，但是临床症状不典型，病情进展快，并发症多，易恶化，预后差，病死率高。

老年人急性胰腺炎生化检测指标包括淀粉酶、脂肪酶、CRP 以及肝功能、血气分析和血糖等。其检测方法和临床意义与普通人群一致，但要注意老年人急性胰腺炎时尿 AMY 异常率低于血 AMY，可能与老年人肾动脉硬化、肾脏清除功能减退有关；胰源性胸腹腔积液中的 AMY 含量明显增高。

三、泌尿系统老年疾病的生物化学检验

（一）泌尿系统的老化

1. 肾血流量　随着年龄的增加，老年人的肾血流量逐渐降低。从 40 岁开始，肾血流量平均每 10 年下降约 10%，到 90 岁时可能仅为年轻人的 50%。

2. 肾小球滤过率　老年人因肌肉萎缩、肌组织减少，内源性肌酐产生减少；肾小管代偿性分泌肌酐增多。因此，当内生肌酐清除率（Ccr）下降时血肌酐（Scr）并未相应升高，故老年人的 Scr 不能真实地反映其 GFR 水平。GFR 从 10～20 岁开始随年龄增长而逐渐下降，40～80 岁时 GFR 平均每 10 年下降 7～8ml/（min•1.73m^2）。

3. 肾小管功能　肾小管功能也随年龄增长逐渐减退，且比肾小球功能降低更早、更明显。

（1）浓缩功能：老年人肾脏的浓缩功能下降，最大尿浓缩力青年人平均为 1 109mOsm/（kg•H$_2$O），而老年人平均为 882mOsm/（kg•H$_2$O）。肾小管浓缩功能每 10 年下降约 5%。临床上表现为昼夜尿量比例失调、夜尿增多。

（2）稀释功能：老年人尿液稀释功能明显减退，自由水清除率明显低于青年人。30～80 岁时，自由水清除率下降约 50%。

（3）酸化功能：虽然在基础状态下，正常老年人的血 pH、PCO$_2$ 和碳酸氢盐含量与青年人相似，但酸负荷后肾小管的代偿功能明显减退。65 岁以上的老年人排酸能力比年轻人降低约 40%。

（4）转运功能：老年人肾小管最大转运功能下降。如对氨基酸、葡萄糖的最大吸收率及菊粉清除率都呈现下降。

4. 内分泌功能　老年人肾脏的 α- 羟化酶活性下降导致 1,25-（OH）D 生成减少，进而影响钙吸收，造成骨质丢失，可致骨质疏松、代谢性骨病和病理性骨折。此外，老年人的肾素、血管紧张素Ⅱ的水平及活性低于青年人。

（二）泌尿系统老年疾病及生物化学检验

1. 老年人原发性肾小球肾炎及相关生物化学检验 在中国，老年人群的主要病理类型为膜性肾病、IgA 肾病和微小病变型肾病等。相关的生物化学检验包括以下几个方面。

（1）血肌酐和尿肌酐：监测肾功能和 eGFR。

（2）尿蛋白定量：尿蛋白的出现是肾病的常见症状，特别是在膜性肾病和微小病变型肾病中。

（3）血尿素：评估肾功能和蛋白质代谢。

（4）尿常规：检查尿中红细胞、白细胞、管型等，可提示肾小球或肾小管的损害。

（5）免疫学检查：包括抗核抗体（ANA）、抗双链 DNA、抗肾小球基底膜抗体等，有助于鉴别和对肾小球肾炎进行分类。

（6）补体水平：C3 和 C4 的测定可以帮助评估免疫活性和肾小球肾炎的类型。

2. 老年人继发性肾小球肾炎及相关生物化学检验

（1）老年糖尿病肾病及相关生物化学检验：根据 Mogensen 诊断标准，对年龄在 60 岁以上、有明确糖尿病病史、根据 WHO 糖尿病诊断标准诊断的糖尿病患者，病程在 10 年以上，伴有糖尿病视网膜病变，同时出现尿白蛋白排泄率（urinary albumin excretion rate，UAER）平均值达到 20～200μg/min，并排除原发性高血压、心力衰竭、泌尿系统感染、肾炎等非糖尿病原因引起的微量白蛋白尿，可以确诊为老年糖尿病肾病。

（2）高血压肾损害及相关生物化学检验：高血压可导致肾损害，早期肾损害使用常规检测方法难以判断。尿白蛋白和尿蛋白是高血压肾损害的早期诊断标志物。尿白蛋白的监测方法包括：①24 小时尿白蛋白排泄量：正常范围为 30～300mg/24h，可以反映全天尿白蛋白的排泄情况；②尿白蛋白肌酐比（ACR）：30～300mg/g，用于随机尿样中白蛋白的浓度评估；③晨尿白蛋白浓度：30～300mg/L，是筛选患者的理想方法；④24 小时尿白蛋白排泄率：20～200μg/min，是监测高血压肾损害进展的可靠指标。

3. 老年人急性肾损伤及相关生物化学检验 急性肾损伤（acute kidney injury，AKI）是在没有明显肾脏病史的人群中或在原有慢性肾病基础上突发的肾功能迅速下降。AKI 的诊断依赖于血肌酐和 24 小时尿量的改变。

4. 老年人慢性肾脏病及相关生物化学检验 慢性肾脏病（chronic kidney disease，CKD）在老年人群中非常普遍，其治疗和管理常常涉及高昂的医疗费用。在发达地区，新接受透析治疗的患者中，近半数为老年人，这使得老年人已经成为终末期肾脏疾病（end stage renal disease，ESRD）的主要人群。

血肌酐的评估在老年人中存在局限性，因为肌肉萎缩、体重减轻及蛋白质摄入量减少可导致肌酐生成量相对减少，从而使血肌酐水平呈现假性正常。因此，直接依据血肌酐评估的肾功能可能存在误差。建议使用 CKD-EPI 公式计算肾小球滤过率估算值（eGFR）。对于 eGFR 为 45～59ml/(min·1.73m²)，无明显肾损伤标志的人群，建议进一步使用基于胱抑素 C 的 eGFR 来进行评估。当同时检测肌酐和胱抑素 C 时，应使用 CKD-EPI 肌酐 - 胱抑素 C 联合公式来报告 eGFR，以获得更准确的肾功能评估。

四、神经系统老年疾病的生物化学检验

人类的神经系统在 20～30 岁达到生理成熟后，其功能开始逐渐衰退，尤其是进入老年期以后，衰退速度显著加快，这是老年人易患各种神经系统老年疾病的病理生理基础。

（一）神经系统的老化

1. 蛋白质 老年人脑内蛋白质总量随年龄增长而降低，但并非所有蛋白质均减少。例如，神经原纤维缠结与老年斑内的异常蛋白以及淀粉样蛋白的含量逐渐增加。

2. 脂质 50岁以后，总脂含量开始下降，但由于脑重量减轻，相应脂含量可能增加或保持不变。60～90岁时，髓磷脂以恒定速率减少，这与脑苷脂和乙醇缩醛磷脂含量减少相关。其他脑脂质如神经节苷脂、胆碱磷酸甘油酯以及胆固醇也呈下降趋势。

3. 核酸 中枢神经系统的神经元中，DNA含量很少变化，而mRNA的变化则较大，特别是mRNA的含量因其选择性转录特性而在不同类型神经元和脑区之间存在显著差异。

4. 神经递质胆碱能系统 胆碱能纤维主要源自迈纳特（Meynert）基底核神经元，胆碱能的缺失常与认知功能受损相关。

5. 儿茶酚胺、5-羟色胺 这些神经递质对内脏功能、情感和注意力有重要的控制和调节作用。正常老年人可能出现儿茶酚胺能和5-羟色胺能神经元的结合能力丧失。

6. γ-氨基丁酸和谷氨酸 这两种氨基酸神经递质分别具有抑制性和兴奋性功能，其代谢是相互关联的。谷氨酸脱羧酶的活性在老年人的皮质区和丘脑内随年龄增长可下降20%～30%，新皮质的γ-氨基丁酸摄取减少。

（二）神经系统老年疾病及生物化学检验

1. 老年期痴呆及相关生物化学检验 老年期痴呆主要包括阿尔茨海默病（Alzheimer disease，AD）、血管性痴呆（vascular dementia，VD）及混合性痴呆。阿尔茨海默病是最常见的痴呆类型，发生于老年和老年前期，是以进行性认知功能障碍和行为损害为特征的中枢神经系统退行性病变，占老年期痴呆的50%～70%。实验室检查包括β淀粉样蛋白和Tau蛋白等。

2. 帕金森病及相关生物化学检验 帕金森病（Parkinson disease，PD）是一种常见的老年神经系统变性疾病，主要表现为静止性震颤、运动迟缓、肌强直和姿势平衡障碍。实验室检查包括以下几个方面。

（1）血清肾素活性降低，酪氨酸含量减少；黑质和纹状体内去甲肾上腺素（NE）、5-羟色胺（5-HT）含量减少，谷氨酸脱羧酶（GAD）活性降低。

（2）脑脊液（CSF）中γ-氨基丁酸（GABA）减少，CSF中DA和5-HT的代谢产物3-甲氧基-4-羟基苯乙酸（HVA）含量明显减少。生长抑素含量降低。

（3）尿中DA及其代谢产物3-甲氧酪胺、5-HT减少。肾上腺素和去甲肾上腺素也减少。

五、运动系统老年疾病的生物化学检验

运动系统包括骨、关节和肌肉，随着年龄增长，老年人在这些方面都会发生明显的退行性改变。根据《2023中国卫生健康统计年鉴》，90.1%的骨质疏松症出院患者是60岁以上的人群。随着老年人口的快速增长，我国老年人髋部骨折的发生率明显上升。

实验室检查通常包括以下项目。

（一）钙、磷和镁

随着年龄的增长，老年人体内无机物逐渐减少，导致无机物退化。虽然骨质疏松症患者的血清钙、磷、镁大多数情况下处于正常水平，但尿钙可能增高。发生骨折时，可能出现血钙降低和血磷升高，部分患者尿钙排出也增多。

（二）维生素D

随着年龄的增长，老年人维生素D的水平逐渐降低，而甲状旁腺激素呈增高的趋势。维生素D不足可导致老年继发性甲状旁腺功能亢进症、骨质疏松症、肌肉无力、跌倒和脆性骨折。特别是户外活动较少的老年人，维生素D缺乏的比例较高。

（三）骨转换标志物

老年人骨形成减少而骨吸收增加。绝经后女性的骨转换标志物均值高于绝经前，一般在绝经后10年内升高，但随着绝经年限的增加而逐渐下降。绝经后骨质疏松症患者的骨转

换标志物可在参考值范围内或达到上限水平,如果明显升高(超过参考值上限的 1.5 倍),则应该排除继发性骨质疏松症或其他代谢性骨病。在骨质疏松症治疗过程中,骨转换标志物的改变不仅先于骨密度,而且还独立于骨密度以外的骨质量改善,从而部分解释骨密度以外的骨折风险下降。

(四)垂体激素和性激素

女性围绝经期及老年时出现的骨质疏松和血脂代谢异常等生理病理改变与激素密切相关。因此,老年围绝经期综合征的诊断和治疗评估也需通过激素水平的测定来进行。

(五)自身抗体和抗环瓜氨酸肽抗体

这些标志物有助于类风湿关节炎的早期诊断。类风湿关节炎是一种常见的慢性炎症性关节疾病,其在老年人中的早期识别和治疗尤为重要,以防止关节损伤和功能丧失。

本章小结

在人体正常衰老过程中,伴随着体内水分含量的减少,脂肪的增多,细胞数量的减少,器官重量及体重的减轻以及器官功能的下降。骨组织中的矿物质也随之减少。老年期的代谢特征主要表现为退行性、异化性和分解性。随着年龄的增长,老年人对内外环境变化的适应能力下降,与衰老密切相关的疾病的发病率明显升高,这些疾病总称为老年疾病,属于非传染性慢性疾病。

老年疾病的特点包括多病共存、发病过程缓慢且隐匿、个体差异大、症状不典型、易发并发症以及易发生危象等。虽然老年人和年轻人可能患有相同的疾病,但其临床表现和生化检验指标的表达往往不相同。随着年龄的增长,身体的各组织器官在结构和功能上发生了显著变化,机体的免疫能力和对疾病的反应性也发生了相应的变化。

本章介绍了老年人内分泌系统、消化系统、泌尿系统、神经系统和运动系统的病理生理变化及相关的生物化学检验。这些信息对于及时了解老年人生化指标的变化,进行早期诊断、早期治疗,延缓疾病进展和恶化具有重要价值。

(柯培锋)

推荐阅读

[1] 徐克前. 临床生物化学检验. 2版. 北京：人民卫生出版社，2023.

[2] 王炜，毛远丽，胡冬梅. 生化检验技术与应用. 北京：科学出版社，2021.

[3] 尚红. 实验诊断学. 北京：中国协和医科大学出版社，2019.

[4] 尚红，王毓三，申子瑜. 全国临床检验操作规程. 4版. 北京：人民卫生出版社，2015.

[5] 麦克弗森，平卡斯. Henry临床实验诊断学：第23版. 王琳，译. 北京：人民卫生出版社，2020.

[6] 王吉耀，葛均波，邹和建. 实用内科学. 16版. 北京：人民卫生出版社，2022.

[7] 葛均波，王辰，王建安. 内科学. 10版. 北京：人民卫生出版社，2024.

[8] 颜艳，王彤. 医学统计学. 5版. 北京：人民卫生出版社，2020.

[9] 陈峰，夏结来. 临床试验统计学. 北京：人民卫生出版社，2018.

[10] 孙鑫，杨克虎. 循证医学. 2版. 北京：人民卫生出版社，2021.

[11] 王俊生. 微流控芯片基础及应用. 北京：化学工业出版社，2023.

[12] 周志华. 机器学习. 北京：清华大学出版社，2016.

[13] 普拉特. 深度强化学习. 殷海英，译. 北京：清华大学出版社，2024.

[14] 王海燕，赵明辉. 肾脏病学. 4版. 北京：人民卫生出版社，2020.

[15] 刘伏友，孙林. 临床肾脏病学. 北京：人民卫生出版社，2019.

[16] 国家急诊医学专业医疗质量控制中心，北京市急诊质量控制和改进中心，中国医师协会急诊医师分会，等. 即时检测急诊临床应用专家共识. 中华急诊医学杂志，2024，33（1）：11-19.

[17] 中国血脂管理指南修订联合专家委员会. 中国血脂管理指南（2023年）. 中华心血管病杂志，2023，51（3）：221-255.

[18] 中华医学会糖尿病学分会. 中国血糖监测临床应用指南（2021年版）. 中华糖尿病杂志，2021，13（10）：936-948.

[19] 中国医师协会检验医师分会心血管专家委员会. 心肌肌钙蛋白实验室检测与临床应用中国专家共识. 中华医学杂志，2021，101（37）：2947-2961.

[20] RIFAI N，CHIU R W K，YOUNG I，et al. Tietz fundamentals of clinical chemistry and molecular diagnostics. 9th ed. Saint Louis：Elsevier Inc，2023.

[21] BISHOP M L，FODY E P，VAN SICLEN C，et al. Clinical chemistry：principles，techniques，and correlations. 9th ed. Burlington：Jones & Bartlett Learning，2023.

[22] RIFAI N，CHIU R W K，YOUNG I，et al. Tietz textbook of laboratory medicine. 7th ed. Saint Louis：Elsevier Inc，2022.

[23] Clinical and Laboratory Standards Institute. Evaluation of qualitative，binary output examination performance：3rd edition：CLSI EP12-A3. [2024-09-12]. https：//clsi.org/standards/products/method-evaluation/documents/ep12/.

[24] Clinical and Laboratory Standards Institute. Assessment of the diagnostic accuracy of laboratory tests using receiver operating characteristic curves：2nd edition：CLSI EP24-A2. [2024-09-12]. https：//clsi.org/standards/products/method-evaluation/documents/EP24.

[25] BADRICK T. Evidence-based laboratory medicine. Clin Biochem Rev，2013，34（2）：43-46.

[26] OZARDA Y，SIKARIS K，STREICHERT T，et al. Distinguishing reference intervals and clinical decision limits：a review by the IFCC Committee on Reference Intervals and Decision Limits. Crit Rev Clin Lab Sci，2018，55（6）：420-431.

[27] American Diabetes Association Professional Practice Committee. Standards of care in diabetes-2024. Diabetes Care，2024，47（Suppl 1）：S20-S42.

[28] WILSON D P，JACOBSON T A，JONES P H，et al. Use of lipoprotein（a）in clinical practice：a biomarker whose time has come. A scientific statement from the National Lipid Association. J Clin Lipidol，2019，13（3）：374-392.

[29] WILSON P W F，JACOBSON T A，MARTIN S S，et al. Lipid measurements in the management of cardiovascular diseases：practical recommendations a scientific statement from the national lipid association writing group. J Clin Lipidol，2021，15（5）：629-648.

中英文名词对照索引

T

10